《生物数学丛书》编委会

生物数学丛书 27

随机传染病动力学建模及应用

张启敏 郭文娟 胡 静 著

科学出版社

北 京

内 容 简 介

本书研究了随机传染病模型的动力学行为、最优控制存在的条件、有限时间稳定性以及数值计算方法. 全书共四章, 首先, 讨论了信息干预、不确定参数及 Lévy 噪声影响的几类随机传染病模型解的存在唯一性、灭绝、持久和稳态分布; 其次, 介绍带年龄结构传染病模型的数值计算方法及收敛性; 最后, 研究了随机传染病模型的最优控制和有限时间的稳定性.

本书可供生物数学及相关领域的科研人员和教学人员参考, 也可作为随机微分方程和生物数学专业的研究生教材.

图书在版编目 (CIP) 数据

随机传染病动力学建模及应用/张启敏, 郭文娟, 胡静著. —北京: 科学出版社, 2022.12
(生物数学丛书; 27)
ISBN 978-7-03-073896-7

Ⅰ.①随… Ⅱ.①张… ②郭… ③胡… Ⅲ.①传染病-动力学-生物数学-数学模型 Ⅳ.①R51

中国版本图书馆 CIP 数据核字 (2022) 第 221247 号

责任编辑: 李 欣 贾晓瑞 / 责任校对: 杨聪敏
责任印制: 吴兆东 / 封面设计: 陈 敬

科 学 出 版 社 出版
北京东黄城根北街 16 号
邮政编码: 100717
http://www.sciencep.com
北京中科印刷有限公司印刷
科学出版社发行 各地新华书店经销
*
2022 年 12 月第 一 版 开本: 720×1000 1/16
2022 年 12 月第一次印刷 印张: 20
字数: 408 000
定价: 158.00 元

《生物数学丛书》序

传统的概念：数学、物理、化学、生物学，人们都认定是独立的学科，然而在20世纪后半叶开始，这些学科间的相互渗透、许多边缘性学科的产生，各学科之间的分界已渐渐变得模糊了，学科的交叉更有利于各学科的发展，正是在这个时候数学与计算机科学逐渐地形成生物现象建模，模式识别，特别是在分析人类基因组项目等这类拥有大量数据的研究中，数学与计算机科学成为必不可少的工具。到今天，生命科学领域中的每一项重要进展，几乎都离不开严密的数学方法和计算机的利用，数学对生命科学的渗透使生物系统的刻画越来越精细，生物系统的数学建模正在演变成生物实验中必不可少的组成部分。

生物数学是生命科学与数学之间的边缘学科，早在1974年就被联合国教科文组织的学科分类目录中作为与"生物化学""生物物理"等并列的一级学科。"生物数学"是应用数学理论与计算机技术研究生命科学中数量性质、空间结构形式，分析复杂的生物系统的内在特性，揭示在大量生物实验数据中所隐含的生物信息。在众多的生命科学领域，从"系统生态学""种群生物学""分子生物学"到"人类基因组与蛋白质组即系统生物学"的研究中，生物数学正在发挥巨大的作用，2004年*Science*杂志在线出了一期特辑，刊登了题为"科学下一个浪潮——生物数学"的特辑，其中英国皇家学会院士 Lan Stewart 教授预测，21世纪最令人兴奋、最有进展的科学领域之一必将是"生物数学"。

回顾"生物数学"我们知道已有近百年的历史：从1798年 Malthus 人口增长模型，1908年遗传学的 Hardy-Weinberg"平衡原理"，1925年 Voltera 捕食模型，1927年 Kermack-Mckendrick 传染病模型到今天令人注目的"生物信息论"，"生物数学"经历了百年迅速的发展，特别是20世纪后半叶，从那时期连续出版的杂志和书籍就足以反映出这个兴旺景象；1973年左右，国际上许多著名的生物数学杂志相继创刊，其中包括 Math Biosci, J. Math Biol 和 Bull Math Biol；1974年左右，由 Springer-Verlag 出版社开始出版两套生物数学丛书：*Lecture Notes in Biomathermatics*（二十多年共出书100部）和 *Biomathematics*（共出书20册）；新加坡世界科学出版社正在出版 *Book Series in Mathematical Biology and Medicine* 丛书。

"丛书"的出版，既反映了当时"生物数学"发展的兴旺，又促进了"生物数学"的发展，加强了同行间的交流，加强了数学家与生物学家的交流，加强了生物数学学科内部不同分支间的交流, 方便了对年轻工作者的培养.

从 20 世纪 80 年代初开始, 国内对 "生物数学" 发生兴趣的人越来越多, 他 (她) 们有来自数学、生物学、医学、农学等多方面的科研工作者和高校教师, 并且从这时开始, 关于 "生物数学" 的硕士生、博士生不断培养出来, 从事这方面研究、学习的人数之多已居世界之首. 为了加强交流, 为了提高我国生物数学的研究水平, 我们十分需要有计划、有目的地出版一套 "生物数学丛书", 其内容应该包括专著、教材、科普以及译丛, 例如: ① 生物数学、生物统计教材; ② 数学在生物学中的应用方法; ③ 生物建模; ④ 生物数学的研究生教材; ⑤ 生态学中数学模型的研究与使用等.

中国数学会生物数学学会与科学出版社经过很长时间的商讨, 促成了 "生物数学丛书" 的问世, 同时也希望得到各界的支持, 出好这套丛书, 为发展 "生物数学" 研究, 为培养人才作出贡献.

陈兰荪

2008 年 2 月

前　言

传染病是一种由病原体引起的可以在短时间内从一个人或物种, 经过各种途径传染给另一个人或其他物种的感染型疾病. 感染传染病后, 轻者引起不适, 严重的影响肝、肾、脑、心、肺、血液等多器官的功能, 甚至危及生命. 部分传染病传播极快, 可以威胁全社会, 导致突发的公共卫生事件, 比如 2003 年的 SARS, 2009 年的甲型 H1N1, 还有 2019 年的新型冠状病毒肺炎等, 都对人类和社会造成了严重危害.

众所周知, 感染人口的出生率和死亡率可能受到气候、温度、健康习惯、医疗质量和药物水平等因素的影响, 使得流行病模型参数具有不确定性. 同时由于人与人之间不可避免的接触, 人类疾病的传播本质上是随机的. 所以在传染病模型中考虑环境扰动对疾病的影响具有现实意义. 为此, 作者结合近五年来研究团队的主要工作, 并经过多次修改和补充, 最终形成了本书.

本书根据传染病的传播特点, 建立了一系列随机的传染病模型, 详细介绍了干预策略下随机传染病模型的动力学行为及其最优控制策略, 并研究了带年龄结构传染病模型数值解的收敛性及其阈值的数值逼近, 分析了时滞系统的稳态分布, 进一步对系统有限时间的稳定性和控制进行了研究. 主要包括四章内容: 第 1 章, 介绍了本书要用到的概率、随机过程等相关概念和理论及一些重要不等式; 第 2 章, 分别对 (信息干预的、具有区间数及 Lévy 噪声影响的) 三类随机 SIRS 模型、干预策略下的 HBV 传染病模型、Ornstein-Uhlenbeck 驱动的年龄结构 HIV 模型解的存在唯一性、持久及灭绝进行了研究; 第 3 章, 分别构造了年龄结构传染病模型基本再生数的数值计算方法及具有 Markov 切换脉冲随机年龄结构 HIV 模型的数值计算方法, 并研究了算法的收敛性及误差估计; 第 4 章, 首先, 研究了随机 SIRS 传染病模型和具有 Lévy 噪声影响的 SIRS 模型的最优控制, 给出了拟最优控制存在的充分条件和必要条件, 其次, 对时滞年龄结构的两类随机 HIV 模型, 研究了有限时间的稳定性, 建立了有限时间稳定和收缩稳定的充分条件.

本书的出版得到了国家自然科学基金 (No: 12161068) 的资助, 在此表示感谢. 同时, 本书在撰写过程中得到了许多专家学者的帮助, 特别是: 佛罗里达州立大学叶明教授和 Anke Meyer-Baese 教授, 美国佛罗里达大学荣礼彬教授等. 作者在此向他们致以谢意!

本书第 1 章由张启敏和胡静整理和撰写, 2.1 节、4.1 节和 4.2 节由牟晓洁撰写, 2.2—2.4 节由包康博撰写, 2.5 节、第 3 章和 4.3 节和 4.4 节由郭文娟撰写, 最后由张启敏和郭文娟进行统稿.

由于作者水平有限, 本书中可能存在疏漏或不妥之处, 恳请各位同行专家和读者批评指正.

作 者

2021 年 11 月

目　　录

第 1 章 预 备 知 识

本书主要是讨论随机传染病模型的相关性质, 由于分析过程所需要的知识已经超出了大学数学的范围, 并且后面章节的理论证明中需要随机分析的基础知识, 因此, 为了使读者更好地理解和阅读方便, 尽量把那些在本书中要用到的基础知识在本章列出. 因篇幅关系, 只列出重要的结论而略去大部分的证明. 但尽量注明出处, 以便于读者更多的了解和查证. 这些知识主要包括: 理论概率论的有关概念和结论; 随机过程, 特别是 Brown 运动的概念和相关结论; 连续时间的 Markov 链的相关结论; 随机积分, 主要是 Itô 积分的定义和相关知识; 随机微分方程的概念和主要结论; Itô 公式; 一些要用到的重要不等式; 其他的相关基本知识, 主要是分数阶微分、积分和模糊随机理论等. 一些更专业的知识在以后用到时临时介绍. 本章在材料选取时, 以 "够用、方便" 为原则, 不追求所引结论的深刻和广泛, 更多地考虑简洁、易用的因素, 希望能给读者带来方便.

1.1 基本的概率论知识

概率论, 通俗地说, 就是用数学方法来研究随机事件发生的 "机会" 或 "可能性" 大小的学科. 但要在数学上对其加以精确的描述, 则远非易事. 下面由最基本的概念开始.

某个随机试验的所有可能的基本结果或基本随机事件 ω 所构成的集合记为 Ω, 称为样本空间. ω 满足下面三个条件的子集族 $\mathcal{F}$ 称为样本空间 ω 的一个 σ 代数:

(1) $\varnothing \in \mathcal{F}$, 其中 $\varnothing$ 表示空集;

(2) 若 $A \in \mathcal{F}$, 则其补集 $A^c = \Omega - A \in \mathcal{F}$;

(3) 若 $A_i \subset \mathcal{F}(i = 1, 2, \cdots)$, 则 $\bigcup\limits_{i=1}^{\infty} A_i \in \mathcal{F}$.

$\mathcal{F}$ 中的元素称为 Ω 的 $\mathcal{F}$ 可测集或随机事件. 若 $\mathcal{C}$ 是样本空间 Ω 的一个子集族, 则存在一个 Ω 的包含 $\mathcal{C}$ 的最小的 σ 代数, 记为 $\sigma(\mathcal{C})$. 称为由 $\mathcal{C}$ 生成的 σ 代数. 由 $\mathbb{R}^n$ 的所有开集所生成的 σ 代数称为 Borel 代数, 记为 $\mathcal{B}^n$, 其中的元素称为 $\mathbb{R}^n$ 中的 Borel 集. 定义在样本空间 Ω 上的 $\mathcal{F}$ 可测的实值函数 $X : \Omega \to \mathbb{R}$ 称为随机变量. 类似地, 定义在样本空间 Ω 上的 m 维 $\mathcal{F}$ 可测的向量值函数 $X : \Omega \to \mathbb{R}^m$ 称为 m 维随机向量, 或 $\mathbb{R}^m$ 值随机变量.

设 X 是 $\mathbb{R}^m$ 值随机变量, 则由集合族 $\{X^{-1}(B) \in \mathcal{F} | B \in \mathcal{B}^m\}$ 所生成的最小 σ 代数, 称为 X 生成的 σ 代数, 记为 $\sigma(X)$.

定义在 $\mathcal{F}$ 上的函数 $\mathbb{P} : \mathcal{F} \to [0,1]$ 称为可测空间 $(\Omega, \mathcal{F})$ 上的概率测度, 如果它满足:

(1) $\mathbb{P}(\Omega) = 1$;

(2) 若 $A_i \subset \mathcal{F}(i = 1, 2, \cdots)$ 且 $A_i \cap A_j = \varnothing$ $(i \neq j)$, 则

$$\mathbb{P}\left(\bigcup_{i=1}^{\infty} A_i\right) = \sum_{i=1}^{\infty} \mathbb{P}(A_i).$$

三元组 $(\Omega, \mathcal{F}, \mathbb{P})$ 为概率空间. 若一个概率空间的 $\mathcal{F}$ 包含 Ω 的所有 $\mathbb{P}$ 零外测集. 也就是说, 如果

$$\mathbb{P}^*(G) = \inf\{\mathbb{P}(F) | F \in \mathcal{F}, G \subset F\} = 0,$$

则 $G \subset F$, 此概率空间称为完备的. 任何一个概率空间都可以通过把其所有 $\mathbb{P}$ 零外测集加入 $\mathcal{F}$ 中, 并重新定义概率测度来完备化. 在本书中我们假设所涉及的概率空间为完备的.

如果随机变量 X 关于概率测度 $\mathbb{P}$ 可积, 则积分

$$\int_\Omega X(\omega) d\mathbb{P}(\omega)$$

称为随机变量 X 的均值或数学期望, 记为 $\mathbb{E}X$. 此时, 该随机变量称为可积的. 对随机变量 X, 如果积分

$$\mathbb{E}(X - \mathbb{E}X)^2$$

存在, 则称之为随机变量 X 的方差, 记为 $\mathbb{D}X$ 或 $\mathrm{Var}(X)$. $\mathbb{E}|X|^p (p > 0)$ 称为随机变量 X 的 p 阶矩. 所有 p 阶矩有限的 m 维随机变量所构成的空间记为 $L^p(\Omega, \mathbb{R}^m)$. 如果 Y 也是实值随机变量, 则积分

$$\mathbb{E}[(X - \mathbb{E}X)(Y - \mathbb{E}Y)]$$

称为 X 和 Y 的协方差, 记为 $\mathrm{Cov}(X, Y)$.

若 X 是 $\mathbb{R}^m$ 值的随机变量, 则 X 在 Borel 可测空间 $(\mathbb{R}^n, \mathcal{B}^n)$ 上, 按如下方式诱导出一个概率测度 μ_X:

$$\mu_X(B) = \mathbb{P}(\omega : X(\omega) \in B), \quad B \in \mathcal{B}^n,$$

此概率测度 μ_X 称为 X 的分布或概率分布.

如果存在定义在 $\mathbb{R}^n$ 上的非负函数 $\phi(x)$, 使得对任意的 $B \in \mathcal{B}^n$ 有

$$\mu_X(B) = \int_B \phi(x)dx,$$

则 $\phi(x)$ 称为随机变量 X 的密度函数 (或密度). 一个随机变量未必存在密度函数, 但是一定存在分布函数.

当 $n = 1$ 时, 实值随机变量 X 的分布函数可以表示为

$$\mu_X(x) = \mathbb{P}(\omega : X(\omega) \leqslant x), \quad x \in \mathbb{R}.$$

X 的均值也可表示为

$$\mathbb{E}X = \int_{\mathbb{R}^n} x d\mu_X(x),$$

更一般地, 若 $g : \mathbb{R}^n \to \mathbb{R}^m$ 是 Borel 可测的, 则有

$$\mathbb{E}g(X) = \int_{\mathbb{R}^n} g(x)d\mu_X(x).$$

随机事件族 $B_j \in \mathcal{F}$ ($j \in J$ 其中 J 是指标集) 称为独立的, 如果对任意有限个不同的指标 $j_1, \cdots, j_k \in J$ 有 $\mathbb{P}(B_{j_1} \cap \cdots \cap B_{j_k}) = \mathbb{P}(B_{j_1}) \cdots \mathbb{P}(B_{j_k})$.

σ 代数族 $\mathcal{F}_j$ ($j \in J$ 其中 J 是指标集) 称为独立的, 如果对任意有限个不同的指标 $j_1, \cdots, j_k \in J$ 和任意的 $B_{j_1} \in \mathcal{F}_{j_1}, \cdots, B_{j_k} \in \mathcal{F}_{j_k}$ 有 $\mathbb{P}(B_{j_1} \cap \cdots \cap B_{j_k}) = \mathbb{P}(B_{j_1}) \cdots \mathbb{P}(B_{j_k})$.

定义 1.1.1 如果随机变量族 Y_j ($j \in J$) 所生成的 σ 代数族 $\sigma(Y_j)$ ($j \in J$) 是独立的, 则称随机变量族 Y_j ($j \in J$) 是独立的.

根据随机变量族独立的定义可得到如下性质:

如果随机变量族 Y_j ($j = 1, \cdots, m$) 是独立的且它们的均值都存在, 则有

$$\mathbb{E}(Y_1 Y_2 \cdots Y_m) = \mathbb{E}(Y_1)\mathbb{E}(Y_2) \cdots \mathbb{E}(Y_m);$$

若它们的方差都存在, 则有

$$\mathbb{D}(Y_1 + Y_2 + \cdots + Y_m) = \mathbb{D}(Y_1) + \mathbb{D}(Y_2) + \cdots + \mathbb{D}(Y_m).$$

若 $A, B \in \mathcal{F}$ 且 $\mathbb{P}(B) > 0$, 定义条件概率

$$\mathbb{P}(A|B) = \frac{\mathbb{P}(A \cap B)}{\mathbb{P}(B)}.$$

引理 1.1.1 (全概率公式)   如果 $A, B_1, \cdots, B_n \in \mathcal{F}$ 且 $\bigcup\limits_{k=1}^{n} B_k = \Omega$, $B_i \cap B_j = \varnothing$ $(i \neq j)$, $\mathbb{P}(B_k) > 0$ $(k = 1, \cdots, n)$, 则有

$$\mathbb{P}(A) = \sum_{k=1}^{n} \mathbb{P}(A|B_k)\mathbb{P}(B_k).$$

引理 1.1.2 (Bore-Cantelli 引理)   如果 $B_k \in \mathcal{F}$ $(k = 1, 2, \cdots)$ 且 $\sum\limits_{k=1}^{\infty} \mathbb{P}(B_k) < \infty$, 则

$$\mathbb{P}\left(\bigcap_{i=1}^{\infty}\bigcup_{k=i}^{\infty} B_k\right) = 0.$$

也就是说, 若

$$\sum_{k=1}^{\infty} \mathbb{P}(B_k) < \infty,$$

则对几乎所有的 $\omega \in \Omega$ 都存在一个随机整数 $k(\omega) > 0$, 使得当 $k > k(\omega)$ 时, 所有的随机事件 B_k 都不会发生.

设 X 是一个随机变量且其均值存在, $\mathcal{G} \subset \mathcal{F}$ 是 $\mathcal{F}$ 的一个 σ 子代数, 一般来说, X 未必是 $\mathcal{G}$ 可测的. 由 Radon-Nikodym 定理, 存在唯一的 $\mathcal{G}$ 可测的随机变量 Y, 使得

$$\int_G Y(\omega)d\mathbb{P}(\omega) = \int_G X(\omega)d\mathbb{P}(\omega), \quad \forall G \in \mathcal{G}.$$

随机变量 Y 称为在条件 $\mathcal{G}$ 之下 X 的条件均值 (或条件数学期望), 记为 $\mathbb{E}(X|\mathcal{G})$. 若 Z 是随机变量且 $\mathcal{G} = \sigma(Z)$, 则通常写成 $\mathbb{E}(X|\mathcal{G}) = \mathbb{E}(X|Z)$.

定义 $\mathbb{P}(A|\mathcal{G}) = \mathbb{E}(I_A|Z)$, 其中 I_A 表示随机事件 A 的指标函数. 条件均值有如下重要性质:

(1) 若 $\mathcal{G} = \{\varnothing, \Omega\}$, 则 $\mathbb{E}(X|\mathcal{G}) = \mathbb{E}X$;

(2) 若 $X \geqslant 0$, 则 $\mathbb{E}(X|\mathcal{G}) \geqslant 0$;

(3) 若 X 是 $\mathcal{G}$ 可测, 则 $\mathbb{E}(X|\mathcal{G}) = X$;

(4) 若 $X = c = $ 常数, 则 $\mathbb{E}(X|\mathcal{G}) = c$;

(5) 若 $a, b \in \mathbb{R}$, 则 $\mathbb{E}(aX + bY|\mathcal{G}) = a\mathbb{E}(X|\mathcal{G}) + b\mathbb{E}(Y|\mathcal{G})$;

(6) 若 $X \leqslant Y$, 则 $\mathbb{E}(X|\mathcal{G}) \leqslant \mathbb{E}(Y|\mathcal{G})$;

(7) 若 X 是 $\mathcal{G}$ 可测的, 则 $\mathbb{E}(X|\mathcal{G}) = X\mathbb{E}(Y|\mathcal{G})$, 特别地, $\mathbb{E}\left[\mathbb{E}(X|\mathcal{G})Y|\mathcal{G}\right] = \mathbb{E}(X|\mathcal{G})\mathbb{E}(Y|\mathcal{G})$;

(8) 若 $\sigma(X)$ 与 $\mathcal{G}$ 是独立的, 则 $\mathbb{E}(X|\mathcal{G}) = \mathbb{E}X$, 特别地, X, Y 是独立的, 则 $\mathbb{E}(X|Y) = \mathbb{E}X$;

(9) 若 $\mathcal{G}_1 \subset \mathcal{G}_2 \subset \mathcal{F}$, 则 $\mathbb{E}\left[\mathbb{E}(X|\mathcal{G}_2)|\mathcal{G}_1\right] = \mathbb{E}(X|\mathcal{G}_1)$;

(10) 若 $X \in L^1(\Omega; \mathbb{R}^m)$, 则

$$\mathbb{E}(X|\mathcal{G}) = (\mathbb{E}(X_1|\mathcal{G}), \cdots, \mathbb{E}(X_m|\mathcal{G}))^\top.$$

1.2 随机过程和 Brown 运动

设 $(\Omega, \mathcal{F}, \mathbb{P})$ 是一个概率空间. 一个关于 t 递增的 $\mathcal{F}$ 的 σ 代数族 $\{\mathcal{F}_t\}_{t \geqslant 0}$ 称为滤子. 也就是说, 若 $0 \leqslant t < s < \infty$, 则 $\mathcal{F}_t \subset \mathcal{F}_s \subset \mathcal{F}$. 在一个完备的概率空间里, 若一个滤子 $\mathcal{F}_t$ 满足

$$\mathcal{F}_t = \bigcap_{s>t} \mathcal{F}_t \quad (t \geqslant 0)$$

且 $\mathcal{F}_0$ 包含所有的 $\mathbb{P}$ 零集, 则此滤子称为满足通常条件. 一个 $\mathbb{R}^n$ 值的随机变量族 $\{X_t\}_{t \in I}$, 称为是一个随机过程, I 称为其参数集或指标集. $\mathbb{R}^n$ 称为其状态空间. 在本书中, I 总是取为 $\mathbb{R}_+ = [0, \infty)$ 或非负整数族.

对每个给定的 $t \in I$, X_t 是一个随机变量, 所以随机过程可以看成是一个定义在 I 上的随机变量值的函数.

对每个给定的 $\omega \in \Omega$, $X_t(\omega)$ $(t \in I)$ 可以看作是一个定义在 I 上的确定性 $\mathbb{R}$ 值函数, 称该随机过程对应于 ω 的样本轨道. 随机过程又可以看成是它的所有样本轨道的集合. 同时, 一个随机过程也可以看成是定义在 $I \times \Omega$ 上的 (t, ω) 的二元函数 $X(t, \omega)$.

给定 n 维向量值随机过程 X_t $(t \geqslant 0)$, 定义在 $\mathbb{R}^{n \times k}$ $(k = 1, 2, \cdots)$ 上的概率测度族

$$\left\{\mu_{t_1, \cdots, t_k} \middle| \mu_{t_1, \cdots, t_k}(B_1 \times \cdots \times B_k)\right.$$

$$\left. = \mathbb{P}(X_{t_1} \in B_1, \cdots, X_{t_k} \in B_k), \ t_i \geqslant 0, \ i = 1, 2, \cdots, k\right\}$$

称为随机过程 X_t 的有限维分布族 (或分布), 其中 $B_1, \cdots, B_k \in \mathcal{B}(\mathbb{R}^n)$.

若两个定义在相同概率空间上的随机过程有相同的有限维分布族, 则这两个随机过程就大致相同.

若对任意的 $a \geqslant 0$, 随机过程 X_t $(t \geqslant 0)$ 和随机过程 $Y(t) = X(t + a)$ $(t \geqslant 0)$ 有相同的有限维分布族, 则随机过程称为严平稳的.

若随机过程 X_t $(t \geqslant 0)$ 满足 $\mathbb{E}X(t)$ 为常值函数, 并且协方差 $\mathrm{Cov}(X(t), X(s))$ 只与 $t - s$ 有关, 则称为宽平稳的.

如果对几乎所有的 $\omega \in \Omega$, 随机过程 $\{X_t\}_{t \geqslant 0}$ 的样本轨道 $X_t(\omega)$ $(t \geqslant 0)$ 都是确定性的连续函数, 则称 $\{X_t\}_{t \geqslant 0}$ 是连续的随机过程.

如果对所有的 $t \geqslant 0$, X_t 是可积的随机变量, 则随机过程 $\{X_t\}_{t \geqslant 0}$ 称为可积的随机过程.

如果对所有的 $t \geqslant 0$, X_t 是 $\mathcal{F}_t$ 可测的, 则随机过程 $\{X_t\}_{t \geqslant 0}$ 称为 $\mathcal{F}_t$ 适应的.

如果对所有的 $t \geqslant 0$, 随机过程 $\{X_t\}_{t \geqslant 0}$ 和随机过程 $\{Y_t\}_{t \geqslant 0}$ 满足 $\mathbb{P}\{\omega : X_t(\omega) = Y_t(\omega)\} = 1$, 则 $\{Y_t\}_{t \geqslant 0}$ 称为 $\{X_t\}_{t \geqslant 0}$ 的一个版本或修正.

两个随机过程 $\{X_t\}_{t \geqslant 0}$ 和 $\{Y_t\}_{t \geqslant 0}$ 称为不可区分的, 如果 $\mathbb{P}\{\omega : X_t(\omega) = Y_t(\omega), \ t \geqslant 0\} = 1$.

一个可能取值为 ∞ 的随机变量 $\tau : \Omega \to [0, \infty]$ 称为一个 $\mathcal{F}_t$ 停时, 如果对 $t \geqslant 0$, $\{\omega : \tau(\omega) \leqslant t\} \in \mathcal{F}_t$. 粗略地说, 停时是一个不依赖于将来的随机时间.

设 τ 和 ρ 是两个停时, 并且满足 $\tau \leqslant \rho$ a.s., 定义如下的随机区间:

$$[[\tau, \rho[[= \{(t, \omega) \in \mathbb{R}_+ \times \Omega : \tau(\omega) \leqslant t < \rho(\omega)\}$$

类似地, 还可以定义随机区间 $[[\tau, \rho]]$, $]]\tau, \rho]]$ 和 $]]\tau, \rho[[$.

下面的定理是重要的, 并且在后面的章节中要用到.

定理 1.2.1　如果 $\{X_t\}_{t \geqslant 0}$ 是 $\mathbb{R}^n$ 值连续 $\mathcal{F}_t$ 适应的随机过程, D 是 $\mathbb{R}^n$ 中的一个开集. 约定 $\inf \varnothing = \infty$, 则随机时间 $\tau = \inf\{t \geqslant 0 : X_t \notin D\}$ 是一个 $\mathcal{F}_t$ 停时, 称为首次离开 D 的时间.

定义 1.2.1　一个 $\mathbb{R}^n$ 值 $\mathcal{F}_t$ 适应的可积的随机过程 $\{M_t\}_{t \geqslant 0}$ 称为关于 $\mathcal{F}_t$ 的鞅, 如果

$$\mathbb{E}(M_t | \mathcal{F}_s) = M_s \quad \text{a.s.} \quad \forall 0 \leqslant s \leqslant t < \infty.$$

它的实际意义, 我们可想象一个赌徒, 假设知道他由一开始 (0 时刻) 到现在 $(s \geqslant 0)$ 的有关赌博的所有信息. 去预测他在将来某个时刻 $t \geqslant s$ 手里赌资的数学期望. 如果赌博是公平的, 则这个期望值应该就等于他现在所拥有的赌资. 也就是说, 赌博每一把都有输赢, 若赌博是公平的, 则输赢的机会会相抵.

定义 1.2.2　一个随机过程 $X = \{X_t\}_{t \geqslant 0}$ 称为是平方可积的, 如果对任意的 $t \geqslant 0$ 有 $\mathbb{E}|X|^2 < \infty$. 如果 $\{M_t\}_{t \geqslant 0}$ 是一个实值平方可积连续鞅, 则存在一个唯一的连续可积适应的增过程, 记为 $\langle M, M \rangle_t$, 使得 $M_t^2 - \langle M, M \rangle_t$ 是一个在 $t = 0$ 时等于零的连续鞅. 过程 $\langle M, M \rangle_t$ 称为二次变分.

定义 1.2.3　一个右连续的适应过程 $M = \{M_t\}_{t \geqslant 0}$ 称为局部鞅, 如果存在一个非减的停时序列 τ_k $(k \geqslant 1)$, 满足 $\tau_k \uparrow \infty$ a.s., 使得每一个 $M_{\tau_k \wedge t} - M_0$ $(t \geqslant 0)$ 是鞅 (此后, 总是使用记号 $a \wedge b = \min\{a, b\}$, $a \vee b = \max\{a, b\}$, $a, b \in \mathbb{R}$).

若 $M = \{M_t\}_{t \geqslant 0}$ 是连续的实值局部鞅, 则存在唯一的一个连续适应的有界变差的过程 $\langle M, M \rangle_t$, 使得 $M_t^2 - \langle M, M \rangle_t$ 是在 $t = 0$ 时为零的连续局部鞅. 过程 $\langle M, M \rangle_t$, 也称为 M 的二次变分.

定理 1.2.2 (强大数定律)　设 $M = \{M_t\}_{t \geqslant 0}$ 是在 $t = 0$ 时为零的实值连续局部鞅,

$$\lim_{t \to \infty} \langle M, M \rangle_t = \infty \quad \text{a.s.} \quad \Rightarrow \quad \lim_{t \to \infty} \frac{M_t}{\langle M, M \rangle_t} = 0 \quad \text{a.s.},$$

以及

$$\lim_{t \to \infty} \frac{M_t}{\langle M, M \rangle_t} = 0 \quad \text{a.s.} \quad \Rightarrow \quad \lim_{t \to \infty} \frac{M_t}{t} = 0 \quad \text{a.s..}$$

定义 1.2.4　设 $(\Omega, \mathcal{F}, \mathbb{P})$ 是带有滤子 $\mathcal{F}_t$ 的概率空间. 若一维实值连续 $\mathcal{F}_t$ 适应的随机过程 $\{B_t\}_{t \geqslant 0}$ 满足下列条件:

(1) $B_0 = 0$ a.s.;

(2) 对任意 $0 \leqslant s < t < \infty$, $B_t - B_s$ 服从均值为零, 方差为 $t - s$ 的正态分布, 也就是 $B_t - B_s \sim N(0, t - s)$;

(3) 对任意 $0 \leqslant s < t < \infty$, $B_t - B_s$ 与 $\mathcal{F}_s$ 独立,

则 $\{B_t\}_{t \geqslant 0}$ 称为 Brown 运动或 Wiener 过程.

附注 1.2.1　如果 $\{B_t\}_{t \geqslant 0}$ 是 Brown 运动, 则有如下重要性质:

(1) Brown 运动 $\{B_t\}_{t \geqslant 0}$ 是几乎确定无处可微的, 也就是说, 它几乎所有的样本轨道都是确定性的无处可微函数;

(2) Brown 运动 $\{B_t\}_{t \geqslant 0}$ 在任何有限区间上几乎确定是无界变差的, 也就是说, 它几乎所有的样本轨道在任何有限区间上都是确定性的无界变差函数;

(3) Brown 运动 $\{B_t\}_{t \geqslant 0}$ 是连续的平方可积鞅, 其二次变分 $\langle B_t, B_t \rangle_t = t$ $(t \geqslant 0)$;

(4) 由 (3) 及强大数定律立即推得

$$\lim_{t \to \infty} \frac{B_t}{t} = 0 \quad \text{a.s.};$$

(5) (重对数率) 如下极限成立:

(i) $\displaystyle \limsup_{t \to 0} \frac{B_t(w)}{\sqrt{2t \log \log (1/t)}} = 1$, 　　(ii) $\displaystyle \liminf_{t \to 0} \frac{B_t(w)}{\sqrt{2t \log \log (1/t)}} = -1$,

(iii) $\displaystyle \limsup_{t \to \infty} \frac{B_t(w)}{\sqrt{2t \log \log t}} = 1$, 　　(iv) $\displaystyle \liminf_{t \to \infty} \frac{B_t(w)}{\sqrt{2t \log \log t}} = -1$.

一个 n 维的随机过程 $B_t = (B_t^1, \cdots, B_t^n)$ $(t \geqslant 0)$ 称为 n 维 Brown 运动, 如果它的每一个分量 B_t^i $(i = 1, \cdots, n)$ 都是一维 Brown 运动且是独立的.

定义 1.2.5 有 Hurst 参数 $0 < H < 1$ 的分数 Brown 运动 $B^H = \{B^H(t), t \in \mathbb{R}_+\}$ 是连续的, 并且是具有协方差函数

$$\mathbb{E}[B^H(t)B^H(s)] = \frac{1}{2}(|t|^{2H} + |s|^{2H} - |t - s|^{2H}), \quad t, s \in \mathbb{R}_+$$

的中心 Gaussian 过程. 当 $H = \dfrac{1}{2}$ 时, $B^{\frac{1}{2}}$ 为标准的 Brown 运动.

附注 1.2.2 由定义 1.2.5, 我们可以知道分数 Brown 运动具有如下性质:

(i) 对所有的 $t \geqslant 0$, $B^H(0) = 0$ 且 $\mathbb{E}[B^H(t)] = 0$.

(ii) B^H 具有齐次增量, 即对于 $s, t \geqslant 0$, $B^H(t + s) - B^H(s)$ 有相同的规律.

(iii) B^H 是 Gaussian 过程, 且对 $H \in (0, 1)$, $\mathbb{E}[B^H(t)]^2 = t^{2H}$, $t \geqslant 0$.

(iv) B^H 具有连续轨迹.

(v) 对任意的 $\alpha > 0$ 和每个 $s, t \in \mathbb{R}_+$, 我们有

$$\mathbb{E}[|B^H(t) - B^H(s)|^\alpha] = \mathbb{E}[|B^H(1)|^\alpha]|t - s|^{\alpha H}.$$

附注 1.2.3 当 $H > \dfrac{1}{2}$ 时, $B^H(t)$ 具有如下的 Volterra 性质:

$$B^H(t) = \int_0^t K(t, s)dB(s),$$

其中 $B(s)$ 表示标准 Brown 运动, Volterra 核函数 $K(t, s)$ 为

$$K(t, s) = c_H \int_s^t (u - s)^{H - \frac{3}{2}} \left(\frac{u}{s}\right)^{H - \frac{1}{2}} du, \quad t \geqslant s,$$

其中 $c_H = \sqrt{\dfrac{H(2H - 1)}{\beta\left(2 - 2H, H - \dfrac{1}{2}\right)}}$, $\beta(\cdot)$ 表示 Beta 函数. 当 $t \leqslant s$ 时, 我们

取 $K(t, s) = 0$.

对确定函数 $\varphi \in L^2([0, T])$, 关于 B^H 分数阶 Wiener 积分定义为

$$\int_0^T \varphi(s)dB^H(s) = \int_0^T K_H^* \varphi(s)dB(s),$$

其中

$$K_H^* \varphi(s) = \int_s^T \varphi(r)\frac{\partial K}{\partial r}(r, s)dr.$$

Markov 过程是一类重要的随机过程. 一个 n 维 $\mathcal{F}_t$ 适应的随机过程 $X = \{X_t\}_{t\geqslant 0}$ 称为 Markov 过程, 如果对 $0 \leqslant s \leqslant t < \infty$ 和 $\forall B \in \mathcal{B}^n$, 如下 Markov 性质成立:

$$\mathbb{P}(X_t \in B | \mathcal{F}_s) = \mathbb{P}(X_t \in B | X_s). \tag{1.1}$$

式 (1.1) 等价于对每个有界 Borel 可测函数 $\psi : \mathbb{R}^n \to \mathbb{R}$ 和 $0 \leqslant s \leqslant t < \infty$ 有

$$\mathbb{E}(\psi(X_t) | \mathcal{F}_s) = \mathbb{E}(\psi(X_t) | X_s).$$

Markov 过程的转移概率 $\mathbb{P}(s, \cdot)$ 是定义在 $0 \leqslant s \leqslant t < \infty$, $x \in \mathbb{R}^n$, $B \in \mathcal{B}^n$ 上的函数, 表示一个 s 时刻由 $x \in \mathbb{R}^n$ 出发的 Markov 过程的状态在 t 时刻进入集合 B 的概率.

若在式 (1.1) 中把 s 和 t 换成停时, 等式仍然成立. 则相应的性质称为强 Markov 性.

Markov 性的意思是说, 如果给定了随机过程的历史和现在的所有信息去判断系统将来某个时刻的转移概率, 则历史的信息是没有用的, 起作用的只有现在的信息.

想象一个醉汉, 跌跌撞撞地来到了一个房间. 他完全忘记了是怎样来到这个房间的, 问十分钟后, 他出现在隔壁房间的概率有多大? 显然, 这个概率只与他现在所处的位置有关, 而和他之前来到这个位置的过程无关.

Markov 过程 $X = \{X_t\}_{t\geqslant 0}$ 称为齐次的, 如果它的转移概率对所有 $0 \leqslant s \leqslant t < \infty$, $x \in \mathbb{R}^n$, $B \in \mathcal{B}^n$ 满足 $\mathbb{P}(x + u, x; t + u, B) = \mathbb{P}(s, x; t, B)$. 此时, 其转移概率只依赖于 $t - s$, 因而通常简写为 $\mathbb{P}(0, s; t, B) = \mathbb{P}(t, x, B)$.

一个在概率空间 $(\Omega, \mathcal{F}, \mathbb{P})$ 上定义的取值在可列集 $\mathbb{S}$ 的随机过程 $X = \{X_t\}_{t\geqslant 0}$ 称为连续时间的 Markov 链, 如果对任意的时间列 $0 \leqslant t_1 \leqslant t_2 \leqslant \cdots \leqslant t_{n+1}$ 和相应的在 $\mathbb{S}$ 中的状态 $i_1, i_2, \cdots, i_{n-1}, i, j$, 使得 $\mathbb{P}(X_{t_n} = i, X_{t_{n-1}} = i_{n-1}, \cdots, X_{t_1} = i_1) > 0$, 则有

$$\mathbb{P}(X_{t_{n+1}} = j | X_{t_n} = i, X_{t_{n-1}} = i_{n-1}, \cdots, X_{t_1} = i_1) = \mathbb{P}(X_{t_{n+1}} = j | X_{t_n} = i).$$

如果对所有的 $0 \leqslant s \leqslant t < \infty$ 和所有的 $i, j \in \mathbb{S}$, 条件概率 $\mathbb{P}(X_t = j | X_s = i)$ 只依赖于 $t - s$, 则称 Markov 过程 $X = \{X_t\}_{t\geqslant 0}$ 是齐次的. 此时有 $\mathbb{P}(X_t = j | X_s = i) = \mathbb{P}(X_{t-s} = j | X_0 = i)$, 函数

$$\mathbb{P}_{ij}(t) := \mathbb{P}(X_t = j | X_0 = i), \quad i, j \in \mathbb{S}, \quad t \geqslant 0$$

称为该过程的由状态 i 到状态 j 的转移函数.

如果对所有的 $i \in \mathbb{S}$ 有 $\lim_{t \to 0} \mathbb{P}_{ii}(t) = 1$, 则转移函数 $\mathbb{P}_{ij}(t)$ 称为是标准的.

下面的几个结论在文献 [1] 中已经得到了证明.

若转移函数 $\mathbb{P}_{ij}(t)$ 是标准的, 则极限 $\gamma_i := \lim_{t \to 0}[1 - \mathbb{P}_{ii}(t)]/t$ 对所有 $i \in \mathbb{S}$ 存在 (可能为无穷). 若 $\gamma_i < \infty$, 则状态 $i \in \mathbb{S}$ 称为是稳定的.

若转移函数 $\mathbb{P}_{ij}(t)$ 是标准的且状态 j 是稳定的, 则 $\gamma_i := \mathbb{P}'_{ij}(t) \geqslant 0$ 存在, 并且对所有 $i \in \mathbb{S}$ 是有限的. $\gamma_{ii} = -\gamma_i$, 矩阵 $\Gamma = (\gamma_{ij})_{i,j \in \mathbb{S}}$ 称为此 Markov 链的生成元或生成矩阵. 如果状态空间是有限的, $\mathbb{S} = \{1, 2, \cdots, N\}$, 则此 Markov 过程称为连续时间的有限 Markov 链. 若一个 Markov 链是有限的, 并且其所有状态都是稳定的, 则其几乎所有的样本轨道都是右连续的阶梯函数, 其在有限时间段内的跳跃点只有有限多个. 定义连续时间的有限 Markov 链的转移矩阵函数为 $\mathbb{P}(t) = (\mathbb{P}_{ij}(t))_{N \times N}$. 则有

$$\mathbb{P}(t) = e^{t\Gamma},$$

其中 $\Gamma = (\gamma_{ij})_{i,j \in \mathbb{S}}$ 是其生成元 (上面的 $e^{t\Gamma}$ 是指数矩阵).

Markov 链称为是不可约的, 如果对任意 $i, j \in \mathbb{S}$, 存在 $i_1, i_2, \cdots, i_k \in \mathbb{S}$, 使得 $\gamma_{i,i_1}\gamma_{i_1,i_2} \cdots \gamma_{i_k,j} > 0$. 不可约的 Markov 链存在唯一的平稳分布 $\pi = (\pi_1, \pi_2, \cdots, \pi_N)$, 它是线性方程组:

$$\pi\Gamma = 0 \text{ 满足 } \sum_{j=1}^{N} \pi_j = 1, \quad \pi_j > 0, \ \forall j \in \mathbb{S}$$

的解. 此时 Markov 链称为是遍历的.

1.3   随 机 积 分

在生物学和生态学中存在许多数学模型, 当试图考虑这些数学模型所受到随机因素的干扰时, 经常要用到随机积分作为基本的数学工具.

设 $(\Omega, \mathcal{F}, \mathbb{P})$ 是带有滤子的概率空间. B_t $(t \geqslant 0)$ 是定义在其上的一维 Brown 运动. 设 $0 \leqslant a < b < \infty$, 令 $\mathcal{M}^2([a,b]; \mathbb{R})$ 表示所有可测 $\mathcal{F}_t$ 适应的且满足条件

$$\| f \|_{a,b}^2 := \mathbb{E} \int_a^b |f(t)|^2 dt < \infty$$

的随机过程 $f(t)(t \in [a,b])$ 所构成的空间. 若 $f, g \in \mathcal{M}^2([a,b]; \mathbb{R})$ 且 $\| f - g \|_{a,b}^2 = 0$, 则称 f 和 g 是等价的, 并把它们等同起来.

引理 1.3.1   对任意 $f \in \mathcal{M}^2([a,b]; \mathbb{R})$, 存在简单过程序列 $\{g_n\}$, 使得

$$\lim_{n \to \infty} \mathbb{E} \int_a^b |f(t) - g_n(t)|^2 dt = 0. \tag{1.2}$$

定义 1.3.1 设 $f \in \mathcal{M}_2([a,b];\mathbb{R})$, f 关于 $\{B_t\}$ 的 Itô 积分定义为

$$\int_a^b f(t)dB_t = \lim_{n\to\infty} \int_a^b g_n(t)dB_t, \tag{1.3}$$

其中 $\{g_n\}$ 是一个简单过程序列满足

$$\lim_{n\to\infty} \mathbb{E}\int_a^b |f(t) - g_n(t)|dt = 0. \tag{1.4}$$

上面的定义是与简单过程序列 $\{g_n\}$ 的选取无关的.

Itô 积分有如下重要性质: 设 $f, g \in \mathcal{M}^2([a,b];\mathbb{R})$, α, β 是给定实数, 则有

(1) $\displaystyle\int_a^b f(t)dB_t$ 是 $\mathcal{F}_b$ 可测;

(2) $\displaystyle\mathbb{E}\int_a^b f(t)dB_t = 0$;

(3) $\displaystyle\mathbb{E}\left|\int_a^b f(t)dB_t\right|^2 = \mathbb{E}\int_a^b |f(t)|^2 dt$;

(4) $\displaystyle\int_a^b [\alpha f(t) + \beta g(t)]dB_t = \alpha\int_a^b f(t)dB_t + \beta\int_a^b g(t)dB_t$.

下面把 Itô 积分推广到多维的情况. 设 $B_t = (B_t^1, B_t^2, \cdots, B_t^m)^\top$ $(t \geqslant 0)$ 是定义在概率空间 $(\Omega, \mathcal{F}, \mathbb{P})$ 上 $\mathcal{F}_t$ 适应的 m 维 Brown 运动. 令 $\mathcal{M}^2([a,b];\mathbb{R}^{n\times m})$ 表示所有 $n \times m$ 矩阵值的 $\mathcal{F}_t$ 适应的满足

$$\mathbb{E}\int_a^b |f(t)|^2 dB_t < \infty$$

的随机过程的集合, 其中 $|A|$ 表示矩阵 A 的迹模, 即 $|A| = \sqrt{\text{trace}(A^\top A)}$.

定义 1.3.2 设 $f \in \mathcal{M}_2([a,b];\mathbb{R}^{n\times m})$, 定义 f 的 Itô 积分为

$$\int_0^t f(s)dB_s = \int_0^t \begin{pmatrix} f_{11}(s) \cdots f_{1m}(s) \\ \vdots \qquad \vdots \\ f_{n1}(s) \cdots f_{nm}(s) \end{pmatrix} \begin{pmatrix} dB_s^1 \\ \vdots \\ dB_s^m \end{pmatrix},$$

它是一个 n 维列向量值的随机过程, 其第 i 个分量是一维 Itô 积分之和

$$\sum_{j=1}^m \int_0^t f_{ij}(s)dB_s^j.$$

若 $b > a \geqslant 0$, 则定义

$$\int_a^b f(s)dB_s = \int_0^b f(s)dB_s - \int_0^a f(s)dB_s.$$

显然, 此 Itô 积分是 $\mathbb{R}^n$ 值的关于 $\mathcal{F}_t$ 的连续鞅, 它具有下面的性质:

(1) $\mathbb{E} \displaystyle\int_a^b f(t)dB_t = 0$;

(2) $\mathbb{E} \left| \displaystyle\int_a^b f(t)dB_t \right|^2 = \mathbb{E} \displaystyle\int_a^b |f(t)|^2 dt$;

(3) $\mathbb{E} \left(\displaystyle\int_\rho^\tau f(s)dB_s | \mathcal{F}_\rho \right) = 0$;

(4) $\mathbb{E} \left(\left| \displaystyle\int_\rho^\tau f(s)dB_s \right|^2 | \mathcal{F}_\rho \right) = \mathbb{E} \left(\displaystyle\int_\rho^\tau |f(s)|^2 ds | \mathcal{F}_\rho \right)$,

其中, τ 和 ρ 是两个停时, 且 $0 \leqslant \rho \leqslant \tau \leqslant T$.

1.4 Itô 公式

Itô 公式在随机分析中起到关键的作用. 它类似于经典数学分析中求导的链式法则. 在生物数学和生态数学中的随机模型的分析处理时经常要用到, 是随机分析中的一个基本的数学工具, 希望读者给予足够的重视.

定义 1.4.1 如果 $\mathbb{R}^n$ 值连续 $\mathcal{F}_t$ 适应的随机过程 $x(t)$ $(t \geqslant 0)$ 可以表示成

$$x(t) = x(0) + \int_0^t f(s)ds + \int_0^t g(s)dB_s, \tag{1.5}$$

其中 $f \in \mathcal{L}^1(\mathbb{R}_+, \mathbb{R}^n)$, $g \in \mathcal{L}^2(\mathbb{R}_+, \mathbb{R}^{n \times m})$, 则称为 n 维 Itô 过程.

在定义 1.4.1 中, $\mathcal{L}^1(\mathbb{R}_+, \mathbb{R}^n)$ 和 $\mathcal{L}^2(\mathbb{R}_+, \mathbb{R}^{n \times m})$ 分别表示绝对可积函数空间和平方可积函数空间. 为方便起见, 称上述 Itô 过程 $x(t)$ 具有随机微分 $dx(t)$ $(t \geqslant 0)$, 记为

$$dx(t) = f(t)dt + g(t)dB_t. \tag{1.6}$$

这样的表示在理论推导时带来很大的方便. 当写出式子

$$dx(t) = f(t)dt + g(t)dB_t, \quad \forall t \in [a, b]$$

时, 我们的意思是 Itô 过程 $x(t)$ $(t \in [a, b])$ 满足

$$x(t) = x(0) + \int_a^t f(s)ds + \int_a^t g(s)dB_s, \quad \forall t \in [a, b]. \tag{1.7}$$

设 $\mathcal{C}^{2,1}(\mathbb{R}^n \times \mathbb{R}_+; \mathbb{R})$ 表示所有定义在 $\mathbb{R}^n \times \mathbb{R}_+$ 上关于 $t \in \mathbb{R}_+$ 连续可微且关于 $x \in \mathbb{R}^n$ 连续二阶可微的 (x, t) 的实值函数 $V(x, t)$ 所构成的空间. 对 $V(x, t) \in \mathcal{C}^{2,1}(\mathbb{R}^n \times \mathbb{R}_+; \mathbb{R})$. 令

$$V_t = \frac{\partial V}{\partial t}, \quad V_x = \left(\frac{\partial V}{\partial x_1}, \cdots, \frac{\partial V}{\partial x_n} \right),$$

$$V_{xx} = \left(\frac{\partial^2 V}{\partial x_i \partial x_j} \right)_{n \times n} = \begin{pmatrix} \dfrac{\partial^2 V}{\partial x_1 \partial x_1} & \cdots & \dfrac{\partial^2 V}{\partial x_1 \partial x_n} \\ \vdots & & \vdots \\ \dfrac{\partial^2 V}{\partial x_n \partial x_1} & \cdots & \dfrac{\partial^2 V}{\partial x_n \partial x_n} \end{pmatrix}.$$

如果 $V(x, t) \in \mathcal{C}^{2,1}(\mathbb{R}^n \times \mathbb{R}_+; \mathbb{R})$ 且 $x(t)$ $(t \geqslant 0)$ 是 Itô 过程, 满足 (1.6) 式, 问复合函数 $V(x(t), t)$ 是否仍然是 Itô 过程, 如果是, 其随机微分是什么? 在实际应用和理论推导中, 经常会遇到这类问题. 下面的 Itô 公式回答了这个问题.

定理 1.4.1 (Itô 公式) 设 $x(t)$ $(t \geqslant 0)$ 是 Itô 过程, 其随机微分为

$$dx(t) = f(t)dt + g(t)dB_t,$$

其中 $f \in \mathcal{L}^1(\mathbb{R}_+, \mathbb{R})$ 和 $g \in \mathcal{L}^1(\mathbb{R}_+, \mathbb{R})$. 若 $V(x, t) \in \mathcal{C}^{2,1}(\mathbb{R} \times \mathbb{R}_+; \mathbb{R})$, 则 $V(x(t), t)$ 仍然是 Itô 过程, 具有如下随机微分

$$dV(x(t), t) = \left[V_t(x(t), t) + V_x(x(t), t)f(t) + \frac{1}{2} V_{xx}(x(t), t)g^2(t) \right] dt$$

$$+ V_x(x(t), t)g(t)dB_t \qquad \text{a.s..} \tag{1.8}$$

下面的随机微分的乘法公式是有用的

$$dtdt = 0, \quad dB_i dt = 0,$$

$$dB_i dB_j = 0, \quad i \neq j, \quad dB_i dB_i = dt.$$

于是 Itô 公式也可以写为

$$dV(x(t), t) = V_t(x(t), t) + V_x(x(t), t)dx(t) + \frac{1}{2} dx^\top(t) V_{xx}(x(t), t)dx(t). \tag{1.9}$$

这种形式的 Itô 公式一般在使用 Lyapunov 第二方法分析稳定性或者有界性时用.

如下关于任意 Hurst 参数的分数阶 Itô 公式在文献 [2,3] 中给出了证明:

引理 1.4.1　令 f, $g : [0, T] \to \mathbb{R}$ 表示确定的连续函数. 若

$$x(t) = x_0 + \int_0^t f(s)ds + \int_0^t g(s)dB^H(s), \quad t \in [0, T],$$

其中 x_0 为常数, $F \in \mathcal{C}^{1,2}([0, T] \times \mathbb{R})$, 那么

$$F(t, x(t)) = F(0, x_0) + \int_0^t \frac{\partial F}{\partial s}(s, x(s))ds + \int_0^t \frac{\partial F}{\partial x}(s, x(s))dx(s)$$

$$+ H \int_0^t s^{2H-1}g^2(s)\frac{\partial^2 F}{\partial x^2}(s, x(s))ds. \tag{1.10}$$

附注 1.4.1　如果在引理 1.4.1 中取 $H = \dfrac{1}{2}$, 那么分数阶 Itô 公式 (1.10) 变成经典的 Itô 公式 [4].

对于含有 Markov 转换的随机微分方程在利用 Itô 公式时, 公式的形式会有些变化, 称为广义 Itô 公式. 设 $r(t)$, $t \geqslant 0$ 是一个取值在有限状态空间 $\mathbb{S}$ 且右连续的 Markov 链, 并且假设 Markov 链 $r(t)$ 与 Brown 运动独立. 考虑带有 Markov 转换的随机微分方程

$$dx(t) = f(x(t), r(t))dt + g(x(t), r(t))dB_t, \tag{1.11}$$

其中 $f \in \mathcal{L}^1(\mathbb{R}_+, \mathbb{R}^n)$ 和 $g \in \mathcal{L}^1(\mathbb{R}_+, \mathbb{R}^n)$. 若 $V(x, t) \in \mathcal{C}^{2,1}(\mathbb{R} \times \mathbb{R}_+; \mathbb{R})$, 则 $V(x(t), t)$ 仍然是 Itô 过程, 设 $\mathcal{C}^{2,1}(\mathbb{R}^n \times \mathbb{R}_+ \times \mathbb{S}; \mathbb{R}_+)$ 表示所有定义在 $\mathbb{R}^n \times \mathbb{R}_+ \times \mathbb{S}$ 上关于 $t \in \mathbb{R}_+$ 连续可微且关于 $x \in \mathbb{R}^n$ 连续二阶可微的实值函数所构成的空间. 对任意 $V \in \mathcal{C}^{2,1}(\mathbb{R}^n \times \mathbb{R}_+ \times \mathbb{S}; \mathbb{R}_+)$, 为了计算方便, 定义如下算子 $\mathcal{L}V : \mathbb{R}^n \times \mathbb{R}_+ \times \mathbb{S} \to \mathbb{R}$:

$$\mathcal{L}V(x, t, i) = V_t(x, t, i) + V_x(x, t, i)f(x, i)$$

$$+ \frac{1}{2}\text{trace}\left[g^\top(x, i)V_{xx}(x, t, i)g(x, i)\right] + \sum_{j=1}^N \gamma_{ij}V(x, t, j), \tag{1.12}$$

称为 Itô 过程 (1.11) 关于 $\mathcal{C}^{2,1}$ 函数 $V(x(t), t, r(t))$ 的扩散算子. 利用扩散算子, 广义 Itô 公式可以写为

$$dV(x(t), t, r(t)) = \mathcal{L}V(x(t), s, r(t))dt + V_x(x(t), t)g(x(t), r(t))dB_t \quad \text{a.s..} \tag{1.13}$$

对于更详细的结果可参考文献 [4,5]. 需要重点强调的是, 如果所用的 Lyapunov 函数不显含 Markov 链, 广义 Itô 公式的形式就是 Itô 公式.

1.5　重要不等式

1.5.1　初等不等式

(1) (Young 不等式)

$$\prod_{i=1}^{k} a_i^{b_i} \leqslant \sum_{i=1}^{k} a_i b_i, \quad a_i, \ b_i \in \mathbb{R}_+, \quad \sum_{i=1}^{k} b_i = 1;$$

(2) (Hölder 不等式)

$$\sum_{i=1}^{k} a_i b_i \leqslant \left(\sum_{i=1}^{k} a_i^p\right)^{1/p} \left(\sum_{i=1}^{k} b_i^q\right)^{1/q}, \quad a_i, \ b_i, \ p, \ q \in \mathbb{R}_+, \quad \frac{1}{p} + \frac{1}{q} = 1, \quad k \geqslant 2;$$

(3) $|a^p - b^p| \leqslant p|a - b|\left(a^{p-1} + b^{p-1}\right), \ a, b \geqslant 0, \ p \geqslant 1.$

引理 1.5.1 [6]　若 $x_1, x_2, \cdots, x_n$ 是非负实数, 并且 n 是一个正整数, 则对任意的 $\lambda > 1$, 有

$$\left(\sum_{i=1}^{n} x_i\right)^{\lambda} \leqslant n^{\lambda-1} \sum_{i=1}^{n} x_i^{\lambda}.$$

引理 1.5.2 (Hölder 不等式) [7]　设 $p > 1, q > 1, \dfrac{1}{p} + \dfrac{1}{q} = 1$, 如果 $f(t) \in \mathcal{L}^p(\mathbb{R}_+, \mathbb{R}^{n \times m_1}), g(t) \in \mathcal{L}^p(\mathbb{R}_+, \mathbb{R}^{m_1 \times n})$, 那么 $f(t) \cdot g(t) \in \mathcal{L}^p(\mathbb{R}_+, \mathbb{R}^{n \times n})$, 并且有 $\| fg \| \leqslant \| f \|_p \| g \|_q$, 其中

$$\| f \|_p = \left(\int_g | f(t) |^p \, d\mu\right)^{\frac{1}{p}}, \quad \| g \|_q = \left(\int_g | g(t) |^q \, d\mu\right)^{\frac{1}{q}},$$

这里 $p = 2$ 时, 上式就是 Cauchy-Schwarz 不等式:

$$\left(\int_g f(x)g(x)dx\right)^2 \leqslant \left(\int_g f^2(x)dx\right)\left(\int_g g^2(x)dx\right). \tag{1.14}$$

1.5.2　随机不等式

(1) (Hölder 不等式)

$$|\mathbb{E}(X^{\top}Y)| \leqslant (\mathbb{E}|X|^p)^{\frac{1}{p}} (\mathbb{E}|X|^q)^{\frac{1}{q}}, \quad p, \ q \in \mathbb{R}_+, \quad \frac{1}{p} + \frac{1}{q} = 1.$$

(2) (Chebyshev 不等式)

$$\mathbb{E}(|X| \geqslant c) \leqslant c^{-p}\mathbb{E}|X|^p, \quad p > 1.$$

(3) (关于矩的不等式)

$$(\mathbb{E}|X|^p)^{\frac{1}{p}} \leqslant (\mathbb{E}|X|^q)^{\frac{1}{q}}, \quad 0 < p < q.$$

(4) (均值的 Jensen 不等式) 若 $\phi(x)$ 是凸函数且 $\mathbb{E}X$ 和 $\mathbb{E}(\phi(X))$ 存在, 则

$$\phi(\mathbb{E}X) \leqslant \mathbb{E}(\phi(X)).$$

(5) (指数鞅不等式) 设 $g \in \mathcal{L}^2(\mathbb{R}_+, \mathbb{R}^{1 \times m})$, $T, a, b > 0$, 则

$$\mathbb{P}\left\{\sup_{0 \leqslant t \leqslant T}\left[\int_0^t g(s)dB_s - \frac{a}{2}\int_0^t |g(s)|^2 ds\right] > b\right\} \leqslant e^{-ab}.$$

(6) (Doob 鞅不等式) 设 $\{M_t\}_{t \geqslant 0}$ 是一个 $\mathbb{R}^d$-值鞅, 且 $[a, b]$ 是 $\mathbb{R}_+$ 的一个有界区间.

(i) 如果 $p \geqslant 1$ 和 $c > 0$, $M_t \in \mathcal{L}^2(\Omega, \mathbb{R}^d)$, 那么

$$\mathbb{P}\left\{\omega : \sup_{a \leqslant t \leqslant b} |M_t(\omega)| \geqslant c\right\} \leqslant \frac{\mathbb{E}|M_b|^p}{c^p};$$

(ii) 如果 $p > 1$, $M_t \in \mathcal{L}^2(\Omega, \mathbb{R}^d)$, 那么

$$\mathbb{E}\left(\sup_{a \leqslant t \leqslant b} |M_t|^p\right) \leqslant \left(\frac{p}{p-1}\right)^p \mathbb{E}|M_b|^p.$$

为了让读者更好地理解和运用, 下面介绍随机不等式中的几个重要不等式, 在这节我们作为引理给出, 并添加了相应的证明, 但更详细的证明见文献 [4].

引理 1.5.3 设 $p \geqslant 2$ 并且 $g \in \mathcal{L}^2(\mathbb{R}_+, \mathbb{R}^{n \times m})$ 使得

$$\mathbb{E}\int_0^T |g(s)|^p ds < \infty.$$

则有

$$\mathbb{E}\left|\int_0^T g(s)dB(s)\right|^p \leqslant \left(\frac{p(p-1)}{2}\right)^{\frac{p}{2}} T^{\frac{p-2}{2}} \mathbb{E}\int_0^T |g(s)|^p ds. \tag{1.15}$$

证明 对于 $0 \leqslant t \leqslant T$, 设

$$x(t) = \int_0^t g(s)dB(s).$$

通过 Itô 公式及其 Itô 积分的性质, 可得

$$\mathbb{E}|x(t)|^p = \frac{p}{2}\mathbb{E}\int_0^t \left(|x(s)|^{p-2}|g(s)|^2 + (p-2)|x(s)|^{p-4}|x^\top(s)g(s)|^2\right)ds$$

$$\leqslant \frac{p(p-1)}{2}\mathbb{E}\int_0^t |x(s)|^{p-2}|g(s)|^2 ds. \tag{1.16}$$

应用 Hölder 不等式, 我们有

$$\mathbb{E}|x(t)|^p \leqslant \frac{p(p-1)}{2}\left(\mathbb{E}\int_0^t |x(s)|^p ds\right)^{\frac{p-2}{p}}\left(\mathbb{E}\int_0^t |g(s)|^p ds\right)^{\frac{p}{2}}$$

$$\leqslant \frac{p(p-1)}{2}\left(\int_0^t \mathbb{E}|x(s)|^p ds\right)^{\frac{p-2}{p}}\left(\mathbb{E}\int_0^t |g(s)|^p ds\right)^{\frac{p}{2}}.$$

根据 (1.16) 可得

$$\mathbb{E}|x(t)|^p \leqslant \frac{p(p-1)}{2}[t\mathbb{E}|x(t)|^p]^{\frac{p-2}{p}}\left(\mathbb{E}\int_0^t |g(s)|^p ds\right)^{\frac{p}{2}}.$$

因此

$$\mathbb{E}|x(t)|^p \leqslant \left(\frac{p(p-1)}{2}\right)^{\frac{p}{2}} t^{\frac{p-2}{p}}\mathbb{E}\int_0^t |g(s)|^p ds,$$

这就完成了引理的证明. □

定理 1.5.1 在引理 1.5.3 的假设下,

$$\mathbb{E}\left(\sup_{0\leqslant t\leqslant T}\int_0^t g(s)dB(s)\right)^p \leqslant \left(\frac{p^3}{2(p-1)}\right)^{p/2} T^{\frac{p-2}{2}}\mathbb{E}\int_0^T |g(s)|^p ds. \tag{1.17}$$

证明 随机积分

$$\int_0^t g(s)dB(s)$$

是一个 $\mathbb{R}^d$-值连续鞅. 因此, 通过 Doob 鞅不等式, 我们有

$$\mathbb{E}\left(\sup_{0\leqslant t\leqslant T}\int_0^t g(s)dB(s)\right)^p \leqslant \left(\frac{p}{p-1}\right)^p \mathbb{E}\left|\int_0^T g(s)dB(s)\right|^p.$$

再根据引理 1.5.3 我们可得不等式 (1.17). □

1.5.3 Burkholder-Davis-Gundy 不等式

下面的引理称为 Burkholder-Davis-Gundy 不等式.

引理 1.5.4 设 $g \in \mathcal{L}^2(\mathbb{R}_+, \mathbb{R}^{n \times m})$. 对于 $t \geqslant 0$, 定义

$$x(t) = \int_0^t g(s)dB(s) \quad \text{和} \quad A(t) = \int_0^t |f(s)|^2 ds.$$

那么对于 $p > 0$, 存在通用常数 c_p, C_p (表示仅和 p 有关), 使得

$$c_p \mathbb{E}|A(t)|^{\frac{p}{2}} \leqslant \mathbb{E}\left(\sup_{0 \leqslant s \leqslant t} |x(s)|^p\right) \leqslant C_p \mathbb{E}|A(t)|^{\frac{p}{2}} \tag{1.18}$$

对于 $t \geqslant 0$. 特别地,

$$
\begin{aligned}
&c_p = (p/2)^p, &&C_p = (32/p)^{p/2}, &&\text{如果 } 0 < p < 2; \\
&c_p = 1, &&C_p = 4, &&\text{如果 } p = 2; \\
&c_p = (2p)^{-p/2}, &&C_p = [p^{p+1}/2(p-1)^{p-1}]^{p/2}, &&\text{如果 } p > 2.
\end{aligned}
$$

证明 为不失一般性我们假设 $x(t)$ 和 $A(t)$ 是有界的. 否则, 对任意整数 $n \geqslant 1$, 定义停时

$$\tau_n = \inf\{t \geqslant 0 : |x(t)| \vee A(t) \geqslant n\}.$$

如果对于停时过程 $x(t \wedge \tau_n)$ 和 $A(t \wedge \tau_n)$, 不等式 (1.18) 成立. 那么对于一般情况, 可以让 $n \to \infty$. 此外, 为了方便起见, 我们令 $x^*(t) = \sup\limits_{0 \leqslant s \leqslant t} |x(s)|$.

情况 1: $p = 2$. 根据 Itô 积分的性质和 Doob 鞅不等式立即可得 (1.18).

情况 2: $p > 2$. 根据 (1.16) 可得

$$
\begin{aligned}
\mathbb{E}|x(t)|^p &\leqslant \frac{p(p-1)}{2} \mathbb{E}\left(|x^*(t)|^{p-2} A(t)\right) \\
&\leqslant \frac{p(p-1)}{2} \left[\mathbb{E}|x^*(t)|^p\right] \left(\frac{p-2}{p}\right) \left(\mathbb{E}|A(t)|^{\frac{p}{2}}\right)^{\frac{2}{p}},
\end{aligned} \tag{1.19}
$$

另一方面, 根据 Doob 鞅不等式, 我们有

$$\mathbb{E}|x^*(t)|^p \leqslant \left(\frac{p}{p-1}\right)^p \mathbb{E}|x(t)|^p.$$

将这个不等式代入 (1.19) 可得

$$\mathbb{E}|x^*(t)|^p \leqslant \left(\frac{p^{p+1}}{2(p-1)^{p-1}}\right)^{\frac{p}{2}} \mathbb{E}|A(t)|^{\frac{p}{2}},$$

对于不等式 (1.18) 的右侧, 我们有

$$y(t) = \int_0^t |A(s)|^{\frac{p-2}{4}} g(s) dB(s).$$

那么

$$\mathbb{E}|y(t)|^2 = \mathbb{E} \int_0^t |A(s)|^{\frac{p-2}{2}} |g(s)|^2 ds = \mathbb{E} \int_0^t |A(s)|^{\frac{p-2}{2}} dA(s) = \frac{2}{p} \mathbb{E}|A(t)|^{\frac{p}{2}}. \quad (1.20)$$

另一方面, 根据分部积分公式

$$x(t)|A(t)|^{\frac{p-2}{4}} = \int_0^t |A(s)|^{\frac{p-2}{4}} dx(s) + \int_0^t x(s) d(|A(s)|^{\frac{p-2}{4}})$$

$$= y(t) + \int_0^t x(s) d(|A(s)|^{\frac{p-2}{4}}).$$

因此

$$|y(t)| \leqslant |x(t)||A(t)|^{\frac{p-2}{4}} + \int_0^t |x(s)| d(|A(s)|^{\frac{p-2}{4}}) \leqslant 2x^*(t)|A(t)|^{\frac{p-2}{4}}.$$

将这个不等式代到 (1.20) 可得

$$\frac{2}{p} \mathbb{E}|A(t)|^{\frac{p}{2}} \leqslant 4\mathbb{E}\left[|x^*(t)|^2 |A(t)|^{\frac{p-2}{p}}\right] \leqslant 4\left[\mathbb{E}|x^*(t)|^p\right]^{\frac{2}{p}} \left[\mathbb{E}|A(t)|^{\frac{p}{2}}\right]^{\frac{p-2}{p}}.$$

这就得到了我们的结论

$$\frac{1}{(2p)^{p/2}} \mathbb{E}|A(t)|^{\frac{p}{2}} \leqslant \mathbb{E}|x^*(t)|^p.$$

情况 3: $0 < p < 2$. 对于任意 $\varepsilon > 0$, 并且定义

$$\eta(t) = \int_0^t [\varepsilon + A(s)]^{\frac{p-2}{4}} dB(s) \quad \text{和} \quad \eta^*(t) = \sup_{0 \leqslant s \leqslant t} |\eta(s)|.$$

那么

$$\mathbb{E}|\eta(t)|^2 = \mathbb{E} \int_0^t [\varepsilon + A(s)] dA(s) \leqslant 2p\mathbb{E}[\varepsilon + A(t)]^{\frac{p}{2}}. \quad (1.21)$$

另一方面, 根据分部积分公式

$$\eta(t)[\varepsilon + A(t)]^{\frac{2-p}{4}} = \int_0^t g(s) dB(s) + \int_0^t \eta(s) d\left([\varepsilon + A(s)]^{\frac{2-p}{4}}\right)$$

$$= x(t) + \int_0^t \eta(s) d\left([\varepsilon + A(s)]^{\frac{2-p}{4}}\right),$$

进一步我们有

$$\mathbb{E}|x^*(t)|^p \leqslant 2^p \mathbb{E}\left[|\eta^*(t)|^p [\varepsilon + A(t)]^{\frac{p(2-p)}{4}}\right]$$

$$\leqslant 2^p \mathbb{E}\left[|\eta^*(t)|^2\right]^{\frac{p}{2}} \left[\mathbb{E}\left[\varepsilon + A(t)\right]^{\frac{p}{2}}\right]^{\frac{2-p}{2}}. \tag{1.22}$$

根据 Doob 鞅不等式和 (1.21)

$$\mathbb{E}|\eta^*(t)|^2 \leqslant 4\mathbb{E}|\eta(t)|^2 \leqslant \frac{8}{p}\mathbb{E}[\varepsilon + A(t)]^{\frac{p}{2}}.$$

让 $\varepsilon \to 0$ 我们可得 (1.18). 下面我们将证明不等式左侧, 对任意的 $\varepsilon > 0$.

$$|A(t)|^{\frac{p}{2}} = \left(|A(t)|^{\frac{p}{2}} [\varepsilon + x^*(t)]^{\frac{-p(2-p)}{2}}\right) [\varepsilon + x^*(t)]^{\frac{p(2-p)}{2}}.$$

那么应用 Hölder 不等式有

$$\mathbb{E}|A(t)|^{\frac{p}{2}} \leqslant [\mathbb{E}(A(t))[\varepsilon + x^*(t)]^{p-2}]^{\frac{p}{2}} \left(\mathbb{E}\left[\varepsilon + x^*(t)\right]^p\right)^{\frac{2-p}{2}}. \tag{1.23}$$

令

$$\xi(t) = \int_0^t [\varepsilon + x^*(s)]^{\frac{p-2}{2}} g(s) dB(s).$$

那么

$$\mathbb{E}|\xi(t)|^2 = \mathbb{E}\int_0^t [\varepsilon + x^*(s)]^{p-2} dA(s) \geqslant \mathbb{E}\left([\varepsilon + x^*(s)]^{p-2} A(t)\right). \tag{1.24}$$

另一方面, 根据分部积分公式可得

$$x(t)[\varepsilon + x^*(t)]^{\frac{p-2}{p}} = \xi(t) + \int_0^t x(s) d\left([\varepsilon + x^*(s)]^{\frac{p-2}{2}}\right)$$

$$= \xi(t) + \frac{p-2}{2}\int_0^t x(s)[\varepsilon + x^*(s)]^{\frac{p-2}{2}} d[\varepsilon + x^*(s)].$$

因此

$$|\xi(t)| \leqslant x^*(t)[\varepsilon + x^*(t)]^{\frac{p-2}{2}} + \frac{2-p}{2}\int_0^t x^*(s)[\varepsilon + x^*(s)] d[\varepsilon + x^*(s)]$$

$$\leqslant [\varepsilon + x^*(t)]^{\frac{p}{2}} + \frac{2-p}{2} \int_0^t [\varepsilon + x^*(s)]^{\frac{p-2}{2}} d[\varepsilon + x^*(s)]$$

$$\leqslant \frac{2}{p} [\varepsilon + x^*(t)]^{\frac{p}{2}}.$$

再结合 (1.23), 可得

$$\mathbb{E}([\varepsilon + x^*(t)]^{p-2} A(t)) \leqslant \left(\frac{2}{p}\right)^p \mathbb{E}[\varepsilon + x^*(t)]^p.$$

最后, 让 $\varepsilon \to 0$ 我们有

$$\left(\frac{2}{p}\right)^p \mathbb{E}|A(t)|^{\frac{p}{2}} \leqslant \mathbb{E}|x^*(t)|^p.$$

这就完成了证明. □

1.5.4 Gronwall 不等式

下面的引理称为 Gronwall 不等式.

引理 1.5.5 设 $T > 0, c \geqslant 0$, 并且 $u(\cdot)$ 是 $[0,T]$ 上的一个 Borel 可测有界非负连续函数, $v(\cdot)$ 是一个非负可积函数. 如果

$$u(t) \leqslant c + \int_0^t v(s)u(s)ds, \quad 0 \leqslant t \leqslant T. \tag{1.25}$$

那么有

$$u(t) \leqslant c \exp\left(\int_0^t v(s)ds\right), \quad 0 \leqslant t \leqslant T. \tag{1.26}$$

证明 不失一般性, 我们假设 $c > 0$,

$$z(t) = c + \int_0^t v(s)u(s)ds, \quad 0 \leqslant t \leqslant T.$$

那么 $u(t) \leqslant z(t)$. 此外, 根据微分的链式法则, 有

$$\log(z(t)) = \log(c) + \int_0^t \frac{v(s)u(s)}{z(s)}ds \leqslant \log(c) + \int_0^t v(s)ds.$$

故有

$$z(t) \leqslant c \exp\left(\int_0^t v(s)ds\right), \quad 0 \leqslant t \leqslant T,$$

由 $u(t) \leqslant z(t)$ 可得不等式 (1.26). □

下面的引理称为 Bihari 不等式.

引理 1.5.6 设 $T > 0$ 且 $c > 0$. 让 $K : \mathbb{R}_+ \to \mathbb{R}_+$ 是一个连续不减的函数, 使得 $K(t) > 0$ 对于 $t > 0$, $u(\cdot)$ 是 $[0, T]$ 上的一个 Borel 可测有界非负连续函数, 且 $v(\cdot)$ 是一个非负可积函数. 如果

$$u(t) \leqslant c + \int_0^t v(s) K u(s) ds, \quad 0 \leqslant t \leqslant T. \tag{1.27}$$

那么有

$$u(t) \leqslant G^{-1}\left(G(c) + \int_0^t v(s) ds \right) \tag{1.28}$$

成立, 且

$$G(c) + \int_0^t v(s) ds \in \mathrm{Dom}(G^{-1}), \tag{1.29}$$

其中

$$G(r) = \int_1^r \frac{1}{K(s)} ds, \quad r > 0,$$

并且 G^{-1} 是 G 的反函数.

证明 令

$$z(t) = c + \int_0^t v(s) K(u(s)) ds, \quad 0 \leqslant t \leqslant T.$$

那么 $u(t) \leqslant z(t)$. 通过微分的链式法则, 对于任意的 $t \in [0, T]$, 我们有

$$G(z(t)) = G(t) + \int_0^t \frac{v(s) K u(s)}{K(z(s))} ds \leqslant G(c) + \int_0^t c(s) ds. \tag{1.30}$$

因此, 对任意的 $t \in [0, T]$ 满足 (1.29), 从 (1.30) 可以看出

$$z(t) \leqslant G^{-1}\left(G(c) + \int_0^t v(s) ds \right),$$

从 $u(t) \leqslant z(t)$ 可得不等式 (1.28). □

定理 1.5.2 设 $T > 0, \alpha \in [0, 1)$ 且 $c > 0$. 如果 $u(\cdot)$ 是 $[0, T]$ 上的一个 Borel 可测的有界非负连续函数, $v(\cdot)$ 是 $[0, T]$ 上一个非负可积的函数. 如果对于任意的 $0 \leqslant t \leqslant T$,

$$u(t) \leqslant c + \int_0^t v(s) [u(s)]^\alpha ds. \tag{1.31}$$

那么对于任意的 $t \in [0, T]$,

$$u(t) \leqslant \left(c^{1-\alpha} + (1-\alpha) \int_0^t v(s) ds \right)^{\frac{1}{1-\alpha}} \tag{1.32}$$

成立.

证明 不失一般性, 我们假设 $c > 0$. 设

$$z(t) = c + \int_0^t v(s)[u(s)]^\alpha ds, \quad 0 \leqslant t \leqslant T.$$

那么 $u(t) \leqslant z(t)$, 并且 $z(t) > 0$. 通过函数微分不等式, 对于任意的 $t \in [0, T]$, 我们可得

$$[z(t)]^{1-\alpha} = c^{1-\alpha} + (1-\alpha) \int_0^t \frac{v(s)[u(s)]^\alpha}{|z(s)|^\alpha} ds$$

$$\leqslant c^{1-\alpha} + (1-\alpha) \int_0^t v(s) ds,$$

这就完成了证明. $\qquad\qquad\qquad\qquad\qquad\qquad\qquad\qquad\qquad\qquad\square$

1.6 其他相关的基本知识

令 $V = H^1([0, A]) \equiv \left\{ \varphi \middle| \varphi \in L^2([0, A]), \dfrac{\partial \varphi}{\partial x_i} \in L^2([0, A]), \text{ 其中 } \dfrac{\partial \varphi}{\partial x_i} \text{ 是广义} \right.$ 偏导数 $\Big\}$. V 是 Sobolev 空间. $H = L^2([0, A])$ 且

$$V \hookrightarrow H \equiv H' \hookrightarrow V'.$$

V' 是 V 的对偶空间. $\| \cdot \|, | \cdot |$ 和 $\| \cdot \|_*$ 分别是 V, H 和 V' 的范数; $(\cdot, \cdot)$ 表示空间 H 中的内积, $\langle \cdot, \cdot \rangle$ 表示 V 和 V' 的对偶积, 即

$$\langle x, y \rangle = \int_0^A u \cdot v da, \quad x \in V, \quad y \in V'.$$

由文献 [8] 可知如果存在等距同构映射 $\dfrac{\partial \varphi}{\partial a} : V \to H$ 和一个常数 m 使得

$$|\varphi| \leqslant m \|\varphi\|, \quad \forall \varphi \in V,$$

那么就说 V 可以包含在 H 中, 即 $V \hookrightarrow H$. 由 Sobolev 包含定理 (见 [8]) 对于对偶空间 V' 会有类似的结果. 令 B_t 是定义在概率空间 $(\Omega, \mathcal{F}, \mathbb{P})$ 上, 并且取值于

可分的 Hilbert 空间 K 上的 Brown 运动, 且具有增量协方差算子 W. 令 $(\mathcal{F}_t)_{t\geqslant 0}$ 是由 $\{B_s, 0 \leqslant s \leqslant t\}$ 生成的 σ 代数, 则 B_t 是关于 $(\mathcal{F}_t)_{t\geqslant 0}$ 的鞅, 并且有

$$B_t = \sum_{i=1}^{\infty} \bar{\nu}_i(t) e_i,$$

其中 $\{e_i\}_{i\geqslant 0}$ 是特征向量为 G 的标准正交集, $\bar{\nu}_i(t)$ 表示具有增量协方差为 $\bar{\lambda}_i > 0$ 且相互独立的随机过程, $Ge_i = \bar{\lambda}_i e_i$ 和 $\text{trace}(G) = \sum_{i=1}^{\infty} \lambda_i < \infty$ (trace 表示算子的迹 [9]). 算子 $G \in \mathcal{L}(K, H)$ 表示从 K 到 H 的有界线性算子空间, 用 $\|G\|_2$ 表示它的 Hilbert-Schmidt 范数, 即

$$\|G\|_2^2 = \text{trace}(GWG^\top).$$

令 $\mathcal{C} \triangleq C([0,T], H)$ 是从 $[0,T]$ 到 H 上所有连续函数构成的空间并且 $\|\psi\|_C = \sup\limits_{0\leqslant s\leqslant T} |\psi|(s)$, $L_V^p \triangleq \mathcal{L}^p([0,T]; V)$, $L_H^p \triangleq \mathcal{L}^p([0,T]; V)$.

定义 1.6.1 [10,11]　函数 f 的 α 分数阶积分定义为

$$I^\alpha f(t) = \frac{1}{\Gamma(\alpha)} \int_{t_0}^t \frac{f(s)}{(t-s)^{1-\alpha}} ds, \quad t > 0, \ \beta > 0,$$

其中 $t \geqslant t_0$ 且 $\alpha > 0$, $\Gamma(\cdot)$ 为 Gamma 函数, $\Gamma(s) = \int_0^\infty t^{s-1} e^{-t} dt$.

定义 1.6.2 [10,12]　函数 f 的 α 阶 Caputo 分数阶微分定义为

$$^LD^\alpha f(t) = \frac{1}{\Gamma(n-\alpha)} \frac{d^n}{dt^n} \int_{t_0}^t \frac{f(s)}{(t-s)^{\alpha+1-n}} ds, \quad t > 0,$$

其中 $t \geqslant t_0$, n 是一个正整数满足 $n - 1 < \alpha < n$. 特殊地, 当 $0 < \alpha < 1$ 时,

$$D^\alpha f(t) = \frac{1}{\Gamma(1-\alpha)} \int_{t_0}^t \frac{f'(s)}{(t-s)^\alpha} ds, \quad t > 0.$$

引理 1.6.1 [13,14]　若 $x(t) \in C^n[0,\infty)$, 且 $n - 1 < \alpha < n \in \mathbb{Z}^+$, 则有

(1) $I^\alpha I^\beta x(t) = I^{\alpha+\beta} x(t), \alpha, \beta \geqslant 0$;

(2) $D^\alpha I^\alpha x(t) = x(t), \alpha \geqslant 0$;

(3) $I^\alpha D^\alpha x(t) = x(t) - \sum_{j=0}^{k-1} \frac{t^j}{i!} x^{(j)}(0), \ \alpha \geqslant 0$.

下面我们给出模糊随机微分方程的相关性质和引理. 令 V 是 Sobolev 空间, $\mathcal{V}(V)$ 表示 V 的模糊集空间, 即函数集 $u : V \to [0,1]$ 使得对 $\alpha \in [0,1]$ 有 $u \in$

$\mathcal{V}(V)$, 其中 $[u]^\alpha = \{r \in V : u(r) \geqslant \alpha\}(\alpha \in (0,1])$ 和 $[u]^0 = \{r \in V : u(r) > 0\}$.
模糊集 u 具有如下性质:

(i) u 是正则的, 即存在 $x_0 \in V$ 使得 $u(x_0) = 1$;

(ii) u 是模糊凸的, 即对 $x, y \in V$ 和 $0 \leqslant \lambda \leqslant 1$ 有 $u(\lambda x + (1 - \lambda)y) \geqslant \min\{u(x), u(y)\}$;

(iii) u 是上半连续的;

(iv) $[u]^0$ 是紧的.

对于 V 中的模糊集 u 的特点是通过它的隶属函数 $u : V \to [0,1]$ 来体现, $u(x)$ 是 x 的隶属度, 并且可以处理不精确的信息. 那么由 (i)—(iv) 可知对 $\alpha \in [0,1]$, α-水平集 $[u]^\alpha$ 是闭区间. 由模糊数的这个特征可知模糊数 u 完全由区间 $[u]^\alpha = [u_1^\alpha, u_2^\alpha]$ 的右端点确定. 定义一个度量 $d_\infty : \mathcal{F}(V) \times \mathcal{F}(V) \to [0, \infty)$ 为

$$d_\infty(u, v) = \sup_{\alpha \in [0,1]} d_H([u]^\alpha, [v]^\alpha),$$

其中 d_H 为 Hausdorff 度量, 其定义为

$$d_H(B, C) = \max\left\{ \sup_{b \in B} \inf_{c \in C} \|b - c\|_V, \sup_{c \in C} \inf_{b \in B} \|b - c\|_V \right\}, \quad B, C \in \mathcal{K}(V),$$

其中 $\mathcal{K}(V)$ 表示由 V 的所有非空的、紧的和凸的子集组成的族. $\|\cdot\|_V$ 表示 $\mathcal{K}(V)$ 的范数.

例如文献 [15] 中, 我们可以令 $(\mathcal{V}(V), d_\infty)$ 是完备测度空间且对每个 $u, v,$ $w, z \in \mathcal{V}(V), \lambda \in \mathbb{R}$ 有

$$d_\infty(u + w, v + w) = d_\infty(u, v), \quad d_\infty(u + v, w + z) \leqslant d_\infty(u, w) + d_\infty(v, z),$$

$$d_\infty(\lambda u, \lambda v) = |\lambda| d_\infty(u, v).$$

我们也可以知道 $\mathcal{V}(V), d_\infty$ 是不可分的和不是局部紧的. 我们将 $\langle 0 \rangle \in \mathcal{V}(V)$ 定义为 $\langle 0 \rangle = \mathbf{1}_{\{0\}}$, 其中对 $y \in V$, 如果 $x = y$, 我们有 $\mathbf{1}_{\{y\}}(x) = 1$, 如果 $x \neq y$, 则有 $\mathbf{1}_{\{y\}}(x) = 0$.

模糊集空间 $\mathcal{V}(V)$ 的算术算子定义为

$$[u + v]^\alpha = [u]^\alpha + [v]^\alpha, \quad [\lambda u]^\alpha = \lambda [u]^\alpha,$$

$$[uv]^\alpha = \left[\min\{u_1^\alpha v_1^\alpha, u_1^\alpha v_2^\alpha, u_2^\alpha v_1^\alpha, u_2^\alpha v_2^\alpha\}, \max\{u_1^\alpha v_1^\alpha, u_1^\alpha v_2^\alpha, u_2^\alpha v_1^\alpha, u_2^\alpha v_2^\alpha\} \right],$$

其中 $u, v \in \mathcal{V}(V), \lambda \in V, \alpha \in [0,1]$. 如果 $g : V \times V \to V$ 是一个函数, 那么根据 Zadeh 延拓原理, 我们可利用

$$g(u, v)(z) = \sup_{z = g(x,y)} \min\{u(x), v(y)\}.$$

将 g 扩展到 $\mathcal{V}(V) \times \mathcal{V}(V) \to \mathcal{V}(V)$.

注意对每个模糊随机过程 $x \in \mathcal{L}^p(Q \times \Omega, \mathcal{N}; \mathcal{V}(V))$, $p > 1$ 可以定义积分. 积分 L_x 有如下性质.

引理 1.6.2 [15] 对 $p > 1$, 假设 $x, y \in \mathcal{L}^p(Q \times \Omega, \mathcal{N}; \mathcal{V}(V))$, 那么

$$d_\infty^p\big(L_x(t), L_y(t)\big) \leqslant (t-a)^{p-1} \int_a^t d_\infty^p\big(x(s), y(s)\big)ds.$$

引理 1.6.3 在引理 1.6.2 的条件下, 我们有

$$\mathbb{E} \sup_{u \in [b,t]} d_\infty^p\big(L_x(u), L_y(u)\big) \leqslant (t-a)^{p-1}\mathbb{E} \int_b^t d_\infty^p\big(x(s), y(s)\big)ds, \quad \forall t \in [0, T].$$

接下来我们说明具有随机解的模糊随机微分方程是模糊随机 Itô 积分. 令 $\langle \cdot \rangle$: $V \to \mathcal{V}(V)$ 表示 V 嵌入到 V, 即对 $r \in V$, 有

$$\langle r \rangle(z) = \begin{cases} 1, & z = r, \\ 0, & z \in V \backslash \{r\}. \end{cases}$$

由 Doob 鞅不等式, 有

引理 1.6.4 [16] 令 $x, y \in \mathcal{L}^2(Q \times \Omega, \mathcal{N}; \mathcal{V})$. 那么对每个 $t \in [0, T]$,

$$\mathbb{E} \sup_{u \in [a,t]} d_\infty^2\Big(\Big\langle \int_a^u x(s)dB(s)\Big\rangle, \Big\langle \int_a^u y(s)dB(s)\Big\rangle\Big) \leqslant 4\mathbb{E} \int_a^t d_\infty^2\big(\langle x(s)\rangle, \langle y(s)\rangle\big)ds,$$

其中随机积分表示包含在 $\mathcal{V}(V)$ 中的 $\mathbb{R}^d$-值随机 Itô 积分.

引理 1.6.5 (连续半鞅收敛定理) [17] 令 $A(t)$ 和 $U(t)$ 是两个连续增加的适应过程, 在 $t \geqslant 0$, $A(0) = U(0) = 0$ a.s.. 令 $M(t)$ 是实值连续局部鞅且 $M(0) = 0$ a.s., ξ 是非负 $\mathcal{F}_0$-可测随机变量, 如 $\mathbb{E}\xi < \infty$, 满足

$$X(t) = \xi + A(t) - U(t) + M(t), \quad t \geqslant 0.$$

如果 $X(t)$ 非负, 则

$$\Big\{\lim_{t \to \infty} A(t) < \infty\Big\} \subset \Big\{\lim_{t \to \infty} X(t) < \infty\Big\} \cap \Big\{\lim_{t \to \infty} U(t) < \infty\Big\} \quad \text{a.s.,}$$

其中 $C \subset D$ a.s., 有 $\mathbb{P}(C \cap D^c) = 0$. 特别地, 如果 $\lim\limits_{t \to \infty} A(t) < \infty$ a.s., 则对几乎所有的 $\omega \in \Omega$, 有

$$\lim_{t \to \infty} X(t) < \infty, \ \lim_{t \to \infty} U(t) < \infty \quad \text{和} \quad -\infty < \lim_{t \to \infty} M(t) < \infty.$$

$X(t)$, $U(t)$ 和 $M(t)$ 收敛到有限随机变量.

引理 1.6.6 (离散半鞅收敛定理) [18,19]　对 $i = 1, 2, \cdots$, 令 $\{A_i\}$, $\{U_i\}$ 是使 A_i, U_i 都是 $\mathcal{F}_{i-1}$ 可测的两个非负随机变量序列, 且 $A_0 = U_0 = 0$ a.s.. 令 M_i 是一实值局部鞅且 $M_0 = 0$ a.s., ξ 是一非负 $\mathcal{F}_0$ 可测的随机变量. 假设 X_i 是一个非负半鞅, 由 Doob-Mayer 分解

$$X_i = \xi + A_i - U_i + M_i,$$

如果 $\lim\limits_{t \to \infty} A_i < \infty$ a.s., 则对几乎所有的 $\omega \in \Omega$, 有

$$\lim_{t \to \infty} X_i < \infty, \quad \lim_{t \to \infty} U_i < \infty,$$

即 X_i, U_i 都是收敛到有限的随机变量.

定义 1.6.3 (区间数) [20]　区间数 A 可以由一个闭区间 $[a^l, a^u]$ 表示, 定义为 $A = [a^l, a^u] = \{x | a^l \leqslant x \leqslant a^u, x \in \mathbb{R}\}$, 其中 a^l, a^u 分别表示区间数的上限和下限. 任何实数 a 都可以用区间数 $[a, a]$ 来表示.

对于任意两个区间数 $A = [a^l, a^u]$ 和 $B = [b^l, b^u]$, 定义如下几种算术运算:

(i) 加法运算: $A + B = [a^l, a^u] + [b^l, b^u] = [a^l + b^l, a^u + b^u]$;

(ii) 减法运算: $A - B = [a^l, a^u] - [b^l, b^u] = [a^l - b^u, a^u - b^l]$;

(iii) 数乘运算: $\alpha A = \alpha[a^l, a^u] = \begin{cases} [\alpha a^l, \alpha a^u], & \alpha \geqslant 0, \\ [\alpha a^u, \alpha a^l], & \alpha < 0; \end{cases}$

(iv) 乘法运算:

$$A \cdot B = [a^l, a^u] \cdot [b^l, b^u]$$
$$= \left\{ \min\{a^l b^l, a^u b^l, a^l b^u, a^u b^u\}, \max\{a^l b^l, a^u b^l, a^l b^u, a^u b^u\} \right\};$$

(v) 除法运算: $A/B = [a^l, a^u]/[b^l, b^u] = [a^l, a^u] \cdot \left[\dfrac{1}{b^u}, \dfrac{1}{b^l}\right]$.

定义 1.6.4 (区间值函数) [20]　区间 $[a, b]$ 的区间值函数可以用一个函数 $h(k) = a^{(1-k)} b^k$ 来表示, 其中 $k \in [0, 1]$.

定义 1.6.5 (Lévy 过程) [21]　如果一个 $\{\mathcal{F}_t\}$ 适应的随机过程 $\{\eta(t)\}_{t \geqslant 0} = \{\eta_t\}_{t \geqslant 0} \subset \mathbb{R}$ 满足 $\eta_0 = 0$ a.s., 在概率上是连续的, 并且有平稳且独立的增量, 则称 $\{\eta_t\}_{t \geqslant 0}$ 为 Lévy 过程.

定理 1.6.1 (随机比较定理) [4]　设 $x_i(t)$ $(i = 1, 2)$ 是随机微分方程

$$dx_i(t) = f(x_i(t), t)dt + g(x_i(t), t)dB(t)$$

的解, 其中 $f, g \in C([0, \infty), \times \mathbb{R}; \mathbb{R})$. 若

(1) 对于任意 $x \in [0, \infty)$, 存在满足 $\rho(0) = 0$ 和 $\int_{0+}^{\infty} \rho(s)ds = \infty$ 的函数 $\rho(x)$, 使得对任意 $x, y \in \mathbb{R}$ 和 $t \geqslant 0$, 有

$$|g(x,t) - g(y,t)| \leqslant \rho(|x-y|);$$

(2) $f_1(x,t) \leqslant f_2(x,t)$, $x \in \mathbb{R}$, $t \geqslant 0$;

(3) $x_1(0) \leqslant x_2(0)$.

则对任意 $t \geqslant 0$, 有 $x_1(t) \leqslant x_2(t)$ a.s..

定理 1.6.2 (Itô-Lévy 公式) [21]　假设 $x(t) \in \mathbb{R}$ 是一个 Itô-Lévy 过程且具有形式

$$dx(t) = f(x(t),t)dt + g(x(t),t)dB(t) + \int_{\mathbb{R}} \gamma(x(t),t,z)\bar{N}(dt,dz), \qquad (1.33)$$

其中

$$\bar{N}(dt,dz) = \begin{cases} N(dt,dz) - \nu(dz)dt, & |z| < R, \\ N(dt,dz), & |z| \geqslant R, \end{cases}$$

对一些 $R \in [0, \infty]$.

令 $V \in \mathbb{C}^{2,1}(\mathbb{R}^d \times \mathbb{R}_+; \mathbb{R})$, 则 $V(x(t),t)$ 也是一个 Itô-Lévy 过程且

$$\begin{aligned} dV(x(t),t) = &\frac{\partial V}{\partial t}(x(t),t)dt + \frac{\partial V}{\partial x}(x(t),t)[f(x(t),t)dt + g(x(t),t)dB(t)] \\ &+ \frac{1}{2}g^2(x(t),t)\frac{\partial^2 V}{\partial x^2}(x(t),t)dt \\ &+ \int_{|z|<R} \Big\{ f(x(t^-) + \gamma(t,z),t) - f(x(t^-),t) \\ &- \frac{\partial V}{\partial x}(x(t^-),t)\gamma(t,z) \Big\}\nu(dz)dt \\ &+ \int_{\mathbb{R}} \{f(x(t^-) + \gamma(t,z),t) - f(x(t^-),t)\}\bar{N}(dt,dz). \qquad (1.34) \end{aligned}$$

附注 1.6.1　若 $R = 0$, 则 $\bar{N} = N$ 处处成立; 若 $R = \infty$, 则 $\bar{N} = \tilde{N}$ 处处成立.

下面介绍一些关于 Markov 半群及其渐近性质的相关理论和结果, 以便后文使用 (参考文献 [22—29]).

(1) Markov 半群理论.

令 $\Sigma = \mathscr{B}(\mathbb{R})$ 为 $\mathbb{R}$ 的 Borel 子集的 σ 代数, m 为 $(\mathbb{R}, \Sigma)$ 上的 Lebesgue 测度. $\mathbb{D} = \mathbb{D}(\mathbb{R}, \Sigma, m)$ 表示由空间 $L^1 = L^1(\mathbb{R}, \Sigma, m)$ 中包含的所有密度构成的子集, 即

$$\mathbb{D} = \{g \in L^1 : g \geqslant 0, \|g\| = 1\},$$

其中 $\|\cdot\|$ 为 L^1 的范数. 若 $P(\mathbb{D}) \subset \mathbb{D}$, 则称线性映射 $P : L^1 \to L^1$ 为 Markov 算子.

若存在可测函数 $k : \mathbb{R} \times \mathbb{R} \to [0, \infty)$ 使得

$$\int_{\mathbb{R}} k(x, y) m(dx) = 1, \tag{1.35}$$

对几乎任意的 $y \in \mathbb{R}$ 成立, 则

$$Pg(x) = \int_{\mathbb{R}} k(x, y) g(y) m(dy)$$

是一个可积的 Markov 算子, 并称函数 k 为 Markov 算子 P 的核.

若一族 Markov 算子 $\{P(t)\}_{t \geqslant 0}$ 满足条件:

(i) $P(0) = Id$;

(ii) 对任意的 $s, t \geqslant 0$, $P(t + s) = P(t)P(s)$;

(iii) 对任意的 $g \in L^1$, 函数 $t \mapsto P(t)g$ 是连续的,

则称 $\{P(t)\}_{t \geqslant 0}$ 为 Markov 半群.

若对任意的 $t > 0$, 算子 $P(t)$ 是一个可积的 Markov 算子, 即对任意的密度 g, 存在一个可测函数 $k : (0, \infty) \times \mathbb{R} \times \mathbb{R} \to [0, \infty)$ 使得

$$P(t)g(x) = \int_{\mathbb{R}} k(t, x, y) g(y) m(dy),$$

则称 $\{P(t)\}_{t \geqslant 0}$ 为可积的 Markov 半群.

引理 1.6.7 [22] 令 $\{P(t)\}_{t \geqslant 0}$ 是一个可积的 Markov 半群, 当 $t > 0$ 时, 存在一个连续的核 $k(t, x, y)$ 并对所有的 $y \in \mathbb{R}$ 满足 (1.35). 如果对任意的 $g \in \mathbb{D}$, 有

$$\int_0^{\infty} P(t)g(x) dt > 0,$$

则称半群 $\{P(t)\}_{t \geqslant 0}$ 是渐近稳定的或关于紧集是扫除的.

(2) Fokker-Planck 方程理论.

对于任意的 $A \in \Sigma$, 用 $\mathscr{P}(t, x, y, z, A)$ 表示扩散过程 (S_t, I_t, R_t) 的转移概率函数,

$$\mathscr{P}(t, x, y, z, A) = \text{Prob}\{(S_t, I_t, R_t) \in A\}$$

满足初始条件 $(S(0), I(0), R(0)) = (x, y, z)$. 若 $(S(0), I(0), R(0))$ 的分布是绝对连续的, 且其密度为 $v(x, y, z)$, 则 (S_t, I_t, R_t) 也有密度 $U(t, x, y, z)$ 并满足 Fokker-Planck 方程 [27,28]:

$$\frac{\partial U}{\partial t} = \frac{1}{2}\sigma^2 \left(\frac{\partial^2(\varphi U)}{\partial x^2} - 2\frac{\partial^2(\varphi U)}{\partial x \partial y} + \frac{\partial^2(\varphi U)}{\partial y^2} \right) - \frac{\partial(f_1 U)}{\partial x} - \frac{\partial(f_2 U)}{\partial y} - \frac{\partial(f_3 U)}{\partial z},$$
$$(1.36)$$

其中 $\varphi(x, y, z) = x^2 y^2$ 且

$$f_1(x, y, z) = \Lambda - (\beta_1 - \beta_2 f(y))xy - (\mu_0 + \nu)x,$$
$$f_2(x, y, z) = (\beta_1 - \beta_2 f(y))xy - (\mu_0 + \mu_1 + \gamma_1)y, \qquad (1.37)$$
$$f_3(x, y, z) = \gamma_1 y + \nu x - \mu_0 z.$$

令 $P(t)V(x, y, z) = U(x, y, z, t)$, $V \in \mathbb{D}$. 由于 $P(t)$ 是 $\mathbb{D}$ 上的压缩集, 并可以延伸到 L^1 上的压缩集, 所以 $\{P(t)\}_{t \geqslant 0}$ 构成一个 Markov 半群. 令 $\mathscr{A}$ 为半群 $\{P(t)\}_{t \geqslant 0}$ 的无穷小生成元, 即

$$\mathscr{A}V = \frac{1}{2}\sigma^2 \left(\frac{\partial^2(\varphi V)}{\partial x^2} - 2\frac{\partial^2(\varphi V)}{\partial x \partial y} + \frac{\partial^2(\varphi V)}{\partial y^2} \right) - \frac{\partial(f_1 V)}{\partial x} - \frac{\partial(f_2 V)}{\partial y} - \frac{\partial(f_3 V)}{\partial z}.$$

则 $\mathscr{A}$ 的伴随算子具有如下形式:

$$\mathscr{A}^*V = \frac{1}{2}\sigma^2 \varphi \left(\frac{\partial^2 V}{\partial x^2} - 2\frac{\partial^2 V}{\partial x \partial y} + \frac{\partial^2 V}{\partial y^2} \right) + \frac{\partial(f_1 V)}{\partial x} + \frac{\partial(f_2 V)}{\partial y} + \frac{\partial(f_3 V)}{\partial z}.$$

第 2 章　随机传染病模型的动力学行为研究

2.1　基于信息干预随机 SIRS 模型的动力学行为

2.1.1　引言

　　研究流行病动力学行为对控制疾病传播至关重要. 关于传染病预防和控制的研究主要包括两个方面: 一方面是通过建立数学模型来研究疾病的传播机制; 另一方面是医学家通常采取一些药物治疗措施来控制疾病, 如接种疫苗. 然而, 疫苗接种时间、剂量和周期不仅会影响感染者的数量, 而且会影响经济成本. 因此, 通过制定流行病模型的最优政策以减少经济成本是非常有意义的.

　　在分析系统动力学行为之前, 首先给出具有信息干预的随机 SIRS 模型. 在文献 [30] 给出如下形式的 SIRS 模型的基础上加以讨论我们的问题

$$
\begin{cases}
\dfrac{dS}{dt} = (1-p)b - \mu S - \dfrac{\beta SI}{\varphi(I)} + \gamma R - \mu_1 mZS, \\[2mm]
\dfrac{dI}{dt} = -(\mu + c + \alpha)I + \dfrac{\beta SI}{\varphi(I)}, \\[2mm]
\dfrac{dR}{dt} = pb - (\mu + \gamma)R + \alpha I + \mu_1 mZS, \\[2mm]
\dfrac{dZ}{dt} = \dfrac{aI}{1+dI} - a_0 Z,
\end{cases}
\tag{2.1}
$$

假设传播系数 β 受随机噪声的影响, 即 $\beta \to \beta + \sigma \dot{B}(t)$, 则模型 (2.1) 可表示为下列随机的具有信息干预的 SIRS 模型

$$
\begin{cases}
dS = \left((1-p)b - \mu S - \dfrac{\beta SI}{\varphi(I)} + \gamma R - \mu_1 mZS\right) dt - \dfrac{\sigma SI}{\varphi(I)} dB(t), \\[3mm]
dI = \left(-(\mu + c + \alpha)I + \dfrac{\beta SI}{\varphi(I)}\right) dt + \dfrac{\sigma SI}{\varphi(I)} dB(t), \\[3mm]
dR = (pb - (\mu + \gamma)R + \alpha I + \mu_1 mZS)\, dt, \\[3mm]
dZ = \left(\dfrac{aI}{1+dI} - a_0 Z\right) dt,
\end{cases}
\tag{2.2}
$$

其中 S, I, R 和 Z 分别表示为易感者、感染者、恢复者的人数和信息密度, 并且 N 表示人口总数, 故 $N = S + I + R$. 在 SIRS 流行病模型中, 假定恢复后的个

体可能会失去免疫力, 会再次进入易感者中. 在模型 (2.2) 中的所有参数假定是正的常数, 它们的生物意义在表 2.1 中表示出来. 注意到 $0 \leqslant p \leqslant 1$ 和 $\dfrac{\beta S I}{\varphi(I)}$ 是发生率, 其中 φ 是一个正函数且 $\varphi(0) = 1$ 和 $\varphi'(I) \geqslant 0$. 许多研究人员提出了满足这样的条件下的几个不同的非线性传输函数, 且 $0 \leqslant \mu_1 \leqslant 1$, 模型 (2.2) 的状态空间是 $\mathbb{X} \equiv \mathbb{R}_+^4 = \{(S, I, R, Z) : S \geqslant 0, I \geqslant 0, R \geqslant 0, Z \geqslant 0\}$, σ 表示噪声强度.

表 2.1　模型 (2.2) 中参数的生物意义

参数	生物意义	参数	生物意义
p	接种比例系数	α	恢复率
b	参加研究的人数招募率	m	信息干预率
β	传输系数	μ_1	改变其行为和反应强度
μ	自然死亡率	a	信息的增长率
γ	丧失免疫率	d	饱和度常数
c	由于疾病死亡的死亡率	a_0	信息的自然降解率

2.1.2　随机 SIRS 模型基本再生数和正解的存在唯一性

对模型 (2.2) 的平衡点进行计算. 应用文献 [31] 中提供的方法可以得到基本再生数为

$$\mathscr{R}_0 = \frac{\beta S_0}{\mu + c + \alpha} = \frac{\beta b((1-p)\mu + \gamma)}{\mu(\mu + \gamma)(\mu + c + \alpha)}. \tag{2.3}$$

容易证明得到当基本再生数 $\mathscr{R}_0 \leqslant 1$ 时, 有唯一的无病平衡点

$$E_0 = (S_0, I_0, R_0, Z_0) = \left(\frac{b((1-p)\mu + \gamma)}{\mu(\mu + \gamma)}, 0, \frac{pb}{\mu + \gamma}, 0 \right). \tag{2.4}$$

当基本再生数 $\mathscr{R}_0 > 1$ 时, 方程 (2.2) 有两个平衡点: 无病平衡点 $E_0 = \left(\dfrac{b((1-p)\mu + \gamma)}{\mu(\mu + \gamma)}, 0, \dfrac{pb}{\mu + \gamma}, 0 \right)$ 和地方病平衡点 $E^* = (S^*, I^*, R^*, Z^*)$, 其中

$$\begin{cases}
S^* = \dfrac{(\mu + c + \alpha)\varphi(I^*)}{\beta}, \\[2mm]
R^* = \dfrac{1}{\mu + \gamma} \left(pb + \alpha I^* + \dfrac{\mu_1 m a(\mu + c + \alpha)\varphi(I^*)I^*}{a_0 \beta(1 + dI^*)} \right), \\[2mm]
Z^* = \dfrac{aI^*}{a_0(1 + dI^*)}, (1-p)b - \dfrac{\mu(\mu + c + \alpha)\varphi(I^*)}{\beta} \\[2mm]
\qquad - (\mu + c + \alpha)I^* + \dfrac{\gamma pb}{\mu + \gamma} + \dfrac{\alpha \gamma I^*}{\mu + \gamma} - \dfrac{\mu \mu_1 m a \gamma(\mu + c + \alpha)\varphi(I^*)I^*}{a_0 \beta(\mu + \gamma)(1 + dI^*)} = 0.
\end{cases}$$

$$\tag{2.5}$$

下面考虑正解的存在唯一性. 对方程 (2.2) 计算, 能够得到下列有界集合 Γ:

$$\Gamma = \left\{ (S, I, R, Z) \in \mathbb{R}_+^4 : \frac{b}{\mu + c} \leqslant S + I + R \leqslant \frac{b}{\mu}, 0 \leqslant Z \leqslant \frac{ab}{a_0(\mu + bd)} \right\} \subset \bar{\mathbb{R}}_+^4. \tag{2.6}$$

定理 2.1.1 对于任意初值 $(S(0), I(0), R(0), Z(0))$, 当 $t \geqslant 0$ 时, 随机 SIRS 模型 (2.2) 有唯一的解并且其解依概率 1 落在 $\mathbb{R}_+^4$ 中.

证明 因为模型 (2.2) 的系数满足局部的 Lipschitz 条件, 对于任意的初值 $(S(0), I(0), R(0), Z(0)) \in \mathbb{R}_+^4$, 在 $[0, \tau_e)$ 上局部解是唯一的, 其中 τ_e 是爆炸时间. 为了证明是全局解, 需要证明 $\tau_e = \infty$ 几乎处处成立. 定义停时 τ^+:

$$\tau^+ = \inf\{t \in [0, \tau_e) : S(t) \leqslant 0 \text{ 或 } I(t) \leqslant 0 \text{ 或 } R(t) \leqslant 0 \text{ 或 } Z(t) \leqslant 0\}. \tag{2.7}$$

令 $\inf \varnothing = \infty$ ($\varnothing$ 表示空集), 有 $\tau^+ \leqslant \tau_e$, 所以, 如果能够证明 $\tau^+ = \infty$ 几乎处处成立, 那么对所有的 $t \geqslant 0$, $\tau_e = \infty$ 和 $(S(t), I(t), R(t), Z(t)) \in \mathbb{R}_+^4$ 几乎处处成立. 采用反证法, 假设 $\tau^+ < \infty$, 那么存在一个 $T > 0$ 使得 $\mathbb{P}(\tau^+ < T) > 0$.

定义 $\mathcal{C}^2$ 函数 $V : \mathbb{R}_+^4 \to \mathbb{R}_+^4$:

$$V(S(t), I(t), R(t), Z(t)) = \ln(S(t)I(t)R(t)Z(t)). \tag{2.8}$$

利用 Itô 公式和 $\varphi(I) \geqslant 0$, 对所有的 $t \in [0, \tau_e), \omega \in (\tau^+ < T)$, 得到

$$dV(S(t), I(t), R(t), Z(t))$$

$$= \left(\frac{(1-p)b}{S} - \mu - \frac{\beta I}{\varphi(I)} + \frac{\gamma R}{S} - \mu_1 m Z + \frac{1}{2} \left(\frac{\sigma I}{\varphi(I)} \right)^2 \right) dt$$

$$+ \left(-(\mu + c + \alpha) + \frac{\beta S}{\varphi(I)} - \frac{1}{2} \left(\frac{\sigma S}{\varphi(I)} \right)^2 \right) dt$$

$$+ \left(\frac{pb}{R} - (\mu + \gamma) + \frac{\alpha I}{R} + \frac{\mu_1 m Z S}{R} \right) dt$$

$$+ \left(\frac{aI}{Z(1+dI)} - a_0 \right) dt - \frac{\sigma I}{\varphi(I)} dB(t) + \frac{\sigma S}{\varphi(I)} dB(t)$$

$$\geqslant \left(-3\mu - \alpha - \gamma - c - a_0 - \beta I - \mu_1 m Z - \frac{1}{2} \sigma^2 S^2 \right) dt + \frac{\sigma(S-I)}{\varphi(I)} dB(t). \tag{2.9}$$

令

$$K(S(t), I(t), Z(t)) = -3\mu - \alpha - \gamma - c - a_0 - \beta I - \mu_1 m Z - \frac{1}{2} \sigma^2 S^2, \tag{2.10}$$

那么

$$dV(S(t), I(t), R(t), Z(t))$$

$$\geqslant K(S(t), I(t), Z(t))dt - \frac{\sigma I}{\varphi(I)}dB(t) + \frac{\sigma S}{\varphi(I)}dB(t). \tag{2.11}$$

对上述不等式从 0 到 t 进行积分, 可以得到

$$V(S(t), I(t), R(t), Z(t))$$

$$\geqslant V(S(0), I(0), R(0), Z(0)) + \int_0^t K(S(u), I(u), Z(u))du$$

$$+ \int_0^t \frac{\sigma(S(u) - I(u))}{\varphi(I(u))}dB(u). \tag{2.12}$$

注意到 $S(\tau^+), I(\tau^+), R(\tau^+), Z(\tau^+)$ 中的一些元素等于 0, 从而

$$\liminf_{t \to \tau^+} V(S(t), I(t), R(t), Z(t)) = -\infty. \tag{2.13}$$

令模型 (2.3) 中的 $t \to \tau^+$, 有

$$-\infty \geqslant V(S(0), I(0), R(0), Z(0)) + \int_0^t K(S(u), I(u), Z(u))du$$

$$+ \int_0^t \frac{\sigma(S(u) - I(u))}{\varphi(I(u))}dB(u) > -\infty, \tag{2.14}$$

这个命题显然是不成立的, 因此可以得到 $\tau^+ = \infty$ 几乎处处成立, 定理得证.　　□

　　注意到在模型 (2.2) 中区域 Γ 是一个正的不变集, 所以在定理 2.1.1 中, 应该考虑在区域 Γ 中的解.

　　定理 2.1.2　对于任意初值 $(S(0), I(0), R(0), Z(0))$, 当 $t \geqslant 0$ 时, 随机 SIRS 模型 (2.2) 的唯一的解将依概率 1 保持在不变集 Γ 中.

　　证明　从模型 (2.2) 中, 看到人口总数 $N = S + I + R$ 满足下列的微分方程

$$\frac{dN}{dt} = b - \mu N - cI. \tag{2.15}$$

这表明 $b - (\mu + c)N \leqslant \frac{dN}{dt} \leqslant b - \mu N$, 那么

$$\frac{b}{\mu + c} \leqslant \liminf_{t \to \infty} N \leqslant \limsup_{t \to \infty} N \leqslant \frac{b}{\mu}. \tag{2.16}$$

因此, 随机 SIRS 模型 (2.2) 的所有解 S, I 和 R 都是有界的且小于 $\dfrac{b}{\mu}$, 而且根据模型 (2.2) 的最后一个方程和 I 的有界性, 可以得到 $\limsup\limits_{t\to\infty} Z \leqslant \dfrac{ab}{a_0(\mu+bd)}$. 由于 Γ 是一个正的不变集, 因此所有解的迹围绕在 $\mathbb{R}_+^4$ 中且将进入 Γ, 依概率 1 保持在 Γ 中. $\qquad\square$

2.1.3 基于信息干预随机 SIRS 模型中疾病的灭绝与持久性分析

为了方便, 令

$$\mathbb{D}' = \{(X, I, Y, Z) : 0 \geqslant X > -S_0, I \geqslant 0, 0 \geqslant Y \geqslant -R_0, Z \geqslant 0\},$$

$$\Gamma' = \left\{(X, I, Y, Z) \in \mathbb{D}' : -\frac{bc}{\mu(\mu+c)} \leqslant X + I + Y \leqslant 0, X, Y \leqslant 0, I \leqslant \frac{b}{\mu} \text{ 和}\right.$$

$$\left. 0 \leqslant Z \leqslant \frac{ab}{a_0(\mu+bd)}\right\}, \tag{2.17}$$

其中 $X = S - S_0, Y = R - R_0$.

另一方面, 通过计算也能够得到随机 SIRS 模型 (2.2) 的基本再生数

$$\mathscr{R}_0^s = \mathscr{R}_0 - \frac{\sigma^2 b^2((1-p)\mu+\gamma)^2}{2\mu^2(\mu+\gamma)^2(\mu+c+\alpha)}, \tag{2.18}$$

从随机基本再生数可以看出随机噪声强度 σ 对它的影响, 当没有噪声影响的时候 $\mathscr{R}_0^s = \mathscr{R}_0$. 显然, 当 $\mathscr{R}_0^s \leqslant 1$ 时, 表示一个病人在平均患病期能传染的最大人数比例小于 1, 疾病自然逐渐消失; 当 $\mathscr{R}_0^s > 1$ 时, 表示疾病将始终存在而形成地方病.

定理 2.1.3 对任意的初值 $(S(0), I(0), R(0), Z(0)) \in \Gamma$, 令 $(S(t), I(t), R(t), Z(t)) = (S_t, I_t, R_t, Z_t)$ 是随机 SIRS 模型 (2.2) 的解, 如果

$$\sigma^2 > \max\left\{\frac{\beta^2}{2(\mu+c+\alpha)}, \frac{\beta\mu(\mu+\gamma)}{b((1-p)\mu+\gamma)}\right\}, \tag{2.19}$$

或

$$\mathscr{R}_0^s < 1 \quad \text{和} \quad \sigma^2 < \frac{\beta\mu(\mu+\gamma)}{b((1-p)\mu+\gamma)}. \tag{2.20}$$

那么随机 SIRS 模型 (2.2) 的解满足

$$\limsup_{t\to\infty} \frac{\log I(t)}{t} \leqslant -k < 0 \quad \text{a.s.},$$

$$\limsup_{t\to\infty} Z(t) = 0 \quad \text{a.s.},$$

$$\limsup_{t\to\infty} R(t) = 0 \quad \text{a.s.},$$

$$\liminf_{t\to\infty} \frac{1}{t} \int_0^t (S(t) - S_0) ds = 0 \quad \text{a.s.,} \tag{2.21}$$

其中在条件 (2.19) 中 $k = (\mu + c + \alpha) - \dfrac{\beta^2}{2\sigma^2}$ 和在条件 (2.20) 中 $k = (\mu + c + \alpha)(1 - \mathscr{R}_0^s)$, 即随机 SIRS 模型中的疾病将依概率 1 灭绝.

证明　令 $X = S - S_0, Y = R - R_0$. 模型 (2.2) 变成

$$
\begin{cases}
d(X + S_0) = \Big((1-p)b - \mu(X + S_0) - \dfrac{\beta(X + S_0)I}{\varphi(I)} \\
\qquad\qquad + \gamma(Y + R_0) - \mu_1 m Z(X + S_0) \Big) dt - \dfrac{\sigma(X + S_0)I}{\varphi(I)} dB(t), \\
dI = \Big(-(\mu + c + \alpha)I + \dfrac{\beta(X + S_0)I}{\varphi(I)} \Big) dt + \dfrac{\sigma(X + S_0)I}{\varphi(I)} dB(t), \\
d(Y + R_0) = (pb - (\mu + \gamma)(Y + R_0) + \alpha I + \mu_1 m Z(X + S_0)) dt, \\
dZ = \Big(\dfrac{aI}{1 + dI} - a_0 Z \Big) dt.
\end{cases}
\tag{2.22}
$$

由于 $S_0 = \dfrac{b((1-p)\mu + \gamma)}{\mu(\mu + \gamma)}$, 且 $R_0 = \dfrac{pb}{\mu + \gamma}$, 则有

$$
\begin{cases}
dX = \Big(-\mu X - \dfrac{\beta(X + S_0)I}{\varphi(I)} + \gamma Y - \mu_1 m Z(X + S_0) \Big) dt - \dfrac{\sigma(X + S_0)I}{\varphi(I)} dB(t), \\
dI = \Big(-(\mu + c + \alpha)I + \dfrac{\beta(X + S_0)I}{\varphi(I)} \Big) dt + \dfrac{\sigma(X + S_0)I}{\varphi(I)} dB(t), \\
dY = (-(\mu + \gamma)Y + \alpha I + \mu_1 m Z(X + S_0)) dt, \\
dZ = \Big(\dfrac{aI}{1 + dI} - a_0 Z \Big) dt,
\end{cases}
\tag{2.23}
$$

其中初值 $(X(0), I(0), Y(0), Z(0)) \in \Gamma'$. 利用 Itô 公式, 可以得到

$$d\log I = \Big(-(\mu + c + \alpha) + \dfrac{\beta(X + S_0)}{\varphi(I)} - \dfrac{\sigma^2(X + S_0)^2}{2\varphi^2(I)} \Big) dt + \dfrac{\sigma(X + S_0)}{\varphi(I)} dB(t), \tag{2.24}$$

对上式两边从 0 到 t 求积分可得

$$\frac{\log I(t) - \log I(0)}{t} = \frac{1}{t}\int_0^t f(X_s + S_0)ds + G(t), \tag{2.25}$$

其中

$$f(X_s + S_0) = -\frac{\sigma^2(X_s + S_0)^2}{2\varphi^2(I)} + \frac{\beta(X_s + S_0)}{\varphi(I)} - (\mu + c + \alpha),$$

$$G(t) = \frac{1}{t}\int_0^t \frac{\sigma(X_s + S_0)}{\varphi(I)}dB_s. \tag{2.26}$$

由于对任意的 $t \geqslant 0$, 有 $X_s + S_0 \leqslant \dfrac{b((1-p)\mu + \gamma)}{\mu(\mu + \gamma)}$, 根据局部鞅的大数定律 [4],
可以得到

$$\limsup_{t\to\infty}\frac{1}{t}\int_0^t \frac{\sigma(X_s + S_0)}{\varphi(I)}dB_s = 0 \quad \text{a.s.}. \tag{2.27}$$

在条件 (2.19) 下, 有

$$f(X_s + S_0) = -\frac{1}{2}\sigma^2\left(\frac{X_s + S_0}{\varphi(I)} - \frac{\beta}{\sigma^2}\right)^2 + \frac{\beta^2}{2\sigma^2} - (\mu + c + \alpha)$$

$$\leqslant \frac{\beta^2}{2\sigma^2} - (\mu + c + \alpha). \tag{2.28}$$

因此

$$\limsup_{t\to\infty}\frac{\log I(t)}{t} \leqslant \frac{\beta^2}{2\sigma^2} - (\mu + c + \alpha) < 0 \quad \text{a.s.}. \tag{2.29}$$

另一方面, 如果条件 (2.5) 成立, 则

$$f(X_s + S_0) = -\frac{1}{2}\sigma^2\left(\frac{X_s + S_0}{\varphi(I)} - \frac{\beta}{\sigma^2}\right)^2 + \frac{\beta^2}{2\sigma^2} - (\mu + c + \alpha)$$

$$\leqslant -\frac{\sigma^2}{2}\left(\frac{S_0}{\varphi(0)} - \frac{\beta}{\sigma^2}\right)^2 + \frac{\beta^2}{2\sigma^2} - (\mu + c + \alpha)$$

$$= \frac{\beta b((1-p)\mu + \gamma)}{\mu(\mu + \gamma)} - \frac{\sigma^2 b^2((1-p)\mu + \gamma)^2}{2\mu^2(\mu + \gamma)^2} - (\mu + c + \alpha)$$

$$= \mathscr{R}_0(\mu + c + \alpha) - \frac{\sigma^2 b^2((1-p)\mu + \gamma)^2(\mu + c + \alpha)}{2\mu^2(\mu + \gamma)^2(\mu + c + \alpha)} - (\mu + c + \alpha)$$

$$= (\mu + c + \alpha)\left(\mathscr{R}_0 - \frac{\sigma^2 b^2((1-p)\mu + \gamma)^2}{2\mu^2(\mu + \gamma)^2(\mu + c + \alpha)} - 1\right)$$

$$= (\mu + c + \alpha)(\mathscr{R}_0^s - 1). \tag{2.30}$$

因此, 有

$$\limsup_{t\to\infty} \frac{\log I(t)}{t} \leqslant (\mu + c + \alpha)(\mathscr{R}_0^s - 1) < 0 \quad \text{a.s.,} \tag{2.31}$$

令 $\Omega_0 = \{\omega \in \Omega : \limsup\limits_{t\to\infty} I(\omega, t) = 0\}$. 根据 (2.29) 和 (2.31) 可得

$$\mathbb{P}(\Omega_0) = 1. \tag{2.32}$$

对于给定的 $\varepsilon_0 > 0$, 存在一个常数 $T_0 = T_0(\omega, \varepsilon_0)$, 那么 $I(t) < \varepsilon_0$ a.s. 对于 $t > T_0$. 从系统 (2.2) 的最后一个方程可知

$$dZ(\omega, t) = \left(\frac{aI(\omega, t)}{1 + dI(\omega, t)} - a_0 Z(\omega, t) \right) dt$$
$$\leqslant (a\varepsilon_0 - a_0 Z(\omega, t))dt, \quad \omega \in \Omega_0,\ t \geqslant T_0. \tag{2.33}$$

利用比较定理 (见 [4] 定理 VI-1.1, p.437), 我们得到

$$Z(\omega, t) \leqslant e^{-a_0 t} \cdot \left(Z(T_0) + \int_{T_0}^{t} a\varepsilon_0 \cdot e^{a_0 s} ds \right)$$
$$\leqslant Z(T_0)e^{-a_0 t} + \frac{a\varepsilon_0}{a_0}, \quad \omega \in \Omega_0,\ t \geqslant T_0. \tag{2.34}$$

因此可得

$$\limsup_{t\to\infty} Z(\omega, t) \leqslant \frac{a\varepsilon_0}{a_0}, \quad \omega \in \Omega_0,\ t \geqslant T_0. \tag{2.35}$$

根据 ε_0 的任意性, 可知 $\limsup\limits_{t\to\infty} Z(\omega, t) \leqslant 0$. 基于 $\limsup\limits_{t\to\infty} Z(\omega, t) \geqslant 0$, 因此, $\limsup\limits_{t\to\infty} Z(t) = 0$ a.s., 而且, 令 $\Omega_1 = \{\omega \in \Omega_0 : \limsup\limits_{t\to\infty} Z(\omega, t) = 0\} \subset \Omega_0$ 对于任意给定的 $\varepsilon_1 > 0$ 和 $t > T_1$, 存在一个常数 $T_1 = T_1(\omega, t) \geqslant T_0$, 那么 $Z(t) < \varepsilon_1$, a.s.. 从 0 到 t 对模型 (2.23) 的第三个方程进行积分, 即

$$\frac{(\mu + \gamma)}{t} \int_0^t Y_s ds \leqslant \frac{\alpha}{t} \int_0^t I_s ds + \frac{\mu_1 mb((1-p)\mu + \gamma)}{\mu(\mu + \gamma)t} \int_0^t Z_s ds - \frac{R(t) - R(0)}{t}$$
$$= \frac{\alpha}{t} \int_0^{T_1} I_s ds + \frac{\mu_1 mb((1-p)\mu + \gamma)}{\mu(\mu + \gamma)t} \int_0^{T_2} Z_s ds$$
$$+ \frac{\alpha}{t} \int_{T_1}^t I_s ds + \frac{\mu_1 mb((1-p)\mu + \gamma)}{\mu(\mu + \gamma)t} \int_{T_2}^t Z_s ds - \frac{R(t) - R(0)}{t}$$

$$\leqslant \frac{\alpha b T_1}{\mu t} + \frac{a\mu_1 mb^2((1-p)\mu+\gamma)T_2}{a_0\mu(\mu+\gamma)(\mu+bd)t} + \frac{\alpha\varepsilon_0(t-T_1)}{t}$$

$$+ \frac{\mu_1 mb((1-p)\mu+\gamma)\varepsilon_1(t-T_2)}{\mu(\mu+\gamma)t} - \frac{R(t)-R(0)}{t}. \tag{2.36}$$

因此, 根据 ε_0 和 ε_1 的任意性, 那么 $R(t) \geqslant 0$, 我们有 $\limsup\limits_{t\to\infty} R(t) = 0$ a.s., 那么对于任意的 $\varepsilon_2 > 0$, 存在一个常数 $T_2 = T_2(\omega,t) \geqslant T_1$, 那么 $R(t) < \varepsilon_2$ a.s. 对于 $t > T_2$, 令 $\Omega_2 = \{\omega \in \Omega_1 : \limsup\limits_{t\to\infty} R(\omega,t) = 0\} \subset \Omega_1$. 对任意充分小的 $\zeta > 0$, 随机 SIRS 模型 (2.2) 的前三个方程合并, 对于任意的 $\omega \in \Omega_2$, 有

$$d(X(t)+I(t)+Y(t))$$

$$= (-\mu(X(t)+I(t)+Y(t)) - kI(t))\,dt$$

$$\geqslant \left(-ke^{(-k+\zeta)t} - \mu(X(t)+I(t)+Y(t))\right)dt. \tag{2.37}$$

从 0 到 t 积分可得

$$\frac{1}{t}\int_0^t (X_s+I_s+Y_s)ds \geqslant -\frac{k}{\mu t}\int_0^t e^{(-k+\zeta)s}ds - \psi(t), \tag{2.38}$$

其中 $\psi(t) = \frac{1}{\mu}\left(\frac{X(t)+I(t)+Y(t)}{t} - \frac{X(0)+I(0)+Y(0)}{t}\right)$. 因为 $-\frac{b}{\mu} < (X(t)+I(t)+Y(t)) \leqslant 0$, 所以 $\lim\limits_{t\to\infty}\psi(t) = 0$ a.s.. 故

$$\liminf\limits_{t\to\infty}\frac{1}{t}\int_0^t (X_s+I_s+Y_s)ds \geqslant 0 \quad \text{a.s.,} \tag{2.39}$$

根据定理 2.1.2 和 (2.17) 可知

$$\liminf\limits_{t\to\infty}\frac{1}{t}\int_0^t (X_s+I_s+Y_s)ds = 0 \quad \text{a.s..} \tag{2.40}$$

合并 (2.31) 和 (2.35), 那么 $\lim\limits_{t\to\infty}\frac{1}{t}\int_0^t X_s ds = 0$ a.s. 定理得证. $\qquad\square$

定理 2.1.4　$(S(t),I(t),R(t),Z(t))$ 是随机 SIRS 模型 (2.2) 的解, 初值为

$$(S(0),I(0),R(0),Z(0)) \in \mathbb{R}_+^4.$$

如果 $\mathscr{R}_0^s > 1$ 和 $\sigma^2 < \dfrac{2\mu\beta}{b}$, 那么

$$\liminf_{t\to\infty} \frac{1}{t}\int_0^t S_s ds \geqslant \frac{(1-p)b}{\dfrac{b\beta}{\mu}+\mu+\dfrac{\mu_1 mab}{a_0(\mu+bd)}} > 0 \quad \text{a.s.},$$

$$\liminf_{t\to\infty} \frac{1}{t}\int_0^t I_s ds \geqslant \frac{a_0\mu^2(\mu+c+\alpha)(\mathscr{R}_0^s-1)}{\left(\beta-\dfrac{\sigma^2 b}{2\mu}\right)b(a_0\beta+a\mu_1 m)} \equiv C > 0 \quad \text{a.s.},$$

$$\liminf_{t\to\infty} \frac{1}{t}\int_0^t R_s ds \geqslant \frac{\alpha C}{(\mu+\gamma)} > 0 \quad \text{a.s.},$$

$$\liminf_{t\to\infty} \frac{1}{t}\int_0^t Z_s ds \geqslant \frac{a\mu C}{a_0(\mu+bd)} > 0 \quad \text{a.s..}$$

（2.41）

证明　从随机 SIRS 模型 (2.5) 的第一个方程可知

$$dS(t) \geqslant \left((1-p)b-\left(\frac{b\beta}{\mu\varphi(0)}+\mu+\frac{\mu_1 mab}{a_0(\mu+bd)}\right)S(t)\right)dt-\frac{\sigma S(t)I(t)}{\varphi(0)}dB_t.$$

（2.42）

对上式两边从 0 到 t 积分可得

$$\left(\frac{b\beta}{\mu}+\mu+\frac{\mu_1 mab}{a_0(\mu+bd)}\right)\frac{1}{t}\int_0^t S_s ds \geqslant (1-p)b-\frac{S(t)-S(0)}{t}-\frac{\sigma}{t}\int_0^t S_s I_s dB_s.$$

（2.43）

因为 $S(t)$ 和 $I(t)$ 存在正的上界 $\dfrac{b}{\mu}$ 且 $\varphi(0)=1$, 根据局部鞅的大数定律, 有

$$\limsup_{t\to\infty} \frac{1}{t}\int_0^t S_s I_s dB_s = 0 \quad \text{a.s.},$$

（2.44）

因此

$$\liminf_{t\to\infty} \frac{1}{t}\int_0^t S_s ds \geqslant \frac{(1-p)b}{\dfrac{b\beta}{\mu}+\mu+\dfrac{\mu_1 mab}{a_0(\mu+bd)}} > 0 \quad \text{a.s..}$$

（2.45）

计算

$$f(S)-f(S(0))$$

$$=\left(-\frac{\sigma^2 S^2}{2\varphi^2(I)}+\frac{\beta S}{\varphi(I)}-(\mu+c+\alpha)\right)-\left(-\frac{\sigma^2 b^2}{2\varphi^2(I)\mu^2}+\frac{\beta b}{\mu\varphi(I)}-(\mu+c+\alpha)\right)$$

$$=\left(\frac{b}{\mu}-S\right)\left(\frac{\sigma^2 b}{2\mu\varphi^2(I)}\left(1+\frac{\mu S}{b}\right)-\frac{\beta}{\varphi(I)}\right),$$

（2.46）

其中 $f(\cdot)$ 是定义在 (2.26). 因此

$$
\begin{aligned}
f(S) &\geqslant (\mu + c + \alpha)(\mathscr{R}_0^s - 1) - \left(\frac{\beta}{\varphi(0)} - \frac{\sigma^2 b}{2\mu\varphi^2(0)} \right) \left(\frac{b}{\mu} - S \right) \\
&= (\mu + c + \alpha)(\mathscr{R}_0^s - 1) - \left(\beta - \frac{\sigma^2 b}{2\mu} \right) \left(\frac{b}{\mu} - S \right).
\end{aligned}
\tag{2.47}
$$

将最后一个式子代入 (2.24) 中可得

$$
\begin{aligned}
\log I(t) \geqslant{}& \log I(0) + (\mu + c + \alpha)(\mathscr{R}_0^s - 1)t \\
&- \left(\beta - \frac{\sigma^2 b}{2\mu} \right) \int_0^t \left(\frac{b}{\mu} - S_s \right) ds + \sigma \int_0^t S_s dB_s.
\end{aligned}
\tag{2.48}
$$

另一方面, 由随机 SIRS 模型 (2.2) 的第一和第三个方程, 可知

$$
\begin{aligned}
&d\left(\frac{\mu+\gamma}{\mu} S(t) + \frac{\gamma}{\mu} R(t) \right) \\
={}& \left((\mu+\gamma)\left(\frac{b}{\mu} - S(t) \right) - \frac{(\mu+\gamma)\beta}{\mu\varphi(I)} S(t)I(t) - \frac{\mu_1 m(\mu+\gamma)}{\mu} Z(t)S(t) \right. \\
&\left. + \frac{\gamma\alpha}{\mu} I(t) + \frac{\gamma\mu_1 m}{\mu} Z(t)S(t) \right) dt - \frac{\mu+\gamma}{\mu} \sigma S(t)I(t)dB_t \\
\geqslant{}& \left((\mu+\gamma)\left(\frac{b}{\mu} - S(t) \right) - \frac{b\beta(\mu+\gamma)}{\mu^2\varphi(0)} I(t) - \frac{b\mu_1 m(\mu+\gamma)}{\mu^2} Z(t) \right) dt \\
&- \frac{\mu+\gamma}{\mu} \sigma S(t)I(t)dB_t.
\end{aligned}
$$

由模型 (2.2) 的第四个方程可以得到

$$
Z_t dt = \frac{aI(t)dt}{a_0(1 + dI(t))} - \frac{1}{a_0} dZ(t) \leqslant \frac{a}{a_0} I(t)dt - \frac{1}{a_0} dZ(t).
$$

将上述不等式代入 (2.10) 可得

$$
\begin{aligned}
&d\left(\frac{\mu+\gamma}{\mu} S(t) + \frac{\gamma}{\mu} R(t) \right) \\
\geqslant{}& \left((\mu+\gamma)\left(\frac{b}{\mu} - S(t) \right) - \frac{b(\mu+\gamma)(a_0\beta + a\mu_1 m)}{a_0\mu^2} I(t) \right) dt \\
&+ \frac{b\mu_1 m(\mu+\gamma)}{a_0\mu^2} dZ(t) - \frac{\mu+\gamma}{\mu} \sigma S(t)I(t)dB(t).
\end{aligned}
$$

从 0 到 t 对两边进行积分可得

$$
\int_0^t \left(\frac{b}{\mu} - S_s \right) ds \leqslant \frac{1}{\mu}(S(t) - S(0)) + \frac{\gamma}{\mu(\mu+\gamma)}(R(t) - R(0))
$$
$$
+ \frac{b(a_0\beta + a\mu_1 m)}{a_0\mu^2} \int_0^t I_s ds - \frac{b\mu_1 m}{a_0\mu^2}(Z(t) - Z(0))
$$
$$
+ \frac{\sigma}{\mu} \int_0^t S_s I_s dB_s.
$$

用上式代替 (2.48), 我们可以得到

$$
\log I(t) \geqslant (\mu+c+\alpha)(\mathscr{R}_0^s-1)t - \left(\beta - \frac{\sigma^2 b}{2\mu} \right) \frac{b(a_0\beta + a\mu_1 m)}{a_0\mu^2} \int_0^t I_s ds + g_1(t) + g_2(t),
$$

其中

$$
g_1(t) = \log I(0) - \left(\beta - \frac{\sigma^2 b}{2\mu} \right) \left(\frac{1}{\mu}(S(t) - S(0)) + \frac{\gamma}{\mu(\mu+\gamma)}(R(t) - R(0)) \right.
$$
$$
\left. - \frac{b\mu_1 m}{a_0\mu^2}(Z(t) - Z(0)) \right),
$$
$$
g_2(t) = -\frac{\sigma}{\mu} \left(\beta - \frac{\sigma^2 b}{2\mu} \right) \int_0^t S_s I_s dB_s + \sigma \int_0^t S_s dB_s.
$$

由于 $(S_t, I_t, R_t, Z_t) \in \Gamma$, 利用局部鞅的大数定律可得

$$
\lim_{t\to\infty} \frac{g_1(t)}{t} = \lim_{t\to\infty} \frac{g_2(t)}{t} = 0 \quad \text{a.s.},
$$

因此,

$$
\liminf_{t\to\infty} \frac{1}{t} \int_0^t I_s ds \geqslant \frac{a_0\mu^2(\mu+c+\alpha)(\mathscr{R}_0^s - 1)}{\left(\beta - \frac{\sigma^2 b}{2\mu} \right) b(a_0\beta + a\mu_1 m)} \equiv C > 0 \quad \text{a.s.},
$$

其中 $\beta - \frac{\sigma^2 b}{2\mu} > 0$ 由 $\mathscr{R}_0^s > 1$ 和 $\sigma^2 < \frac{2\mu\beta}{b}$ 导出.

　　由模型 (2.2) 的第三个方程可知

$$
dR(t) \geqslant (\alpha I(t) - (\mu+\gamma)R(t))dt.
$$

而且, 由 (2.12) , 对于任何 $\vartheta > 0$ $(\vartheta < C)$, 存在一个常数 $T(\omega) > 0$, 使得

$$
\frac{1}{t} \int_0^t I_s ds \geqslant C - \lambda, \quad t \geqslant T.
$$

对式 (2.13) 两边进行积分且利用上述不等式, 可以得到对于 $t > T$,

$$\frac{1}{t}\int_0^t R_s ds \geqslant \frac{\alpha}{(\mu+\gamma)t}\int_0^t I_s ds - \frac{R(t)-R(0)}{(\mu+\gamma)t}$$

$$\geqslant \frac{\alpha}{\mu+\gamma}(C-\lambda) - \frac{R(t)-R(0)}{(\mu+\gamma)t}.$$

令 $t \to \infty$, 由于 ϑ 的任意性, 有

$$\liminf_{t\to\infty}\frac{1}{t}\int_0^t R_s ds \geqslant \frac{\alpha C}{(\mu+\gamma)} > 0 \quad \text{a.s..}$$

对模型 (2.2) 的最后一个方程两边进行积分可得

$$\frac{Z(t)-Z(0)}{t} \geqslant \frac{a\mu}{(\mu+bd)t}\int_0^t I_s ds - \frac{a_0}{t}\int_0^t Z_s ds.$$

因此, 利用 (2.14) 意味着对于 $t > T$, 有

$$\frac{1}{t}\int_0^t Z_s ds \geqslant \frac{a\mu}{a_0(\mu+bd)}(C-\vartheta) - \frac{Z(t)-Z(0)}{a_0 t}.$$

类似地, 令 $t \to \infty$, 由 λ 的任意性, 可知

$$\liminf_{t\to\infty}\frac{1}{t}\int_0^t Z_s ds \geqslant \frac{a\mu C}{a_0(\mu+bd)} > 0 \quad \text{a.s..} \qquad \square$$

2.1.4 基于信息干预随机 SIRS 模型中疾病的遍历性和平稳分布分析

引理 2.1.1 [32] 假设存在一个有界邻域 $\mathscr{D} \subset E^l$, 正则边界 $\partial\mathscr{D}$, 满足下列性质:

(i) 在 $\mathscr{D}$ 和它的一些邻域, 扩散矩阵 $A(x)$ 的非零最小特征值是有界的.

(ii) 当 $x \in E^l \setminus \mathscr{D}$, 从 x 发出的路径到达集合 $\mathscr{D}$ 的平均时间 τ 是有限的, 对于任一紧致子集 $M \subset E^l$, $\sup\limits_{x\in M}\mathbb{E}_x\tau < +\infty$.

我们知道 Markov 过程有一个平稳分布 $\pi(\cdot)$. 令 $\rho(\cdot)$ 是一个关于测度 $\pi(\cdot)$ 可积的函数, 那么

$$\mathbb{P}\left\{\lim_{t\to\infty}\frac{1}{t}\int_0^t \rho(X(s))ds = \int_{E^l}\rho(x)\pi(dx)\right\} = 1,$$

其中令 $X(t)$ 是一个齐次 Markov 过程, 定义在 l 维的欧几里得空间 E^l 而且描述在下列 SDE 模型中:

$$dX(t) = g(X)dt + \sum_{r=1}^{k} h_r(X)dB_r(t).$$

定义的扩散矩阵 [32] 如下所示:

$$A(x) = (a_{ij}(x)), \quad a_{ij}(x) = \sum_{r=1}^{k} h_r^i(x)h_r^j(x).$$

接下来, 引入有关平稳分布和遍历性的主要的定理.

定理 2.1.5　对于随机 SIRS 模型 (2.2), 初值为 $(S(0), I(0), R(0), Z(0)) \in \mathbb{R}_+^4$. 如果 $\mathscr{R}_0^s > 1$, 那么 $(S(t), I(t), R(t), Z(t))$ 是正常返的, 且在 Γ 中有唯一遍历的平稳分布.

证明　令 ι_1 和 ι_2 是一个非常大的数. 令

$$\mathscr{D} = \left\{ (S(t), I(t), R(t); Z(t)) \in \Gamma : \frac{1}{\iota_1} < S, I, R < \frac{b}{\mu} - \frac{1}{\iota_1}, \right.$$
$$\left. \frac{1}{\iota_2} < Z < \frac{ab}{a_0(\mu + bd)} - \frac{1}{\iota_2} \right\}.$$

关于随机的 SIRS 模型 (2.2) 的扩散矩阵是

$$A(S, I, R, Z) = \frac{\sigma^2 S^2 I^2}{\varphi^2(I)} \begin{pmatrix} 1 & 0 & 0 & 0 \\ 0 & 1 & 0 & 0 \\ 0 & 0 & 0 & 0 \\ 0 & 0 & 0 & 0 \end{pmatrix}.$$

显然引理 2.1.1 中的 (i) 是满足的. 事实上, 因为 $\bar{\mathscr{D}} \subset \mathbb{D}$, 有

$$\sum_{i,j=1}^{4} a_{ij}\eta_i\eta_j = 2\frac{\sigma^2 S^2 I^2}{\varphi^2(I)}(\eta_1^2 + \eta_2^2) \geqslant 2 \min_{(S,I,R,Z) \in \bar{\mathscr{D}}} \left(\frac{\sigma^2 S^2 I^2}{\varphi^2(I)} \right)(\eta_1^2 + \eta_2^2) = \frac{2\sigma^2}{\iota^4}|\eta|^2.$$

现在证明引理 2.1.1 的 (ii). 定义一个函数 $V : (0, +\infty) \times \Gamma \to \mathbb{R}_+$ 如下所示

$$V(S, I, R, Z) = \left(\frac{1}{S} + \frac{1}{R} + \frac{1}{Z} \right) + \frac{1}{e}I^{-e} + \frac{1}{e}I^{-e}\left(\frac{b((1-p)\mu + \gamma)}{\mu(\mu + \gamma)} - S \right)$$
$$\equiv V_1(S, R, Z) + V_2(I) + V_3(S, I),$$

其中 e 是一个正常数, 在后面会被确定出来. 利用 Itô 公式, 能够得到

$$
\begin{aligned}
LV_1 = {} & -\frac{(1-p)b}{S^2} + \frac{\beta I}{S\varphi(I)} + \frac{\mu}{S} + \frac{\mu_1 mZ}{S} - \frac{\gamma R}{S^2} + \frac{\sigma^2 I^2}{S\varphi^2(I)} \\
& - \frac{pb}{R^2} + \frac{\mu+\gamma}{R} - \frac{\alpha I}{R^2} - \frac{\mu_1 mZS}{R^2} - \frac{aI}{(1+dI)Z^2} + \frac{a_0}{Z} \\
\leqslant {} & -\frac{(1-p)b}{S^2} + \frac{\beta I}{S\varphi(I)} + \frac{\mu}{S} + \frac{\mu_1 mZ}{S} + \frac{\sigma^2 I^2}{S\varphi^2(I)} \\
& - \frac{\alpha I}{R^2} + \frac{\mu+\gamma}{R} - \frac{aI}{(1+dI)Z^2} + \frac{a_0}{Z} \\
\leqslant {} & -\frac{(1-p)b}{S^2} + \left(\frac{\beta b}{\mu} + \mu + \frac{\mu_1 mab}{a_0(\mu+bd)} + \frac{\sigma^2 b^2}{\mu^2} \right) \frac{1}{S} - \frac{\alpha I}{R^2} \\
& + \frac{\mu+\gamma}{R} - \frac{aI}{Z^2} + \frac{a_0}{Z},
\end{aligned}
$$

$$
\begin{aligned}
LV_2 = {} & -I^{-e} \left(\frac{\beta S}{\varphi(I)} - (\mu+c+\alpha) \right) + \frac{1}{2}(e+1)\frac{\sigma^2 S^2 I^{-e}}{\varphi^2(I)} \\
\leqslant {} & -I^{-e} \left(\frac{\beta S}{\varphi(0)} - (\mu+c+\alpha) \right) + \frac{1}{2}(e+1)\frac{\sigma^2 S^2 I^{-e}}{\varphi^2(0)} \\
= {} & I^{-e} \left(-(\mu+c+\alpha)(\mathscr{R}_0^s - 1) + \frac{e\sigma^2 b^2((1-p)\mu+\gamma)^2}{2\mu^2(\mu+\gamma)^2} \right) \\
& + I^{-e}\beta \left(\frac{b((1-p)\mu+\gamma)}{\mu(\mu+\gamma)} - S \right),
\end{aligned}
$$

$$
\begin{aligned}
LV_3 = {} & I^{-e} \left(\frac{b((1-p)\mu+\gamma)}{\mu(\mu+\gamma)} - S \right) \left(\mu+c+\alpha - \frac{\beta S}{\varphi(I)} + \frac{\sigma^2(1+e)S^2}{2\varphi^2(I)} \right) \\
& - \frac{1}{e}I^{-e} \left((1-p)b - \frac{\beta SI}{\varphi(I)} - \mu S - \mu_1 mZS + \gamma R \right) \\
\leqslant {} & I^{-e} \left(\frac{b((1-p)\mu+\gamma)}{\mu(\mu+\gamma)} - S \right) \left(\mu+c+\alpha - \frac{\mu}{e} + \frac{\sigma^2 b^2}{2\mu^2}(1+e) \right) \\
& + \frac{1}{e}\mu_1 mZSI^{-e} + \frac{\beta b}{e\mu}I^{1-e}.
\end{aligned}
$$

因为 $\mathscr{R}_0^s > 1$, 选择 $e < 1$ 充分小, 那么

$$
-(\mu+c+\alpha)(\mathscr{R}_0^s - 1) + \frac{e\sigma^2 b^2}{2\mu^2} < 0,
$$

$$\mu + c + \alpha + \beta - \frac{\mu}{e} + \frac{\sigma^2 b^2}{2\mu^2}(1+e) < 0.$$

由定理 2.1.4, 对于给定的 $\zeta = \dfrac{C}{2}$, 存在 $T = T(\zeta) > 0$, 那么对于 $t > T$, $I(t) > \dfrac{C}{2}$ a.s., 其中 C 定义在定理 2.1.4. 所以在下列的讨论中假设 $t > T$. 因此

$$
\begin{aligned}
LV \leqslant{} & -\frac{(1-p)b}{S^2} + \left(\frac{\beta b}{\mu} + \mu + \frac{\mu_1 mab}{a_0(\mu+bd)} + \frac{\sigma^2 b^2}{\mu^2} \right) \frac{1}{S} \\
& + I^{-e} \left(-(\mu+c+\alpha)(\mathscr{R}_0^s - 1) + \frac{e\sigma^2 b^2((1-p)\mu+\gamma)^2}{2\mu^2(\mu+\gamma)^2} \right) \\
& + I^{-e} \left(\frac{b((1-p)\mu+\gamma)}{\mu(\mu+\gamma)} - S \right) \left(\mu+c+\alpha - \frac{\mu}{e} + \frac{\sigma^2 b^2}{2\mu^2}(1+e) \right) \\
& + \frac{2^e b^2 \mu_1 ma}{a_0 \mu(\mu+bd)eC^e} + \frac{\beta}{e}\left(\frac{b}{\mu} \right)^{2-e} - \frac{\gamma I}{R^2} + \frac{\mu+\gamma}{R} - \frac{aI}{Z^2} + \frac{a_0}{Z} \\
\leqslant{} & -\frac{(1-p)b}{2S^2} + I^{-e}\left(-(\mu+c+\alpha)(\mathscr{R}_0^s-1) + \frac{e\sigma^2 b^2((1-p)\mu+\gamma)^2}{2\mu} \right) \\
& + I^{-e}\left(\frac{b((1-p)\mu+\gamma)}{\mu(\mu+\gamma)} - S \right) \left(\mu+c+\alpha+\beta - \frac{\mu}{e} + \frac{\sigma^2 b^2}{2\mu^2}(1+e) \right) \\
& - \frac{aC}{4Z^2} - \frac{\alpha C}{4R^2} + v_0,
\end{aligned}
\tag{2.49}
$$

其中

$$
\begin{aligned}
v_0 = \sup_{(S,I,R,Z)\in\Gamma} \Bigg\{ & -\frac{(1-p)b}{2S^2} + \left(\frac{\beta b}{\mu} + \mu + \frac{\mu_1 mab}{a_0(\mu+bd)} + \frac{\sigma^2 b^2}{\mu^2} \right) \frac{1}{S} \\
& + \frac{2^e b^2 \mu_1 ma}{a_0 \mu(\mu+bd)eC^e} + \frac{\beta}{e}\left(\frac{b}{\mu} \right)^{2-e} - \frac{aC}{4Z^2} + \frac{a_0}{Z} - \frac{\alpha C}{4R^2} + \frac{\mu+\gamma}{R} \Bigg\}.
\end{aligned}
$$

由于 $\dfrac{b}{\mu+c} \leqslant S+I+R \leqslant \dfrac{b}{\mu}$, $0 \leqslant Z \leqslant \dfrac{ab}{a_0(\mu+bd)}$, 那么对于 $(S,I,R,Z) \in \Gamma \setminus \mathscr{D}$, 不是 $S < \dfrac{1}{\iota_1}$, $I < \dfrac{1}{\iota_1}$, $R < \dfrac{1}{\iota_1}$ 就是 $Z < \dfrac{1}{\iota_2}$. 从 (2.49) 中很明显看出对于充分大的 ι_1 或 ι_2,

$$LV \leqslant -1, \quad (S,I,R,Z) \in \Gamma \setminus \mathscr{D},$$

故满足引理 2.1.1 的条件. 因此, 随机 SIRS 模型 (2.2) 保持唯一遍历不变分布 $\pi(\cdot)$.

它遵循的遍历性 $(S(t), I(t), R(t), Z(t))$ 是

$$\mathbb{P}\left\{\lim_{t\to\infty}\frac{1}{t}\int_0^t \chi_{\{(S_s,I_s,R_s,Z_s)ds\in\Gamma\}}ds = \int_{\mathbb{X}} \chi_\Gamma \pi(dx)\right\} = 1,$$

其中 χ_Γ 是 Γ 的特征函数. $\qquad\square$

2.1.5 数值算例

选取函数 $\varphi(I)$ 是

$$\varphi(I) = 1 + I^2,$$

因此得到

$$\begin{cases} dS = \left((1-p)b - \mu S - \dfrac{\beta SI}{1+I^2} + \gamma R - \mu_1 mZS\right)dt - \dfrac{\sigma SI}{1+I^2}dB(t), \\[3mm] dI = \left(-(\mu+c+\alpha)I + \dfrac{\beta SI}{1+I^2}\right)dt + \dfrac{\sigma SI}{1+I^2}dB(t), \\[3mm] dR = \left(pb - (\mu+\gamma)R + \alpha I + \mu_1 mZS\right)dt, \\[3mm] dZ = \left(\dfrac{aI}{1+dI} - a_0 Z\right)dt, \end{cases} \tag{2.50}$$

则模型 (2.50) 有一个无病平衡点 $E_0 = \left(\dfrac{b((1-p)\mu+\gamma)}{\mu(\mu+\gamma)}, 0, \dfrac{pb}{\mu+\gamma}, 0\right)$ 和一个地方病平衡点 $E^* = (S^*, I^*, R^*, Z^*)$,

$$\mathscr{R}_0 = \frac{\beta b((1-p)\mu+\gamma)}{\mu(\mu+\gamma)(\mu+c+\alpha)},$$

$E^* = (S^*, I^*, R^*, Z^*)$, 其中

$$\begin{cases} S^* = \dfrac{(\mu+c+\alpha)}{\beta(1+I^{*2})}, \\[3mm] R^* = \dfrac{1}{\mu+\gamma}\left[pb + \alpha I^* + \dfrac{\mu_1 ma(\mu+c+\alpha)I^*}{a_0\beta(1+dI^*)(1+I^{*2})}\right], \\[3mm] Z^* = \dfrac{aI^*}{a_0(1+dI^*)}, (1-p)b - \dfrac{\mu(\mu+c+\alpha)(1+I^{*2})}{\beta} - (\mu+c+\alpha)I^* \\[3mm] \qquad + \dfrac{\gamma pb}{\mu+\gamma} + \dfrac{\alpha\gamma I^*}{\mu+\gamma} + \dfrac{\mu_1 ma\gamma(\mu+c+\alpha)(1+I^{*2})I^*}{a_0\beta(\mu+\gamma)(1+dI^*)} \\[3mm] \qquad - \dfrac{\mu_1 ma(\mu+c+\alpha)(1+I^{*2})I^*}{a_0\beta(1+dI^*)} = 0, \end{cases}$$

为了说明上述结果, 数值模拟系统 (2.50) 的解. 使用 Milstein 方法 [33], 模型 (2.50) 的离散方程如下所示:

$$
\begin{cases}
S_{k+1} = S_k + \left((1-p)b - \dfrac{\beta S_k I_k}{1+I_k^2} - \mu S_k - \mu_1 m Z_k S_k + \gamma R_k \right) \Delta t \\
\qquad\quad - \dfrac{\sigma S_k I_k}{1+I_k^2}\sqrt{\Delta t}\,\xi_k - \dfrac{\sigma^2 S_k I_k}{2\,1+I_k^2}(\xi_k^2-1)\Delta t, \\[2mm]
I_{k+1} = I_k + \left(\dfrac{\beta S_k I_k}{1+I_k^2} - (\mu+c+\alpha)I_k \right)\Delta t + \dfrac{\sigma S_k I_k}{1+I_k^2}\sqrt{\Delta t}\,\xi_k \\
\qquad\quad + \dfrac{\sigma^2 S_k I_k}{2(1+I_k^2)}(\xi_k^2-1)\Delta t, \\[2mm]
R_{k+1} = R_k + (pb + \alpha I_k + \mu_1 m Z_k S_k - (\mu+\gamma)R_k)\,\Delta t, \\[2mm]
Z_{k+1} = Z_k + \left(\dfrac{aI_k}{1+dI_k} - a_0 Z_k \right)\Delta t,
\end{cases}
$$

其中 $\xi_k^2\ (k=1,2,\cdots)$ 是相互独立的高斯随机变量 $N(0,1)$. 选择初值 $(S(0), I(0), R(0), Z(0)) = (120.0, 1.0, 1.0, 10.0)$ [30] 且分别选取 $p = 0.5$, $b = 4$, $\mu = 0.04$, $\beta = 0.02$, $c = 0.01$, $\gamma = 0.001$, $\alpha = 0.8$, $\mu_1 = 0.5$, $a = 0.01$, $a_0 = 0.045$, $d = 1.0$. 利用 Matlab 软件, 计算出基本再生数 $\mathscr{R}_0 = \dfrac{\beta b((1-p)\mu+\gamma)}{\mu(\mu+\gamma)(\mu+c+\alpha)} = 1.2052 > 1$. 疾病的无病平衡点 $E_0 = (51.2195, 0, 48.7805, 0)$ 和地方病平衡点 $E^* = (45.5598, 0.2683, 54.1211, 0.0470)$. 对于随机模型 (2.50), 如果 $\mathscr{R}_0^s = \mathscr{R}_0 - \dfrac{\sigma^2 b^2((1-p)\mu+\gamma)^2}{2\mu^2(\mu+\gamma)^2(\mu+c+\alpha)} < 1$ 和 $\sigma^2 < \dfrac{\beta\mu(\mu+\gamma)}{b((1-p)\mu+\gamma)}$ 或 $\sigma^2 > \max\left\{ \dfrac{\beta^2}{2(\mu+c+\alpha)}, \dfrac{\beta\mu(\mu+\gamma)}{b((1-p)\mu+\gamma)} \right\}$ 依概率 1 灭绝.

图 2.1 表明确定模型 (2.1) 的 $I(t)$ 的轨道, 这有利于我们对比随机模型 (2.50) 的路径.

图 2.1 和图 2.2(a) 相比, 它具有较小的波动. 除此之外, 定理 2.1.5 的结果表明, 系统 (2.50) 的四个分量 $S(t), I(t), R(t)$ 和 $Z(t)$ 存在平稳分布. 运行 10000 次数值模拟, 得到 $I(100)$ 的概率密度函数的直方图 (图 2.2(b)). 将随机噪声强度 σ 提高到 0.0060 ($\mathscr{R}_0^s = 1.1496 > 1$)(图 2.2(c) 和 (d)), 得到定理 2.1.4 和定理 2.1.5 的结果. 随着图 2.2 左侧列的 σ 的增加, $I(t)$ 的波动范围变大. 进一步研究, 随着噪声强度的增加, $I(t)$ 分布图有所偏转 (图 2.2 的右列).

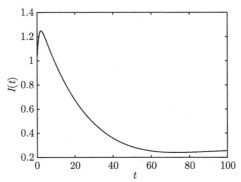

图 2.1 对于初值 $(S(0), I(0), R(0), Z(0)) = (120.0, 1.0, 1.0, 10.0)$, 确定模型 (2.1) 解 $I(t)$ 的时间序列图, 其他参数如上所示

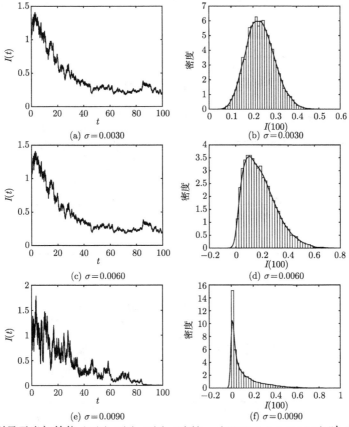

图 2.2 左列显示当初始值 $(S(0), I(0), R(0), Z(0)) = (120.0, 1.0, 1.0, 10.0)$ 时, 模型 (2.2) 的解 $I(t)$ 分别在不同的噪声强度 $\sigma = 0.0030$ (a), $\sigma = 0.0060$ (c), 以及 $\sigma = 0.0090$(e) 时的路径. 右列显示分别在 $\sigma = 0.0030$ (b), $\sigma = 0.0060$ (d), 以及 $\sigma = 0.0090$ (f) 时, $I(100)$ 的概率密度函数的直方图, 上边的平滑曲线是概率密度函数. 其他参数如上所示

当噪声强度 σ 为 0.012 时, 计算基本再生数 $\mathscr{R}_0^s = 0.9829 < 1$ 和 $\sigma^2 = 3.9204 \times 10^{-4} < \dfrac{2\mu\beta}{b} = 4 \times 10^{-4}$. 类似地, 当噪声强度分别等于 0.015 和 0.019 时, 分别得到 $\mathscr{R}_0^s = 0.8579$, $\sigma^2 = 2.25 \times 10^{-4} < 4 \times 10^{-4}$ 和 $\mathscr{R}_0^s = 0.6481$, $\sigma^2 = 3.61 \times 10^{-5} < 4 \times 10^{-4}$, 计算结果满足定理 2.1.3 的假设条件, 因此可以得到疾病依概率 1 灭绝. 如果增加噪声强度 σ 到 0.023, 有 $\sigma^2 = 5.29 \times 10^{-4} > \max\left\{\dfrac{\beta^2}{2(\mu+c+\alpha)}, \dfrac{\beta\mu(\mu+\gamma)}{b((1-p)\mu+\gamma)}\right\} = \max\{4 \times 10^{-4}, 3.92 \times 10^{-4}\}$, 可以看出定理 2.1.3 的条件同样满足, 因此也可以得出疾病依概率 1 趋于灭绝. 图 2.3(a)—(d) 分别为噪声强度等于 0.012, 0.015, 0.019 和 0.023 运行 10000 次平均值时数值模拟结果以及局部放大的结果, 从图中也能够看出平均灭绝时间分别为 89.4127, 58.8655, 21.7058 和 8.9937, 也说明了增加 SIRS 系统的噪声强度能够加快疾病的灭绝速度.

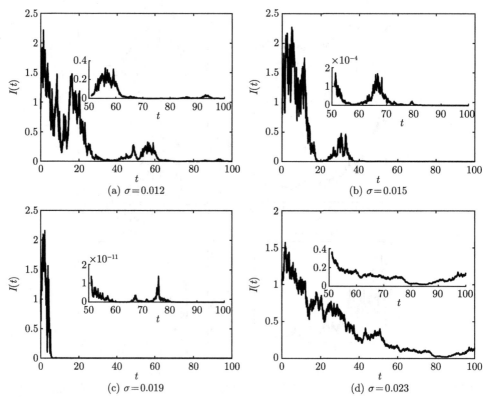

图 2.3　对于初值 $(S(0), I(0), R(0), Z(0)) = (120.0, 1.0, 1.0, 10.0)$, 在四组不同的噪声强度 $\sigma = 0.012$ (a), $\sigma = 0.015$ (b), $\sigma = 0.019$ (c) 和 $\sigma = 0.023$ (d), 其他参数如上所示, 模型 (2.47) 的解 $I(t)$ 的时间序列图

从图 2.4(b) 中可以观察到, 反应强度 μ_1 对传染病有相当大的影响. 随着反应强度 μ_1 的增加, 传染病流行期间感染者人数减少. 特别是, 当 $t \approx 2$, 对应于 $I(t)$ 的最大值的时刻, 反应强度 μ_1 具有更大的影响. 此外, 比较图 2.4(a) 和 (b), 当 μ_1 固定时, 噪声强度 σ 的增加可能导致感染者的数量减少. 此外, 如果将噪声强度 σ 增加至 0.0060 和 0.0090, 并利用上述模拟方法, 可以得出类似的结论. 因此, 可以推断出, 降低感染人群峰值的途径之一是信息干预.

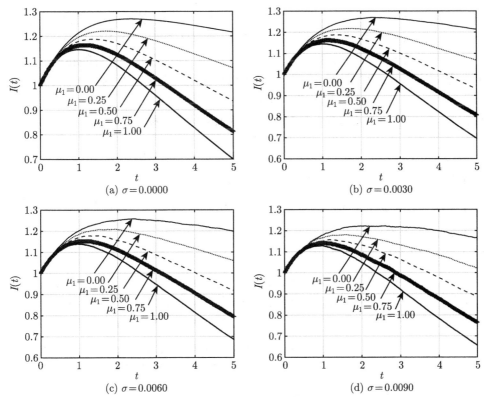

图 2.4 对于初值 $(S(0), I(0), R(0), Z(0)) = (120.0, 1.0, 1.0, 10.0)$, 在四组不同的噪声强度 $\sigma = 0.0000$ (a), $\sigma = 0.0030$ (b), $\sigma = 0.0060$ (c), $\sigma = 0.0090$ (d), 其他参数如上所示, 模型 (2.47) 的解 $I(t)$ 的时间序列图

2.1.6 小结

我们给出了具有信息干预的随机 SIRS 模型, 利用了反证法研究了正解的存在唯一性, 并且研究了随机噪声扰动对基本再生数的影响, 从随机模型基本再生数可以看出噪声强度能够改变再生数. 另一方面, 也给出了随机 SIRS 模型灭绝和持久的条件, 证明了平稳分布的存在性. 通过数值算例验证了结论的有效性. 从实际意义上讲, 得到的理论结果对疾病控制和预防具有一定的指导意义.

2.2　具有区间数随机 SIRS 模型的动力学行为

2.2.1　引言

　　传染病是造成人类伤亡的主要原因之一, 研究传染病的传播机理具有重要意义. 许多学者通过建立数学模型来研究传染病的传播机理, 而且传染病数学建模已成为一种帮助了解疾病传播和预防的重要工具 (如文献 [34—39]). 其中, Kumar 等 [39] 以量化引入 "易感人群的行为反应" 项、结合治疗和信息影响作为控制干预的方式提出了一类新的 SIRS 传染病模型. 他们分析了平衡点的全局稳定性, 并研究了相应的最优控制问题. 疾病在传播过程中, 往往会受到环境的随机扰动. 已有大量研究表明, 大的白噪声可以影响传染病系统的动力学行为 (参考文献 [40—47]). 2017 年, Bao 和 Zhang[48] 以 Kumar 等 [39] 提出的模型为基础, 引入白噪声的影响, 研究了如下的具有双扰动的随机 SIRS 传染病模型:

$$
\begin{cases}
dS = [\Lambda - \beta SI - \mu S - \mu_1 mZS + \delta_0 R]dt - \sigma_1 \mu_1 ZSdB_1(t), \\
dI = [\beta SI - (\mu + \delta + \gamma)I]dt - \sigma_2 IdB_2(t), \\
dR = [\gamma I + \mu_1 mZS - (\mu + \delta_0)R]dt + \sigma_1 \mu_1 ZSdB_1(t) + \sigma_2 IdB_2(t), \\
dZ = \left[\dfrac{aI}{1 + bI} - a_0 Z\right] dt,
\end{cases}
\tag{2.51}
$$

其中 S, I, R 和 Z 分别表示易感、感染、恢复人群 (由于从感染中恢复或个人的行为因疾病信息的改变而改变) 和人群中疾病信息的密度. $B_1(t)$ 和 $B_2(t)$ 是相互独立的 Brown 运动, σ_i^2 是 $B_i(t)$, $i = 1, 2$ 的强度. 其他参数如表 2.2 所示.

表 2.2　模型 (2.51) 中所使用的参数

参数	生物学意义
Λ	易感人群的出生率或流入率
γ	感染人群的恢复率
μ	自然死亡率
δ	因病死亡率
β	接触转移系数
m	个体改变其行为并获得免受感染保护的信息交互率
μ_1	反应强度
a	信息的增长率
b	饱和常数
a_0	信息的自然退化率
δ_0	恢复者失去免疫力变为易感者的比率. 它包括自然免疫力的丧失率 (δ_1) 和因为行为改变而失去保护的丧失率 (δ_2). 因此, $\delta_0 = \delta_1 + \delta_2$

传染病模型 (2.51) 中的所有参数均假设为正, 并在文献 [48] 中精确已知. 然而, 现实中由于缺乏信息或数据、测量误差或初始条件的确定等原因, 模型的参数可能不精确. 因此, 我们主要考虑具有不精确参数的传染病模型. 令 $\hat{\Lambda}$, $\hat{\beta}$, $\hat{\mu}$, $\hat{\mu}_1$, $\hat{m}$, $\hat{\delta}_0$, $\hat{\delta}$, $\hat{\gamma}$, $\hat{a}$, $\hat{b}$, $\hat{a}_0$, $\hat{\sigma}_1$ 和 $\hat{\sigma}_2$ 分别表示 Λ, β, μ, μ_1, m, δ_0, δ, γ, a, b, a_0, σ_1 和 σ_2 的相应区间数. 则系统 (2.51) 变为

$$
\begin{cases}
dS = [\hat{\Lambda} - \hat{\beta}SI - \hat{\mu}S - \hat{\mu}_1\hat{m}ZS + \hat{\delta}_0 R]dt - \hat{\sigma}_1\hat{\mu}_1 ZSdB_1(t), \\
dI = [\hat{\beta}SI - (\hat{\mu} + \hat{\delta} + \hat{\gamma})I]dt - \hat{\sigma}_2 IdB_2(t), \\
dR = [\hat{\gamma}I + \hat{\mu}_1\hat{m}ZS - (\hat{\mu} + \hat{\delta}_0)R]dt + \hat{\sigma}_1\hat{\mu}_1 ZSdB_1(t) + \hat{\sigma}_2 IdB_2(t), \\
dZ = \left[\dfrac{\hat{a}I}{1 + \hat{b}I} - \hat{a}_0 Z\right]dt,
\end{cases}
\tag{2.52}
$$

其中 $\hat{\Lambda} = [\Lambda^l, \Lambda^u]$, $\hat{\beta} = [\beta^l, \beta^u]$, $\hat{\mu} = [\mu^l, \mu^u]$, $\hat{\mu}_1 = [\mu_1^l, \mu_1^u]$, $\hat{m} = [m^l, m^u]$, $\hat{\delta}_0 = [\delta_0^l, \delta_0^u]$, $\hat{\delta} = [\delta^l, \delta^u]$, $\hat{\gamma} = [\gamma^l, \gamma^u]$, $\hat{a} = [a^l, a^u]$, $\hat{b} = [b^l, b^u]$, $\hat{a}_0 = [a_0^l, a_0^u]$, $\hat{\sigma}_1 = [\sigma_1^l, \sigma_1^u]$, $\hat{\sigma}_2 = [\sigma_2^l, \sigma_2^u]$ 且所有的参数均为正数.

考虑区间 $\hat{f} = [f^l, f^u]$ 对应的区间值函数 $f(p) = (f^l)^{1-p}(f^u)^p$, 其中 $p \in [0,1]$. 则 $f(p)$ 为严格递增的连续函数, 系统 (2.52) 可以写成如下的参数形式:

$$
\begin{cases}
dS = [(\Lambda^l)^{1-p}(\Lambda^u)^p - (\beta^l)^{1-p}(\beta^u)^p SI - (\mu^l)^{1-p}(\mu^u)^p S - (\mu_1^l m^l)^{1-p}(\mu_1^u m^u)^p ZS \\
\quad + (\delta_0^l)^{1-p}(\delta_0^u)^p R]dt - (\sigma_1^l\mu_1^l)^{1-p}(\sigma_1^u\mu_1^u)^p ZSdB_1(t), \\
dI = [(\beta^l)^{1-p}(\beta^u)^p SI - ((\mu^l)^{1-p}(\mu^u)^p + (\delta^l)^{1-p}(\delta^u)^p + (\gamma^l)^{1-p}(\gamma^u)^p)I]dt \\
\quad - (\sigma_2^l)^{1-p}(\sigma_2^u)^p IdB_2(t), \\
dR = [(\gamma^l)^{1-p}(\gamma^u)^p I + (\mu_1^l m^l)^{1-p}(\mu_1^u m^u)^p ZS - ((\mu^l)^{1-p}(\mu^u)^p \\
\quad + (\delta_0^l)^{1-p}(\delta_0^u)^p)R]dt + (\sigma_1^l\mu_1^l)^{1-p}(\sigma_1^u\mu_1^u)^p ZSdB_1(t) + (\sigma_2^l)^{1-p}(\sigma_2^u)^p IdB_2(t), \\
dZ = \left[\dfrac{(a^l)^{1-p}(a^u)^p I}{1 + (b^l)^{1-p}(b^u)^p I} - (a_0^l)^{1-p}(a_0^u)^p Z\right]dt.
\end{cases}
$$

$$\tag{2.53}$$

本节主要讨论模型 (2.53) 的正解的存在唯一性及动力学行为, 最后通过数值模拟来分析参数不精确性和白噪声对传染病动力学的影响.

2.2.2 正解的存在唯一性

运用 Lyapunov 分析方法 [42,49], 我们证明系统 (2.53) 的全局正解的存在唯一性. 首先, 定义一个有界集 Γ 如下:

$$
\Gamma = \left\{ (S, I, R, Z) \in \mathbb{R}_+^4 : S \geqslant 0, I \geqslant 0, R \geqslant 0, Z \geqslant 0, S + I + R \leqslant \frac{(\Lambda^l)^{1-p}(\Lambda^u)^p}{(\mu^l)^{1-p}(\mu^u)^p}, \right.
$$

$$Z \leqslant \frac{(a^l)^{1-p}(a^u)^p(\Lambda^l)^{1-p}(\Lambda^u)^p}{(a_0^l)^{1-p}(a_0^u)^p((\mu^l)^{1-p}(\mu^u)^p + (b^l)^{1-p}(b^u)^p(\Lambda^l)^{1-p}(\Lambda^u)^p)} \Bigg\} \subset \mathbb{R}_+^4.$$

引理 2.2.1　对于任意的初值 $(S(0), I(0), R(0), Z(0)) \in \mathbb{R}_+^4$, $t \geqslant 0$ 时, 模型 (2.53) 存在唯一的正解 (S_t, I_t, R_t, Z_t), 且将依概率 1 保持在 $\mathbb{R}_+^4$ 中.

证明　引理 2.2.1 的证明类似于文献 [47, 48], 在此省略. 　　　　　□

引理 2.2.2　对于任意的初值 $(S(0), I(0), R(0), Z(0)) \in \mathbb{R}_+^4$, $t \geqslant 0$ 时, 模型 (2.53) 唯一的正解 (S_t, I_t, R_t, Z_t) 将进入 Γ 并依概率 1 保持在 Γ 中.

证明　设人群总数为 $N = S + I + R$. 由模型 (2.53) 可知

$$\frac{dN}{dt} = (\Lambda^l)^{1-p}(\Lambda^u)^p - (\mu^l)^{1-p}(\mu^u)^p N - (\delta^l)^{1-p}(\delta^u)^p I.$$

于是 $\dfrac{dN}{dt} \leqslant (\Lambda^l)^{1-p}(\Lambda^u)^p - (\mu^l)^{1-p}(\mu^u)^p N$, 则有

$$N(S, I, R) \leqslant \frac{(\Lambda^l)^{1-p}(\Lambda^u)^p}{(\mu^l)^{1-p}(\mu^u)^p} + e^{-(\mu^l)^{1-p}(\mu^u)^p t}\left(N(S(0), I(0), R(0)) - \frac{(\Lambda^l)^{1-p}(\Lambda^u)^p}{(\mu^l)^{1-p}(\mu^u)^p}\right).$$

令 $t \to \infty$, 得到 $N \leqslant \dfrac{(\Lambda^l)^{1-p}(\Lambda^u)^p}{(\mu^l)^{1-p}(\mu^u)^p}$.

因此, 模型 (2.53) 的解 S, I 和 R 均有上界 $\dfrac{(\Lambda^l)^{1-p}(\Lambda^u)^p}{(\mu^l)^{1-p}(\mu^u)^p}$. 由模型 (2.53) 的最后一个方程和 $I \leqslant \dfrac{(\Lambda^l)^{1-p}(\Lambda^u)^p}{(\mu^l)^{1-p}(\mu^u)^p}$ 可得

$$\limsup_{t \to \infty} Z \leqslant \frac{(a^l)^{1-p}(a^u)^p(\Lambda^l)^{1-p}(\Lambda^u)^p}{(a_0^l)^{1-p}(a_0^u)^p((\mu^l)^{1-p}(\mu^u)^p + (b^l)^{1-p}(b^u)^p(\Lambda^l)^{1-p}(\Lambda^u)^p)}.$$

由此可知, Γ 是模型 (2.53) 的一个正不变有界集. 　　　　　□

2.2.3　随机 SIRS 模型的动力学行为

本小节分析系统 (2.53) 的动力学行为. 在模型 (2.51) 所对应的确定性模型中, 基本再生数 $\mathscr{R}_0 = \dfrac{\Lambda \beta}{\mu(\mu + \delta + \gamma)}$ 已被证明是决定疾病灭绝或持久的一个阈值 (参看文献 [39]). 对于具有不精确参数的模型, 我们也可以给出其基本再生数 $\mathscr{R}_0$ 为

$$\mathscr{R}_0 = \frac{(\Lambda^l \beta^l)^{1-p}(\Lambda^u \beta^u)^p}{(\mu^l)^{1-p}(\mu^u)^p((\mu^l)^{1-p}(\mu^u)^p + (\delta^l)^{1-p}(\delta^u)^p + (\gamma^l)^{1-p}(\gamma^u)^p)}.$$

而对于随机系统 (2.53), 将证明随机基本再生数 $\mathscr{R}_s$ 决定了疾病的灭绝或持久, 它也是平稳分布存在的条件. 给出随机基本再生数 $\mathscr{R}_s$ 为

$$\mathscr{R}_s = \mathscr{R}_0 - \frac{(\sigma_2^l)^{2-2p}(\sigma_2^u)^{2p}}{2((\mu^l)^{1-p}(\mu^u)^p + (\delta^l)^{1-p}(\delta^u)^p + (\gamma^l)^{1-p}(\gamma^u)^p)}.$$

2.2.3.1 疾病的灭绝性

定理 2.2.1 令 (S_t, I_t, R_t, Z_t) 是系统 (2.53) 的一个解, 满足初值 $(S(0), I(0), R(0), Z(0)) \in \mathbb{R}_+^4$. 若

$$\mathscr{R}_s < 1, \tag{2.54}$$

则

$$\limsup_{t\to\infty} \frac{\log I_t}{t} \leqslant -c < 0 \quad \text{a.s.}, \tag{2.55}$$

其中 $c = ((\mu^l)^{1-p}(\mu^u)^p + (\delta^l)^{1-p}(\delta^u)^p + (\gamma^l)^{1-p}(\gamma^u)^p)(1 - \mathscr{R}_s)$. 因此, I_t[①] 以指数形式收敛于 0 a.s., 即疾病将依概率 1 灭绝. 此外, 有

$$\limsup_{t\to\infty} Z_t = 0, \quad \limsup_{t\to\infty} \frac{1}{t}\int_0^t R_s ds = 0, \quad \liminf_{t\to\infty} \frac{1}{t}\int_0^t S_s ds = \frac{(\Lambda^l)^{1-p}(\Lambda^u)^p}{(\mu^l)^{1-p}(\mu^u)^p} \quad \text{a.s..} \tag{2.56}$$

证明 由 Itô 公式可得

$$d\log I = \Big((\beta^l)^{1-p}(\beta^u)^p S - ((\mu^l)^{1-p}(\mu^u)^p + (\delta^l)^{1-p}(\delta^u)^p + (\gamma^l)^{1-p}(\gamma^u)^p)$$
$$- \frac{1}{2}(\sigma_2^l)^{2-2p}(\sigma_2^u)^{2p}\Big)dt - (\sigma_2^l)^{1-p}(\sigma_2^u)^p dB_2(t). \tag{2.57}$$

两边从 0 到 t 积分并同时除以 t 得

$$\frac{\log I(t) - \log I(0)}{t}$$

$$= \frac{1}{t}\int_0^t \Big((\beta^l)^{1-p}(\beta^u)^p S_s - ((\mu^l)^{1-p}(\mu^u)^p + (\delta^l)^{1-p}(\delta^u)^p + (\gamma^l)^{1-p}(\gamma^u)^p)$$
$$- \frac{1}{2}(\sigma_2^l)^{2-2p}(\sigma_2^u)^{2p}\Big)ds - \frac{1}{t}\int_0^t (\sigma_2^l)^{1-p}(\sigma_2^u)^p dB_2(s)$$

$$\leqslant \frac{1}{t}\int_0^t \Big(\frac{(\Lambda^l\beta^l)^{1-p}(\Lambda^u\beta^u)^p}{(\mu^l)^{1-p}(\mu^u)^p} - ((\mu^l)^{1-p}(\mu^u)^p + (\delta^l)^{1-p}(\delta^u)^p + (\gamma^l)^{1-p}(\gamma^u)^p)$$
$$- \frac{1}{2}(\sigma_2^l)^{2-2p}(\sigma_2^u)^{2p}\Big)ds - \frac{1}{t}\int_0^t (\sigma_2^l)^{1-p}(\sigma_2^u)^p dB_2(s)$$

---

① $I(t)$ 与 I_t 是一致的, 都是系统的解的不同形式而已, 也就是说 $S(t) = S_t, I(t) = I_t, R(t) = R_t, Z(t) = Z_t$, 后面不再一一说明.

$$= ((\mu^l)^{1-p}(\mu^u)^p + (\delta^l)^{1-p}(\delta^u)^p + (\gamma^l)^{1-p}(\gamma^u)^p)(\mathscr{R}_s - 1)$$

$$- \frac{1}{t} \int_0^t (\sigma_2^l)^{1-p}(\sigma_2^u)^p dB_2(s). \tag{2.58}$$

根据局部鞅的强大数定律, 有

$$\limsup_{t \to \infty} \frac{1}{t} \int_0^t (\sigma_2^l)^{1-p}(\sigma_2^u)^p dB_2(s) = 0 \quad \text{a.s..}$$

若条件 (2.54) 满足, 则

$$\limsup_{t \to \infty} \frac{\log I_t}{t} \leqslant ((\mu^l)^{1-p}(\mu^u)^p + (\delta^l)^{1-p}(\delta^u)^p + (\gamma^l)^{1-p}(\gamma^u)^p)(\mathscr{R}_s - 1) < 0 \quad \text{a.s..} \tag{2.59}$$

由 (2.59) 式可知, 存在一个空集 Ω_1 使得 $\mathbb{P}(\Omega_1) = 0$ 且对任意的 $\omega \notin \Omega_1$ 有

$$\limsup_{t \to \infty} \frac{\log I_t}{t} \leqslant -c < 0 \quad \text{a.s..}$$

因此, 对任意的 $\varepsilon_1 > 0$, 存在常数 $T_1 = T_1(\omega, \varepsilon_1)$ 使得对任意的 $t > T_1$ 有 $I(t) < \varepsilon_1$ a.s. 成立.

下面证明结论 (2.56). 由系统 (2.53) 的最后一个方程可知, 对任意的 $\omega \in \Omega$, $t \geqslant T_1$ 有

$$dZ(\omega, t) = \left[\frac{(a^l)^{1-p}(a^u)^p I(\omega, t)}{1 + (b^l)^{1-p}(b^u)^p I(\omega, t)} - (a_0^l)^{1-p}(a_0^u)^p Z(\omega, t) \right] dt$$

$$\leqslant [(a^l)^{1-p}(a^u)^p \varepsilon_1 - (a_0^l)^{1-p}(a_0^u)^p Z(\omega, t)] dt. \tag{2.60}$$

运用比较原理得

$$Z(\omega, t) \leqslant e^{-(a_0^l)^{1-p}(a_0^u)^p t} \cdot \left(Z(T_1) + \int_{T_1}^t (a^l)^{1-p}(a^u)^p \varepsilon_1 \cdot e^{(a_0^l)^{1-p}(a_0^u)^p s} ds \right)$$

$$\leqslant Z(T_1) e^{-(a_0^l)^{1-p}(a_0^u)^p t} + \frac{(a^l)^{1-p}(a^u)^p \varepsilon_1}{(a_0^l)^{1-p}(a_0^u)^p}.$$

于是存在另一个空集 Ω_2 使得 $\mathbb{P}(\Omega_2) = 0$, 且对任意的 $\omega \notin \Omega_2$ 和一个任意值 ε_1 有

$$\limsup_{t \to \infty} Z(\omega, t) \leqslant 0. \tag{2.61}$$

另一方面, 由 $\limsup_{t \to \infty} Z(\omega, t) \geqslant 0$ 可得 $\limsup_{t \to \infty} Z_t = 0$ a.s., 因此, 对任意给定的 $\varepsilon_2 > 0$, 存在一个常数 $T_2 = T_2(\omega, t) \geqslant T_1$ 使得对任意的 $t > T_2$ 有 $Z_t < \varepsilon_2$ a.s..

系统 (2.53) 的第三个方程两边从 0 到 t 积分并同时除以 t 得

$$\frac{((\mu^l)^{1-p}(\mu^u)^p + (\delta_0^l)^{1-p}(\delta_0^u)^p)}{t} \int_0^t R_s ds$$

$$\leqslant \frac{(\gamma^l)^{1-p}(\gamma^u)^p}{t} \int_0^t I_s ds + \frac{(\mu_1^l m^l \Lambda^l)^{1-p}(\mu_1^u m^u \Lambda^u)^p}{(\mu^l)^{1-p}(\mu^u)^p t} \int_0^t Z_s ds - \frac{R(t) - R(0)}{t}$$

$$+ \frac{1}{t} \int_0^t (\sigma_1^l \mu_1^l)^{1-p}(\sigma_1^u \mu_1^u)^p Z_s S_s dB_1(s) + \frac{1}{t} \int_0^t (\sigma_2^l)^{1-p}(\sigma_2^u)^p I_s dB_2(s)$$

$$= \frac{(\gamma^l)^{1-p}(\gamma^u)^p}{t} \int_0^{T_1} I_s ds + \frac{(\mu_1^l m^l \Lambda^l)^{1-p}(\mu_1^u m^u \Lambda^u)^p}{(\mu^l)^{1-p}(\mu^u)^p t} \int_0^{T_2} Z_s ds$$

$$+ \frac{(\gamma^l)^{1-p}(\gamma^u)^p}{t} \int_{T_1}^t I_s ds + \frac{(\mu_1^l m^l \Lambda^l)^{1-p}(\mu_1^u m^u \Lambda^u)^p}{(\mu^l)^{1-p}(\mu^u)^p t} \int_{T_2}^t Z_s ds - \frac{R(t) - R(0)}{t}$$

$$+ \frac{1}{t} \int_0^t (\sigma_1^l \mu_1^l)^{1-p}(\sigma_1^u \mu_1^u)^p Z_s S_s dB_1(s) + \frac{1}{t} \int_0^t (\sigma_2^l)^{1-p}(\sigma_2^u)^p I_s dB_2(s)$$

$$\leqslant \frac{(\gamma^l \Lambda^l)^{1-p}(\gamma^u \Lambda^u)^p T_1}{(\mu^l)^{1-p}(\mu^u)^p t} + \frac{(a^l \mu_1^l m^l (\Lambda^l)^2)^{1-p}(a^u \mu_1^u m^u (\Lambda^l)^2)^p T_2}{(a_0^l \mu^l)^{1-p}(a_0^u \mu^u)^p ((\mu^l)^{1-p}(\mu^u)^p + (b^l \Lambda^l)^{1-p}(b^u \Lambda^u)^p) t}$$

$$+ (\gamma^l)^{1-p}(\gamma^u)^p \varepsilon_1 + \frac{(\mu_1^l m^l \Lambda^l)^{1-p}(\mu_1^u m^u \Lambda^u)^p}{(\mu^l)^{1-p}(\mu^u)^p} \varepsilon_2 - \frac{(\gamma^l)^{1-p}(\gamma^u)^p \varepsilon_1 T_1}{t}$$

$$- \frac{(\mu_1^l m^l \Lambda^l)^{1-p}(\mu_1^u m^u \Lambda^u)^p \varepsilon_2 T_2}{(\mu^l)^{1-p}(\mu^u)^p t} - \frac{R(t) - R(0)}{t}$$

$$+ \frac{1}{t} \int_0^t (\sigma_1^l \mu_1^l)^{1-p}(\sigma_1^u \mu_1^u)^p Z_s S_s dB_1(s) + \frac{1}{t} \int_0^t (\sigma_2^l)^{1-p}(\sigma_2^u)^p I_s dB_2(s).$$

根据局部鞅的强大数定律, 有

$$\limsup_{t \to \infty} \frac{1}{t} \int_0^t (\sigma_1^l \mu_1^l)^{1-p}(\sigma_1^u \mu_1^u)^p Z_s S_s dB_1(s) = 0 \quad \text{a.s.},$$

$$\limsup_{t \to \infty} \frac{1}{t} \int_0^t (\sigma_2^l)^{1-p}(\sigma_2^u)^p I_s dB_2(s) = 0 \quad \text{a.s..}$$

类似地, 存在一个空集 Ω_3 使得 $\mathbb{P}(\Omega_3) = 0$, 则对任意的 $\omega \notin \Omega_3$ 和任意的 ε_1, ε_2,

$$\limsup_{t \to \infty} \frac{1}{t} \int_0^t R_s ds \leqslant 0 \quad \text{a.s..}$$

由 $R_t \geqslant 0$ 可知 $\limsup\limits_{t \to \infty} \dfrac{1}{t} \displaystyle\int_0^t R_s ds = 0$ a.s.. 对任意给定的 $\varepsilon_3 \geqslant 0$, 存在一个常数 $T_3 = T_3(\omega, t) \geqslant T_2$ 使得对任意的 $t > T_3$ 有 $R_t < \varepsilon_3$ a.s..

最后, 我们证明 S_t. 由系统 (2.53) 可得

$$d(S_t + I_t + R_t) = [(\Lambda^l)^{1-p}(\Lambda^u)^p - (\mu^l)^{1-p}(\mu^u)^p(S_t + I_t + R_t) - (\delta^l)^{1-p}(\delta^u)^p I_t]dt.$$

同理对上述任意给定的 ε_1 和 ε_3 有

$$\frac{1}{t}\int_0^t S_s ds$$

$$= \frac{(\Lambda^l)^{1-p}(\Lambda^u)^p}{(\mu^l)^{1-p}(\mu^u)^p} - \frac{1}{t}\int_0^t I_s ds - \frac{(\delta^l)^{1-p}(\delta^u)^p}{(\mu^l)^{1-p}(\mu^u)^p t}\int_0^t I_s ds - \frac{1}{t}\int_0^t R_s ds - \phi(t)$$

$$= \frac{(\Lambda^l)^{1-p}(\Lambda^u)^p}{(\mu^l)^{1-p}(\mu^u)^p} - \frac{(\mu^l)^{1-p}(\mu^u)^p + (\delta^l)^{1-p}(\delta^u)^p}{(\mu^l)^{1-p}(\mu^u)^p t}\int_{T_3}^t I_s ds - \frac{1}{t}\int_{T_3}^t R_s ds$$

$$- \frac{1}{t}\int_0^{T_3}\left(\frac{(\mu^l)^{1-p}(\mu^u)^p + (\delta^l)^{1-p}(\delta^u)^p}{(\mu^l)^{1-p}(\mu^u)^p}I_s + R_s\right)ds - \phi(t)$$

$$\geqslant \frac{(\Lambda^l)^{1-p}(\Lambda^u)^p}{(\mu^l)^{1-p}(\mu^u)^p} - \frac{(\mu^l)^{1-p}(\mu^u)^p + (\delta^l)^{1-p}(\delta^u)^p}{(\mu^l)^{1-p}(\mu^u)^p}\varepsilon_1 - \varepsilon_3$$

$$+ \left(\frac{(\mu^l)^{1-p}(\mu^u)^p + (\delta^l)^{1-p}(\delta^u)^p}{(\mu^l)^{1-p}(\mu^u)^p}\varepsilon_1 + \varepsilon_3\right)\frac{T_3}{t}$$

$$- \left(\frac{(\Lambda^l)^{1-p}(\Lambda^u)^p((\mu^l)^{1-p}(\mu^u)^p + (\delta^l)^{1-p}(\delta^u)^p)}{(\mu^l)^{2-2p}(\mu^u)^{2p}} + \frac{(\Lambda^l)^{1-p}(\Lambda^u)^p}{(\mu^l)^{1-p}(\mu^u)^p}\right)\frac{T_3}{t} - \phi(t),$$

其中　$\phi(t) = \dfrac{1}{(\mu^l)^{1-p}(\mu^u)^p}\left(\dfrac{S(t) + I(t) + R(t)}{t} - \dfrac{S(0) + I(0) + R(0)}{t}\right)$, 以及 $\lim\limits_{t\to\infty}\phi(t) = 0$ a.s.. 由此可得

$$\liminf_{t\to\infty}\frac{1}{t}\int_0^t S_s ds \geqslant \frac{(\Lambda^l)^{1-p}(\Lambda^u)^p}{(\mu^l)^{1-p}(\mu^u)^p}\ \ \text{a.s..}$$

另外, 由于 $S \leqslant \dfrac{(\Lambda^l)^{1-p}(\Lambda^u)^p}{(\mu^l)^{1-p}(\mu^u)^p}$. 因此

$$\liminf_{t\to\infty}\frac{1}{t}\int_0^t S_s ds = \frac{(\Lambda^l)^{1-p}(\Lambda^u)^p}{(\mu^l)^{1-p}(\mu^u)^p}\ \ \text{a.s..}\ \ \ \ \ \square$$

2.2.3.2　疾病的持久性

下面研究疾病的持久性. 首先给出以下定义 [50]:

定义 2.2.1　系统 (2.53) 中的疾病被认为是持久性的, 如果有

$$\liminf_{t\to\infty}\frac{1}{t}\int_0^t I_s ds > 0\ \ \text{a.s..}$$

对于系统 (2.53), 有以下结果.

定理 2.2.2 若 $\mathscr{R}_s > 1$, 则对任意的初值 $(S(0), I(0), R(0), Z(0)) \in \mathbb{R}_+^4$, 系统 (2.53) 的解 (S_t, I_t, R_t, Z_t) 有以下性质:

$$\liminf_{t \to \infty} \frac{1}{t} \int_0^t I_s ds \geqslant \Theta_1 > 0 \quad \text{a.s.},$$

$$\liminf_{t \to \infty} \frac{1}{t} \int_0^t S_s ds \geqslant \Theta_2 > 0 \quad \text{a.s.},$$

$$\liminf_{t \to \infty} \frac{1}{t} \int_0^t R_s ds \geqslant \frac{(\gamma^l)^{1-p}(\gamma^u)^p \Theta_1}{(\mu^l)^{1-p}(\mu^u)^p + (\delta_0^l)^{1-p}(\delta_0^u)^p} > 0 \quad \text{a.s.},$$

$$\liminf_{t \to \infty} \frac{1}{t} \int_0^t Z_s ds \geqslant \frac{(a^l \mu^l)^{1-p}(a^u \mu^u)^p \Theta_1}{(a_0^l)^{1-p}(a_0^u)^p((\mu^l)^{1-p}(\mu^u)^p + (b^l \Lambda^l)^{1-p}(b^u \Lambda^u)^p)} > 0 \quad \text{a.s.},$$

其中

$$\Theta_1 = \frac{(a_0^l(\mu^l)^2)^{1-p}(a_0^u(\mu^u)^2)^p((\mu^l)^{1-p}(\mu^u)^p + (\delta^l)^{1-p}(\delta^u)^p + (\gamma^l)^{1-p}(\gamma^u)^p)(\mathscr{R}_s - 1)}{(\beta^l \Lambda^l)^{1-p}(\beta^u \Lambda^u)^p((a_0^l \beta^l)^{1-p}(a_0^u \beta^u)^p + (a^l \mu_1^l m^l)^{1-p}(a^u \mu_1^u m^u)^p)},$$

$$\Theta_2 = \frac{(\Lambda^l)^{1-p}(\Lambda^u)^p}{\dfrac{(\Lambda^l \beta^l)^{1-p}(\Lambda^u \beta^u)^p}{(\mu^l)^{1-p}(\mu^u)^p} + (\mu^l)^{1-p}(\mu^u)^p + \dfrac{(\mu_1^l m^l a^l \Lambda^l)^{1-p}(\mu_1^u m^u a^u \Lambda^u)^p}{(a_0^l)^{1-p}(a_0^u)^p((\mu^l)^{1-p}(\mu^u)^p + (b^l \Lambda^l)^{1-p}(b^u \Lambda^u)^p)}}.$$

证明 由系统 (2.53) 的第一个和第三个方程得

$$d\left(\frac{(\mu^l)^{1-p}(\mu^u)^p + (\delta_0^l)^{1-p}(\delta_0^u)^p}{(\mu^l)^{1-p}(\mu^u)^p} S_t + \frac{(\delta_0^l)^{1-p}(\delta_0^u)^p}{(\mu^l)^{1-p}(\mu^u)^p} R_t \right)$$

$$= \left[\frac{(\mu^l)^{1-p}(\mu^u)^p + (\delta_0^l)^{1-p}(\delta_0^u)^p}{(\mu^l)^{1-p}(\mu^u)^p} ((\Lambda^l)^{1-p}(\Lambda^u)^p - (\beta^l)^{1-p}(\beta^u)^p S_t I_t \right.$$

$$- (\mu^l)^{1-p}(\mu^u)^p S_t - (\mu_1^l m^l)^{1-p}(\mu_1^u m^u)^p Z_t S_t + (\delta_0^l)^{1-p}(\delta_0^u)^p R_t)$$

$$+ \frac{(\delta_0^l)^{1-p}(\delta_0^u)^p}{(\mu^l)^{1-p}(\mu^u)^p} ((\gamma^l)^{1-p}(\gamma^u)^p I_t + (\mu_1^l m^l)^{1-p}(\mu_1^u m^u)^p Z_t S_t$$

$$\left. - ((\mu^l)^{1-p}(\mu^u)^p + (\delta_0^l)^{1-p}(\delta_0^u)^p)R_t) \right] dt - (\sigma_1^l \mu_1^l)^{1-p}(\sigma_1^u \mu_1^u)^p Z_t S_t dB_1(t)$$

$$+ \frac{(\delta_0^l)^{1-p}(\delta_0^u)^p}{(\mu^l)^{1-p}(\mu^u)^p} (\sigma_2^l)^{1-p}(\sigma_2^u)^p I_t dB_2(t)$$

$$= \left[((\mu^l)^{1-p}(\mu^u)^p + (\delta_0^l)^{1-p}(\delta_0^u)^p) \left(\frac{(\Lambda^l)^{1-p}(\Lambda^u)^p}{(\mu^l)^{1-p}(\mu^u)^p} - S_t \right) + \frac{(\gamma^l \delta_0^l)^{1-p}(\gamma^u \delta_0^u)^p}{(\mu^l)^{1-p}(\mu^u)^p} I_t \right.$$

$$
\begin{aligned}
&-\frac{((\mu^l)^{1-p}(\mu^u)^p + (\delta_0^l)^{1-p}(\delta_0^u)^p)}{(\mu^l)^{1-p}(\mu^u)^p}(\beta^l)^{1-p}(\beta^u)^p S_t I_t \\
&+\frac{(\mu_1^l m^l \delta_0^l)^{1-p}(\mu_1^u m^u \delta_0^u)^p}{(\mu^l)^{1-p}(\mu^l)^p}Z_t S_t \\
&-\frac{(\mu_1^l m^l)^{1-p}(\mu_1^u m^u)^p((\mu^l)^{1-p}(\mu^u)^p + (\delta_0^l)^{1-p}(\delta_0^u)^p)}{(\mu^l)^{1-p}(\mu^u)^p}Z_t S_t \Bigg] dt \\
&-(\sigma_1^l \mu_1^l)^{1-p}(\sigma_1^u \mu_1^u)^p Z_t S_t dB_1(t) + \frac{(\delta_0^l)^{1-p}(\delta_0^u)^p}{(\mu^l)^{1-p}(\mu^u)^p}(\sigma_2^l)^{1-p}(\sigma_2^u)^p I_t dB_2(t) \\
\geqslant& \Bigg[((\mu^l)^{1-p}(\mu^u)^p + (\delta_0^l)^{1-p}(\delta_0^u)^p)\left(\frac{(\Lambda^l)^{1-p}(\Lambda^u)^p}{(\mu^l)^{1-p}(\mu^u)^p} - S_t\right) \\
&-\frac{(\Lambda^l \beta^l)^{1-p}(\Lambda^u \beta^u)^p((\mu^l)^{1-p}(\mu^u)^p + (\delta_0^l)^{1-p}(\delta_0^u)^p)}{(\mu^l)^{2-2p}(\mu^u)^{2p}}I_t \\
&-\frac{(\Lambda^l \mu_1^l m^l)^{1-p}(\Lambda^u \mu_1^u m^u)^p((\mu^l)^{1-p}(\mu^u)^p + (\delta_0^l)^{1-p}(\delta_0^u)^p)}{(\mu^l)^{2-2p}(\mu^u)^{2p}}Z_t \Bigg] dt \\
&-(\sigma_1^l \mu_1^l)^{1-p}(\sigma_1^u \mu_1^u)^p Z_t S_t dB_1(t) + \frac{(\delta_0^l)^{1-p}(\delta_0^u)^p}{(\mu^l)^{1-p}(\mu^u)^p}(\sigma_2^l)^{1-p}(\sigma_2^u)^p I_t dB_2(t). \quad (2.62)
\end{aligned}
$$

由系统 (2.53) 的最后一个方程知

$$
\begin{aligned}
Z_t dt &= \frac{(a^l)^{1-p}(a^u)^p I_t dt}{(a_0^l)^{1-p}(a_0^u)^p(1 + (b^l)^{1-p}(b^u)^p I_t)} - \frac{1}{(a_0^l)^{1-p}(a_0^u)^p}dZ_t \\
&\leqslant \frac{(a^l)^{1-p}(a^u)^p}{(a_0^l)^{1-p}(a_0^u)^p}I_t dt - \frac{1}{(a_0^l)^{1-p}(a_0^u)^p}dZ_t.
\end{aligned}
$$

于是 (2.62) 式可以改写为

$$
\begin{aligned}
&d\left(\frac{(\mu^l)^{1-p}(\mu^u)^p + (\delta_0^l)^{1-p}(\delta_0^u)^p}{(\mu^l)^{1-p}(\mu^u)^p}S_t + \frac{(\delta_0^l)^{1-p}(\delta_0^u)^p}{(\mu^l)^{1-p}(\mu^u)^p}R_t\right) \\
\geqslant& \Bigg[((\mu^l)^{1-p}(\mu^u)^p + (\delta_0^l)^{1-p}(\delta_0^u)^p)\left(\frac{(\Lambda^l)^{1-p}(\Lambda^u)^p}{(\mu^l)^{1-p}(\mu^u)^p} - S_t\right) \\
&-\frac{(\Lambda^l)^{1-p}(\Lambda^u)^p((\mu^l)^{1-p}(\mu^u)^p + (\delta_0^l)^{1-p}(\delta_0^u)^p)}{(a_0^l(\mu^l)^2)^{1-p}(a_0^u(\mu^u)^2)^p} \\
&\times((a_0^l \beta^l)^{1-p}(a_0^u \beta^u)^p + (a^l \mu_1^l m^l)^{1-p}(a^u \mu_1^u m^u)^p)I_t \Bigg] dt
\end{aligned}
$$

$$+ \frac{(\Lambda^l \mu_1^l m^l)^{1-p}(\Lambda^u \mu_1^u m^u)^p((\mu^l)^{1-p}(\mu^u)^p + (\delta_0^l)^{1-p}(\delta_0^u)^p)}{(a_0^l(\mu^l)^2)^{1-p}(a_0^u(\mu^u)^2)^p} dZ_t$$

$$- (\sigma_1^l \mu_1^l)^{1-p}(\sigma_1^u \mu_1^u)^p Z_t S_t dB_1(t) + \frac{(\delta_0^l)^{1-p}(\delta_0^u)^p}{(\mu^l)^{1-p}(\mu^u)^p}(\sigma_2^l)^{1-p}(\sigma_2^u)^p I_t dB_2(t). \quad (2.63)$$

两边从 0 到 t 积分得到

$$\int_0^t \left(\frac{(\Lambda^l)^{1-p}(\Lambda^u)^p}{(\mu^l)^{1-p}(\mu^u)^p} - S_s \right) ds$$

$$\leqslant \frac{(\Lambda^l)^{1-p}(\Lambda^u)^p((a_0^l \beta^l)^{1-p}(a_0^u \beta^u)^p + (a^l \mu_1^l m^l)^{1-p}(a^u \mu_1^u m^u)^p)}{(a_0^l(\mu^l)^2)^{1-p}(a_0^u(\mu^u)^2)^p} \int_0^t I_s ds$$

$$+ \frac{1}{(\mu^l)^{1-p}(\mu^u)^p}(S(t) - S(0)) - \frac{(\Lambda^l \mu_1^l m^l)^{1-p}(\Lambda^u \mu_1^u m^u)^p}{(a_0^l(\mu^l)^2)^{1-p}(a_0^u(\mu^u)^2)^p}(Z(t) - Z(0))$$

$$+ \frac{(\delta_0^l)^{1-p}(\delta_0^u)^p}{(\mu^l)^{1-p}(\mu^u)^p((\mu^l)^{1-p}(\mu^u)^p + (\delta_0^l)^{1-p}(\delta_0^u)^p)}(R(t) - R(0))$$

$$+ \frac{(\sigma_1^l \mu_1^l)^{1-p}(\sigma_1^u \mu_1^u)^p}{(\mu^l)^{1-p}(\mu^u)^p + (\delta_0^l)^{1-p}(\delta_0^u)^p} \int_0^t Z_s S_s dB_1(s)$$

$$- \frac{(\sigma_2^l \delta_0^l)^{1-p}(\sigma_2^u \delta_0^u)^p}{(\mu^l)^{1-p}(\mu^u)^p((\mu^l)^{1-p}(\mu^u)^p + (\delta_0^l)^{1-p}(\delta_0^u)^p)} \int_0^t I_s dB_2(s). \quad (2.64)$$

另一方面, 有

$$\left((\beta^l)^{1-p}(\beta^u)^p S - ((\mu^l)^{1-p}(\mu^u)^p + (\delta^l)^{1-p}(\delta^u)^p + (\gamma^l)^{1-p}(\gamma^u)^p) \right.$$

$$\left. - \frac{1}{2}(\sigma_2^l)^{2-2p}(\sigma_2^u)^{2p} \right) - \left(\frac{(\Lambda^l \beta^l)^{1-p}(\Lambda^u \beta^u)^p}{(\mu^l)^{1-p}(\mu^u)^p} - ((\mu^l)^{1-p}(\mu^u)^p \right.$$

$$\left. + (\delta^l)^{1-p}(\delta^u)^p + (\gamma^l)^{1-p}(\gamma^u)^p) - \frac{1}{2}(\sigma_2^l)^{2-2p}(\sigma_2^u)^{2p} \right)$$

$$= (\beta^l)^{1-p}(\beta^u)^p \left(S - \frac{(\Lambda)^{1-p}(\Lambda^u)^p}{(\mu^l)^{1-p}(\mu^u)^p} \right),$$

即

$$\left((\beta^l)^{1-p}(\beta^u)^p S - ((\mu^l)^{1-p}(\mu^u)^p + (\delta^l)^{1-p}(\delta^u)^p \right.$$

$$\left. + (\gamma^l)^{1-p}(\gamma^u)^p) - \frac{1}{2}(\sigma_2^l)^{2-2p}(\sigma_2^u)^{2p} \right)$$

$$= ((\mu^l)^{1-p}(\mu^u)^p + (\delta^l)^{1-p}(\delta^u)^p + (\gamma^l)^{1-p}(\gamma^u)^p)(\mathscr{R}_s - 1)$$
$$- (\beta^l)^{1-p}(\beta^u)^p \left(\frac{(\Lambda)^{1-p}(\Lambda^u)^p}{(\mu^l)^{1-p}(\mu^u)^p} - S \right). \tag{2.65}$$

联立 (2.65) 式和 (2.58) 式可得

$$\log I_t = \log I(0) + ((\mu^l)^{1-p}(\mu^u)^p + (\delta^l)^{1-p}(\delta^u)^p + (\gamma^l)^{1-p}(\gamma^u)^p)(\mathscr{R}_s - 1)t$$
$$- (\beta^l)^{1-p}(\beta^u)^p \int_0^t \left(\frac{(\Lambda)^{1-p}(\Lambda^u)^p}{(\mu^l)^{1-p}(\mu^u)^p} - S_s \right) ds$$
$$- \int_0^t (\sigma_2^l)^{1-p}(\sigma_2^u)^p dB_2(s). \tag{2.66}$$

将 (2.64) 式代入 (2.66) 式中得

$$\log I_t \geqslant ((\mu^l)^{1-p}(\mu^u)^p + (\delta^l)^{1-p}(\delta^u)^p + (\gamma^l)^{1-p}(\gamma^u)^p)(\mathscr{R}_s - 1)t$$
$$- \frac{(\beta^l \Lambda^l)^{1-p}(\beta^u \Lambda^u)^p((a_0^l \beta^l)^{1-p}(a_0^u \beta^u)^p + (a^l \mu_1^l m^l)^{1-p}(a^u \mu_1^u m^u)^p)}{(a_0^l(\mu^l)^2)^{1-p}(a_0^u(\mu^u)^2)^p} \int_0^t I_s ds$$
$$+ \varphi_1(t) + \varphi_2(t),$$

其中

$$\varphi_1(t) = \log I(0) - (\beta^l)^{1-p}(\beta^u)^p \Bigg[\frac{1}{(\mu^l)^{1-p}(\mu^u)^p}(S(t) - S(0))$$
$$- \frac{(\Lambda^l \mu_1^l m^l)^{1-p}(\Lambda^u \mu_1^u m^u)^p}{(a_0^l(\mu^l)^2)^{1-p}(a_0^u(\mu^u)^2)^p}(Z(t) - Z(0))$$
$$+ \frac{(\delta_0^l)^{1-p}(\delta_0^u)^p}{(\mu^l)^{1-p}(\mu^u)^p((\mu^l)^{1-p}(\mu^u)^p + (\delta_0^l)^{1-p}(\delta_0^u)^p)}(R(t) - R(0)) \Bigg],$$
$$\varphi_2(t) = - \frac{(\beta^l \sigma_1^l \mu_1^l)^{1-p}(\beta^u \sigma_1^u \mu_1^u)^p}{((\mu^l)^{1-p}(\mu^u)^p + (\delta_0^l)^{1-p}(\delta_0^u)^p)} \int_0^t Z_s S_s dB_1(s)$$
$$- (\sigma_2^l)^{1-p}(\sigma_2^u)^p \int_0^t dB_2(s) + \frac{(\beta^l \sigma_2^l \delta_0^l)^{1-p}(\beta^u \sigma_2^u \delta_0^u)^p}{(\mu^l)^{1-p}(\mu^u)^p((\mu^l)^{1-p}(\mu^u)^p + (\delta_0^l)^{1-p}(\delta_0^u)^p)}$$
$$\times \int_0^t I_s dB_2(s).$$

由局部鞅的强大数定律, 有

$$\lim_{t \to \infty} \frac{\varphi_1(t)}{t} = 0 \quad \text{和} \quad \lim_{t \to \infty} \frac{\varphi_2(t)}{t} = 0 \quad \text{a.s..}$$

因此

$$\liminf_{t\to\infty} \frac{1}{t}\int_0^t I_s ds \geqslant \Theta_1 > 0 \quad \text{a.s..} \tag{2.67}$$

由 (2.53) 的第一个方程得

$$dS_t \geqslant \left[(\Lambda^l)^{1-p}(\Lambda^u)^p - \left(\frac{(\Lambda^l\beta^l)^{1-p}(\Lambda^u\beta^u)^p}{(\mu^l)^{1-p}(\mu^u)^p} + (\mu^l)^{1-p}(\mu^u)^p \right.\right.$$
$$\left.\left. + \frac{(\mu_1^l m^l a^l \Lambda^l)^{1-p}(\mu_1^u m^u a^u \Lambda^u)^p}{(a_0^l)^{1-p}(a_0^u)^p((\mu^l)^{1-p}(\mu^u)^p + (b^l\Lambda^l)^{1-p}(b^u\Lambda^u)^p)} \right) S_t \right] dt$$
$$- (\sigma_1^l\mu_1^l)^{1-p}(\sigma_1^u\mu_1^u)^p Z_t S_t dB_1(t).$$

两边从 0 到 t 积分并重新组合得到

$$\left(\frac{(\Lambda^l\beta^l)^{1-p}(\Lambda^u\beta^u)^p}{(\mu^l)^{1-p}(\mu^u)^p} + (\mu^l)^{1-p}(\mu^u)^p \right.$$
$$\left. + \frac{(\mu_1^l m^l a^l \Lambda^l)^{1-p}(\mu_1^u m^u a^u \Lambda^u)^p}{(a_0^l)^{1-p}(a_0^u)^p((\mu^l)^{1-p}(\mu^u)^p + (b^l\Lambda^l)^{1-p}(b^u\Lambda^u)^p)} \right) \frac{1}{t}\int_0^t S_s ds$$
$$\geqslant (\Lambda^l)^{1-p}(\Lambda^u)^p - \frac{S(t)-S(0)}{t} - \frac{(\mu_1^l\sigma_1^l)^{1-p}(\mu_1^u\sigma_1^u)^p}{t}\int_0^t Z_s S_s dB_1(s). \tag{2.68}$$

同理, 由局部鞅的强大数定律, 有

$$\limsup_{t\to\infty} \frac{1}{t}\int_0^t Z_s S_s dB_1(s) = 0 \quad \text{a.s..}$$

因此

$$\liminf_{t\to\infty} \frac{1}{t}\int_0^t S_s ds \geqslant \Theta_2 > 0 \quad \text{a.s..}$$

由系统 (2.53) 的第三个方程推出

$$dR_t \geqslant [(\gamma^l)^{1-p}(\gamma^u)^p I_t - ((\mu^l)^{1-p}(\mu^u)^p + (\delta_0^l)^{1-p}(\delta_0^u)^p)R_t]dt$$
$$+ (\sigma_1^l\mu_1^l)^{1-p}(\sigma_1^u\mu_1^u)^p Z_t S_t dB_1(t) + (\sigma_2^l)^{1-p}(\sigma_2^u)^p I_t dB_2(t). \tag{2.69}$$

两边从 0 到 t 积分并同时除以 t 得

$$\frac{1}{t}\int_0^t R_s ds$$

$$\geqslant \frac{(\gamma^l)^{1-p}(\gamma^u)^p}{((\mu^l)^{1-p}(\mu^u)^p + (\delta_0^l)^{1-p}(\delta_0^u)^p)t} \int_0^t I_s ds - \frac{R(t) - R(0)}{((\mu^l)^{1-p}(\mu^u)^p + (\delta_0^l)^{1-p}(\delta_0^u)^p)t}$$

$$+ \frac{1}{((\mu^l)^{1-p}(\mu^u)^p + (\delta_0^l)^{1-p}(\delta_0^u)^p)t} \int_0^t (\sigma_1^l \mu_1^l)^{1-p}(\sigma_1^u \mu_1^u)^p Z_s S_s dB_1(s)$$

$$+ \frac{1}{((\mu^l)^{1-p}(\mu^u)^p + (\delta_0^l)^{1-p}(\delta_0^u)^p)t} \int_0^t (\sigma_2^l)^{1-p}(\sigma_2^u)^p I_s dB_2(s).$$

由 (2.67) 式可知, 对任意的 $\xi > 0$ $(\xi < \Theta_1)$, 存在常数 $T(\omega) > 0$ 使得当 $t \geqslant T$ 时有

$$\frac{1}{t} \int_0^t I_s ds \geqslant \Theta_1 - \xi. \tag{2.70}$$

则上式可以改写为

$$\frac{1}{t} \int_0^t R_s ds$$

$$\geqslant \frac{(\gamma^l)^{1-p}(\gamma^u)^p}{((\mu^l)^{1-p}(\mu^u)^p + (\delta_0^l)^{1-p}(\delta_0^u)^p)}(\Theta_1 - \xi) - \frac{R(t) - R(0)}{((\mu^l)^{1-p}(\mu^u)^p + (\delta_0^l)^{1-p}(\delta_0^u)^p)t}$$

$$+ \frac{1}{((\mu^l)^{1-p}(\mu^u)^p + (\delta_0^l)^{1-p}(\delta_0^u)^p)t} \int_0^t (\sigma_1^l \mu_1^l)^{1-p}(\sigma_1^u \mu_1^u)^p Z_s S_s dB_1(s)$$

$$+ \frac{1}{((\mu^l)^{1-p}(\mu^u)^p + (\delta_0^l)^{1-p}(\delta_0^u)^p)t} \int_0^t (\sigma_2^l)^{1-p}(\sigma_2^u)^p I_s dB_2(s).$$

对于任意的 ξ, 再次使用局部鞅的强大数定律可得

$$\liminf_{t \to \infty} \frac{1}{t} \int_0^t R_s ds \geqslant \frac{(\gamma^l)^{1-p}(\gamma^u)^p \Theta_1}{(\mu^l)^{1-p}(\mu^u)^p + (\delta_0^l)^{1-p}(\delta_0^u)^p} > 0 \ \text{ a.s..}$$

最后证明 Z_t. 对系统 (2.53) 的最后一个方程两边从 0 到 t 积分并同时除以 t 得

$$\frac{Z(t) - Z(0)}{t} \geqslant \frac{(a^l \mu^l)^{1-p}(a^u \mu^u)^p}{((\mu^l)^{1-p}(\mu^u)^p + (b^l \Lambda^l)^{1-p}(b^u \Lambda^u)^p)t} \int_0^t I_s ds - \frac{(a_0^l)^{1-p}(a_0^u)^p}{t} \int_0^t Z_s ds.$$

由 (2.70) 式可知, 当 $t > T$ 时有

$$\frac{1}{t} \int_0^t Z_s ds \geqslant \frac{(a^l \mu^l)^{1-p}(a^u \mu^u)^p}{(a_0^l)^{1-p}(a_0^u)^p((\mu^l)^{1-p}(\mu^u)^p + (b^l \Lambda^l)^{1-p}(b^u \Lambda^u)^p)}(\Theta_1 - \xi)$$

$$- \frac{Z_t - Z_0}{(a_0^l)^{1-p}(a_0^u)^p t}.$$

再由 ξ 的任意性, 可知

$$\liminf_{t\to\infty} \frac{1}{t}\int_0^t Z_s ds \geq \frac{(a^l\mu^l)^{1-p}(a^u\mu^u)^p\Theta_1}{(a_0^l)^{1-p}(a_0^u)^p((\mu^l)^{1-p}(\mu^u)^p+(b^l\Lambda^l)^{1-p}(b^u\Lambda^u)^p)} > 0 \quad \text{a.s..} \quad \square$$

2.2.3.3　平稳分布及遍历性

运用 Has'minskii 理论 [51], 证明系统 (2.53) 存在一个遍历的平稳分布且 $\mathscr{R}_s > 1$ 是平稳分布存在的一个充分条件. 首先, 给出下面的引理.

令 $X(t)$ 为定义在 $\mathbb{R}^d$ 空间上的齐次 Markov 过程:

$$dX(t) = b(X)dt + \sum_{r=1}^k g_r(X)dB_r(t). \tag{2.71}$$

扩散矩阵为 $A(x) = (a_{ij}(x))$, 其中 $a_{ij}(x) = \sum_{r=1}^k g_r^i(x)g_r^j(x)$.

引理 2.2.3 [51]　Markov 过程 $X(t)$ 有唯一的遍历平稳分布 $\pi(\cdot)$, 如果存在一个具有规则边界 $\bar{U}$ 的有界开区域 $U \subset \mathbb{R}^d$ 并满足以下性质:

(i) 在 U 及其邻域内, 扩散矩阵 $A(x)$ 具有非零的最小特征值;

(ii) 若 $x \in \mathbb{R}^d \setminus U$, 从 x 出发的路径到达集合 U 的平均时间 τ 是有限的, 且对任意的紧子集 $F \in \mathbb{R}^d$ 有 $\sup_{x\in F} E_x\tau < +\infty$.

令 $\rho(\cdot)$ 为在测度 $\pi(\cdot)$ 下的可积函数. 对任意的 $x \in \mathbb{R}^d \setminus U$,

$$\mathbb{P}\left\{\lim_{T\to\infty}\frac{1}{T}\int_0^T \rho(X(t))dt = \int_{\mathbb{R}^d}\rho(x)\pi(dx)\right\} = 1.$$

附注 2.2.1　为证 (i), 只需证明 Υ 在 U 上是一致椭圆的, 其中 $\Upsilon_v = g(x)v_x + \frac{1}{2}\text{trace}(A(x)v_{xx})$, 即存在一个正数 ϖ 使得 $\sum_{i,j=1}^d a_{ij}(x)\xi_i\xi_j \geq \varpi|\xi|^2$, $x \in U$, $\xi \in \mathbb{R}^d$ (参考文献 [52] 和 Rayleigh 原理 [53]). 为证 (ii), 只需证明对任意的 $x \in \mathbb{R}^d \setminus U$ 存在一个非负 C^2 函数 V 使得 $\mathscr{L}V$ 为负 (参考文献 [54]).

定理 2.2.3　对任意的 $(S(0), I(0), R(0), Z(0)) \in \mathbb{R}_+^4$, 若 $\mathscr{R}_s > 1$, 则系统 (2.53) 存在一个平稳分布 $\pi(\cdot)$ 且具有遍历性.

证明　设 θ_1 和 θ_2 充分大. 令

$$U = \left\{(x_1, x_2, x_3, x_4) \in \Gamma : \frac{1}{\theta_1} < x_1, x_2, x_3 < \frac{(\Lambda^l)^{1-p}(\Lambda^u)^p}{(\mu^l)^{1-p}(\mu^u)^p} - \frac{1}{\theta_1},\right.$$

$$\left.\frac{1}{\theta_2} < x_4 < \frac{(a^l)^{1-p}(a^u)^p(\Lambda^l)^{1-p}(\Lambda^u)^p}{(a_0^l)^{1-p}(a_0^u)^p((\mu^l)^{1-p}(\mu^u)^p+(b^l)^{1-p}(b^u)^p(\Lambda^l)^{1-p}(\Lambda^u)^p)} - \frac{1}{\theta_2}\right\}.$$

根据方程 (2.71), 我们可以将系统 (2.53) 改写为

$$
d\begin{pmatrix} S \\ I \\ R \\ Z \end{pmatrix} = \begin{pmatrix} D_1 \\ D_2 \\ D_3 \\ D_4 \end{pmatrix} dt + \begin{pmatrix} -(\sigma_1^l \mu_1^l)^{1-p}(\sigma_1^u \mu_1^u)^p ZS \\ 0 \\ (\sigma_1^l \mu_1^l)^{1-p}(\sigma_1^u \mu_1^u)^p ZS \\ 0 \end{pmatrix} dB_1(t)
$$

$$
+ \begin{pmatrix} 0 \\ -(\sigma_2^l)^{1-p}(\sigma_2^u)^p I \\ (\sigma_2^l)^{1-p}(\sigma_2^u)^p I \\ 0 \end{pmatrix} dB_2(t),
$$

其中

$$
\begin{aligned}
D_1 &= (\Lambda^l)^{1-p}(\Lambda^u)^p - (\beta^l)^{1-p}(\beta^u)^p SI - (\mu^l)^{1-p}(\mu^u)^p S - (\mu_1^l m^l)^{1-p}(\mu_1^u m^u)^p ZS \\
&\quad + (\delta_0^l)^{1-p}(\delta_0^u)^p R, \\
D_2 &= (\beta^l)^{1-p}(\beta^u)^p SI - ((\mu^l)^{1-p}(\mu^u)^p + (\delta^l)^{1-p}(\delta^u)^p + (\gamma^l)^{1-p}(\gamma^u)^p)I, \\
D_3 &= (\gamma^l)^{1-p}(\gamma^u)^p I + (\mu_1^l m^l)^{1-p}(\mu_1^u m^u)^p ZS - ((\mu^l)^{1-p}(\mu^u)^p + (\delta_0^l)^{1-p}(\delta_0^u)^p)R, \\
D_4 &= \frac{(a^l)^{1-p}(a^u)^p I}{1 + (b^l)^{1-p}(b^u)^p I} - (a_0^l)^{1-p}(a_0^u)^p Z,
\end{aligned}
$$

扩散矩阵为

$$
A(S,I,R,Z) = \begin{pmatrix} D_5 & 0 & -D_5 & 0 \\ 0 & D_6 & -D_6 & 0 \\ -D_5 & -D_6 & D_5 + D_6 & 0 \\ 0 & 0 & 0 & 0 \end{pmatrix},
$$

其中 $D_5 = (\sigma_1^l \mu_1^l)^{2-2p}(\sigma_1^u \mu_1^u)^{2p} Z^2 S^2$, $D_6 = (\sigma_2^l)^{2-2p}(\sigma_2^u)^{2p} I^2$. 由于 $\bar{U} \subset \mathbb{R}_+^4$ 及 $\xi \in \mathbb{R}_+^4 \setminus \{(\xi_1, \xi_2, \xi_3, \xi_4) \in \mathbb{R}_+^4 : \xi_1 = \xi_2 = \xi_3\}$, 则

$$
\begin{aligned}
&\sum_{i,j=1}^4 a_{ij} \xi_i \xi_j \\
&= (\sigma_1^l \mu_1^l)^{2-2p}(\sigma_1^u \mu_1^u)^{2p} Z^2 S^2 \xi_1^2 + (\sigma_2^l)^{2-2p}(\sigma_2^u)^{2p} I^2 \xi_2^2 + (\sigma_1^l \mu_1^l)^{2-2p}(\sigma_1^u \mu_1^u)^{2p} Z^2 S^2 \xi_3^2 \\
&\quad + (\sigma_2^l)^{2-2p}(\sigma_2^u)^{2p} I^2 \xi_3^2 - 2(\sigma_1^l \mu_1^l)^{2-2p}(\sigma_1^u \mu_1^u)^{2p} Z^2 S^2 \xi_1 \xi_3 - 2(\sigma_2^l)^{2-2p}(\sigma_2^u)^{2p} I^2 \xi_2 \xi_3 \\
&= (\sigma_1^l \mu_1^l)^{2-2p}(\sigma_1^u \mu_1^u)^{2p} Z^2 S^2 (\xi_1 - \xi_3)^2 + (\sigma_2^l)^{2-2p}(\sigma_2^u)^{2p} I^2 (\xi_2 - \xi_3)^2 \\
&\geqslant C,
\end{aligned}
$$

其中 C 是一个正数. 因此, 引理 2.2.3 的条件 (i) 成立.

下面证明引理 2.2.3 的条件 (ii). 对于 $(S, I, R, Z) \in \mathbb{R}_+^4$, 定义正函数 V 如下:

$$V(S, I, R, Z) = V_1(I) + V_2(S, I) + V_3(S, R, Z)$$

$$= \frac{1}{q}I^{-q} + \frac{1}{q}I^{-q}\left(\frac{(\Lambda^l)^{1-p}(\Lambda^u)^p}{(\mu^l)^{1-p}(\mu^u)^p} - S\right) + \left(\frac{1}{S} + R + \frac{1}{Z}\right),$$

其中 q 为正数, 具体取值在下文给出. 由 Itô 公式得

$$\mathscr{L}V_1(I) = -I^{-q}((\beta^l)^{1-p}(\beta^u)^p S - ((\mu^l)^{1-p}(\mu^u)^p + (\delta^l)^{1-p}(\delta^u)^p$$

$$+ (\gamma^l)^{1-p}(\gamma^u)^p)) + \frac{1}{2}(q+1)(\sigma_2^l)^{2-2p}(\sigma_2^u)^{2p}I^{-q}$$

$$= I^{-q}\left(-((\mu^l)^{1-p}(\mu^u)^p + (\delta^l)^{1-p}(\delta^u)^p + (\gamma^l)^{1-p}(\gamma^u)^p)(\mathscr{R}_s - 1)\right.$$

$$+ \frac{q}{2}(\sigma_2^l)^{2-2p}(\sigma_2^u)^{2p}\Big) + I^{-q}(\beta^l)^{1-p}(\beta^u)^p\left(\frac{(\Lambda^l)^{1-p}(\Lambda^u)^p}{(\mu^l)^{1-p}(\mu^u)^p} - S\right),$$

$$\tag{2.72}$$

$$\mathscr{L}V_2(S, I) = I^{-q}\left(\frac{(\Lambda^l)^{1-p}(\Lambda^u)^p}{(\mu^l)^{1-p}(\mu^u)^p} - S\right)\left((\mu^l)^{1-p}(\mu^u)^p + (\delta^l)^{1-p}(\delta^u)^p\right.$$

$$+ (\gamma^l)^{1-p}(\gamma^u)^p - (\beta^l)^{1-p}(\beta^u)^p S + \frac{1}{2}(q+1)(\sigma_2^l)^{2-2p}(\sigma_2^u)^{2p}\Big)$$

$$- \frac{1}{q}I^{-q}((\Lambda^l)^{1-p}(\Lambda^u)^p - (\beta^l)^{1-p}(\beta^u)^p SI - (\mu^l)^{1-p}(\mu^u)^p S$$

$$- (\mu_1^l m^l)^{1-p}(\mu_1^u m^u)^p ZS + (\delta_0^l)^{1-p}(\delta_0^u)^p R)$$

$$\leqslant I^{-q}\left(\frac{(\Lambda^l)^{1-p}(\Lambda^u)^p}{(\mu^l)^{1-p}(\mu^u)^p} - S\right)\left((\mu^l)^{1-p}(\mu^u)^p + (\delta^l)^{1-p}(\delta^u)^p\right.$$

$$+ (\gamma^l)^{1-p}(\gamma^u)^p - \frac{(\mu^l)^{1-p}(\mu^u)^p}{q} + \frac{1}{2}(q+1)(\sigma_2^l)^{2-2p}(\sigma_2^u)^{2p}\Big)$$

$$+ \frac{1}{q}(\mu_1^l m^l)^{1-p}(\mu_1^u m^u)^p ZSI^{-q} + \frac{(\beta^l \Lambda^l)^{1-p}(\beta^u \Lambda^u)^p}{q(\mu^l)^{1-p}(\mu^u)^p}I^{-q} \tag{2.73}$$

和

$$\mathscr{L}V_3(S, R, Z)$$

$$= -\frac{(\Lambda^l)^{1-p}(\Lambda^u)^p}{S^2} + \frac{(\beta^l)^{1-p}(\beta^u)^p I}{S} + \frac{(\mu^l)^{1-p}(\mu^u)^p}{S} - \frac{(\delta_0^l)^{1-p}(\delta_0^u)^p R}{S^2}$$

$$+ \frac{(\mu_1^l m^l)^{1-p}(\mu_1^u m^u)^p Z}{S} + \frac{(\sigma_1^l \mu_1^l)^{2-2p}(\sigma_1^u \mu_1^u)^{2p} Z^2}{S} - \left((\mu^l)^{1-p}(\mu^u)^p\right.$$

$$+ (\delta_0^l)^{1-p}(\delta_0^u)^p\Big)R + (\gamma^l)^{1-p}(\gamma^u)^p I + (\mu_1^l m^l)^{1-p}(\mu_1^u m^u)^p ZS$$

$$- \frac{(a^l)^{1-p}(a^u)^p I}{(1 + (b^l)^{1-p}(b^u)^p I)Z^2} + \frac{(a_0^l)^{1-p}(a_0^u)^p}{Z}$$

$$\leqslant \Bigg(\frac{(\mu_1^l m^l a^l \Lambda^l)^{1-p}(\mu_1^u m^u a^u \Lambda^u)^p}{(a_0^l)^{1-p}(a_0^u)^p((\mu^l)^{1-p}(\mu^u)^p + (b^l \Lambda^l)^{1-p}(b^u \Lambda^u)^p)} + \frac{(\beta^l \Lambda^l)^{1-p}(\beta^u \Lambda^u)^p}{(\mu^l)^{1-p}(\mu^u)^p}$$

$$+ (\mu^l)^{1-p}(\mu^u)^p + \frac{(\sigma_1^l \mu_1^l a^l \Lambda^l)^{2-2p}(\sigma_1^u \mu_1^u a^u \Lambda^u)^{2p}}{(a_0^l)^{2-2p}(a_0^u)^{2p}((\mu^l)^{1-p}(\mu^u)^p + (b^l \Lambda^l)^{1-p}(b^u \Lambda^u)^p)^2} \Bigg)\frac{1}{S}$$

$$- \frac{(\Lambda^l)^{1-p}(\Lambda^u)^p}{S^2} - \frac{(a^l \mu^l)^{1-p}(a^u \mu^u)^p I}{((\mu^l)^{1-p}(\mu^u)^p + (b^l \Lambda^l)^{1-p}(b^u \Lambda^u)^p)Z^2} + \frac{(a_0^l)^{1-p}(a_0^u)^p}{Z}$$

$$+ \frac{(\gamma^l \Lambda^l)^{1-p}(\gamma^u \Lambda^u)^p}{(\mu^l)^{1-p}(\mu^u)^p} + \frac{(\mu_1^l m^l a^l (\Lambda^l)^2)^{1-p}(\mu_1^u m^u a^u (\Lambda^u)^2)^p}{(a_0^l \mu^l)^{1-p}(a_0^u \mu^u)^p((\mu^l)^{1-p}(\mu^u)^p + (b^l \Lambda^l)^{1-p}(b^u \Lambda^u)^p)}. \tag{2.74}$$

联立 (2.72)—(2.74) 式得

$$\mathscr{L}V \leqslant I^{-q}\Big(- ((\mu^l)^{1-p}(\mu^u)^p + (\delta^l)^{1-p}(\delta^u)^p + (\gamma^l)^{1-p}(\gamma^u)^p)(\mathscr{R}_s - 1)$$

$$+ \frac{q}{2}(\sigma_2^l)^{2-2p}(\sigma_2^u)^{2p}\Big) + I^{-q}\Big(\frac{(\Lambda^l)^{1-p}(\Lambda^u)^p}{(\mu^l)^{1-p}(\mu^u)^p} - S\Big)\Big((\mu^l)^{1-p}(\mu^u)^p + (\delta^l)^{1-p}(\delta^u)^p$$

$$+ (\gamma^l)^{1-p}(\gamma^u)^p + (\beta^l)^{1-p}(\beta^u)^p - \frac{(\mu^l)^{1-p}(\mu^u)^p}{q} + \frac{1}{2}(q+1)(\sigma_2^l)^{2-2p}(\sigma_2^u)^{2p}\Big)$$

$$+ \Bigg(\frac{(\sigma_1^l \mu_1^l a^l \Lambda^l)^{2-2p}(\sigma_1^u \mu_1^u a^u \Lambda^u)^{2p}}{(a_0^l)^{2-2p}(a_0^u)^{2p}((\mu^l)^{1-p}(\mu^u)^p + (b^l \Lambda^l)^{1-p}(b^u \Lambda^u)^p)^2} + (\mu^l)^{1-p}(\mu^u)^p$$

$$+ \frac{(\mu_1^l m^l a^l \Lambda^l)^{1-p}(\mu_1^u m^u a^u \Lambda^u)^p}{(a_0^l)^{1-p}(a_0^u)^p((\mu^l)^{1-p}(\mu^u)^p + (b^l \Lambda^l)^{1-p}(b^u \Lambda^u)^p)} + \frac{(\beta^l \Lambda^l)^{1-p}(\beta^u \Lambda^u)^p}{(\mu^l)^{1-p}(\mu^u)^p} \Bigg)\frac{1}{S}$$

$$- \frac{(\Lambda^l)^{1-p}(\Lambda^u)^p}{S^2} - \frac{(a^l \mu^l)^{1-p}(a^u \mu^u)^p I}{((\mu^l)^{1-p}(\mu^u)^p + (b^l \Lambda^l)^{1-p}(b^u \Lambda^u)^p)Z^2} + \frac{(a_0^l)^{1-p}(a_0^u)^p}{Z}$$

$$+ \frac{(\gamma^l \Lambda^l)^{1-p}(\gamma^u \Lambda^u)^p}{(\mu^l)^{1-p}(\mu^u)^p} + \frac{(\mu_1^l m^l a^l (\Lambda^l)^2)^{1-p}(\mu_1^u m^u a^u (\Lambda^u)^2)^p}{(a_0^l \mu^l)^{1-p}(a_0^u \mu^u)^p((\mu^l)^{1-p}(\mu^u)^p + (b^l \Lambda^l)^{1-p}(b^u \Lambda^u)^p)}$$

$$+ \frac{1}{q}(\mu_1^l m^l)^{1-p}(\mu_1^u m^u)^p ZSI^{-q} + \frac{(\beta^l \Lambda^l)^{1-p}(\beta^u \Lambda^u)^p}{q(\mu^l)^{1-p}(\mu^u)^p}I^{-q}. \tag{2.75}$$

根据定理 2.2.2, 存在一个常数 $T(\omega) > 0$ 使得对任意的 $t \geqslant T$ 有 $I_t > \dfrac{\Theta_1}{2}$ a.s., 因

此

$$
\begin{aligned}
\mathscr{L}V \leqslant I^{-q}\Big(& -((\mu^l)^{1-p}(\mu^u)^p + (\delta^l)^{1-p}(\delta^u)^p + (\gamma^l)^{1-p}(\gamma^u)^p)(\mathscr{R}_s - 1) \\
& + \frac{q}{2}(\sigma_2^l)^{2-2p}(\sigma_2^u)^{2p}\Big) + I^{-q}\Big(\frac{(\Lambda^l)^{1-p}(\Lambda^u)^p}{(\mu^l)^{1-p}(\mu^u)^p} - S\Big)\Big((\mu^l)^{1-p}(\mu^u)^p \\
& + (\delta^l)^{1-p}(\delta^u)^p + (\gamma^l)^{1-p}(\gamma^u)^p + (\beta^l)^{1-p}(\beta^u)^p - \frac{(\mu^l)^{1-p}(\mu^u)^p}{q} \\
& + \frac{1}{2}(q+1)(\sigma_2^l)^{2-2p}(\sigma_2^u)^{2p}\Big) - \frac{(\Lambda^l)^{1-p}(\Lambda^u)^p}{2S^2} \\
& - \frac{(a^l\mu^l)^{1-p}(a^u\mu^u)^p\Theta_1}{4((\mu^l)^{1-p}(\mu^u)^p + (b^l\Lambda^l)^{1-p}(b^u\Lambda^u)^p)Z^2} + \lambda_0,
\end{aligned} \tag{2.76}
$$

其中

$$
\begin{aligned}
\lambda_0 = \sup_{(S,I,R,Z)\in\Gamma}\Bigg\{ & -\frac{(\Lambda^l)^{1-p}(\Lambda^u)^p}{2S^2} + \Bigg(\frac{(\mu_1^l m^l a^l\Lambda^l)^{1-p}(\mu_1^u m^u a^u\Lambda^u)^p}{(\mu^l)^{1-p}(\mu^u)^p + (b^l\Lambda^l)^{1-p}(b^u\Lambda^u)^p} \\
& \times \frac{1}{(a_0^l)^{1-p}(a_0^u)^p} + \frac{(\sigma_1^l\mu_1^l a^l\Lambda^l)^{2-2p}(\sigma_1^u\mu_1^u a^u\Lambda^u)^{2p}}{(a_0^l)^{2-2p}(a_0^u)^{2p}((\mu^l)^{1-p}(\mu^u)^p + (b^l\Lambda^l)^{1-p}(b^u\Lambda^u)^p)^2} \\
& + \frac{(\beta^l\Lambda^l)^{1-p}(\beta^u\Lambda^u)^p}{(\mu^l)^{1-p}(\mu^u)^p} + (\mu^l)^{1-p}(\mu^u)^p\Bigg)\frac{1}{S} + \frac{(\gamma^l\Lambda^l)^{1-p}(\gamma^u\Lambda^u)^p}{(\mu^l)^{1-p}(\mu^u)^p} \\
& + \frac{(\mu_1^l m^l a^l(\Lambda^l)^2)^{1-p}(\mu_1^u m^u a^u(\Lambda^u)^2)^p}{(a_0^l\mu^l)^{1-p}(a_0^u\mu^u)^p((\mu^l)^{1-p}(\mu^u)^p + (b^l\Lambda^l)^{1-p}(b^u\Lambda^u)^p)}\Big(1 + \frac{2^q}{q\Theta_1^q}\Big) \\
& - \frac{(a^l\mu^l)^{1-p}(a^u\mu^u)^p\Theta_1}{4((\mu^l)^{1-p}(\mu^u)^p + (b^l\Lambda^l)^{1-p}(b^u\Lambda^u)^p)Z^2} + \frac{(a_0^l)^{1-p}(a_0^u)^p}{Z} \\
& + \frac{(\beta^l)^{1-p}(\beta^u)^p}{q}\Big(\frac{(\Lambda^l)^{1-p}(\Lambda^u)^p}{(\mu^l)^{1-p}(\mu^u)^p}\Big)^{2-q}\Bigg\}.
\end{aligned}
$$

选取充分小的 q, 由条件 $\mathscr{R}_s > 1$ 可得

$$
-((\mu^l)^{1-p}(\mu^u)^p + (\delta^l)^{1-p}(\delta^u)^p + (\gamma^l)^{1-p}(\gamma^u)^p)(\mathscr{R}_s - 1) + \frac{q}{2}(\sigma_2^l)^{2-2p}(\sigma_2^u)^{2p} < 0,
$$

$$
(\mu^l)^{1-p}(\mu^u)^p + (\delta^l)^{1-p}(\delta^u)^p + (\gamma^l)^{1-p}(\gamma^u)^p + (\beta^l)^{1-p}(\beta^u)^p - \frac{(\mu^l)^{1-p}(\mu^u)^p}{q}
$$

$$
+ \frac{1}{2}(q+1)(\sigma_2^l)^{2-2p}(\sigma_2^u)^{2p} < 0.
$$

由 $S + I + R \leqslant \dfrac{(\Lambda^l)^{1-p}(\Lambda^u)^p}{(\mu^l)^{1-p}(\mu^u)^p}$ 和 $Z \leqslant \dfrac{(a^l\Lambda^l)^{1-p}(a^u\Lambda^u)^p}{(a_0^l)^{1-p}(a_0^u)^p((\mu^l)^{1-p}(\mu^u)^p + (b^l\Lambda^l)^{1-p}(b^u\Lambda^u)^p)}$,

可知对 $(S, I, R, Z) \in \Gamma \setminus U$, 要么 $S < \dfrac{1}{\alpha_1}$, $I < \dfrac{1}{\alpha_1}$, $R < \dfrac{1}{\alpha_1}$ 要么 $Z < \dfrac{1}{\alpha_2}$. 所以对足够大的 α_1 或 α_2, 有 $\mathscr{L}V \leqslant -1$, 故引理 2.2.3 的条件 (ii) 满足. 因此, 系统 (2.53) 存在一个唯一遍历的平稳分布 $\pi(\cdot)$. 再由 (S_t, I_t, R_t, Z_t) 的遍历性可知

$$\mathbb{P}\left\{\lim_{t \to \infty} \frac{1}{t} \int_0^t \chi_{(S_s, I_s, R_s, Z_s) \in \Gamma} ds = \int_{\mathbb{R}^4} \chi_\Gamma \pi(dx)\right\} = 1. \tag{2.77}$$

其中 χ_Γ 是 Γ 的特征函数. 定理 2.2.3 得证. □

2.2.4　数值模拟

在本小节, 我们给出一些数值结果. 运用随机微分方程 Milstein 方法 [33], 考虑如下具有不精确参数的系统 (2.53) 的离散化形式:

$$
\begin{cases}
\begin{aligned}
S_{k+1} = {} & S_k + \Big[(2.8)^{1-p}(4.0)^p - (0.002)^{1-p}(0.003)^p S_k I_k - (0.02)^{1-p}(0.03)^p S_k \\
& - (0.1 \times 0.017)^{1-p}(0.2 \times 0.020)^p Z_k S_k + (0.01)^{1-p}(0.02)^p R_k\Big]\Delta t \\
& - (\sigma_1^l \times 0.1)^{1-p}(\sigma_1^u \times 0.2)^p Z_k S_k \sqrt{\Delta t}\tau_k \\
& - \frac{(\sigma_1^l)^{2-2p}(\sigma_1^u)^{2p}}{2}(0.1)^{1-p}(0.2)^p Z_k S_k(\tau_k^2 - 1)\Delta t,
\end{aligned} \\[2pt]
\begin{aligned}
I_{k+1} = {} & I_k + \Big[(0.002)^{1-p}(0.003)^p S_k I_k - ((0.02)^{1-p}(0.03)^p + (0.1)^{1-p}(0.2)^p \\
& + (0.1)^{1-p}(0.2)^p) I_k\Big]\Delta t - (\sigma_2^l)^{1-p}(\sigma_2^u)^p I_k \sqrt{\Delta t}\tau_k \\
& - \frac{(\sigma_2^l)^{2-2p}(\sigma_2^u)^{2p}}{2} I_k(\tau_k^2 - 1)\Delta t,
\end{aligned} \\[2pt]
\begin{aligned}
R_{k+1} = {} & R_k + \Big[(0.1)^{1-p}(0.2)^p I_k + (0.1 \times 0.017)^{1-p}(0.2 \times 0.020)^p Z_k S_k \\
& - ((0.02)^{1-p}(0.03)^p + (0.01)^{1-p}(0.02)^p) R_k\Big]\Delta t \\
& + (\sigma_1^l \times 0.1)^{1-p}(\sigma_1^u \times 0.2)^p Z_k S_k \sqrt{\Delta t}\tau_k + (\sigma_2^l)^{1-p}(\sigma_2^u)^p I_k \sqrt{\Delta t}\tau_k \\
& + \frac{(\sigma_1^l)^{2-2p}(\sigma_1^u)^{2p}}{2}(0.1)^{1-p}(0.2)^p Z_k S_k(\tau_k^2 - 1)\Delta t \\
& + \frac{(\sigma_2^l)^{2-2p}(\sigma_2^u)^{2p}}{2} I_k(\tau_k^2 - 1)\Delta t,
\end{aligned} \\[2pt]
\begin{aligned}
Z_{k+1} = {} & Z_k + \Big[\frac{(0.01)^{1-p}(0.02)^p I_k}{1 + (1.0)^{1-p}(2.0)^p I_k} - (0.045)^{1-p}(0.060)^p Z_k\Big]\Delta t,
\end{aligned}
\end{cases}
$$

其中 τ_k $(k = 1, 2, \cdots)$ 是服从正态分布 $N(0, 1)$ 的独立随机变量. 假设初始人群数为 $S(0) = 479, I(0) = 20, R(0) = 1, Z(0) = 10$.

例 1   环境噪声的影响

令 $p = 0.1, \sigma_1^l = 0.1, \sigma_1^u = 0.2, \sigma_2^l = 0.1$ 及 $\sigma_2^u = 0.2$. 容易计算出 $\mathscr{R}_s = 1.2094 > 1$. 根据定理 2.2.2, 疾病将持久 (图 2.5). 从图 2.5(a) 可以看出, 系统 (2.53) 的解波动很小. 保持 $p = 0.1$ 不变, 将 $\sigma_1^l, \sigma_1^u, \sigma_2^l, \sigma_2^u$ 分别增大至 0.2, 0.3, 0.2, 0.3 ($\mathscr{R}_s = 1.1416 > 1$) 和 0.3, 0.34, 0.3, 0.34 ($\mathscr{R}_s = 1.0376 > 1$). 我们发现, 随着噪声强度的增大, 波动变得更强, 数值结果如图 2.5(b) 和 (c) 所示. 此外, 当满足平稳分布存在的条件时 (见定理 2.2.3), 通过 10000 次不同噪声强度的数值

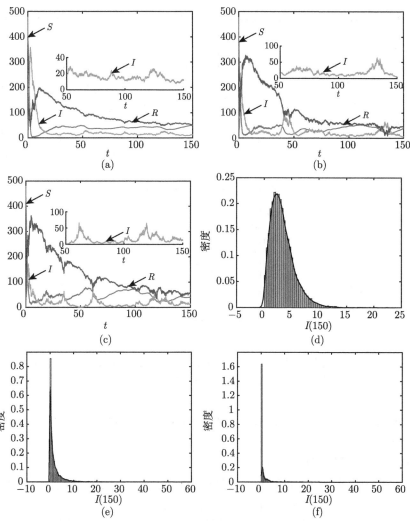

图 2.5   不同噪声强度下 $S(t), I(t), R(t)$ 的时间序列图及 $I(150)$ 的概率密度函数直方图 (假设 $p = 0.1$, 初值 $(S(0), I(0), R(0), Z(0)) = (479.0, 20.0, 1.0, 10.0)$)

试验, 我们得到了 $I(150)$ 的概率密度函数的直方图. 从图 2.5(d)—(f) 可以看出, $I(150)$ 的分布随噪声强度的增大而变得倾斜.

　　如果选取 $p = 0.1, \sigma_1^l = 0.1, \sigma_1^u = 0.2, \sigma_2^l = 0.34, \sigma_2^u = 0.36$, 则 $\mathscr{R}_s = 0.9852 < 1$. 根据定理 2.2.1, 疾病几乎以指数形式趋于灭绝, 如图 2.6(a) 所示. 同样将 $\sigma_1^l, \sigma_1^u, \sigma_2^l, \sigma_2^u$ 分别增大至 $0.2, 0.3, 0.36, 0.38(\mathscr{R}_s = 0.9553 < 1)$ 和 $0.3, 0.34, 0.38,$ $0.40(\mathscr{R}_s = 0.9236 < 1)$. 我们发现疾病依概率 1 灭绝, 如图 2.6(b) 和 (c) 所示. 从这些数值模拟中, 可以看到, 较大的噪声强度对疾病的动力学有很大的影响.

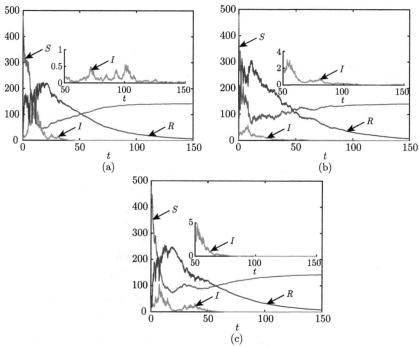

图 2.6　不同噪声强度下 $S(t), I(t), R(t)$ 的时间序列图 (假设 $p = 0.1,$
$(S(0), I(0), R(0), Z(0)) = (479.0, 20.0, 1.0, 10.0))$

　　选取时间单位为 1 天, 人口规模以 10000 计. 当 $I(t)$ 的值小于 0.0001 时, 可视为疾病灭绝.

例 2　不精确参数的影响

　　在这个数值算例中, 我们验证不精确参数的影响. 通过算例发现, 系统 (2.53) 的动力学行为取决于参数 p 和噪声强度. 在图 2.7 中, 固定 $\sigma_1^l = 0.2, \sigma_1^u = 0.3, \sigma_2^l = 0.2, \sigma_2^u = 0.3$ 的取值不变, 并给出基本再生数 $\mathscr{R}_0$ 和随机基本再生数 $\mathscr{R}_s$ 随 p 变化而变化的情况. 从图 2.7 可以看出, $\mathscr{R}_0$ 和 $\mathscr{R}_s$ 的值随着 p 的增大而减小. 使用相同的参数取值, 当参数 p 的值小于 0.47 时, $\mathscr{R}_s > 1$ 且疾病将持久.

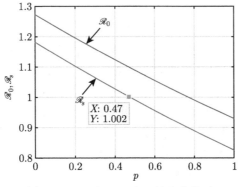

图 2.7 $\mathscr{R}_0$ 和 $\mathscr{R}_s$ 随 p 的变化情况

如果分别增大 p 至 0.2 ($\mathscr{R}_s = 1.1024 > 1$), 0.4 ($\mathscr{R}_s = 1.0273 > 1$) 和 0.6 ($\mathscr{R}_s = 0.9563 < 1$) 并保持其他参数不变, 则系统 (2.53) 解的波动变得更大 (图 2.8(a) 和 (b)). 当 $p = 0.6$ 时, $\mathscr{R}_s$ 变得小于 1 且疾病将依概率 1 灭绝 (图 2.8(c)). 从这些数值模拟中, 发现不精确的参数会显著地影响系统 (2.53) 的动力学行为.

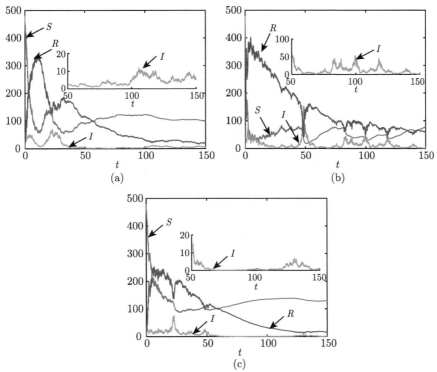

图 2.8 对应于初值 $(S(0), I(0), R(0), Z(0)) = (479.0, 20.0, 1.0, 10.0)$ 的解 $S(t)$, $I(t)$, $R(t)$ 分别在 $p = 0.2$, $p = 0.4$ 和 $p = 0.6$ 时的时间序列图

例 3　反应强度的影响

接下来, 验证不同反应强度的影响. 首先, 令 $\sigma_1^l = 0.0, \sigma_1^u = 0.0, \sigma_2^l = 0.0, \sigma_2^u = 0.0$ 和 $p = 0$. 从图 2.9(a) 可以看出反应强度对 I_t 有很大的影响, 感染人群的峰值随着反应强度的增大而降低.

保持 $p = 0$ 不变, 将 $\sigma_1^l, \sigma_1^u, \sigma_2^l, \sigma_2^u$ 分别增大至 $0.3, 0.4, 0.3, 0.4$. 进行 10000 次数值模拟, 并计算其平均值. 结果表明, 反应强度和噪声强度的增加均能降低感染人群的峰值 (图 2.9(b)). 如果固定 $\sigma_1^l = 0.0, \sigma_1^u = 0.0, \sigma_2^l = 0.0, \sigma_2^u = 0.0$ 不变但是增大 p 至 1, 则得到类似的结论, 数值结果如图 2.9(c) 所示. 模拟结果表明, 信息干预有助于降低疾病暴发峰值.

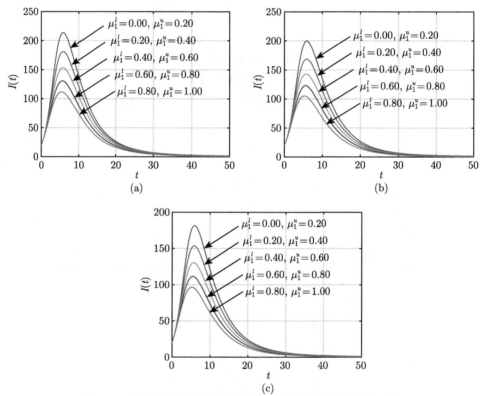

图 2.9　不同噪声强度、不精确参数以及反应强度下对应于初
值 $(S(0), I(0), R(0), Z(0)) = (479.0, 20.0, 1.0, 10.0)$ 的 $I(t)$ 的时间序列图

2.2.5　小结

大多数传染病模型假设其参数值是精确已知的, 然而, 由于各种不确定性, 它们可能是不精确的. 虽然对参数不精确的确定性数学模型有了一些研究, 但对随机传染病模型的研究却很少. 我们运用区间值函数, 研究了环境噪声扰动下具有

区间数的随机 SIRS 模型的长期动力学行为. 主要研究内容如下:

(i) 随机 SIRS 传染病模型的动力学行为受随机基本再生数 $\mathscr{R}_s$ 的控制. 当 $\mathscr{R}_s < 1$ 时, 预测疾病将依概率 1 灭绝; 当 $\mathscr{R}_s > 1$ 时, 疾病将持久. 进一步证明了随机噪声在长期动力学行为中起着重要作用. 如果噪声强度较小 (导致 $\mathscr{R}_s > 1$), 则随机模型存在平稳分布且疾病将持久; 如果噪声强度较大, 则可以将 $\mathscr{R}_s$ 减小到 1 以下, 从而疾病会灭绝. 因此, 大的随机噪声能够抑制疾病的暴发.

(ii) 同时, 也研究了不精确参数对随机动力学的影响. 从随机基本再生数 $\mathscr{R}_s$ 的表达式可以看出, 当噪声强度固定时, 其值依赖于不精确参数 p (参见例 2). 由于疾病动力学是由 $\mathscr{R}_s$ 控制的, 因此我们发现不同的参数 p 会显著地影响传染病系统的长期动力学行为.

本节所考虑的随机噪声是一个连续的随机过程 (Brown 运动), 对于具有不连续随机过程 (如 Lévy 过程) 的不精确传染病模型也值得研究, 将在 2.3 节中着重讨论.

2.3 带 Lévy 跳不精确 SIRS 模型的动力学行为

2.3.1 引言

疾病传播过程中, 往往受到环境噪声的影响. 因此, 很多在环境噪声扰动下的随机传染病模型被研究 (如文献 [30, 48, 55—64]). 在这些模型中, 所考虑的噪声通常为高斯白噪声 (Brown 运动). 然而, 种群系统可能受到各种突然因素的影响, 如火山爆发、有毒污染物、气候突变等, 具有 Brown 运动的随机模型不能描述这些现象. 有研究表明 Lévy 过程更适合描述种群系统所受到的这种环境的突发性 (如文献 [65, 66]), 而且也可以用来描述传染病系统所受到的各种不确定性因素 (如文献 [67—70]). 在 2.2 节中, 我们以 Kumar 等 [39] 提出的模型为基础, 研究了环境噪声在 Brown 运动情况下对具有区间数的 SIRS 传染病模型的影响 (模型 (2.53)). 据我们所知, 目前对于带 Lévy 跳的这个随机 SIRS 传染病模型还没有相关研究成果. 在本节, 我们将 Lévy 跳引入上述传染病模型中.

由 Lévy-Itô 分解定理 (参考文献 [65], 定理 2.4.16) 可知, Lévy 过程 $L(t)$ 由线性漂移、Brown 运动 $B(t)$ 和具有不同跳跃大小 $\lambda(dv)$ 的中心独立泊松过程的叠加组成 ($\lambda(dv)$ 是具有大小为 v 的泊松过程到达强度的速率), 即

$$L(t) = at + \sigma B(t) + \int_Y v \widetilde{N}(t, dv),$$

其中 $a \in \mathbb{R}$, $\sigma \geqslant 0$, $\widetilde{N}(t, dv) = N(t, dv) - \lambda(dv)t$ 是补偿的泊松过程. N 是一个泊松计数测度, 它的特征测度是 λ 且在 $(0, +\infty)$ 的可测子集 Y 上满足 $\lambda(Y) < \infty$.

根据以上讨论, 我们以模型 (2.53) 所对应的确定性模型为基础, 假设其传播系数 $\hat{\beta}$ 受到 Lévy 跳的扰动, 给出如下具有 Lévy 跳的不精确的 SIRS 模型:

$$
\begin{cases}
dS(t) = [(\Lambda^l)^{1-p}(\Lambda^u)^p - (\beta^l)^{1-p}(\beta^u)^p S(t)I(t) - (\mu^l)^{1-p}(\mu^u)^p S(t) \\
\qquad - (\mu_1^l m^l)^{1-p}(\mu_1^u m^u)^p Z(t)S(t) + (\delta_0^l)^{1-p}(\delta_0^u)^p R(t)]dt \\
\qquad - (\sigma^l)^{1-p}(\sigma^u)^p S(t^-)I(t^-)dB(t) - \int_Y r(v)S(t^-)I(t^-)\widetilde{N}(dt,dv), \\
dI(t) = [(\beta^l)^{1-p}(\beta^u)^p S(t)I(t) - ((\mu^l)^{1-p}(\mu^u)^p + (\delta^l)^{1-p}(\delta^u)^p \\
\qquad + (\gamma^l)^{1-p}(\gamma^u)^p)I(t)]dt + (\sigma^l)^{1-p}(\sigma^u)^p S(t^-)I(t^-)dB(t) \\
\qquad + \int_Y r(v)S(t^-)I(t^-)\widetilde{N}(dt,dv), \\
dR(t) = [(\gamma^l)^{1-p}(\gamma^u)^p I(t) + (\mu_1^l m^l)^{1-p}(\mu_1^u m^u)^p Z(t)S(t) - ((\mu^l)^{1-p}(\mu^u)^p \\
\qquad + (\delta_0^l)^{1-p}(\delta_0^u)^p)R(t)]dt, \\
dZ(t) = \left[\dfrac{(a^l)^{1-p}(a^u)^p I(t)}{1 + (b^l)^{1-p}(b^u)^p I(t)} - (a_0^l)^{1-p}(a_0^u)^p Z(t) \right] dt.
\end{cases}
$$

$$\text{(2.78)}$$

其中 $S(t^-)$, $I(t^-)$ 分别是 $S(t)$ 和 $I(t)$ 的左极限, $p \in [0,1]$.

对于上述模型, 主要解决以下问题: (1) Lévy 噪声如何影响系统的灭绝性和持久性? (2) 不精确参数对系统的动力学行为有什么样的影响? 本节将研究模型唯一的全局正解, 并给出疾病灭绝和持久的条件.

2.3.2　正解的存在唯一性

为了讨论系统 (2.78) 的动力学行为, 首先证明系统 (2.78) 的解是全局的且为正解. 证明之前, 给出以下假设:

假设 1　$r(v)$ 是一个有界函数且存在常数 c 使得

$$
\left| \frac{(\Lambda^l)^{1-p}(\Lambda^u)^p}{(\mu^l)^{1-p}(\mu^u)^p} r(v) \right| \leqslant c < 1, \quad v \in Y.
$$

定理 2.3.1　令假设 1 成立. 对任意的初值 $(S(0),I(0),R(0),Z(0)) \in \mathbb{R}_+^4$, 当 $t \geqslant 0$ 时系统 (2.78) 存在唯一的正解 (S_t, I_t, R_t, Z_t) 且这个解将依概率 1 保持在 $\mathbb{R}_+^4$ 中.

证明　证明借鉴了文献 [69] 中的方法. 因为系统 (2.78) 的系数是局部 Lipschitz 连续的 [4], 对任意的初值 $(S(0),I(0),R(0),Z(0)) \in \mathbb{R}_+^4$, 在 $[0,\tau_e)$ 上有唯一的局部解 (S_t, I_t, R_t, Z_t), 其中 τ_e 是爆炸时间. 为了证明解是全局的, 应该得到 $\tau_e = \inf\{t : \max(S_t, I_t, R_t, Z_t) = \infty\}$ a.s., 令 $k_0 \geqslant 0$ 充分大使得 $S(0), I(0), R(0), Z(0)$ 都在区间 $\left[\dfrac{1}{k_0}, k_0 \right]$ 内. 对任意的整数 $k \geqslant k_0$, 定义停时:

$$\tau_k = \inf\left\{ t \in [0, \tau_e) : \min\{S_t, I_t, R_t, Z_t\} \leqslant \frac{1}{k} \text{ 或 } \max\{S_t, I_t, R_t, Z_t\} \geqslant k \right\},$$

其中 $\inf \varnothing = \infty$ ($\varnothing$ 是空集). 根据定义, $k \to \infty$ 时 τ_k 增大. 令 $\tau_\infty = \lim\limits_{k\to\infty} \tau_k$, 则 $\tau_\infty \leqslant \tau_e$ a.s.. 如果能够证明 $\tau_\infty = \infty$ a.s., 则对任意的 $t \geqslant 0$ 有 $\tau_e = \infty$ a.s., 换句话说, 需要证明 $\tau_\infty = \infty$ a.s.. 如果这个假设是错误的, 则存在常数 $T > 0$ 和 $\epsilon \in (0,1)$ 使得 $\mathbb{P}\{\tau_\infty \leqslant T\} > \epsilon$. 因此, 存在整数 $k_1 \geqslant k_0$ 使得

$$\mathbb{P}\{\tau_k \leqslant T\} \geqslant \epsilon, \quad \forall\, k \geqslant k_1. \tag{2.79}$$

对于 $t \geqslant \tau_k$ 和任意的 k,

$$d(S + I + R) = [(\Lambda^l)^{1-p}(\Lambda^u)^p - (\mu^l)^{1-p}(\mu^u)^p(S+I+R) - (\delta^l)^{1-p}(\delta^u)^p I]dt$$

$$\leqslant [(\Lambda^l)^{1-p}(\Lambda^u)^p - (\mu^l)^{1-p}(\mu^u)^p(S+I+R)]dt,$$

则

$$S_t + I_t + R_t \leqslant \frac{(\Lambda^l)^{1-p}(\Lambda^u)^p}{(\mu^l)^{1-p}(\mu^u)^p} + e^{-(\mu^l)^{1-p}(\mu^u)^p t}\left[S(0)+I(0)+R(0) - \frac{(\Lambda^l)^{1-p}(\Lambda^u)^p}{(\mu^l)^{1-p}(\mu^u)^p}\right]$$

$$\leqslant \begin{cases} \dfrac{(\Lambda^l)^{1-p}(\Lambda^u)^p}{(\mu^l)^{1-p}(\mu^u)^p}, & \text{若 } S(0)+I(0)+R(0) \leqslant \dfrac{(\Lambda^l)^{1-p}(\Lambda^u)^p}{(\mu^l)^{1-p}(\mu^u)^p}, \\ S(0)+I(0)+R(0), & \text{若 } S(0)+I(0)+R(0) > \dfrac{(\Lambda^l)^{1-p}(\Lambda^u)^p}{(\mu^l)^{1-p}(\mu^u)^p} \end{cases}$$

$$:= K.$$

定义 Lyapunov 函数 $V: \mathbb{R}_+^4 \to \bar{\mathbb{R}}_+$ 如下

$$V(S, I, R, Z) = (S - 1 - \ln S) + (I - 1 - \ln I) + (R - 1 - \ln R) + (Z - 1 - \ln Z).$$

令 $k \geqslant k_0$ 和 $T > 0$, $0 \leqslant t \leqslant \tau_k \wedge T$. 运用带跳的 Itô 公式 (参看文献 [65] 引理 4.4.6) 得

$$dV(S, I, R, Z) = \mathscr{L}V(S, I, R, Z)dt - (\sigma^l)^{1-p}(\sigma^u)^p S dB(t) + (\sigma^l)^{1-p}(\sigma^u)^p I dB(t)$$

$$- \int_Y (r(v)SI + \ln(1 - r(v)I))\widetilde{N}(dt, dv)$$

$$+ \int_Y (r(v)SI - \ln(1 + r(v)S))\widetilde{N}(dt, dv), \tag{2.80}$$

其中 $\mathscr{L}$ 是一个微分算子, 且

$$\mathscr{L}V(S, I, R, Z)$$

$$= \left(1 - \frac{1}{S}\right)\left((\Lambda^l)^{1-p}(\Lambda^u)^p - (\beta^l)^{1-p}(\beta^u)^p SI - (\mu^l)^{1-p}(\mu^u)^p S\right.$$

$$\left. - (\mu_1^l m^l)^{1-p}(\mu_1^u m^u)^p ZS + (\delta_0^l)^{1-p}(\delta_0^u)^p R\right) + \frac{1}{2}(\sigma^l)^{2-2p}(\sigma^u)^{2p} I^2$$

$$+ \left(1 - \frac{1}{I}\right)\left((\beta^l)^{1-p}(\beta^u)^p SI - ((\mu^l)^{1-p}(\mu^u)^p + (\delta^l)^{1-p}(\delta^u)^p + (\gamma^l)^{1-p}(\gamma^u)^p)I\right)$$

$$+ \frac{1}{2}(\sigma^l)^{2-2p}(\sigma^u)^{2p} S^2 + \left(1 - \frac{1}{R}\right)\left((\gamma^l)^{1-p}(\gamma^u)^p I + (\mu_1^l m^l)^{1-p}(\mu_1^u m^u)^p ZS\right.$$

$$\left. - ((\mu^l)^{1-p}(\mu^u)^p + (\delta_0^l)^{1-p}(\delta_0^u)^p)R\right)$$

$$+ \left(1 - \frac{1}{Z}\right)\left(\frac{(a^l)^{1-p}(a^u)^p I}{1 + (b^l)^{1-p}(b^u)^p I} - (a_0^l)^{1-p}(a_0^u)^p Z\right)$$

$$- \int_Y (\ln(1 - r(v)I) + r(v)I)\lambda(dv) - \int_Y (\ln(1 + r(v)S) - r(v)S)\lambda(dv)$$

$$\leqslant (\Lambda^l)^{1-p}(\Lambda^u)^p + 3(\mu^l)^{1-p}(\mu^u)^p + (\delta^l)^{1-p}(\delta^u)^p + (\gamma^l)^{1-p}(\gamma^u)^p + (\delta_0^l)^{1-p}(\delta_0^u)$$

$$+ (a_0^l)^{1-p}(a_0^u)^p + \frac{(a^l)^{1-p}(a^u)^p}{(b^l)^{1-p}(b^u)^p} + \frac{(\mu_1^l m^l a^l)^{1-p}(\mu_1^u m^u a^u)^p}{(a_0^l b^l)^{1-p}(a_0^u b^u)^p} + (\beta^l)^{1-p}(\beta^u)^p K$$

$$+ (\sigma^l)^{2-2p}(\sigma^u)^{2p} K^2 + \int_Y K_1 \lambda(dv) + \int_Y K_2 \lambda(dv),$$

这里

$$K_1 = -\ln(1 - r(v)I) - r(v)I \quad \text{和} \quad K_2 = -\ln(1 + r(v)S) + r(v)S.$$

重新整合假设 1 得

$$1 - r(v)I > 0.$$

由 Taylor 公式和假设 1 得

$$K_1 = r(v)I - r(v)I + \frac{r^2(v)(I-0)^2}{2!(1 - r(v)(0 + \theta(I-0)))^2} = \frac{r^2(v)I^2}{2(1 - \theta r(v)I)^2} \leqslant \frac{c^2}{2(1-c)^2}.$$

类似地, 有

$$K_2 = \frac{r^2(v)S^2}{2(1 + \theta r(v)S)^2} \leqslant \frac{c^2}{2(1-c)^2},$$

其中 $\theta \in (0, 1)$ 是任意的数. 因此就有

$$\mathcal{L}V(S, I, R, Z)$$

$$\leqslant (\Lambda^l)^{1-p}(\Lambda^u)^p + 3(\mu^l)^{1-p}(\mu^u)^p + (\delta^l)^{1-p}(\delta^u)^p + (\gamma^l)^{1-p}(\gamma^u)^p + (\delta_0^l)^{1-p}(\delta_0^u)$$

$$+ (a_0^l)^{1-p}(a_0^u)^p + \frac{(a^l)^{1-p}(a^u)^p}{(b^l)^{1-p}(b^u)^p} + \frac{(\mu_1^l m^l a^l)^{1-p}(\mu_1^u m^u a^u)^p}{(a_0^l b^l)^{1-p}(a_0^u b^u)^p} + (\beta^l)^{1-p}(\beta^u)^p K$$

$$+ (\sigma^l)^{2-2p}(\sigma^u)^{2p}K^2 + \frac{c^2}{(1-c)^2}\lambda(Y)$$

$$:= \widetilde{K},$$

其中 $\widetilde{K}$ 是一个正常数.

对 (2.80) 式两边同时从 0 到 $\tau_k \wedge T$ 积分可得

$$\int_0^{\tau_k \wedge T} dV(S, I, R, Z)$$

$$= \int_0^{\tau_k \wedge T} \widetilde{K}dt - (\sigma^l)^{1-p}(\sigma^u)^p \int_0^{\tau_k \wedge T} SdB(t) + (\sigma^l)^{1-p}(\sigma^u)^p \int_0^{\tau_k \wedge T} IdB(t)$$

$$- \int_0^{\tau_k \wedge T} \int_Y (r(v)SI + \ln(1 - r(v)I))\widetilde{N}(ds, dv)$$

$$+ \int_0^{\tau_k \wedge T} \int_Y (r(v)SI - \ln(1 + r(v)S))\widetilde{N}(ds, dv).$$

两边从 0 到 $\tau_k \wedge T$ 取期望得

$$\mathbb{E}V(S(\tau_k \wedge T), I(\tau_k \wedge T), R(\tau_k \wedge T), Z(\tau_k \wedge T))$$

$$\leqslant V(S(0), I(0), R(0), Z(0)) + \widetilde{K}\mathbb{E}(\tau_k \wedge T)$$

$$\leqslant V(S(0), I(0), R(0), Z(0)) + \widetilde{K}T.$$

令 $\Omega_k = \{\tau_k \leqslant T\}$ 对于 $k \geqslant k_1$. 由(2.79) 式, 有 $\mathbb{P}(\Omega_k) \geqslant \epsilon$. 注意到对任意的 $\omega \in \Omega_k$, 存在 $S(\tau_k, \omega), I(\tau_k, \omega), R(\tau_k, \omega)$ 和 $Z(\tau_k, \omega)$, 这些都等于 k 或 $\frac{1}{k}$. 因此

$$V(S(0), I(0), R(0), Z(0)) + \widetilde{K}T$$

$$\geqslant \mathbb{E}[I_{\Omega_k}(\omega)V(S(\tau_k \wedge T), I(\tau_k \wedge T), R(\tau_k \wedge T), Z(\tau_k \wedge T))]$$

$$= \mathbb{E}[I_{\Omega_k}(\omega)V(S(\tau_k, \omega), I(\tau_k, \omega), R(\tau_k, \omega), Z(\tau_k, \omega))]$$

$$\geqslant \epsilon(k - 1 - \ln k) \wedge \left(\frac{1}{k} - 1 + \ln k\right),$$

其中 $I_{\Omega_k}(\omega)$ 为 $\Omega_k(\omega)$ 的示性函数. 令 $k \to \infty$, 则导致矛盾

$$\infty > V(S(0), I(0), R(0), Z(0)) + \widetilde{K}T = \infty.$$

因此就有 $\tau_\infty = \infty$ a.s.. □

引理 2.3.1　对任意的初值 $(S(0), I(0), R(0), Z(0)) \in \mathbb{R}_+^4$, $t \geqslant 0$ 时, 模型 (2.78) 唯一的正解 (S_t, I_t, R_t, Z_t) 将进入 Γ 并依概率 1 保持在 Γ 中, 其中有界集 Γ 定义如下:

$$\Gamma = \left\{ (S, I, R, Z) \in \mathbb{R}_+^4 : S \geqslant 0, I \geqslant 0, R \geqslant 0, Z \geqslant 0, S + I + R \leqslant \frac{(\Lambda^l)^{1-p}(\Lambda^u)^p}{(\mu^l)^{1-p}(\mu^u)^p}, \right.$$
$$\left. Z \leqslant \frac{(a^l)^{1-p}(a^u)^p(\Lambda^l)^{1-p}(\Lambda^u)^p}{(a_0^l)^{1-p}(a_0^u)^p((\mu^l)^{1-p}(\mu^u)^p + (b^l)^{1-p}(b^u)^p(\Lambda^l)^{1-p}(\Lambda^u)^p)} \right\} \subset \mathbb{R}_+^4.$$

证明　引理 2.3.1 的证明类似于 2.2 节中的引理 2.2.2, 在此省略. □

2.3.3　随机灭绝性

在这一小节中, 我们给出疾病灭绝的充分条件. 为了简便起见, 引入以下符号:

$$\langle x_t \rangle = \frac{1}{t} \int_0^t x_s ds.$$

定理 2.3.2　令假设 1 成立, (S_t, I_t, R_t, Z_t) 为具有初值 $(S(0), I(0), R(0), Z(0)) \in \mathbb{R}_+^4$ 的系统 (2.78) 的解. 若

(a) $\mathscr{R}_0 - 1 < \dfrac{\sigma'^2(\Lambda^l)^{2-2p}(\Lambda^u)^{2p}}{2(\mu^l)^{2-2p}(\mu^u)^{2p}((\mu^l)^{1-p}(\mu^u)^p + (\delta^l)^{1-p}(\delta^u)^p + (\gamma^l)^{1-p}(\gamma^u)^p)}$ 且
$\sigma'^2 \leqslant \dfrac{(\beta^l\mu^l)^{1-p}(\beta^u\mu^u)^p}{(\Lambda^l)^{1-p}(\Lambda^u)^p};$

(b) $\sigma'^2 > \dfrac{(\beta^l)^{2-2p}(\beta^u)^{2p}}{2((\mu^l)^{1-p}(\mu^u)^p + (\delta^l)^{1-p}(\delta^u)^p + (\gamma^l)^{1-p}(\gamma^u)^p)},$

则

$$\limsup_{t\to\infty} \frac{\ln I_t}{t}$$
$$\leqslant ((\mu^l)^{1-p}(\mu^u)^p + (\delta^l)^{1-p}(\delta^u)^p + (\gamma^l)^{1-p}(\gamma^u)^p)\Big(\mathscr{R}_0 - 1$$
$$- \frac{\sigma'^2(\Lambda^l)^{2-2p}(\Lambda^u)^{2p}}{2(\mu^l)^{2-2p}(\mu^u)^{2p}((\mu^l)^{1-p}(\mu^u)^p + (\delta^l)^{1-p}(\delta^u)^p + (\gamma^l)^{1-p}(\gamma^u)^p)}\Big) < 0 \quad \text{a.s.,}$$

如果满足条件 (a);

$$\limsup_{t\to\infty} \frac{\ln I_t}{t} \leqslant \frac{(\beta^l)^{2-2p}(\beta^u)^{2p}}{2\sigma'^2} - ((\mu^l)^{1-p}(\mu^u)^p + (\delta^l)^{1-p}(\delta^u)^p$$

$$+ (\gamma^l)^{1-p}(\gamma^u)^p) < 0 \quad \text{a.s.},$$

如果满足条件 (b), 其中 $\sigma'^2 = (\sigma^l)^{2-2p}(\sigma^u)^{2p} + \displaystyle\int_Y \frac{r^2(v)}{(1+c)^2}\lambda(dv)$, $\mathscr{R}_0$ 已在 2.2.3 节中给出, 即系统 (2.78) 中的疾病将依概率 1 灭绝. 此外,

$$\limsup_{t\to\infty} Z_t = 0, \quad \limsup_{t\to\infty} R_t = 0, \quad \liminf_{t\to\infty}\langle S_t\rangle = \frac{(\Lambda^l)^{1-p}(\Lambda^u)^p}{(\mu^l)^{1-p}(\mu^u)^p} \quad \text{a.s..} \quad (2.81)$$

证明 对系统 (2.78) 的第二个方程运用 Itô-Lévy 公式得

$$
\begin{aligned}
d\ln I_t &= \Big[(\beta^l)^{1-p}(\beta^u)^p S_t - ((\mu^l)^{1-p}(\mu^u)^p + (\delta^l)^{1-p}(\delta^u)^p + (\gamma^l)^{1-p}(\gamma^u)^p) \\
&\quad - \frac{1}{2}(\sigma^l)^{2-2p}(\sigma^u)^{2p} S_t^2 + \int_Y (\ln(1+r(v)S_t) - r(v)S_t)\lambda(dv)\Big]dt \\
&\quad + (\sigma^l)^{1-p}(\sigma^u)^p S_t dB(t) + \int_Y \ln(1+r(v)S_t)\widetilde{N}(dt,dv).
\end{aligned} \quad (2.82)
$$

两边从 0 到 t 积分并除以 t, 结合 K_2 (在定理 2.3.1 中定义) 可得

$$
\begin{aligned}
\frac{\ln I_t}{t} &= (\beta^l)^{1-p}(\beta^u)^p\langle S_t\rangle - ((\mu^l)^{1-p}(\mu^u)^p + (\delta^l)^{1-p}(\delta^u)^p + (\gamma^l)^{1-p}(\gamma^u)^p) \\
&\quad - \frac{1}{2}(\sigma^l)^{2-2p}(\sigma^u)^{2p}\langle S_t^2\rangle + \frac{1}{t}\int_0^t\int_Y (\ln(1+r(v)S_t) - r(v)S_t)\lambda(dv)ds \\
&\quad + \frac{A_1}{t} + \frac{A_2}{t} + \frac{\ln I(0)}{t} \\
&\leqslant (\beta^l)^{1-p}(\beta^u)^p\langle S_t\rangle - ((\mu^l)^{1-p}(\mu^u)^p + (\delta^l)^{1-p}(\delta^u)^p + (\gamma^l)^{1-p}(\gamma^u)^p) \\
&\quad - \frac{1}{2}\Big((\sigma^l)^{2-2p}(\sigma^u)^{2p} + \int_Y \frac{r^2(v)}{(1+c)^2}\lambda(dv)\Big)\langle S_t^2\rangle + \frac{A_1}{t} + \frac{A_2}{t} + \frac{\ln I(0)}{t} \\
&\leqslant (\beta^l)^{1-p}(\beta^u)^p\langle S_t\rangle - ((\mu^l)^{1-p}(\mu^u)^p + (\delta^l)^{1-p}(\delta^u)^p + (\gamma^l)^{1-p}(\gamma^u)^p) \\
&\quad - \frac{1}{2}\sigma'^2\langle S_t\rangle^2 + \frac{A_1}{t} + \frac{A_2}{t} + \frac{\ln I(0)}{t} \\
&= -\frac{1}{2}\sigma'^2\Big(\langle S_t\rangle - \frac{(\beta^l)^{1-p}(\beta^u)^p}{\sigma'^2}\Big)^2 + \frac{(\beta^l)^{2-2p}(\beta^u)^{2p}}{2\sigma'^2} \\
&\quad - ((\mu^l)^{1-p}(\mu^u)^p + (\delta^l)^{1-p}(\delta^u)^p + (\gamma^l)^{1-p}(\gamma^u)^p) + \frac{A_1}{t} + \frac{A_2}{t} + \frac{\ln I(0)}{t},
\end{aligned} \quad (2.83)
$$

其中

$$A_1 = \int_0^t (\sigma^l)^{1-p}(\sigma^u)^p S_s dB(s), \quad A_2 = \int_0^t \int_Y \ln(1+r(v)S_s)\tilde{N}(ds, dv).$$

因为

$$\langle A_1, A_1 \rangle_t = \int_0^t (\sigma^l)^{2-2p}(\sigma^u)^{2p} S_s^2 ds,$$

$$\langle A_2, A_2 \rangle_t = \int_0^t \int_Y (\ln(1+r(v)S_s))^2 \lambda(dv)ds$$

及 $\ln(1-c) \leqslant \ln(1+r(v)S_t) \leqslant \ln(1+c)$, 且对任意的 $t \geqslant 0$ 有 $S_t \leqslant \dfrac{(\Lambda^l)^{1-p}(\Lambda^u)^p}{(\mu^l)^{1-p}(\mu^u)^p}$,

所以

$$\limsup_{t\to\infty} \frac{\langle A_1, A_1 \rangle_t}{t} = \limsup_{t\to\infty} \frac{1}{t} \int_0^t (\sigma^l)^{2-2p}(\sigma^u)^{2p} S_s^2 ds$$

$$\leqslant (\sigma^l)^{2-2p}(\sigma^u)^{2p} \frac{(\Lambda^l)^{2-2p}(\Lambda^u)^{2p}}{(\mu^l)^{2-2p}(\mu^u)^{2p}}$$

$$< \infty \quad \text{a.s.},$$

$$\limsup_{t\to\infty} \frac{\langle A_2, A_2 \rangle_t}{t} = \limsup_{t\to\infty} \frac{1}{t} \int_0^t \int_Y (\ln(1+r(v)S_s))^2 \lambda(dv)ds$$

$$\leqslant \max\{(\ln(1-c))^2, (\ln(1+c))^2\}\lambda(Y)$$

$$< \infty \quad \text{a.s.},$$

由鞅的强大数定律, 有 $\lim\limits_{t\to\infty} \dfrac{A_{it}}{t} = 0, i = 1, 2.$

如果条件 (b) 成立, 则

$$\limsup_{t\to\infty} \frac{\ln I_t}{t} = -\frac{1}{2}\sigma'^2 \Big(\langle S_t \rangle - \frac{(\beta^l)^{1-p}(\beta^u)^p}{\sigma'^2} \Big)^2 + \frac{(\beta^l)^{2-2p}(\beta^u)^{2p}}{2\sigma'^2}$$

$$- ((\mu^l)^{1-p}(\mu^u)^p + (\delta^l)^{1-p}(\delta^u)^p + (\gamma^l)^{1-p}(\gamma^u)^p)$$

$$\leqslant \frac{(\beta^l)^{2-2p}(\beta^u)^{2p}}{2\sigma'^2} - ((\mu^l)^{1-p}(\mu^u)^p + (\delta^l)^{1-p}(\delta^u)^p + (\gamma^l)^{1-p}(\gamma^u)^p)$$

$$< 0 \quad \text{a.s.}.$$

另一方面, 如果条件 (a) 成立, 则

$$\limsup_{t\to\infty} \frac{\ln I_t}{t} = -\frac{1}{2}\sigma'^2 \Big(\langle S_t \rangle - \frac{(\beta^l)^{1-p}(\beta^u)^p}{\sigma'^2} \Big)^2 + \frac{(\beta^l)^{2-2p}(\beta^u)^{2p}}{2\sigma'^2}$$

$$- ((\mu^l)^{1-p}(\mu^u)^p + (\delta^l)^{1-p}(\delta^u)^p + (\gamma^l)^{1-p}(\gamma^u)^p)$$

$$\leqslant - \frac{1}{2}\sigma'^2 \left(\frac{(\Lambda^l)^{1-p}(\Lambda^u)^p}{(\mu^l)^{1-p}(\mu^u)^p} - \frac{(\beta^l)^{1-p}(\beta^u)^p}{\sigma'^2} \right)^2 + \frac{(\beta^l)^{2-2p}(\beta^u)^{2p}}{2\sigma'^2}$$

$$- ((\mu^l)^{1-p}(\mu^u)^p + (\delta^l)^{1-p}(\delta^u)^p + (\gamma^l)^{1-p}(\gamma^u)^p)$$

$$= \frac{(\beta^l \Lambda^l)^{1-p}(\beta^u \Lambda^u)^p}{(\mu^l)^{1-p}(\mu^u)^p} - \frac{\sigma'^2(\Lambda^l)^{2-2p}(\Lambda^u)^{2p}}{2(\mu^l)^{2-2p}(\mu^u)^{2p}}$$

$$- ((\mu^l)^{1-p}(\mu^u)^p + (\delta^l)^{1-p}(\delta^u)^p + (\gamma^l)^{1-p}(\gamma^u)^p)$$

$$= ((\mu^l)^{1-p}(\mu^u)^p + (\delta^l)^{1-p}(\delta^u)^p + (\gamma^l)^{1-p}(\gamma^u)^p)\Big(\mathscr{R}_0 - 1$$

$$- \frac{\sigma'^2(\Lambda^l)^{2-2p}(\Lambda^u)^{2p}}{2(\mu^l)^{2-2p}(\mu^u)^{2p}((\mu^l)^{1-p}(\mu^u)^p + (\delta^l)^{1-p}(\delta^u)^p + (\gamma^l)^{1-p}(\gamma^u)^p)} \Big)$$

$$< 0 \quad \text{a.s..} \tag{2.84}$$

因此, $\limsup\limits_{t\to\infty} \dfrac{\ln I_t}{t} < 0$ a.s., 即疾病将依概率 1 灭绝.

以上, 我们给出了疾病灭绝的充分条件. 关于 (2.81) 式的证明可参考定理 2.2.1 中 (2.56) 式的证明方法, 不再详细说明. □

附注 2.3.1 在系统 (2.78) 所对应的确定性模型中, 若 $\mathscr{R}_0 > 1$, 疾病将持久, 若 $\mathscr{R}_0 < 1$, 则疾病将灭绝. 然而, 在随机系统 (2.78) 中, 当条件 (a) 或 (b) 成立时, 疾病就会灭绝. 因此说明大的噪声可以抑制疾病的暴发.

2.3.4 随机持久性

本小节主要给出系统 (2.78) 中疾病持久的充分条件. 为了方便起见, 使用以下符号:

$$\sigma''^2 = (\sigma^l)^{2-2p}(\sigma^u)^{2p} + \int_Y \frac{r^2(v)}{(1-c)^2}\lambda(dv),$$

$$\Theta = \mathscr{R}_0 - 1 - \frac{\sigma''^2(\Lambda^l)^{2-2p}(\Lambda^u)^{2p}}{2(\mu^l)^{2-2p}(\mu^u)^{2p}((\mu^l)^{1-p}(\mu^u)^p + (\delta^l)^{1-p}(\delta^u)^p + (\gamma^l)^{1-p}(\gamma^u)^p)},$$

$$H_1 = \frac{(a_0^l(\mu^l)^2)^{1-p}(a_0^u(\mu^u)^2)^p((\mu^l)^{1-p}(\mu^u)^p + (\delta^l)^{1-p}(\delta^u)^p + (\gamma^l)^{1-p}(\gamma^u)^p)\Theta}{\Big((\beta^l\Lambda^l)^{1-p}(\beta^u\Lambda^u)^p - \frac{(\sigma^l\Lambda^l)^{2-2p}(\sigma^u\Lambda^u)^{2p}}{2(\mu^l)^{1-p}(\mu^u)^p} \Big)((a_0^l\beta^l)^{1-p}(a_0^u\beta^u)^p + (a^l\mu_1^l m^l)^{1-p}(a^u\mu_1^u m^u)^p)},$$

$$H_2 = \frac{(\Lambda^l)^{1-p}(\Lambda^u)^p}{\frac{(\Lambda^l\beta^l)^{1-p}(\Lambda^u\beta^u)^p}{(\mu^l)^{1-p}(\mu^u)^p} + (\mu^l)^{1-p}(\mu^u)^p + \frac{(\mu_1^l m^l a^l\Lambda^l)^{1-p}(\mu_1^u m^u a^u\Lambda^u)^p}{(a_0^l)^{1-p}(a_0^u)^p((\mu^l)^{1-p}(\mu^u)^p + (b^l\Lambda^l)^{1-p}(b^u\Lambda^u)^p)}}.$$

定理 2.3.3 令假设 1 成立, (S_t, I_t, R_t, Z_t) 为具有初值 $(S(0), I(0), R(0),$

$Z(0)) \in \mathbb{R}_+^4$ 的系统 (2.78) 的解. 若

$$\mathscr{R}_0 - 1 > \frac{\sigma''^2(\Lambda^l)^{2-2p}(\Lambda^u)^{2p}}{2(\mu^l)^{2-2p}(\mu^u)^{2p}((\mu^l)^{1-p}(\mu^u)^p + (\delta^l)^{1-p}(\delta^u)^p + (\gamma^l)^{1-p}(\gamma^u)^p)},$$

则有 $\liminf\limits_{t\to\infty}\langle I_t\rangle \geqslant H_1 > 0$ a.s., 此外

$$\liminf\limits_{t\to\infty}\langle S_t\rangle \geqslant H_2 > 0 \quad \text{a.s.},$$

$$\liminf\limits_{t\to\infty}\langle R_t\rangle \geqslant \frac{(\gamma^l)^{1-p}(\gamma^u)^p H_1}{(\mu^l)^{1-p}(\mu^u)^p + (\delta_0^l)^{1-p}(\delta_0^u)^p} > 0 \quad \text{a.s.},$$

$$\liminf\limits_{t\to\infty}\langle Z_t\rangle \geqslant \frac{(a^l\mu^l)^{1-p}(a^u\mu^u)^p H_1}{(a_0^l)^{1-p}(a_0^u)^p((\mu^l)^{1-p}(\mu^u)^p + (b^l\Lambda^l)^{1-p}(b^u\Lambda^u)^p)} > 0 \quad \text{a.s..} \quad (2.85)$$

证明　回顾方程 (2.82), 令

$$f(S) = \Big[(\beta^l)^{1-p}(\beta^u)^p S - ((\mu^l)^{1-p}(\mu^u)^p + (\delta^l)^{1-p}(\delta^u)^p + (\gamma^l)^{1-p}(\gamma^u)^p)$$

$$- \frac{1}{2}(\sigma^l)^{2-2p}(\sigma^u)^{2p}S^2\Big].$$

并计算

$$f(S) - f\Big(\frac{(\Lambda^l)^{1-p}(\Lambda^u)^p}{(\mu^l)^{1-p}(\mu^u)^p}\Big)$$

$$= \Big[(\beta^l)^{1-p}(\beta^u)^p S - ((\mu^l)^{1-p}(\mu^u)^p + (\delta^l)^{1-p}(\delta^u)^p + (\gamma^l)^{1-p}(\gamma^u)^p)$$

$$- \frac{1}{2}(\sigma^l)^{2-2p}(\sigma^u)^{2p}S^2\Big] - \Big[\frac{(\beta^l\Lambda^l)^{1-p}(\beta^u\Lambda^u)^p}{(\mu^l)^{1-p}(\mu^u)^p} - ((\mu^l)^{1-p}(\mu^u)^p$$

$$+ (\delta^l)^{1-p}(\delta^u)^p + (\gamma^l)^{1-p}(\gamma^u)^p) - \frac{1}{2}\frac{(\sigma^l\Lambda^l)^{2-2p}(\sigma^u\Lambda^u)^{2p}}{(\mu^l)^{2-2p}(\mu^u)^{2p}}\Big]$$

$$= \Big(\frac{(\Lambda^l)^{1-p}(\Lambda^u)^p}{(\mu^l)^{1-p}(\mu^u)^p} - S\Big)\Big[\frac{((\sigma^l)^2\Lambda^l)^{1-p}((\sigma^u)^2\Lambda^u)^p}{2(\mu^l)^{1-p}(\mu^u)^p}\Big(1 + \frac{(\mu^l)^{1-p}(\mu^u)^p S}{(\Lambda^l)^{1-p}(\Lambda^u)^p}\Big)$$

$$- (\beta^l)^{1-p}(\beta^u)^p\Big],$$

得到

$$f(S) \geqslant ((\mu^l)^{1-p}(\mu^u)^p + (\delta^l)^{1-p}(\delta^u)^p + (\gamma^l)^{1-p}(\gamma^u)^p)\Big(\mathscr{R}_0 - 1$$

$$- \frac{(\sigma^l\Lambda^l)^{2-2p}(\sigma^u\Lambda^u)^{2p}}{2(\mu^l)^{2-2p}(\mu^u)^{2p}((\mu^l)^{1-p}(\mu^u)^p + (\delta^l)^{1-p}(\delta^u)^p + (\gamma^l)^{1-p}(\gamma^u)^p)}\Big)$$

$$- \left((\beta^l)^{1-p}(\beta^u)^p - \frac{((\sigma^l)^2\Lambda^l)^{1-p}((\sigma^u)^2\Lambda^u)^p}{2(\mu^l)^{1-p}(\mu^u)^p} \right) \left(\frac{(\Lambda^l)^{1-p}(\Lambda^u)^p}{(\mu^l)^{1-p}(\mu^u)^p} - S \right).$$

$$(2.86)$$

将 (2.86) 式代入 (2.83) 式并结合 K_2 可得

$$
\begin{aligned}
\frac{\ln I_t}{t} \geqslant & ((\mu^l)^{1-p}(\mu^u)^p + (\delta^l)^{1-p}(\delta^u)^p + (\gamma^l)^{1-p}(\gamma^u)^p)\Big(\mathscr{R}_0 - 1 \\
& - \frac{(\sigma^l\Lambda^l)^{2-2p}(\sigma^u\Lambda^u)^{2p}}{2(\mu^l)^{2-2p}(\mu^u)^{2p}((\mu^l)^{1-p}(\mu^u)^p + (\delta^l)^{1-p}(\delta^u)^p + (\gamma^l)^{1-p}(\gamma^u)^p)} \Big) \\
& - \Big((\beta^l)^{1-p}(\beta^u)^p - \frac{((\sigma^l)^2\Lambda^l)^{1-p}((\sigma^u)^2\Lambda^u)^p}{2(\mu^l)^{1-p}(\mu^u)^p} \Big) \Big(\frac{(\Lambda^l)^{1-p}(\Lambda^u)^p}{(\mu^l)^{1-p}(\mu^u)^p} - \langle S_t \rangle \Big) \\
& - \int_Y \frac{r^2(v)}{2(1-c)^2}\lambda(dv)\Big(\frac{(\Lambda^l)^{2-2p}(\Lambda^u)^{2p}}{(\mu^l)^{2-2p}(\mu^u)^{2p}} \Big) + \frac{A_1}{t} + \frac{A_2}{t} + \frac{\ln I(0)}{t} \\
= & ((\mu^l)^{1-p}(\mu^u)^p + (\delta^l)^{1-p}(\delta^u)^p + (\gamma^l)^{1-p}(\gamma^u)^p)\Big(\mathscr{R}_0 - 1 \\
& - \frac{\big[(\sigma^l)^{2-2p}(\sigma^u)^{2p} + \int_Y \frac{r^2(v)}{(1-c)^2}\lambda(dv)\big](\Lambda^l)^{2-2p}(\Lambda^u)^{2p}}{2(\mu^l)^{2-2p}(\mu^u)^{2p}((\mu^l)^{1-p}(\mu^u)^p + (\delta^l)^{1-p}(\delta^u)^p + (\gamma^l)^{1-p}(\gamma^u)^p)} \Big) \\
& - \Big((\beta^l)^{1-p}(\beta^u)^p - \frac{((\sigma^l)^2\Lambda^l)^{1-p}((\sigma^u)^2\Lambda^u)^p}{2(\mu^l)^{1-p}(\mu^u)^p} \Big) \Big(\frac{(\Lambda^l)^{1-p}(\Lambda^u)^p}{(\mu^l)^{1-p}(\mu^u)^p} - \langle S_t \rangle \Big) \\
& + \frac{A_1}{t} + \frac{A_2}{t} + \frac{\ln I(0)}{t} \\
= & ((\mu^l)^{1-p}(\mu^u)^p + (\delta^l)^{1-p}(\delta^u)^p + (\gamma^l)^{1-p}(\gamma^u)^p)\Big(\mathscr{R}_0 - 1 \\
& - \frac{\sigma''^2(\Lambda^l)^{2-2p}(\Lambda^u)^{2p}}{2(\mu^l)^{2-2p}(\mu^u)^{2p}((\mu^l)^{1-p}(\mu^u)^p + (\delta^l)^{1-p}(\delta^u)^p + (\gamma^l)^{1-p}(\gamma^u)^p)} \Big) \\
& - \Big((\beta^l)^{1-p}(\beta^u)^p - \frac{((\sigma^l)^2\Lambda^l)^{1-p}((\sigma^u)^2\Lambda^u)^p}{2(\mu^l)^{1-p}(\mu^u)^p} \Big) \Big(\frac{(\Lambda^l)^{1-p}(\Lambda^u)^p}{(\mu^l)^{1-p}(\mu^u)^p} - \langle S_t \rangle \Big) \\
& + \frac{A_1}{t} + \frac{A_2}{t} + \frac{\ln I(0)}{t}.
\end{aligned}
$$

$$(2.87)$$

注意到

$$
\begin{aligned}
& d\left(\frac{(\mu^l)^{1-p}(\mu^u)^p + (\delta_0^l)^{1-p}(\delta_0^u)^p}{(\mu^l)^{1-p}(\mu^u)^p} S_t + \frac{(\delta_0^l)^{1-p}(\delta_0^u)^p}{(\mu^l)^{1-p}(\mu^u)^p} R_t \right) \\
= & \left[((\mu^l)^{1-p}(\mu^u)^p + (\delta_0^l)^{1-p}(\delta_0^u)^p) \left(\frac{(\Lambda^l)^{1-p}(\Lambda^u)^p}{(\mu^l)^{1-p}(\mu^u)^p} - S_t \right) + \frac{(\gamma^l\delta_0^l)^{1-p}(\gamma^u\delta_0^u)^p}{(\mu^l)^{1-p}(\mu^u)^p} I_t \right.
\end{aligned}
$$

$$-\frac{((\mu^l)^{1-p}(\mu^u)^p+(\delta_0^l)^{1-p}(\delta_0^u)^p)}{(\mu^l)^{1-p}(\mu^u)^p}(\beta^l)^{1-p}(\beta^u)^p S_t I_t+\frac{(\mu_1^l m^l \delta_0^l)^{1-p}(\mu_1^u m^u \delta_0^u)^p}{(\mu^l)^{1-p}(\mu^l)^p}Z_t S_t$$

$$-\left.\frac{(\mu_1^l m^l)^{1-p}(\mu_1^u m^u)^p((\mu^l)^{1-p}(\mu^u)^p+(\delta_0^l)^{1-p}(\delta_0^u)^p)}{(\mu^l)^{1-p}(\mu^u)^p}Z_t S_t\right]dt$$

$$-\frac{(\mu^l)^{1-p}(\mu^u)^p+(\delta_0^l)^{1-p}(\delta_0^u)^p}{(\mu^l)^{1-p}(\mu^u)^p}\left((\sigma^l)^{1-p}(\sigma^u)^p S_t I_t dB(t)+\int_Y r(v)S_t I_t \widetilde{N}(dt,dv)\right)$$

$$\geqslant\left[((\mu^l)^{1-p}(\mu^u)^p+(\delta_0^l)^{1-p}(\delta_0^u)^p)\left(\frac{(\Lambda^l)^{1-p}(\Lambda^u)^p}{(\mu^l)^{1-p}(\mu^u)^p}-S_t\right)\right.$$

$$-\frac{(\Lambda^l \beta^l)^{1-p}(\Lambda^u \beta^u)^p((\mu^l)^{1-p}(\mu^u)^p+(\delta_0^l)^{1-p}(\delta_0^u)^p)}{(\mu^l)^{2-2p}(\mu^u)^{2p}}I_t$$

$$-\left.\frac{(\Lambda^l \mu_1^l m^l)^{1-p}(\Lambda^u \mu_1^u m^u)^p((\mu^l)^{1-p}(\mu^u)^p+(\delta_0^l)^{1-p}(\delta_0^u)^p)}{(\mu^l)^{2-2p}(\mu^u)^{2p}}Z_t\right]dt$$

$$-\frac{(\mu^l)^{1-p}(\mu^u)^p+(\delta_0^l)^{1-p}(\delta_0^u)^p}{(\mu^l)^{1-p}(\mu^u)^p}\left((\sigma^l)^{1-p}(\sigma^u)^p S_t I_t dB(t)+\int_Y r(v)S_t I_t \widetilde{N}(dt,dv)\right).\tag{2.88}$$

由系统 (2.78) 的最后一个方程得

$$Z_t dt=\frac{(a^l)^{1-p}(a^u)^p I_t dt}{(a_0^l)^{1-p}(a_0^u)^p(1+(b^l)^{1-p}(b^u)^p I_t)}-\frac{1}{(a_0^l)^{1-p}(a_0^u)^p}dZ_t$$

$$\leqslant\frac{(a^l)^{1-p}(a^u)^p}{(a_0^l)^{1-p}(a_0^u)^p}I_t dt-\frac{1}{(a_0^l)^{1-p}(a_0^u)^p}dZ_t.\tag{2.89}$$

将 (2.89) 式代入 (2.88) 式中得

$$d\left(\frac{(\mu^l)^{1-p}(\mu^u)^p+(\delta_0^l)^{1-p}(\delta_0^u)^p}{(\mu^l)^{1-p}(\mu^u)^p}S_t+\frac{(\delta_0^l)^{1-p}(\delta_0^u)^p}{(\mu^l)^{1-p}(\mu^u)^p}R_t\right)$$

$$\geqslant\left[((\mu^l)^{1-p}(\mu^u)^p+(\delta_0^l)^{1-p}(\delta_0^u)^p)\left(\frac{(\Lambda^l)^{1-p}(\Lambda^u)^p}{(\mu^l)^{1-p}(\mu^u)^p}-S_t\right)-\frac{(\Lambda^l)^{1-p}(\Lambda^u)^p}{(a_0^l(\mu^l)^2)^{1-p}(a_0^u(\mu^u)^2)^p}\right.$$

$$\left.\times((\mu^l)^{1-p}(\mu^u)^p+(\delta_0^l)^{1-p}(\delta_0^u)^p)((a_0^l \beta^l)^{1-p}(a_0^u \beta^u)^p+(a^l \mu_1^l m^l)^{1-p}(a^u \mu_1^u m^u)^p)I_t\right]dt$$

$$+\frac{(\Lambda^l \mu_1^l m^l)^{1-p}(\Lambda^u \mu_1^u m^u)^p((\mu^l)^{1-p}(\mu^u)^p+(\delta_0^l)^{1-p}(\delta_0^u)^p)}{(a_0^l(\mu^l)^2)^{1-p}(a_0^u(\mu^u)^2)^p}dZ_t$$

$$- \frac{(\mu^l)^{1-p}(\mu^u)^p + (\delta_0^l)^{1-p}(\delta_0^u)^p}{(\mu^l)^{1-p}(\mu^u)^p} \left((\sigma^l)^{1-p}(\sigma^u)^p S_t I_t dB(t) + \int_Y r(v) S_t I_t \widetilde{N}(dt, dv) \right).$$

$$(2.90)$$

对 (2.90) 式两边同时从 0 到 t 积分得

$$\frac{(\Lambda^l)^{1-p}(\Lambda^u)^p}{(\mu^l)^{1-p}(\mu^u)^p} - \langle S_t \rangle$$

$$\leqslant \frac{(\Lambda^l)^{1-p}(\Lambda^u)^p((a_0^l \beta^l)^{1-p}(a_0^u \beta^u)^p + (a^l \mu_1^l m^l)^{1-p}(a^u \mu_1^u m^u)^p)}{(a_0^l (\mu^l)^2)^{1-p}(a_0^u (\mu^u)^2)^p} \langle I_t \rangle$$

$$+ \frac{1}{t} \left[\frac{1}{(\mu^l)^{1-p}(\mu^u)^p}(S(t) - S(0)) - \frac{(\Lambda^l \mu_1^l m^l)^{1-p}(\Lambda^u \mu_1^u m^u)^p}{(a_0^l (\mu^l)^2)^{1-p}(a_0^u (\mu^u)^2)^p}(Z(t) - Z(0)) \right.$$

$$\left. + \frac{(\delta_0^l)^{1-p}(\delta_0^u)^p}{(\mu^l)^{1-p}(\mu^u)^p((\mu^l)^{1-p}(\mu^u)^p + (\delta_0^l)^{1-p}(\delta_0^u)^p)}(R(t) - R(0)) \right]$$

$$+ \frac{A_3}{t} + \frac{A_4}{t},$$

$$(2.91)$$

其中

$$A_3 = \frac{(\sigma^l)^{1-p}(\sigma^u)^p}{(\mu^l)^{1-p}(\mu^u)^p} \int_0^t S_s I_s dB(s), \quad A_4 = \frac{1}{(\mu^l)^{1-p}(\mu^u)^p} \int_0^t \int_Y r(v) S_s I_s \widetilde{N}(ds, dv).$$

再将 (2.91) 式代入 (2.87) 式中有

$$\frac{\ln I_t}{t} \geqslant ((\mu^l)^{1-p}(\mu^u)^p + (\delta^l)^{1-p}(\delta^u)^p + (\gamma^l)^{1-p}(\gamma^u)^p) \left(\mathscr{R}_0 - 1 \right.$$

$$\left. - \frac{\sigma''^2 (\Lambda^l)^{2-2p}(\Lambda^u)^{2p}}{2(\mu^l)^{2-2p}(\mu^u)^{2p}((\mu^l)^{1-p}(\mu^u)^p + (\delta^l)^{1-p}(\delta^u)^p + (\gamma^l)^{1-p}(\gamma^u)^p)} \right)$$

$$- \frac{(\Lambda^l)^{1-p}(\Lambda^u)^p((a_0^l \beta^l)^{1-p}(a_0^u \beta^u)^p + (a^l \mu_1^l m^l)^{1-p}(a^u \mu_1^u m^u)^p)}{(a_0^l (\mu^l)^2)^{1-p}(a_0^u (\mu^u)^2)^p}$$

$$\times \left((\beta^l)^{1-p}(\beta^u)^p - \frac{((\sigma^l)^2 \Lambda^l)^{1-p}((\sigma^u)^2 \Lambda^u)^p}{2(\mu^l)^{1-p}(\mu^u)^p} \right) \langle I_t \rangle + g_1(t) + g_2(t), \quad (2.92)$$

其中

$$g_1(t) = - \left((\beta^l)^{1-p}(\beta^u)^p - \frac{((\sigma^l)^2 \Lambda^l)^{1-p}((\sigma^u)^2 \Lambda^u)^p}{2(\mu^l)^{1-p}(\mu^u)^p} \right) \frac{1}{t} \left[\frac{S(t) - S(0)}{(\mu^l)^{1-p}(\mu^u)^p} \right.$$

$$\left. + \frac{(\delta_0^l)^{1-p}(\delta_0^u)^p}{(\mu^l)^{1-p}(\mu^u)^p((\mu^l)^{1-p}(\mu^u)^p + (\delta_0^l)^{1-p}(\delta_0^u)^p)}(R(t) - R(0)) \right.$$

$$- \frac{(\Lambda^l \mu_1^l m^l)^{1-p}(\Lambda^u \mu_1^u m^u)^p}{(a_0^l(\mu^l)^2)^{1-p}(a_0^u(\mu^u)^2)^p}(Z(t) - Z(0))\Big] + \frac{\ln I_0}{t},$$

$$g_2(t) = \frac{A_1}{t} + \frac{A_2}{t} - \left((\beta^l)^{1-p}(\beta^u)^p - \frac{((\sigma^l)^2\Lambda^l)^{1-p}((\sigma^u)^2\Lambda^u)^p}{2(\mu^l)^{1-p}(\mu^u)^p}\right)\left(\frac{A_3}{t} + \frac{A_4}{t}\right).$$

因为 $(S_t, I_t, R_t, Z_t) \in \Gamma$, 由鞅的强大数定律及 2.3.3 节中所使用的方法可得

$$\lim_{t\to\infty}\frac{A_{3t}}{t} = \lim_{t\to\infty}\frac{A_{4t}}{t} = \lim_{t\to\infty}\frac{A_{1t}}{t} = \lim_{t\to\infty}\frac{A_{2t}}{t} = 0.$$

则有

$$\lim_{t\to\infty}g_1(t) = 0 \quad 和 \quad \lim_{t\to\infty}g_2(t) = 0 \quad \text{a.s..}$$

令 $t \to \infty$ 并重新组合 (2.92) 式得

$$\liminf_{t\to\infty}\langle I_t\rangle \geqslant H_1 > 0 \quad \text{a.s.,} \tag{2.93}$$

即系统 (2.78) 中的疾病将会持久.

以上, 我们得到了疾病持久的充分条件. 类似地, 运用定理 2.2.2 中的方法可得 (2.85) 式成立. □

附注 2.3.2　定理 2.3.3 的结果表明, 当噪声强度很小时, 定理 2.3.3 中的条件成立, 说明疾病是持久的.

2.3.5　数值模拟

在本小节中, 基于 Euler 数值逼近方法 [71], 给出以下数值例子. 选取参数值如表 2.3 所示, 人群数初值为 $S(0) = 479.0, I(0) = 20.0, R(0) = 1.0$ 和 $Z(0) = 10.0$. 为了更好地与随机模型 (2.78) 的时间序列图进行比较, 在图 2.10 中给出 (2.78) 相应的确定性系统的 S_t, I_t 和 R_t 的时间序列图.

表 2.3　随机 SIRS 模型 (2.78) 数值试验参数值

参数名称	取值	文献	参数名称	取值
Λ^l	0.6	[69]	Λ^u	0.8
β^l	0.6	[69]	β^u	0.8
μ^l	0.2	[69]	μ^u	0.4
μ_1^l	0.1	[39]	μ_1^u	0.2
m^l	0.017	[39]	m^u	0.020
δ^l	0.2	[69]	δ^u	0.4
δ_0^l	0.01	[77]	δ_0^u	0.02
γ^l	0.6	[69]	γ^u	0.8
a^l	0.01	[39,98]	a^u	0.02
b^l	1	[39,98]	b^u	2
a_0^l	0.045	[39,98]	a_0^u	0.060

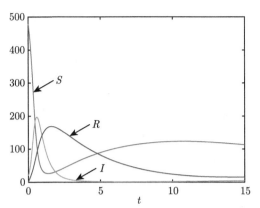

图 2.10　具有初值 $(S(0), I(0), R(0), Z(0)) = (479.0, 20.0, 1.0, 10.0)$ 的系统 (2.78) 相对应确定性模型的解 S_t, I_t, R_t 的时间序列图

下面给出两个关于 Lévy 跳和不精确参数对疾病灭绝和持久的影响的例子.

例 4　疾病的随机灭绝

假设 $c = 0.8$, $Y = (0, +\infty)$, $\lambda(Y) = 1$, 其他参数值已在表 2.3 中给出. 图 2.11—图 2.13 的条件之间唯一的区别是 σ, $r(v)$ 和 p 的取值不同.

示例 (1). 选取白噪声 $\sigma^l = 0.42$, $\sigma^u = 0.6$, 跳噪声 $r(v) = 0.2$ 和不精确参数 $p = 0$. 则假设 1 满足且

$$\mathscr{R}_0 - 1 = 0.8000 < 0.8494$$

$$= \frac{\sigma'^2 (\Lambda^l)^{2-2p} (\Lambda^u)^{2p}}{2(\mu^l)^{2-2p}(\mu^u)^{2p}((\mu^l)^{1-p}(\mu^u)^p + (\delta^l)^{1-p}(\delta^u)^p + (\gamma^l)^{1-p}(\gamma^u)^p)},$$

以及

$$\sigma'^2 = 0.1887 < 0.2000 = \frac{(\beta^l \mu^l)^{1-p} (\beta^u \mu^u)^p}{(\Lambda^l)^{1-p}(\Lambda^u)^p}.$$

因此, 定理 2.3.2 的灭绝条件 (a) 满足, 即疾病将依概率 1 灭绝, 如图 2.11(a) 所示.

接下来, 保持白噪声 $\sigma^l = 0.42$, $\sigma^u = 0.6$, 跳噪声 $r(v) = 0.2$ 不变, 但是增大 $p = 0.5$, 然后计算

$$\mathscr{R}_0 - 1 = 0.3485 < 0.6081$$

$$= \frac{\sigma'^2 (\Lambda^l)^{2-2p} (\Lambda^u)^{2p}}{2(\mu^l)^{2-2p}(\mu^u)^{2p}((\mu^l)^{1-p}(\mu^u)^p + (\delta^l)^{1-p}(\delta^u)^p + (\gamma^l)^{1-p}(\gamma^u)^p)},$$

$$\sigma'^2 = 0.2551 < 0.2828 = \frac{(\beta^l \mu^l)^{1-p} (\beta^u \mu^u)^p}{(\Lambda^l)^{1-p}(\Lambda^u)^p}.$$

因此, 满足定理 2.3.2 的条件 (a). 根据定理 2.3.2, 可以预测疾病将依概率 1 灭绝, 如图 2.11(b) 所示.

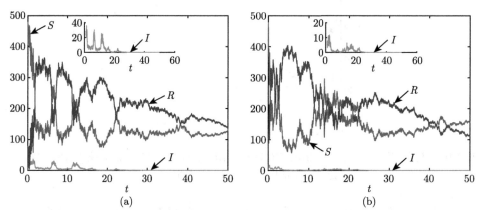

图 2.11　不同参数 p 下对应于初值 $(S(0), I(0), R(0), Z(0)) = (479.0, 20.0, 1.0, 10.0)$ 的随机系统 (2.78) 的解 S_t, I_t, R_t 的时间序列图

示例 (2). 在图 2.12 中, 选取白噪声 $\sigma^l = 0.6$, $\sigma^u = 0.8$, 跳噪声 $r(v) = 0.2$ 和不精确参数 $p = 0$. 则假设 1 满足且

$$\sigma'^2 = 0.3631 > 0.1800 = \frac{(\beta^l)^{2-2p}(\beta^u)^{2p}}{2((\mu^l)^{1-p}(\mu^u)^p + (\delta^l)^{1-p}(\delta^u)^p + (\gamma^l)^{1-p}(\gamma^u)^p)}.$$

另一方面, 保持 $\sigma^l = 0.6$, $\sigma^u = 0.8$ 和 $r(v) = 0.2$ 不变, 但增大 $p = 0.5$. 则有

$$\sigma'^2 = 0.4831 > 0.1907 = \frac{(\beta^l)^{2-2p}(\beta^u)^{2p}}{2((\mu^l)^{1-p}(\mu^u)^p + (\delta^l)^{1-p}(\delta^u)^p + (\gamma^l)^{1-p}(\gamma^u)^p)}.$$

根据定理 2.3.2, 满足条件 (b). 由此可见, 疾病几乎依概率 1 灭绝, 数值结果分别如图 2.12(a) 和 2.12(b) 所示.

例 5　疾病的随机持久

本例中参数取值与例 4 中的参数值相同.

示例 (1). 选取白噪声 $\sigma^l = 0.2$, $\sigma^u = 0.4$, 跳噪声 $r(v) = 0.05$ 和不精确参数 $p = 0$. 则满足假设 1 且

$$\mathscr{R}_0 - 1 = 0.8000 > 0.4613$$

$$= \frac{\sigma''^2(\Lambda^l)^{2-2p}(\Lambda^u)^{2p}}{2(\mu^l)^{2-2p}(\mu^u)^{2p}((\mu^l)^{1-p}(\mu^u)^p + (\delta^l)^{1-p}(\delta^u)^p + (\gamma^l)^{1-p}(\gamma^u)^p)}.$$

定理 2.3.3 的条件满足, 这意味着疾病是持久的, 图 2.13(a) 中的数值模拟验证了这一结果.

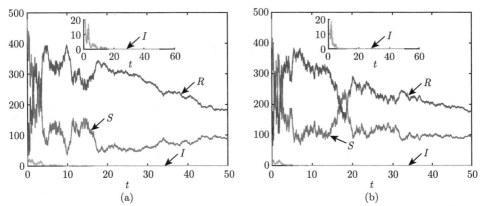

图 2.12 不同参数 p 下对应于初值 $(S(0), I(0), R(0), Z(0)) = (479.0, 20.0, 1.0, 10.0)$ 的随机
系统 (2.78) 的解 S_t, I_t, R_t 的时间序列图

示例 (2). 保持白噪声 $\sigma^l = 0.2$, $\sigma^u = 0.4$, 跳噪声 $r(v) = 0.05$ 不变, 但是增大 p 至 0.5, 有

$$\mathscr{R}_0 - 1 = 0.3485 > 0.3397$$

$$= \frac{\sigma''^2 (\Lambda^l)^{2-2p} (\Lambda^u)^{2p}}{2(\mu^l)^{2-2p} (\mu^u)^{2p} ((\mu^l)^{1-p}(\mu^u)^p + (\delta^l)^{1-p}(\delta^u)^p + (\gamma^l)^{1-p}(\gamma^u)^p)}.$$

因此, 也满足定理 2.3.3 的条件. 图 2.13(b) 中的数值模拟说明了疾病的持久性.

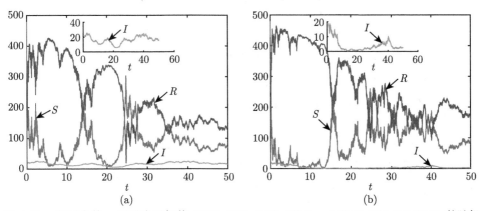

图 2.13 不同参数 p 下对应于初值 $(S(0), I(0), R(0), Z(0)) = (479.0, 20.0, 1.0, 10.0)$ 的随机
系统 (2.78) 的解 S_t, I_t, R_t 的时间序列图

通过对比图 2.11—图 2.13 可以看出, Lévy 噪声 $r(v)$ 的强度对疾病的灭绝和
持久有很大的影响. 大的噪声更有可能抑制疾病的暴发. 此外, 不精确参数 p 的不
同值也会显著地影响疾病系统的动力学行为.

2.3.6　小结

本节研究了带有 Lévy 跳和区间数的随机 SIRS 模型的灭绝性和持久性. 首先得到了全局正解的存在性, 建立了疾病灭绝和持久的充分条件 (参见定理 2.3.2 和定理 2.3.3). 数值分析表明: (1) 在现实中, 增大噪声的强度可能会潜在地抑制疾病的暴发, 导致疾病依概率 1 灭绝. 因此, Lévy 跳可以显著地影响系统的动力学行为 (参见例 4 和例 5). (2) 当噪声强度固定时, 疾病灭绝和持久的充分条件取决于不精确参数 p. 因此, 不精确参数对随机动力学也有很重要的影响.

2.4　干预策略下随机 HBV 感染模型的动力学行为

2.4.1　引言

对于慢性 HBV 的携带者, 没有广泛可用的有效治疗方法. 尽管人们在婴儿乙型肝炎疫苗接种的覆盖率上取得了很大的进步, 但是要显著减少发病率并最终根除病毒还是有很长很艰难的斗争过程. 为了尽最大可能使人们了解病毒的传播方式, 减小感染疾病的可能性并降低人们的损失, 有必要将干预策略的影响运用到 HBV 的预防中. 然而, 目前还没有将干预策略考虑到随机 HBV 感染模型中的相关文献. 在最近的研究中, Khan 等 [72] 通过假设乙肝疫苗提供了不确定的保护 (在成功接种疫苗后, 易感人群转至恢复人群), 提出了如下的随机 HBV 感染模型:

$$\begin{cases} dS(t) = [\Lambda - \beta S(t)I(t) - (\mu_0 + \nu)S(t)]dt - \sigma S(t)I(t)dB(t), \\ dI(t) = [\beta S(t)I(t) - (\mu_0 + \mu_1 + \gamma_1)I(t)]dt + \sigma S(t)I(t)dB(t), \\ dR(t) = [\gamma_1 I(t) + \nu S(t) - \mu_0 R(t)]dt, \end{cases} \tag{2.94}$$

其中 $S(t)$, $I(t)$, $R(t)$ 分别表示易感者、感染者和恢复者. $B(t)$ 为标准的 Brown 运动, σ^2 为噪声的强度. 所有参数均假设为正, 其生物学意义描述如下: Λ 表示人均稳定出生率; β 表示传染率; μ_0 表示自然死亡率; μ_1 表示因病死亡率; ν 表示疫苗接种率; γ_1 表示恒定恢复率.

在本节中, 我们将干预策略的影响考虑到以上 HBV 感染模型中. 为此, 引入函数 $\beta = \beta_1 - \beta_2 f(I)$ 且函数 $f(I)$ 满足以下假设:

假设 2　$f(0) = 0$, $f'(I) > 0$ 且 $\lim\limits_{I \to \infty} f(I) = 1$.

其中 β_1 是不考虑感染个体的自然传染率, β_2 是由于感染个体的存在而导致的最大减少的传染率. 于是, 得到了如下带有干预策略的随机 HBV 感染模型:

$$
\begin{cases}
dS(t) = [\Lambda - (\beta_1 - \beta_2 f(I))S(t)I(t) - (\mu_0 + \nu)S(t)]dt - \sigma S(t)I(t)dB(t), \\
dI(t) = [(\beta_1 - \beta_2 f(I))S(t)I(t) - (\mu_0 + \mu_1 + \gamma_1)I(t)]dt + \sigma S(t)I(t)dB(t), \\
dR(t) = [\gamma_1 I(t) + \nu S(t) - \mu_0 R(t)]dt.
\end{cases}
$$

$$(2.95)$$

我们将在 Khan 等 [72] 研究的基础上, 探讨干预策略和环境噪声同时引入随机 HBV 感染模型 (2.95) 中时, 对其动力学行为的影响.

2.4.2 基本再生数及平衡点分析

基本再生数是一个阈值, 它表示将一个受感染的个体引入易感人群导致多少次继发性感染 [73]. 对于 HBV 感染模型 (2.95) 所对应的确定性模型, 可以给出其基本再生数为

$$
\mathscr{R}_0 = \frac{\Lambda \beta_1}{(\mu_0 + \nu)(\mu_0 + \mu_1 + \gamma_1)},
$$

它被证明是模型 (2.95) 所对应的确定性模型中疾病灭绝或持久的阈值.

此外, 容易得到模型 (2.95) 所对应的确定性模型存在两个平衡点: 恒存在无病平衡点 $E_0 = \left(\dfrac{\Lambda}{\mu_0 + \nu}, 0, \dfrac{\nu\Lambda}{\mu_0(\mu_0 + \nu)} \right)$, 以及当 $\mathscr{R}_0 > 1$ 时唯一的地方病平衡点 $E^* = (S^*, I^*, R^*)$, 而 S^*, I^*, R^* 是以下系统的正解:

$$
\begin{cases}
\Lambda - (\beta_1 - \beta_2 f(I^*))S^*I^* - (\mu_0 + \nu)S^* = 0, \\
(\beta_1 - \beta_2 f(I^*))S^*I^* - (\mu_0 + \mu_1 + \gamma_1)I^* = 0, \\
\gamma_1 I^* + \nu S^* - \mu_0 R^* = 0,
\end{cases}
$$

其中 S^*, I^*, R^* 满足

$$
S^* = \frac{\mu_0 + \mu_1 + \gamma_1}{\beta_1 - \beta_2 f(I^*)}, \quad R^* = \frac{\gamma_1 I^*(\beta_1 - \beta_2 f(I^*)) + \nu(\mu_0 + \mu_1 + \gamma_1)}{\mu_0(\beta_1 - \beta_2 f(I^*))},
$$

以及

$$
\Lambda - (\mu_0 + \mu_1 + \gamma_1)I^* - \frac{(\mu_0 + \nu)(\mu_0 + \mu_1 + \gamma_1)}{\beta_1 - \beta_2 f(I^*)} = 0.
$$

令

$$
F(I) := \Lambda - (\mu_0 + \mu_1 + \gamma_1)I - \frac{(\mu_0 + \nu)(\mu_0 + \mu_1 + \gamma_1)}{\beta_1 - \beta_2 f(I)}.
$$

因为

$$
F(0) = \Lambda - \frac{(\mu_0 + \nu)(\mu_0 + \mu_1 + \gamma_1)}{\beta_1} = \frac{(\mu_0 + \nu)(\mu_0 + \mu_1 + \gamma_1)(\mathscr{R}_0 - 1)}{\beta_1},
$$

若 $\mathscr{R}_0 > 1$, 则 $F(0) > 0$. 由假设 2 易知 $F(I)$ 是一个递减函数. 因此, $F(I) = 0$ 有唯一的正解 I^* 以及模型 (2.95) 所对应的确定性模型有唯一的地方病平衡点 $E^* = (S^*, I^*, R^*)$, 其中

$$S^* = \frac{\mu_0 + \mu_1 + \gamma_1}{\beta_1 - \beta_2 f(I^*)}, \quad R^* = \frac{\gamma_1 I^*(\beta_1 - \beta_2 f(I^*)) + \nu(\mu_0 + \mu_1 + \gamma_1)}{\mu_0(\beta_1 - \beta_2 f(I^*))}.$$

下面, 在证明主要定理之前, 先给出随机 HBV 感染模型 (2.95) 正解的存在唯一性相关结果. 为简单起见, 定义有界集 Γ 为

$$\Gamma = \left\{ (S, I, R) \in \mathbb{R}_+^3 : S \geqslant 0, I \geqslant 0, R \geqslant 0, \frac{\Lambda}{\mu_0 + \mu_1} \leqslant S + I + R \leqslant \frac{\Lambda}{\mu_0} \right\} \subset \mathbb{R}_+^3,$$

模型 (2.95) 的随机基本再生数 $\mathscr{R}_s$ 表示为

$$\mathscr{R}_s = \frac{\Lambda \beta_1}{(\mu_0 + \nu)\left(\mu_0 + \mu_1 + \gamma_1 + \dfrac{\sigma^2 \Lambda^2}{2(\mu_0 + \nu)^2}\right)}.$$

引理 2.4.1　对任意的初值 $(S(0), I(0), R(0)) \in \mathbb{R}_+^3$, 当 $t \geqslant 0$ 时模型 (2.95) 存在唯一的正解 (S_t, I_t, R_t) 且这个解将依概率 1 保持在 $\mathbb{R}_+^3$ 中.

引理 2.4.2　对于任意的初值 $(S(0), I(0), R(0)) \in \mathbb{R}_+^3$, 当 $t \geqslant 0$ 时, 模型 (2.95) 唯一的正解 (S_t, I_t, R_t) 将进入 Γ 并依概率 1 保持在 Γ 中.

以上两个引理的证明类似于 2.2 节中的证明方法, 不再详细证明.

2.4.3　疾病的随机灭绝

本小节研究随机 HBV 感染模型 (2.95) 中疾病的灭绝性, 给出以下主要结果:

定理 2.4.1　令 (S_t, I_t, R_t) 为具有初值 $(S(0), I(0), R(0)) \in \Gamma$ 的随机 HBV 感染模型 (2.95) 的解. 若

$$\mathscr{R}_s < 1 \quad \text{且} \quad \sigma^2 \leqslant \frac{\beta_1(\mu_0 + \nu)}{\Lambda}, \tag{2.96}$$

则

$$\limsup_{t \to \infty} \frac{\log I_t}{t} < 0 \quad \text{a.s.},$$

即 I_t 以指数形式收敛于 0 a.s., 模型 (2.95) 中的疾病将依概率 1 灭绝. 此外,

$$\lim_{t \to \infty} S_t = \frac{\Lambda}{\mu_0 + \nu} = S_0, \quad \lim_{t \to \infty} R_t = \frac{\nu \Lambda}{\mu_0(\mu_0 + \nu)} = R_0. \tag{2.97}$$

证明   系统 (2.95) 两边积分得

$$
\begin{cases}
\dfrac{S(t) - S(0)}{t} = \Lambda - (\beta_1 - \beta_2 f(I))\langle S_t I_t\rangle - (\mu_0 + \nu)\langle S_t\rangle - \dfrac{\sigma}{t}\int_0^t S_s I_s dB(s), \\[3mm]
\dfrac{I(t) - I(0)}{t} = (\beta_1 - \beta_2 f(I))\langle S_t I_t\rangle - (\mu_0 + \mu_1 + \gamma_1)\langle I_t\rangle + \dfrac{\sigma}{t}\int_0^t S_s I_s dB(s), \\[3mm]
\dfrac{R(t) - R(0)}{t} = \gamma_1\langle I_t\rangle + \nu\langle S_t\rangle - \mu_0\langle R_t\rangle.
\end{cases}
$$

$$(2.98)$$

由方程 (2.98) 有

$$
\frac{S(t) - S(0)}{t} + \frac{I(t) - I(0)}{t} = \Lambda - (\mu_0 + \nu)\langle S_t\rangle - (\mu_0 + \mu_1 + \gamma_1)\langle I_t\rangle. \quad (2.99)
$$

计算

$$
\langle S_t\rangle = \frac{\Lambda}{\mu_0 + \nu} - \frac{\mu_0 + \mu_1 + \gamma_1}{\mu_0 + \nu}\langle I_t\rangle + \varphi(t), \quad (2.100)
$$

其中 $\varphi(t)$ 定义为

$$
\varphi(t) = -\frac{1}{\mu_0 + \nu}\left[\frac{S(t) - S(0)}{t} + \frac{I(t) - I(0)}{t}\right].
$$

显然有

$$
\lim_{t\to\infty}\varphi(t) = 0 \ \text{a.s.}.
$$

对系统 (2.95) 运用 Itô 公式得

$$
d\log I_t = \left[(\beta_1 - \beta_2 f(I))S_t - (\mu_0 + \mu_1 + \gamma_1) - \frac{1}{2}\sigma^2 S_t^2\right]dt + \sigma S_t dB(t).
$$

两边从 0 到 t 积分并同时除以 t 可得

$$
\frac{\log I(t) - \log I(0)}{t}
$$

$$
= (\beta_1 - \beta_2 f(I))\langle S_t\rangle - (\mu_0 + \mu_1 + \gamma_1) - \frac{1}{2}\sigma^2\langle S_t^2\rangle + \frac{\sigma}{t}\int_0^t S_s dB(s)
$$

$$
\leqslant \beta_1\langle S_t\rangle - (\mu_0 + \mu_1 + \gamma_1) - \frac{1}{2}\sigma^2\langle S_t\rangle^2 + \frac{\sigma}{t}\int_0^t S_s dB(s). \quad (2.101)
$$

将 (2.100) 代入 (2.101) 中得

$$
\frac{\log I(t) - \log I(0)}{t} \leqslant \beta_1\left(\frac{\Lambda}{\mu_0 + \nu} - \frac{\mu_0 + \mu_1 + \gamma_1}{\mu_0 + \nu}\langle I_t\rangle + \varphi(t)\right) - (\mu_0 + \mu_1 + \gamma_1)
$$

$$-\frac{1}{2}\sigma^2\left(\frac{\Lambda}{\mu_0+\nu}-\frac{\mu_0+\mu_1+\gamma_1}{\mu_0+\nu}\langle I_t\rangle+\varphi(t)\right)^2+\frac{\sigma}{t}\int_0^t S_s dB(s)$$

$$\leqslant\frac{\beta_1\Lambda}{\mu_0+\nu}-\frac{\beta_1(\mu_0+\mu_1+\gamma_1)}{\mu_0+\nu}\langle I_t\rangle-(\mu_0+\mu_1+\gamma_1)$$

$$-\frac{1}{2}\frac{\sigma^2\Lambda^2}{(\mu_0+\nu)^2}+\frac{\sigma^2\Lambda(\mu_0+\mu_1+\gamma_1)}{(\mu_0+\nu)^2}\langle I_t\rangle+\frac{M(t)}{t}+\psi(t)$$

$$\leqslant-\left(\mu_0+\mu_1+\gamma_1+\frac{1}{2}\frac{\sigma^2\Lambda^2}{(\mu_0+\nu)^2}\right)(1-\mathscr{R}_s)$$

$$-\left(\frac{\mu_0+\mu_1+\gamma_1}{\mu_0+\nu}\right)\left(\beta_1-\frac{\sigma^2\Lambda}{\mu_0+\nu}\right)\langle I_t\rangle+\frac{M(t)}{t}+\psi(t),$$

$$\tag{2.102}$$

其中

$$\psi(t)=\beta\varphi(t)-\frac{1}{2}\sigma^2\varphi^2(t)+\frac{\sigma^2(\mu_0+\mu_1+\gamma_1)}{\mu_0+\nu}\langle I_t\rangle\varphi(t)-\frac{\sigma^2\Lambda\varphi(t)}{\mu_0+\nu},$$

以及

$$M(t)=\sigma\int_0^t S_s dB(s),$$

这是一个具有 $M(0)=0$ 的局部连续鞅. 此外

$$\limsup_{t\to\infty}\frac{\langle M,M\rangle_t}{t}\leqslant\frac{\sigma^2\Lambda^2}{\mu_0^2}<\infty\ \text{a.s..}$$

由定理 1.2.2 及 $\lim\limits_{t\to\infty}\varphi(t)=0$, 我们有

$$\lim_{t\to\infty}\frac{M(t)}{t}=0\quad\text{和}\quad\lim_{t\to\infty}\psi(t)=0\ \text{a.s..}$$

如果满足条件 (2.96), 则由 (2.102) 式可得

$$\limsup_{t\to\infty}\frac{\log I_t}{t}\leqslant-\left(\mu_0+\mu_1+\gamma_1+\frac{1}{2}\frac{\sigma^2\Lambda^2}{(\mu_0+\nu)^2}\right)(1-\mathscr{R}_s)$$

$$-\left(\frac{\mu_0+\mu_1+\gamma_1}{\mu_0+\nu}\right)\left(\beta_1-\frac{\sigma^2\Lambda}{\mu_0+\nu}\right)\langle I_t\rangle<0\ \text{a.s.,}$$

即

$$\lim_{t\to\infty}I_t=0\ \text{a.s..}\tag{2.103}$$

接下来, 证明 (2.97) 式. 根据系统 (2.95), 有

$$d(S_t + I_t + R_t) = [\Lambda - \mu_0(S_t + I_t + R_t) - \mu_1 I_t]dt.$$

则

$$S_t + I_t + R_t = e^{-\mu_0 t}\left(S(0) + I(0) + R(0) + \int_0^t [\Lambda - \mu_1 I_s]e^{\mu_0 s}ds\right).$$

由 L'Hospital 法则和 (2.103) 式得

$$\begin{aligned}
\lim_{t\to\infty}(S_t + R_t) &= \lim_{t\to\infty}\left(\frac{S(0) + I(0) + R(0) + \int_0^t [\Lambda - \mu_1 I_s]e^{\mu_0 s}ds}{e^{\mu_0 t}} - I_t\right)\\
&= \lim_{t\to\infty}\frac{\Lambda - \mu_1 I_t}{\mu_0}\\
&= \frac{\Lambda}{\mu_0}.
\end{aligned} \tag{2.104}$$

因此就有

$$\lim_{t\to\infty}(S_t + R_t) = \frac{\Lambda}{\mu_0} \quad \text{a.s..}$$

由系统 (2.95) 第一个方程可得

$$dS_t = (\Lambda - (\mu_0 + \nu)S_t)dt.$$

则

$$\lim_{t\to\infty} S_t = \frac{\Lambda}{\mu_0 + \nu} = S_0 \quad \text{a.s.,}$$

因此, 由 (2.104) 式有

$$\lim_{t\to\infty} R_t = \frac{\nu\Lambda}{\mu_0(\mu_0 + \nu)} = R_0 \quad \text{a.s..} \qquad \square$$

2.4.4 渐近稳定与平稳分布

本小节主要证明当 $\mathscr{R}_s > 1$ 时, 系统 (2.95) 的解收敛于地方病平衡点, 并证明系统 (2.95) 的解存在平稳分布, 即说明该疾病是持久的.

定理 2.4.2 对任意的 $t > 0$, 解 (S_t, I_t, R_t) 的分布存在密度 $U(t, x, y, z)$.

若 $\mathscr{R}_s > 1$ 且条件

$$\theta_2 < \frac{2\mu_0}{\nu}, \quad \sigma^2 < \frac{2\left(\mu_0 + \nu + \frac{1}{2}\theta_2\nu\right)}{\theta_1 I^*}\min\{1, A_1, A_2\},$$

$$A_1 = \frac{2\mu_0 + 2\mu_1 + \gamma_1}{\left(\mu_0 + \nu + \frac{1}{2}\theta_2\nu\right)S^{*2} + 2\mu_0 + 2\mu_1 + \gamma_1},$$

(2.105)

$$A_2 = \frac{\theta_2\left(\mu_0 + \frac{1}{2}\nu\right)}{\left(\mu_0 + \nu + \frac{1}{2}\theta_2\nu\right)S^{*2} + \theta_2\left(\mu_0 + \frac{1}{2}\nu\right)}$$

成立, 其中 $\theta_1 = \dfrac{4\mu_0 + 2\mu_1 + \gamma_1 + \nu}{\beta_1 - \beta_2 f(I^*)}$, $\theta_2 = \dfrac{2\mu_0 + \mu_1}{\gamma_1}$, 则存在一个唯一的密度 $U_*(x,$ $y, z)$, 它也是系统 (2.95) 的一个平稳解且有

$$\lim_{t\to\infty}\iiint_{\mathbb{R}}|U(t, x, y, z) - U_*(x, y, z)|dxdydz = 0.$$

此外,

$$\Pi \equiv \operatorname{supp} U_* = \left\{(x, y, z) \in \mathbb{R} : \frac{\Lambda}{\mu_0 + \mu_1} < x + y + z < \frac{\Lambda}{\mu_0}\right\}.$$

(2.106)

在证明主要结果之前, 先给出以下引理并研究 Markov 半群的渐近稳定性. 首先, 验证半群是否具有不变的密度.

引理 2.4.3　对每个点 $(x_0, y_0, z_0) \in \mathbb{R}$ 和任意的 $t > 0$, 转移概率函数 $\mathscr{P}(t, x_0, y_0, z_0, A)$ 相对于 Lebesgue 测度具有一个连续的密度 $k(t, x, y, z; x_0, y_0, z_0)$.

证明　令

$$a_0(S, I, R) = \begin{pmatrix} \Lambda - (\beta_1 - \beta_2 f(I))SI - (\mu_0 + \nu)S \\ (\beta_1 - \beta_2 f(I))SI - (\mu_0 + \mu_1 + \gamma_1)I \\ \gamma_1 I + \nu S - \mu_0 R \end{pmatrix} \quad \text{和} \quad a_1(S, I, R) = \begin{pmatrix} -\sigma SI \\ \sigma SI \\ 0 \end{pmatrix}.$$

李括号 $[a_0, a_1]$ 为

$$a_2 = [a_0, a_1] = \begin{pmatrix} -\sigma I(\Lambda - (\mu_0 + \mu_1 + \gamma_1)S + \beta_2 f'(I)S^2 I) \\ \sigma I(\Lambda - (\mu_0 + \nu)S + \beta_2 f'(I)S^2 I) \\ \sigma(\nu - \gamma_1)SI \end{pmatrix}$$

及
$$a_3 = [a_1, a_2]$$
$$= \begin{pmatrix} -\sigma^2 I(\Lambda I + (\nu - \mu_1 - \gamma_1)S^2 + (\beta_2 f''(I)S - \beta_2 f'(I))S^2 I^2 + \beta_2 f'(I)S^3 I) \\ \sigma^2 I^2 (\Lambda + (\nu - \mu_1 - \gamma_1)S + (\beta_2 f''(I)S - \beta_2 f'(I))S^2 I + \beta_2 f'(I)S^3) \\ \sigma^2 (\nu - \gamma_1)(S - I)SI \end{pmatrix}.$$

由此可知, 在 $\mathbb{R}$ 上 a_1, a_2, a_3 是线性无关的, 所以对任意的 $(S, I, R) \in \mathbb{R}$, 向量 $a_1(S, I, R), a_2(S, I, R)$ 和 $a_3(S, I, R)$ 构成空间 $\mathbb{R}$. 根据 Hörmander 定理关于退化扩散过程光滑密度的存在性 (参考文献 [74] 定理 4.3), 转移概率函数 $\mathscr{P}(t, x_0, y_0, z_0, A)$ 具有连续的密度 $k(t, x, y, z; x_0, y_0, z_0)$ 以及 $k \in C^\infty((0, \infty) \times \mathbb{R} \times \mathbb{R})$. □

下面使用文献 [75] 中提到的类似方法, 检验 k 的正性.

固定一个点 $(x_0, y_0, z_0) \in \mathbb{R}$ 以及一个函数 $\phi \in L^2([0, T]; \mathbb{R})$, 考虑以下系统:

$$\begin{cases} x_\phi(t) = x_0 + \int_0^t [f_1(x_\phi(s), y_\phi(s), z_\phi(s)) - \sigma\phi x_\phi(s)y_\phi(s)]ds, \\ y_\phi(t) = y_0 + \int_0^t [f_2(x_\phi(s), y_\phi(s), z_\phi(s)) + \sigma\phi x_\phi(s)y_\phi(s)]ds, \\ z_\phi(t) = z_0 + \int_0^t f_3(x_\phi(s), y_\phi(s), z_\phi(s))ds, \end{cases} \qquad (2.107)$$

其中 $f_1(x, y, z), f_2(x, y, z)$ 和 $f_3(x, y, z)$ 定义于 (1.37) 中.

记 $X = (x, y, z)^\top$, $X_0 = (x_0, y_0, z_0)^\top$. 令 $D_{X_0; \phi}$ 为函数 $h \mapsto X_{\phi+h}(T)$ 从 $L^2([0, T]; \mathbb{R})$ 到 $\mathbb{R}$ 的 Fréchet 导数. 则 $k(T, x, y, z; x_0, y_0, z_0) > 0$ 对任意的 $X = X_\phi(T)$ 成立, 如果对一些 $\phi \in L^2([0, T]; \mathbb{R})$, 导数 $D_{\mathbf{X}_0; \phi}$ 的秩为 3. 令

$$\Psi(t) = f'(X_\phi(t)) + \phi g'(X_\phi(t)),$$

其中 f', g' 是

$$f = \begin{pmatrix} f_1(x, y, z) \\ f_2(x, y, z) \\ f_3(x, y, z) \end{pmatrix} \quad \text{和} \quad g = \begin{pmatrix} -\sigma xy \\ \sigma xy \\ 0 \end{pmatrix}$$

的雅克比矩阵. 令 $Q(t, t_0)(0 \leqslant t_0 \leqslant t \leqslant T)$ 为矩阵函数, 且 $Q(t_0, t_0) = Id$, $\dfrac{\partial Q(t, t_0)}{\partial t} = \Psi(t)Q(t, t_0)$, 于是有

$$D_{\mathbf{X}_0; \phi} h = \int_0^T Q(T, s)g(s)h(s)ds. \qquad \square$$

引理 2.4.4 存在 $T > 0$ 使得对任意的 $(x_0, y_0, z_0) \in \Pi$ 和 $(x, y, z) \in \Pi$ 有 $k(T, x, y, z; x_0, y_0, z_0) > 0$.

证明　引理 2.4.4 的证明可分为两步进行: 第一步验证 $D_{X_0;\phi}$ 的秩为 3; 第二步构造控制函数 ϕ 使得当 $T > 0$ 时, 对任意的点 $X_0 \in \Pi$ 和 $X \in \Pi$ 有 $X_\phi(0) = X_0$, $X_\phi(T) = X$. 具体证明方法可参考文献 [29, 61], 不再详细说明.　　　□

引理 2.4.5　若 $\mathscr{R}_s > 1$, 则对每个密度 g 和半群 $\{P(t)\}_{t\geqslant 0}$ 有

$$\lim_{t\to\infty} \iiint_\Pi P(t)g(x,y,z)dxdydz = 1.$$

证明　令 $Z_t = S_t + I_t + R_t$, 则系统 (2.95) 可写为

$$\begin{cases} dS_t = g_1(S_t, Z_t, R_t)dt - \sigma S_t(Z_t - S_t - R_t)dB(t), \\ dZ_t = g_2(S_t, Z_t, R_t)dt, \\ dR_t = g_3(S_t, Z_t, R_t)dt, \end{cases} \tag{2.108}$$

其中

$$g_1(S_t, Z_t, R_t) = \Lambda - (\beta_1 - \beta_2 f(Z_t - S_t - R_t))S_t(Z_t - S_t - R_t) - (\mu_0 + \nu)S_t,$$

$$g_2(S_t, Z_t, R_t) = \Lambda + \mu_1(S_t + R_t) - (\mu_0 + \mu_1)Z_t,$$

$$g_3(S_t, Z_t, R_t) = \gamma_1 Z_t - (\gamma_1 - \nu)S_t - (\gamma_1 + \mu_0)R_t.$$

对于系统 (2.95) 的正解 (S_t, I_t, R_t), 有

$$\Lambda - (\mu_0 + \mu_1)Z_t < \frac{dZ_t}{dt} < \Lambda - \mu_0 Z_t, \quad t \in (0, +\infty) \text{ a.s..} \tag{2.109}$$

下面验证对几乎任意的 $\omega \in \Omega$, 都存在这样的 $t_0 = t_0(\omega)$ 使得

$$\frac{\Lambda}{\mu_0 + \mu_1} < Z_t(\omega) < \frac{\Lambda}{\mu_0}, \quad t > t_0.$$

以下分三种可能的情况进行讨论.

情况 (a): 对于 $Z(0) \in \left(\frac{\Lambda}{\mu_0 + \mu_1}, \frac{\Lambda}{\mu_0}\right)$, 容易从 (2.109) 式看出.

情况 (b): 考虑 $Z(0) \in \left(0, \frac{\Lambda}{\mu_0 + \mu_1}\right)$. 假设结论不成立, 则对任意的 $\omega \in \Omega'$, 存在 $\Omega' \subset \Omega$, 使得当 $\text{Prob}(\Omega') > 0$ 时有 $Z_t(\omega) \in \left(0, \frac{\Lambda}{\mu_0 + \mu_1}\right)$. 显然, 从 (2.109) 式可以看到 $Z_t(\omega)$ 在 $[0, \infty]$ 上严格递增, 且对任意的 $\omega \in \Omega'$ 成立. 于是就有

$$\lim_{t\to\infty} Z_t(\omega) = \frac{\Lambda}{\mu_0 + \mu_1}, \quad \omega \in \Omega'.$$

由 (2.108) 的第二个方程, 对任意的 $\omega \in \Omega'$ 有

$$Z_t = e^{-(\mu_0+\mu_1)t} \cdot \left(Z(0) + \int_0^t e^{(\mu_0+\mu_1)s}[\Lambda + \mu_1(S_s + R_s)]ds \right).$$

则

$$\lim_{t\to\infty} S_t(\omega) = \lim_{t\to\infty} R_t(\omega) = 0.$$

因此, $\lim_{t\to\infty} I_t(\omega) = \dfrac{\Lambda}{\mu_0 + \mu_1}$, $\omega \in \Omega'$, 也即

$$\lim_{t\to\infty} \frac{\log I(t) - \log I(0)}{t} = 0, \quad \omega \in \Omega'.$$

另外, 运用 Itô 公式得

$$d\log I(t) = \left[(\beta_1 - \beta_2 f(I))S_t - (\mu_0 + \mu_1 + \gamma_1) - \frac{1}{2}\sigma^2 S_t^2 \right] dt + \sigma S_t dB(t),$$

以及有

$$\frac{\log I(t) - \log I(0)}{t} = (\beta_1 - \beta_2 f(I))\langle S_t \rangle - (\mu_0+\mu_1+\gamma_1) - \frac{1}{2}\sigma^2 \langle S_t^2 \rangle + \frac{\sigma}{t} \int_0^t S_s dB(s).$$

根据定理 1.2.2 得 $\lim\limits_{t\to\infty} \dfrac{\sigma}{t} \int_0^t S_s dB(s) = 0$. 因此,

$$\lim_{t\to\infty} \frac{\log I(t) - \log I(0)}{t}$$

$$= \lim_{t\to\infty} \left((\beta_1 - \beta_2 f(I))\langle S_t \rangle - (\mu_0 + \mu_1 + \gamma_1) - \frac{1}{2}\sigma^2 \langle S_t^2 \rangle + \frac{\sigma}{t} \int_0^t S_s dB(s) \right)$$

$$= -(\mu_0 + \mu_1 + \gamma_1).$$

这与 $\lim\limits_{t\to\infty} \dfrac{\log I(t) - \log I(0)}{t} = 0$ 相矛盾, 所以结论成立.

情况 (c): 考虑 $Z(0) \in \left(\dfrac{\Lambda}{\mu_0}, +\infty \right)$. 同情况 (b) 的证明方法类似, 通过矛盾, 假设存在 $\omega \in \Omega'$ 使得当 $\mathrm{Prob}(\Omega') > 0$ 时有

$$\lim_{t\to\infty} Z_t(\omega) = \frac{\Lambda}{\mu_0}, \quad \omega \in \Omega'.$$

由 (2.108) 式的第二和第三个方程得

$$Z_t = e^{-(\mu_0+\mu_1)t} \cdot \left(Z(0) + \int_0^t e^{(\mu_0+\mu_1)s}[\Lambda + \mu_1(S_s + R_s)]ds \right), \quad \omega \in \Omega',$$

$$R_t = e^{-(\mu_0+\gamma_1)t} \cdot \left(R(0) + \int_0^t e^{(\mu_0+\gamma_1)s}[\gamma_1 Z_s - (\gamma_1 - \nu)S_s]ds \right), \quad \omega \in \Omega'.$$

由此可知, 对任意的 $\omega \in \Omega'$ 有

$$\lim_{t\to\infty} S_t(\omega) = \frac{\Lambda}{\mu_0 + \nu}, \quad \lim_{t\to\infty} I_t(\omega) = 0, \quad \lim_{t\to\infty} R_t(\omega) = \frac{\nu\Lambda}{\mu_0(\mu_0 + \nu)}.$$

因此, 在 Ω' 上

$$\lim_{t\to\infty} \frac{\log I(t) - \log I(0)}{t}$$

$$= \lim_{t\to\infty} \left((\beta_1 - \beta_2 f(I))\langle S_t \rangle - (\mu_0 + \mu_1 + \gamma_1) - \frac{1}{2}\sigma^2\langle S_t^2 \rangle + \frac{\sigma}{t}\int_0^t S_s dB(s) \right)$$

$$= \frac{\beta_1\Lambda}{\mu_0 + \nu} - \frac{\sigma^2\Lambda^2}{2(\mu_0 + \nu)^2} - (\mu_0 + \mu_1 + \gamma_1)$$

$$= \left(\mu_0 + \mu_1 + \gamma_1 + \frac{\sigma^2\Lambda^2}{2(\mu_0 + \nu)^2} \right) (\mathscr{R}_s - 1)$$

$$> 0 \quad \text{a.s..}$$

这与 $\lim\limits_{t\to\infty} I_t(\omega) = 0$ a.s. 相矛盾, 所以结论成立. □

附注 2.4.1　引理 2.4.4 和引理 2.4.5 的结果表明, 如果存在一个 Fokker-Planck 方程 (1.36) 的平稳解 U_*, 则 supp $U_* = \Pi$.

引理 2.4.6　若 $\mathscr{R}_s > 1$, 则半群 $\{P(t)\}_{t\geqslant 0}$ 是渐近稳定的或相对于紧集是扫除的.

证明　由引理 2.4.3—引理 2.4.5 再结合引理 1.6.7 可证得此引理成立, 具体证明过程可参考文献 [29, 61]. □

引理 2.4.7　若 $\mathscr{R}_s > 1$ 且满足以下条件, 则半群 $\{P(t)\}_{t\geqslant 0}$ 是渐近稳定的:

$$\theta_2 < \frac{2\mu_0}{\nu}, \quad \sigma^2 < \frac{2\left(\mu_0 + \nu + \frac{1}{2}\theta_2\nu\right)}{\theta_1 I^*} \min\{1, A_1, A_2\}, \tag{2.110}$$

其中 $\theta_1 = \dfrac{4\mu_0 + 2\mu_1 + \gamma_1 + \nu}{\beta_1 - \beta_2 f(I^*)}$, $\theta_2 = \dfrac{2\mu_0 + \mu_1}{\gamma_1}$, A_1, A_2 定义于 (2.105) 中.

证明　引理 2.4.6 说明半群 $\{P(t)\}_{t \geqslant 0}$ 满足 Foguel 迭代. 构造一个非负的 C^2 函数 V 和一个闭集 $O \in \Sigma$ 使得

$$\sup_{(S,I,R) \in \mathbb{R} \setminus O} \mathscr{A}^* V < 0,$$

由于 $\mathscr{R}_0 > 1$ 时系统 (2.95) 所对应的确定性系统存在一个地方病平衡点 E^*, 所以有

$$\Lambda = (\mu_0 + \nu) S^* + (\beta_1 - \beta_2 f(I^*)) S^* I^*,$$

$$(\beta_1 - \beta_2 f(I^*)) S^* I^* = (\mu_0 + \mu_1 + \gamma_1) I^*,$$

$$\gamma_1 I^* = \mu_0 R^* - \nu S^*.$$

定义非负的 C^2 函数 V 为

$$V(S, I, R) = \frac{1}{2}(S - S^* + I - I^* + R - R^*)^2 + \frac{1}{2}(S - S^* + I - I^*)^2$$

$$+ \theta_1 \left(I - I^* - I^* \log \frac{I}{I^*} \right) + \frac{\theta_2}{2}(R - R^*)^2$$

$$:= V_1 + V_2 + \theta_1 V_3 + \theta_2 V_4,$$

其中 θ_1 和 θ_2 定义于引理 2.4.7 中. 首先, 计算

$$\mathscr{A}^* V_1 = (S - S^* + I - I^* + R - R^*)(\Lambda - \mu_0 S - (\mu_0 + \mu_1) I - \mu_0 R)$$

$$= (S - S^* + I - I^* + R - R^*)(-\mu_0(S - S^*)$$

$$- (\mu_0 + \mu_1)(I - I^*) - \mu_0(R - R^*))$$

$$= -\mu_0(S - S^*)^2 - (\mu_0 + \mu_1)(I - I^*)^2 - \mu_0(R - R^*)^2$$

$$- (2\mu_0 + \mu_1)(S - S^*)(I - I^*)$$

$$- 2\mu_0(S - S^*)(R - R^*) - (2\mu_0 + \mu_1)(I - I^*)(R - R^*). \qquad (2.111)$$

然后有

$$\mathscr{A}^* V_2 = (S - S^* + I - I^*)(\Lambda - (\mu_0 + \nu) S - (\mu_0 + \mu_1 + \gamma_1) I)$$

$$= (S - S^* + I - I^*)(-(\mu_0 + \nu)(S - S^*) - (\mu_0 + \mu_1 + \gamma_1)(I - I^*))$$

$$= -(\mu_0 + \nu)(S - S^*)^2 - (\mu_0 + \mu_1 + \gamma_1)(I - I^*)^2$$

$$- (2\mu_0 + \mu_1 + \gamma_1 + \nu)(S - S^*)(I - I^*). \qquad (2.112)$$

再计算

$$\mathscr{A}^*V_3 = (I - I^*)((\beta_1 - \beta_2 f(I))S - (\mu_0 + \mu_1 + \gamma_1)) + \frac{1}{2}I^*\sigma^2 S^2$$

$$= (I - I^*)((\beta_1 - \beta_2 f(I))S - (\beta_1 - \beta_2 f(I^*))S^*) + \frac{1}{2}I^*\sigma^2 S^2$$

$$= -\beta_2 S(f(I) - f(I^*))(I - I^*)$$

$$\quad + (\beta_1 - \beta_2 f(I^*))(S - S^*)(I - I^*) + \frac{1}{2}I^*\sigma^2 S^2$$

$$\leqslant (\beta_1 - \beta_2 f(I^*))(S - S^*)(I - I^*) + \frac{1}{2}I^*\sigma^2 S^2. \tag{2.113}$$

最后, 对于 V_4, 得到

$$\mathscr{A}^*V_4 = (R - R^*)(\gamma_1 I + \nu S - \mu_0 R)$$

$$= (R - R^*)(\nu(S - S^*) + \gamma_1(I - I^*) - \mu_0(R - R^*))$$

$$= -\mu_0(R - R^*)^2 + \nu(S - S^*)(R - R^*) + \gamma_1(I - I^*)(R - R^*). \tag{2.114}$$

联立 (2.111)—(2.114), 可得

$$\mathscr{A}^*V = \mathscr{A}^*V_1 + \mathscr{A}^*V_2 + \theta_1\mathscr{A}^*V_3 + \theta_2\mathscr{A}^*V_4$$

$$\leqslant -\left(\mu_0 + \nu + \frac{1}{2}\theta_2\nu\right)(S - S^*)^2 - (2\mu_0 + 2\mu_1 + \gamma_1)(I - I^*)^2$$

$$\quad - \theta_2\left(\mu_0 + \frac{1}{2}\nu\right)(R - R^*)^2 + \frac{1}{2}\theta_1 I^*\sigma^2 S^2$$

$$= -\left(\mu_0 + \nu + \frac{1}{2}\theta_2\nu - \frac{1}{2}\theta_1 I^*\sigma^2\right)\left(S - \frac{2\mu_0 + 2\nu + \theta_2\nu}{2\mu_0 + 2\nu + \theta_2\nu - \theta_1 I^*\sigma^2}S^*\right)^2$$

$$\quad - (2\mu_0 + 2\mu_1 + \gamma_1)(I - I^*)^2 - \theta_2\left(\mu_0 + \frac{1}{2}\nu\right)(R - R^*)^2$$

$$\quad + \frac{\theta_1 I^*\left(\mu_0 + \nu + \frac{1}{2}\theta_2\nu\right)\sigma^2}{2\mu_0 + 2\nu + \theta_2\nu - \theta_1 I^*\sigma^2}S^{*2}$$

$$:= -b_1(S - c_1 S^*)^2 - b_2(I - I^*)^2 - b_3(R - R^*)^2 + b_4.$$

由引理 2.4.7 中的条件 (2.110) 得

$$\frac{\theta_1 I^*\left(\mu_0 + \nu + \frac{1}{2}\theta_2\nu\right)\sigma^2}{2\mu_0 + 2\nu + \theta_2\nu - \theta_1 I^*\sigma^2}S^{*2}$$

$$< \min \left\{ \frac{2\left(\mu_0 + \nu + \frac{1}{2}\theta_2\nu\right)^2 S^{*2}}{2\mu_0 + 2\nu + \theta_2\nu - \theta_1 I^*\sigma^2}, 2\mu_0 + 2\mu_1 + \gamma_1, \theta_2\left(\mu_0 + \frac{1}{2}\nu\right) \right\}.$$

所以椭圆

$$-b_1(S - c_1 S^*)^2 - b_2(I - I^*)^2 - b_3(R - R^*)^2 + b_4 = 0$$

完全包含于 $\mathbb{R}$ 中. 因此, 存在一个包含该椭圆的闭集 $O \in \Sigma$ 和常数 $c > 0$ 使得

$$\sup_{(S,I,R)\in\mathbb{R}\backslash O} \mathscr{A}^* V \leqslant -c < 0. \qquad \Box$$

附注 2.4.2 结合引理 2.4.6 和引理 2.4.7, 可以得到定理 2.4.2 成立.

2.4.5 数值模拟

在这一小节中, 给出一些数值算例来验证理论结果的有效性. 选取函数 $f(I) = \dfrac{I}{H + I}$ (如文献 [29,76,77]), 该函数显然满足假设 2. 运用随机微分方程 Milstein 方法 [33], 对系统 (2.95) 进行以下离散化:

$$\begin{cases} S_{k+1} = S_k + \left(\Lambda - \left(\beta_1 - \dfrac{\beta_2 I_k}{H + I_k}\right)S_k I_k - (\mu_0 + \nu)S_k\right)\Delta t \\ \qquad - \sigma S_k I_k \sqrt{\Delta t}\xi_k - \dfrac{\sigma^2}{2} S_k I_k(\xi_k^2 - 1)\Delta t, \\ I_{k+1} = I_k + \left(\left(\beta_1 - \dfrac{\beta_2 I_k}{H + I_k}\right)S_k I_k - (\mu_0 + \mu_1 + \gamma_1)I_k\right)\Delta t \\ \qquad + \sigma S_k I_k \sqrt{\Delta t}\xi_k + \dfrac{\sigma^2}{2} S_k I_k(\xi_k^2 - 1)\Delta t, \\ R_{k+1} = R_k + (\gamma_1 I_k + \nu S_k - \mu_0 R_k)\Delta t, \end{cases}$$

其中 $\xi_k(k = 1, 2, \cdots, n)$ 是服从正态分布 $N(0,1)$ 的独立高斯随机变量. 系统(2.95) 中的参数值如表 2.4 所示. 初始人群数为 $S(0) = 0.9, I(0) = 0.8, R(0) = 0.6$[72]. 对于系统(2.95) 所对应的确定性系统, 使用表 2.4 中的参数值, 容易计算出基本再生数 $\mathscr{R}_0 = \dfrac{\Lambda\beta_1}{(\mu_0 + \nu)(\mu_0 + \mu_1 + \gamma_1)} = 3.7500 > 1$. 因此, 对任意的初值 $(S(0), I(0), R(0))$, 存在一个唯一的全局稳定的地方病平衡点 $E^* = (0.9273, 0.2347, 3.7207)$ 和一个无病平衡点 $E_0 = (1.2500, 0, 3.7500)$. 首先, 在图 2.14 中给出系统 (2.94) 所对应的确定性系统的解 S_t, I_t 和 R_t 的时间序列图.

例 6　随机地方病动力学

选取噪声强度 $\sigma = 0.1$, 则 $\mathscr{R}_s = 1.3445 > 1$, $\sigma^2 = 0.0100 < 0.5595$ 且满足条件 $\theta_2 = 0.6250 < 0.6667$. 由定理 2.4.2 可知疾病将持久存在, 我们给出模拟

结果如图 2.15(a) 所示. 与图 2.14 相比, 图 2.15(a) 说明系统 (2.95) 的解有较小波动. 将噪声强度 σ 分别增大至 0.3 ($\mathscr{R}_s = 1.2091 > 1$, $\sigma^2 = 0.0900 < 0.5595$) 和 0.5 ($\mathscr{R}_s = 1.0063 > 1$, $\sigma^2 = 0.2500 < 0.5595$). 我们发现, 随着噪声强度的增大, 波动变得越来越大, 数值结果如图 2.15(b) 和 (c) 所示.

表 2.4　随机 HBV 感染模型 (2.95) 数值试验参数值

参数名称	生物学意义	取值	数据来源
Λ	人均稳定出生率	0.5	[72]
β_1	自然传染率	0.6	[72]
β_2	最大减少传染率	0.3	假设
μ_0	自然死亡率	0.1	[72]
μ_1	因病死亡率	0.05	假设
v	疫苗接种率	0.3	[72]
γ_1	恒定恢复率	0.4	[72]
H	正常数	10	[76]

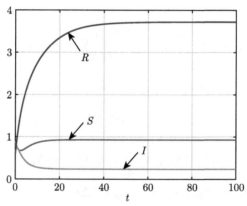

图 2.14　具有初值 $(S(0), I(0), R(0)) = (0.9, 0.8, 0.6)$ 的系统 (2.94) 相对应确定性模型的解 S_t, I_t 和 R_t 的时间序列图

此外, 在 $t = 100$ 及三种不同噪声强度的 10000 次数值试验下, 我们分别得到了 I_t 的概率密度函数的直方图, 如图 2.15(d)—(f) 所示. 从图 2.15(d)—(f) 可以看出, $I(100)$ 分布的倾斜度随着噪声强度 σ 的增大而变化. 更准确地说, 当 $\sigma = 0.1$ 时, 分布接近于标准分布 (图 2.15(d)). 但是, 如果将 σ 分别增大至 0.3 和 0.5, 则分布是正向倾斜的 (图 2.15(e) 和 (f)).

例 7　随机无病动力学

为了研究系统 (2.95) 的随机无病动力学行为, 选取 $\sigma = 0.52$, 则 $\mathscr{R}_s = 0.9852 < 1$ 及 $\sigma^2 = 0.2704 < \dfrac{\beta_1(\mu_0 + \nu)}{\Lambda} = 0.4800$. 根据定理 2.4.1, 该疾病几

乎以指数形式趋于灭绝, 数值结果如图 2.16(a) 所示. 分别增大 σ 至 0.54 ($\mathscr{R}_s =$ 0.9642 < 1, $\sigma^2 = 0.2916 < 0.4800$) 和 0.56 ($\mathscr{R}_s = 0.9434 < 1$, $\sigma^2 = 0.3136 <$ 0.4800), 发现疾病依概率 1 灭绝, 如图 2.16(b) 和 (c).

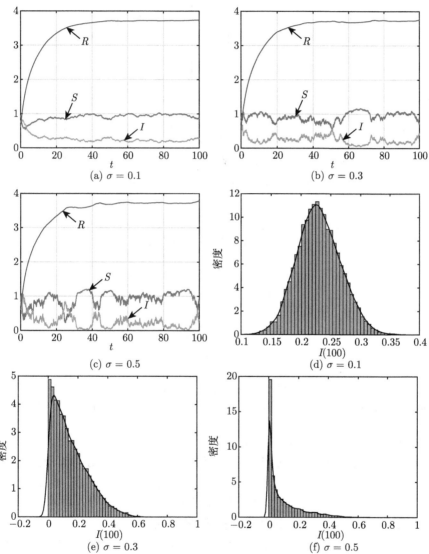

图 2.15   不同噪声强度下 ($\sigma = 0.1$, $\sigma = 0.3$ 和 $\sigma = 0.5$) 具有初
值 $(S(0), I(0), R(0)) = (0.9, 0.8, 0.6)$ 的系统 (2.95) 的解 S_t, I_t 和 R_t 的时间序列图及 $I(100)$
的概率密度函数直方图

此外, 进行 10000 次数值模拟, 并计算 I_t 的平均灭绝时间, 得到在三种不
同噪声强度 σ 下 (即 0.52, 0.54, 0.56) 的平均灭绝时间分别为 82.5642, 76.9118,

69.5481. 研究结果表明, 随着噪声强度 σ 的增大, 疾病的平均灭绝时间逐渐缩短.

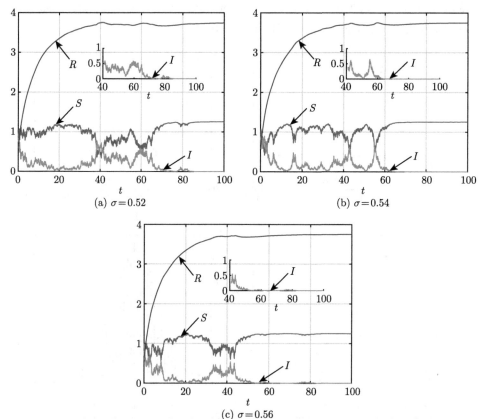

图 2.16　不同噪声强度下 ($\sigma = 0.52$, $\sigma = 0.54$ 和 $\sigma = 0.56$) 具有初
值 $(S(0), I(0), R(0)) = (0.9, 0.8, 0.6)$ 的系统 (2.95) 的解 S_t, I_t 和 R_t 的时间序列图

例 8　干预策略的影响

接下来, 验证干预策略的作用, 主要讨论 β_2 取不同值时对感染人群的影响. 首先, 在图 2.17(a) 中给出系统 (2.95) 所对应的确定性模型的解 I_t 在不同取值 β_2 ($\beta_2 = 0.00, 0.20, 0.40, 0.60$) 下的时间序列图. 从图 2.17(a) 中可以看出 β_2 对 I_t 有很大的影响, 感染人群数量随着 β_2 的增大而减少.

然后选取噪声强度 $\sigma = 0.25$, 进行 10000 次数值模拟并计算其平均值. 从图 2.17(b) 中可以看出, β_2 的增大可以降低 I_t 的值. 此外, 固定 β_2 不变, 并将图 2.17(a) 与图 2.17(b) 进行比较, 我们发现噪声强度 σ 的增大也可以减少感染人群的数量. 如果将噪声强度 σ 增大至 0.50, 则得到类似的结论, 数值模拟结果如图 2.17(c) 所示. 这些模拟结果表明, 干预策略有助于减少疾病暴发时感染人群的数量.

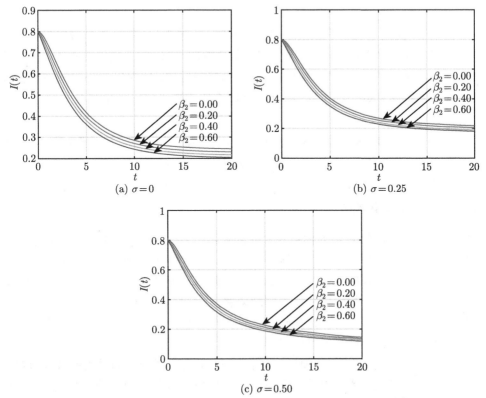

图 2.17 不同噪声强度下 ($\sigma = 0$, $\sigma = 0.25$ 和 $\sigma = 0.50$) 具有初
值 $(S(0), I(0), R(0)) = (0.9, 0.8, 0.6)$ 的系统 (2.95) 的解 $I(t)$ 的时间序列图. 每个子图
由 10000 次数值模拟取其平均值得到

2.4.6 小结

本节在 Khan 等 [72] 提出的随机 HBV 感染模型的基础上, 引入了干预策略的影响, 讨论了干预策略下随机 HBV 感染模型的动力学行为并给出了模型平稳分布存在的条件. 主要研究结果如下:

(i) 运用 Markov 半群理论, 给出了控制随机 HBV 感染模型动力学行为的阈值 $\mathscr{R}_s$. 如果噪声强度足够小, 则 $\mathscr{R}_s > 1$ 且在弱的限制条件下, 随机模型存在一个地方病平衡点和平稳分布, 也即疾病将持久; 如果噪声强度很大, 则导致 $\mathscr{R}_s < 1$, 随机模型存在一个无病平衡点, 疾病将依概率 1 灭绝. 因此, 大的环境噪声能够抑制疾病的暴发.

(ii) 进一步验证了干预策略的影响. 干预策略导致了人类行为的改变, 从而降低了易感人群的有效接触率, 并 (暂时) 保护易感人群免受感染. 研究表明, 大的干预强度 (β_2) 会导致感染人群 (I_t) 的减少 (图 2.17). 因此, 干预策略可以有效地抑制 HBV 的流行及乙型肝炎的暴发.

在本节, 我们考虑了干预策略在预防 HBV 中的作用. 发现干预策略确实可以延缓 HBV 的传播并降低感染人数. 但值得注意的是, 这些干预政策和疫苗接种往往需要投入很大的成本, 如何通过考虑最优控制问题, 使得以最小的成本取得最好的预防效果需要进一步研究. 将在后续的工作中重点讨论这个问题.

2.5　Ornstein-Uhlenbeck 过程驱动时滞年龄结构 HIV 模型的稳态分布

2.5.1　引言及模型建立

HIV 是一种能够攻击人体免疫系统的病毒. 它以免疫系统的 CD4$^+$T 细胞为目标, 一旦与目标细胞结合, 就可以注射到细胞中, 并大量摧毁 CD4$^+$T 细胞 [78]. 由于医学界没有有效的治疗方法, HIV 在感染的后期会引起各种机会性感染. 最早的临床表现是发生肺结核和严重的细菌感染. 这些并发症严重影响人们的健康, 往往危及生命 [79]. HIV 传染力强, 致病性高, 迅速成为全球主要的健康问题之一, 对人类社会构成了严重的健康威胁.

研究 HIV 宿主内动态的模型已经有很多, 但考虑环境扰动对免疫系统影响的研究比较少. 在健康受试者中, 受医疗水平和药物质量等因素的影响, 先天性与适应性免疫反应之间存在个体差异 [80]. 因此, 一些学者开始使用随机模型探讨免疫系统的机制 [81-84]. 例如, 文献 [81] 建立了一个毒性 T 淋巴细胞应答抗原和维持免疫记忆的随机阶段结构模型, 研究了病毒感染、刺激、增殖和分化的动力学. Tan 和 Wu[82] 提出了一个反映 CD4$^+$T 细胞和 HIV 之间相互作用的随机模型, 应用 Monte Carlo 模拟研究系统的生物学机制. Kamina[84] 使用文献 [82] 中的随机方法研究了早期 HIV-1 的动态.

然而, 以往对随机传染病模型的研究大都通过引入白噪声. 事实上, Allen[85] 指出高斯白噪声过程通常用来模拟周期非常小的随机扰动. 与白噪声相比, 均值回归过程具有连续性、非负性、实用性、渐近分布特性、参数与实际数据易拟合等优点, 能够更好地描述环境扰动对生物系统动态的影响. 均值回归过程已广泛应用于金融模型 [86-88], 而将均值回归过程考虑到流行病模型的研究还很少见. 因此, 通过均值回归过程来描述环境波动的影响更具实际意义.

另一方面, 当病毒进入细胞到释放新的病毒, 或被感染的细胞将病毒转移到未被感染的细胞时, 会发生延迟现象. 因此, 考虑一个时滞 HIV 模型更具实际意义. 本节通过建立一个由均值回归过程驱动的时滞年龄结构 HIV 模型, 分析模型解的平稳分布的存在唯一性.

用 $\tau \geqslant 0$ 表示时滞, 得到以下时滞 HIV 模型:

$$\begin{cases} \dfrac{dx(t)}{dt} = \lambda - ux(t) - \beta_1 x(t)v(t) - x(t)\int_0^A \beta(a)y(a,t)da, \\[3mm] \dfrac{\partial y(a,t)}{\partial t} + \dfrac{\partial y(a,t)}{\partial a} = -\mu(a)y(a,t), \\[3mm] \dfrac{dv(t)}{dt} = \displaystyle\int_0^A k(a)y(a,t)da - cv(t), \end{cases} \qquad (2.115)$$

边界条件为

$$\begin{aligned} y(0,t) = {} & \beta_1 x(t-\tau)v(t-\tau) \\ & + x(t-\tau)\int_0^A \beta(a)y(a,t-\tau)da, \quad t > 0, \quad \tau \geqslant 0, \end{aligned} \qquad (2.116)$$

初始值为

$$\phi := \big(x(\theta), y(\cdot,\theta), v(\theta)\big) \in \mathcal{H}, \quad \theta \in [-\tau, 0),$$

其中

$$\mathcal{H} := C\big([-\tau,0),\mathbb{R}_+\big) \times L^1\big((0,A) \times [-\tau,0),\mathbb{R}_+\big) \times C\big([-\tau,0),\mathbb{R}_+\big),$$

$C\big([-\tau,0),\mathbb{R}_+\big)$ 表示从 $[-\tau,0)$ 到 $\mathbb{R}_+$ 上的所有连续函数族, $L^1\big((0,A)\times[-\tau,0],\mathbb{R}_+\big)$ 是从 $(0,A) \times [-\tau,0]$ 到 $\mathbb{R}_+$ 上所有可积函数组成的函数族. $x(\theta), v(\theta)$ 在 $[-\tau,0)$ 上有界, $y(\cdot,\theta)$ 在 $(0,A) \times [-\tau,0)$ 上有界且连续.

利用均值回归过程, 提出下列具有时滞的随机年龄结构 HIV 模型:

$$\begin{cases} dx(t) = \Big[\lambda - u_e x(t) - (u_0 - u_e)e^{-\eta_1 t}x(t) - \beta_1 x(t)v(t) \\ \qquad\qquad - x(t)\displaystyle\int_0^A \beta(a)y(a,t)da\Big]dt - \sigma_1(t)x(t)dB_1(t), \\[3mm] d_t y(a,t) = \Big[-\dfrac{\partial y(a,t)}{\partial a} - \mu_e\mu_2(a)y(a,t) - (\mu_0 - \mu_e)e^{-\eta_2 t}\mu_2(a)y(a,t)\Big]dt \\ \qquad\qquad - \sigma_2(t)\mu_2(a)y(a,t)dB_2(t), \\[3mm] dv(t) = \Big[\displaystyle\int_0^A k(a)y(a,t)da - c_e v(t) - (c_0 - c_e)e^{-\eta_3 t}v(t)\Big]dt - \sigma_3(t)v(t)dB_3(t), \\[3mm] y(0,t) = \beta_1 x(t-\tau)v(t-\tau) + x(t-\tau)\displaystyle\int_0^A \beta(a)y(a,t-\tau)da, \quad t > 0, \\[3mm] \phi = \big(x(\theta), y(\cdot,\theta), v(\theta)\big), \quad \theta \in [-\tau,0]. \end{cases}$$

$$\qquad (2.117)$$

简单介绍一些符号. 令 $|\cdot|$ 和 $\|\cdot\|$ 分别表示空间 $\mathbb{R}_+$ 和 $L_+^1(0,A)$ 上的范数. $C_b(\mathcal{H})$ 是 $\mathcal{H}$ 上所有有界连续实值函数, $\mathscr{P}$ 是 $(\mathcal{H}, \mathscr{B}(\mathcal{H}))$ 上的概率空间, $\mathscr{B}(\mathcal{H})$ 表示 $\mathcal{H}$ 上的 Borel 可测的 σ-代数. 令 $f(t)$ 是连续有界函数, 则有

$$\bar{f} = \sup_{t \geqslant 0} f(t), \quad \underline{f} = \inf_{t \geqslant 0} f(t).$$

2.5.2　稳态分布

本小节研究系统 (2.117) 的稳态分布. 首先从系统全局正解的存在唯一性入手, 在此基础上, 得到解的 p 阶矩有界性, 这是保证平稳分布存在的必要条件.

2.5.2.1　全局正解的存在唯一性

下面给出解的存在唯一性定理.

定理 2.5.1　任意给定初值 $\phi = \big(x(\theta), y(\cdot, \theta), v(\theta)\big) \in \mathcal{H}$ 和边界值 (2.116), 系统 (2.117) 在 $t \in [-\tau, \infty)$ 上存在唯一全局正解 $\big(x(t), y(\cdot, t), v(t)\big)$.

证明　由于系统 (2.117) 的系数是局部 Lipschitz 连续的, 对于任意给定的初值 $\{\phi(t) : -\tau \leqslant t \leqslant 0\} \in \mathcal{H}$, 系统在区间 $t \in [-\tau, \tau_e]$ 上存在唯一最大局部解 $\big(x(t), y(\cdot, t), v(t)\big)$, 其中 τ_e 是爆破时间 (见文献 [89, 90]). 令 $n_0 > 0$ 足够大且满足

$$\frac{1}{n_0} < \min_{-\tau \leqslant t \leqslant 0} |\phi(t)| < \max_{-\tau \leqslant t \leqslant 0} |\phi(t)| < n_0.$$

对任意整数 $n \geqslant n_0$, 定义停时

$$\tau_n = \inf\left\{ t \in [0, \tau_e] : \min\{x(t), y(\cdot, t), v(t)\} \leqslant \frac{1}{n} \ \text{或} \ \max\{x(t), y(\cdot, t), v(t)\} \geqslant n \right\}.$$

令 $\inf \varnothing = \infty$ ($\varnothing$ 表示空集). 当 $n \to \infty$ 时 τ_n 增大. 令 $\tau_\infty = \lim\limits_{n \to \infty} \tau_n$, 则 $\tau_\infty \leqslant \tau_e$ a.s.. 接下来, 如果能证明 $\tau_\infty = \infty$ a.s., 那么 $\tau_e = \infty$ a.s. 且 $\big(x(t), y(\cdot, t), v(t)\big)$ 几乎必然为正. 将 (2.117) 的第一个和第二个方程相加得

$$d\Big(x(t) + \int_0^A y(a, t+\tau) da \Big)$$

$$= \Big[\lambda - u_e x(t) - (u_0 - u_e) e^{-\theta_1 t} x(t) - \beta_1 x(t) v(t) - x(t) \int_0^A \beta(a) y(a, t) da$$

$$- \int_0^A \frac{\partial y(a, t+\tau)}{\partial a} da - (\mu_0 - \mu_e) e^{-\theta_2 t} \int_0^A \mu_2(a) y(a, t+\tau) da$$

$$- \mu_e \int_0^A \mu_2(a)y(a,t+\tau)da \Big] dt$$

$$- \sigma_1(t)x(t)dB_1(t) - \sigma_2(t) \int_0^A \mu_2(a)y(a,t+\tau)dadB_2(t)$$

$$\leqslant \Big[\lambda - u_e x(t) - (u_0 - u_e)e^{-\theta_1 t}x(t) - (\mu_0 - \mu_e)e^{-\theta_2 t}\underline{\mu}_2 \int_0^A y(a,t+\tau)da$$

$$- \mu_e \underline{\mu}_2 \int_0^A y(a,t+\tau)da \Big] dt - \sigma_1(t)x(t)dB_1(t)$$

$$- \sigma_2(t) \int_0^A \mu_2(a)y(a,t+\tau)dadB_2(t).$$

下面分两种情形证明.

情形 1 $u_0 \geqslant u_e$, $\mu_0 \geqslant \mu_e$ 且 $c_0 \geqslant c_e$. 则有

$$d\Big(x(t) + \int_0^A y(a,t+\tau)da\Big)$$

$$\leqslant \Big[\lambda - u_e x(t) - \mu_e \underline{\mu}_2 \int_0^A y(a,t+\tau)da \Big] dt - \sigma_1(t)x(t)dB_1(t)$$

$$- \sigma_2(t) \int_0^A \mu_2(a)y(a,t+\tau)dadB_2(t)$$

$$\leqslant \Big[\lambda - \tilde{u}\Big(x(t) + \int_0^A y(a,t+\tau)da\Big) \Big] dt - \sigma_1(t)x(t)dB_1(t)$$

$$- \sigma_2(t) \int_0^A \mu_2(a)y(a,t+\tau)dadB_2(t),$$

其中 $\tilde{u} = \min\{u_e, \mu_e\underline{\mu}_2\}$. 利用随机比较定理 [91] 可得 $x(t) + \int_0^A y(a,t+\tau)da < \infty$, a.s., 即存在一个正常数 K' 使得

$$x(t) + \int_0^A y(a,t+\tau)da \leqslant K',$$

那么对于系统 (2.117) 的第三个方程有

$$dv(t) = \Big[\int_0^A k(a)y(a,t)da - c_e v(t) - (c_0 - c_e)e^{-\eta_3 t}v(t) \Big] dt - \sigma_3(t)v(t)dB_3(t)$$

$$\leqslant \Big[\bar{k} \int_0^A y(a,t)da - c_e v(t) \Big] dt - \sigma_3(t)v(t)dB_3(t)$$

$$\leqslant \left[\bar{k}K' - c_e v(t)\right]dt - \sigma_3(t)v(t)dB_3(t),$$

如此, 再次使用随机比较定理得

$$x(t) + \int_0^A y(a, t+\tau)da + v(t) < \infty \quad \text{a.s..}$$

情形 2　$u_0 < u_e$, $\mu_0 < \mu_e$ 且 $c_0 < c_e$.

$$d\left(x(t) + \int_0^A y(a, t+\tau)da\right)$$

$$\leqslant \left[\lambda - u_0 x(t) - \mu_0 \underline{\mu}_2 \int_0^A y(a, t+\tau)da\right]dt - \sigma_1(t)x(t)dB_1(t)$$

$$- \sigma_2(t)\int_0^A \mu_2(a)y(a, t+\tau)dadB_2(t)$$

$$\leqslant \left[\lambda - \tilde{w}\left(x(t) + \int_0^A y(a, t+\tau)da\right)\right]dt - \sigma_1(t)x(t)dB_1(t)$$

$$- \sigma_2(t)\int_0^A \mu_2(a)y(a, t+\tau)dadB_2(t),$$

其中 $\tilde{w} = \min\{u_0, \mu_0\underline{\mu}_2\}$. 与情形 1 类似, 同样有

$$x(t) + \int_0^A y(a, t+\tau)da + v(t) < \infty \text{ a.s.,}$$

则存在正常数 K 使得

$$x(t) + \int_0^A y(a, t+\tau)da + v(t) = K \text{ a.s..} \tag{2.118}$$

对任意 $w(t) = (x(t), y(\cdot, t), v(t)) \in \mathcal{H}$, 定义 Lyapunov 函数

$$V(w(t)) = \int_0^A y(a, t)da + v(t) + \beta_1 \int_{-\tau}^0 x_t(\theta)v_t(\theta)d\theta$$

$$+ \int_0^A \beta(a)\int_{-\tau}^0 x_t(\theta)y_t(a, \theta)d\theta da,$$

$x_t(\theta) = x(t+\theta), y_t(a, \theta) = y(a, t+\theta), v_t(\theta) = v(t+\theta), \theta \in [-\tau, 0]$. 应用 Itô 公式可得

$$dV(w(t))$$

$$= \Big[\int_0^A -\frac{\partial y(a,t)}{\partial a} da - \mu_e \int_0^A \mu_2(a)y(a,t)da - (\mu_0 - \mu_e)e^{-\eta_2 t} \int_0^A \mu_2(a)y(a,t)da \Big] dt$$

$$+ \Big[\int_0^A k(a)y(a,t)da - c_e v(t) - (c_0 - c_e)e^{-\eta_3 t}v(t) \Big] dt - \sigma_3(t)v(t)dB_3(t)$$

$$+ \Big[\beta_1 x(t)v(t) - \beta_1 x(t-\tau)v(t-\tau) + x(t) \int_0^A \beta(a)y(a,t)da$$

$$- x(t-\tau) \int_0^A \beta(a)y(a,t-\tau)da \Big] dt - \sigma_2(t) \int_0^A \mu_2(a)y(a,t)dadB_2(t). \quad (2.119)$$

由于

$$\int_0^A -\frac{\partial y(a,t)}{\partial a} da = -y(a,t)|_0^A$$

$$= \beta_1 x(t-\tau)v(t-\tau) + x(t-\tau) \int_0^A \beta(a)y(a,t-\tau)da, \quad (2.120)$$

将方程 (2.120) 代入 (2.119) 可得

$$dV(w(t)) = \Big[-\mu_e \int_0^A \mu_2(a)y(a,t)da - (\mu_0 - \mu_e)e^{-\eta_2 t} \int_0^A \mu_2(a)y(a,t)da \Big] dt$$

$$+ \Big[\int_0^A k(a)y(a,t)da - c_e v(t) - (c_0 - c_e)e^{-\eta_3 t}v(t) \Big] dt + \beta_1 x(t)v(t)$$

$$- \sigma_3(t)v(t)dB_3(t) + x(t) \int_0^A \beta(a)y(a,t)da$$

$$- \sigma_2(t) \int_0^A \mu_2(a)y(a,t)dadB_2(t)$$

$$\leqslant \bar{k} \int_0^A y(a,t)da - \sigma_2(t) \int_0^A \mu_2(a)y(a,t)dadB_2(t) - \sigma_3(t)v(t)dB_3(t)$$

$$+ \frac{1}{2}\beta_1 [x^2(t) + v^2(t)] + \frac{1}{2}\bar{\beta} \Big[x^2(t) + \Big(\int_0^A y(a,t)da \Big)^2 \Big]. \quad (2.121)$$

对任意 $n \geqslant n_0$, 不等式 (2.121) 从 0 到 $\tau_n \wedge t_1$ 两边积分再取期望得

$$\mathbb{E}V(w(\tau_n \wedge t_1))$$

$$\leqslant V(w(0)) + \bar{k} \int_0^{\tau_n \wedge t_1} \int_0^A y(a,t)dadt + \frac{\beta_1}{2} \int_0^{\tau_n \wedge t_1} [x^2(t) + v^2(t)]dt$$

$$+ \frac{1}{2}\bar{\beta} \int_0^{\tau_n \wedge t_1} \left[x^2(t) + \left(\int_0^A y(a,t)da \right)^2 \right] dt$$

$$\leqslant V(w(0)) + \bar{k} \int_0^{t_1} \int_0^A y(a, \tau_n \wedge t)dadt + \frac{\beta_1}{2} \int_0^{t_1} \left[x^2(\tau_n \wedge t) + v^2(\tau_n \wedge t) \right] dt$$

$$+ \frac{1}{2}\bar{\beta} \int_0^{t_1} \left[x^2(\tau_n \wedge t) + \left(\int_0^A y(a, \tau_n \wedge t)da \right)^2 \right] dt.$$

从而, 对任意 $t_1 \in [0, \tau]$ 和 $n \leqslant n_0$, 利用不等式 (2.118) 可知

$$\mathbb{E}V(w(\tau_n \wedge t_1)) \leqslant C\tau.$$

特别地,

$$\mathbb{E}V(w(\tau_n \wedge \tau)) \leqslant C\tau.$$

接下来的证明见文献 [92] 的定理 A.1.　　　　　　　　　　　　　　　□

附注 2.5.1　定理 2.5.1 表明在区间 $[-\tau, 0]$ 上, 对任意 $\phi > 0$, 存在一个正常数 K, 使得系统 (2.117) 的解都在以下正不变可行域内

$$\Gamma = \left\{ \big(x(t), y(a,t), v(t)\big) \in \mathscr{X} : 0 \leqslant x(t) + \int_0^A y(a,t)da + v(t) \leqslant K \right\} \text{ a.s..}$$

2.5.2.2　解的有界性

本小节主要讨论系统 (2.117) 的 p 阶矩有界性. 首先给出下列假设.

假设 3　令 $\bar{\beta}$, $\bar{k}$ 是 $\beta(a, r(t))$ 和 $k(a, r(t))$ 的上确界; $\underline{\mu}_2$ 是 $\mu_2(a)$ 的下界.

下面讨论系统 (2.117) 的 p 阶矩有界性.

定理 2.5.2　在假设 3 下, 对于任意初值 $\phi = \big(x(\theta), y(\cdot, \theta), v(\theta)\big) \in \mathcal{H}$ 和边界值 (2.116), 存在 $p > 0$ 使得系统 (2.117) 的解 $(x(t), y(\cdot, t), v(t))$ 满足以下性质:

$$\mathbb{E} \sup_{0 \leqslant t \leqslant T} \Big(|x(t)|^p + \|y(\cdot, t)\|^p + |v(t)|^p \Big) \leqslant C,$$

其中 $\|y(\cdot, t)\| = \int_0^A y(a,t)da$, C 与 p, T 和系统 (2.117) 中的参数有关.

证明　对任意 $(x(t), y(\cdot, t), v(t)) \in \mathscr{X}$, 定义一个 $\mathcal{C}^2(\mathscr{X}, \mathbb{R}_+)$ 函数

$$V = |x(t)|^p + \|y(\cdot, t)\|^p + |v(t)|^p.$$

首先考虑 $p \geqslant 2$ 的情形, 利用 Itô 公式得

$$dV = p|x(t)|^{p-2} \Big\langle x(t), \lambda - u_e x(t) - (u_0 - u_e)e^{-\eta_1 t}x(t) - \beta_1 x(t)v(t)$$

$$- x(t) \int_0^A \beta(a) y(a,t) da \Big\rangle dt + \frac{p(p-1)}{2} |x(t)|^{p-2} |\sigma_1(t) x(t)|^2 dt$$

$$+ p|x(t)|^{p-2} \big\langle x(t), -\sigma_1(t) x(t) \big\rangle dB_1(t) + p\|y(a,t)\|^{p-2} \Big\langle y(a,t), -\frac{\partial y(a,t)}{\partial a} \Big\rangle dt$$

$$+ \frac{p(p-1)}{2} \|y(a,t)\|^{p-2} \|\sigma_2(t) \mu_2(a) y(a,t)\|^2 dt$$

$$+ \frac{p(p-1)}{2} |v(t)|^{p-2} |\sigma_3(t) v(t)|^2 dt$$

$$+ p\|y(a,t)\|^{p-2} \big\langle y(a,t), -\mu_e \mu_2(a) y(a,t) - (\mu_0 - \mu_e) e^{-\eta_2 t} \mu_2(a) y(a,t) \big\rangle dt$$

$$+ p|v(t)|^{p-2} \Big\langle v(t), \int_0^A k(a) y(a,t) da - c_e v(t) - (c_0 - c_e) e^{-\eta_3 t} v(t) \Big\rangle dt$$

$$+ p\|y(a,t)\|^{p-2} \big\langle y(a,t), -\sigma_2(t) \mu_2(a) y(a,t) \big\rangle dB_2(t)$$

$$+ p|v(t)|^{p-2} \big\langle v(t), -\sigma_3(t) v(t) \big\rangle dB_3(t). \tag{2.122}$$

对 (2.122) 两边积分可得

$$|x(t)|^p + \|y(\cdot,t)\|^p + |v(t)|^p$$

$$\leqslant |x(0)|^p + \|y(\cdot,0)\|^p + |v(0)|^p$$

$$+ \int_0^t \Big(p|x(s)|^{p-2} \big\langle x(s), \lambda \big\rangle + \frac{p(p-1)}{2} \sigma_1^2(s) |x(s)|^p \Big) ds$$

$$+ \int_0^t \Big(p\|y(a,s)\|^{p-2} \Big\langle y(a,s), -\frac{\partial y(a,s)}{\partial a} \Big\rangle + \frac{p(p-1)}{2} \sigma_2^2(s) |\mu_2(a) y(a,s)|^p \Big) ds$$

$$+ \int_0^t \Big(p|v(t)|^{p-2} \Big\langle v(t), \int_0^A k(a) y(a,t) da \Big\rangle + \frac{p(p-1)}{2} \sigma_3^2(s) |v(s)|^p \Big) ds$$

$$- \int_0^t p\sigma_1(s) |x(s)|^p dB_1(s) - \int_0^t p\sigma_3(s) |v(s)|^p dB_3(s)$$

$$- \int_0^t p\sigma_2(s) \|\mu_2(a) y(a,s)\|^p dB_2(s).$$

由于

$$\Big\langle y(a,t), -\frac{\partial y(a,t)}{\partial a} \Big\rangle = -\int_0^A y(a,t) dy(a,t)$$

$$= \frac{1}{2} \Big(\beta_1 x(t-\tau) v(t-\tau) + x(t-\tau) \int_0^A \beta(a) y(a,t-\tau) da \Big)^2,$$

由假设 3 可知

$$|x(t)|^p + \|y(\cdot, t)\|^p + |v(t)|^p$$

$$\leqslant |x(0)|^p + \|y(\cdot, 0)\|^p + |v(0)|^p + \int_0^t \Big(p\lambda|x(s)|^{p-1} + \frac{p(p-1)}{2}\bar{\sigma}_1^2|x(s)|^p\Big)ds$$

$$+ \int_{-\tau}^{t-\tau} \Big(p\beta_1^2|y(a,s)|^{p-2}x^2(s)v^2(s) + p\|y(a,s)\|^{p-2}x^2(s)\Big(\int_0^A \beta(a)y(a,s)da\Big)^2\Big)ds$$

$$+ \int_0^t \frac{p(p-1)}{2}\bar{\sigma}_2^2\|\mu_2(a)y(a,s)\|^p ds - \int_0^t p\sigma_2(s)|\mu_2(a)y(a,s)|^p dB_2(s)$$

$$+ \int_0^t \Big(p|v(t)|^{p-2}\bar{k}\Big\langle v(t), \int_0^A y(a,t)da\Big\rangle + \frac{p(p-1)}{2}\bar{\sigma}_3^2|v(s)|^p\Big)ds$$

$$- \int_0^t p\sigma_1(s)|x(s)|^p dB_1(s) - \int_0^t p\sigma_3(s)|v(s)|^p dB_3(s)$$

$$\leqslant |x(0)|^p + \|y(\cdot, 0)\|^p + |v(0)|^p + \int_0^t \Big(p\lambda|x(s)|^{p-1} + \frac{p(p-1)}{2}\bar{\sigma}_1^2|x(s)|^p\Big)ds$$

$$+ \int_{-\tau}^0 \Big(p\beta_1^2\|y(a,s)\|^{p-2}x^2(s)v^2(s) + p\bar{\beta}^2\|y(a,s)\|^{p-2}x^2(s)\Big(\int_0^A y(a,s)da\Big)^2\Big)ds$$

$$+ \int_0^t \Big(p\beta_1^2\|y(a,s)\|^{p-2}x^2(t)v^2(t) + p\bar{\beta}^2\|y(a,s)\|^{p-2}x^2(s)\Big(\int_0^A y(a,s)da\Big)^2\Big)ds$$

$$+ \int_0^t \Big(p\bar{k}|v(t)|^{p-1}\Big|\int_0^A y(a,t)da\Big| + \frac{p(p-1)}{2}\bar{\sigma}_3^2|v(s)|^p\Big)ds$$

$$+ \int_0^t \frac{p(p-1)}{2}\bar{\sigma}_2^2\|\mu_2(a)y(\cdot, s)\|^p ds - \int_0^t p\sigma_1(s)|x(s)|^p dB_1(s)$$

$$- \int_0^t p\sigma_2(s)\|\mu_2(a)y(a,s)\|^p dB_2(s) - \int_0^t p\sigma_3(s)|v(s)|^p dB_3(s).$$

两边同时取期望, 使用 Young 不等式、Burkholder-Davis-Gundy 不等式和附注 2.5.1 可知

$$\mathbb{E}\sup_{0\leqslant t\leqslant T} \Big(|x(t)|^p + \|y(\cdot, t)\|^p + |v(t)|^p\Big)$$

$$\leqslant |x(0)|^p + \|y(\cdot, 0)\|^p + |v(0)|^p$$

$$+ \Big(\frac{(p\lambda)^p}{p} + \frac{(p\bar{k}K)^p}{p} + \frac{2}{p}(p\beta_1^2 K^4)^{\frac{p}{2}} + \frac{2}{p}(p\bar{\beta}^2 K^4)^{\frac{p}{2}}\Big)T$$

$$+ \left(\frac{2(p-2)}{p} + \frac{p(p-1)}{2} \bar{\sigma}_2^2 \bar{\mu}_2^p \right) \mathbb{E} \sup_{0 \leqslant t \leqslant T} \int_{-\tau}^{0} \|y(a,t)\|^p ds$$

$$+ \left(\frac{p-1}{p} + \frac{p(p-1)}{2} \bar{\sigma}_1^2 \right) \mathbb{E} \sup_{0 \leqslant t \leqslant T} \int_{0}^{t} |x(t)|^p ds - \mathbb{E} \sup_{0 \leqslant t \leqslant T} \int_{0}^{t} p\sigma_1(s)|x(s)|^p dB_1(s)$$

$$+ \left(\frac{2(p-2)}{p} + \frac{p(p-1)}{2} \bar{\sigma}_2^2 \bar{\mu}_2^p \right) \mathbb{E} \sup_{0 \leqslant t \leqslant T} \int_{0}^{t} \|y(a,t)\|^p ds$$

$$+ \left(\frac{p-1}{p} + \frac{p(p-1)}{2} \bar{\sigma}_3^2 \right) \mathbb{E} \sup_{0 \leqslant t \leqslant T} \int_{0}^{t} |v(t)|^p ds - \mathbb{E} \sup_{0 \leqslant t \leqslant T} \int_{0}^{t} p\sigma_3(s)|v(s)|^p dB_3(s)$$

$$- \mathbb{E} \sup_{0 \leqslant t \leqslant T} \int_{0}^{t} p\sigma_2(s)\|\mu_2(a)y(a,s)\|^p dB_2(s)$$

$$\leqslant |x(0)|^p + \|y(\cdot,0)\|^p + |v(0)|^p$$

$$+ \left(\frac{(p\lambda)^p}{p} + \frac{(p\bar{k}K)^p}{p} + \frac{2}{p}(p\beta_1^2 K^4)^{\frac{p}{2}} + \frac{2}{p}(p\bar{\beta}^2 K^4)^{\frac{p}{2}} \right) T$$

$$+ \left(\frac{2(p-2)}{p} + \frac{p(p-1)}{2} \bar{\sigma}_2^2 \bar{\mu}_2^p \right) \mathbb{E} \sup_{0 \leqslant t \leqslant T} \int_{-\tau}^{0} \|y(a,t)\|^p ds$$

$$+ \left(\frac{p-1}{p} + \frac{p(p-1)}{2} \bar{\sigma}_1^2 \right) \mathbb{E} \sup_{0 \leqslant t \leqslant T} \int_{0}^{t} |x(t)|^p ds$$

$$+ 4p\bar{\sigma}_1 \mathbb{E} \sup_{0 \leqslant t \leqslant T} |x(s)|^{\frac{p}{2}} \left| \int_{0}^{t} |x(s)|^p ds \right|^{\frac{1}{2}}$$

$$+ \left(\frac{2(p-2)}{p} + \frac{p(p-1)}{2} \bar{\sigma}_2^2 \bar{\mu}_2^p \right) \mathbb{E} \sup_{0 \leqslant t \leqslant T} \int_{0}^{t} \|y(a,t)\|^p ds$$

$$+ \left(\frac{p-1}{p} + \frac{p(p-1)}{2} \bar{\sigma}_3^2 \right) \mathbb{E} \sup_{0 \leqslant t \leqslant T} \int_{0}^{t} |v(t)|^p ds$$

$$+ 4p\bar{\sigma}_3 \mathbb{E} \sup_{0 \leqslant t \leqslant T} |v(s)|^{\frac{p}{2}} \left| \int_{0}^{t} |v(s)|^p ds \right|^{\frac{1}{2}}$$

$$+ 4p\bar{\sigma}_2 \bar{\mu}_2^{\frac{p}{2}} \mathbb{E} \sup_{0 \leqslant t \leqslant T} \|y(a,s)\|^{\frac{p}{2}} \left| \int_{0}^{t} \|\mu_2(a)y(a,s)\|^p ds \right|^{\frac{1}{2}}. \tag{2.123}$$

应用初等不等式可得

$$4p\bar{\sigma}_1 \mathbb{E} \sup_{0 \leqslant t \leqslant T} |x(s)|^{\frac{p}{2}} \left| \int_{0}^{t} |x(s)|^p ds \right|^{\frac{1}{2}}$$

$$\leqslant \frac{1}{2} \mathbb{E} \sup_{0 \leqslant t \leqslant T} |x(s)|^p + 8p^2 \bar{\sigma}_1^2 \mathbb{E} \sup_{0 \leqslant t \leqslant T} \int_{0}^{t} |x(s)|^p ds,$$

$$4p\bar{\sigma}_2\bar{\mu}_2^{\frac{p}{2}}\mathbb{E}\sup_{0\leqslant t\leqslant T}\|y(a,s)\|^{\frac{p}{2}}\Big|\int_0^t\|\mu_2(a)y(a,s)\|^p ds\Big|^{\frac{1}{2}}$$

$$\leqslant\frac{1}{2}\mathbb{E}\sup_{0\leqslant t\leqslant T}\|y(a,s)\|^p+8p^2\bar{\sigma}_2^2\bar{\mu}_2^p\mathbb{E}\sup_{0\leqslant t\leqslant T}\int_0^t\|y(a,s)\|^p ds, \tag{2.124}$$

$$4p\bar{\sigma}_3\mathbb{E}\sup_{0\leqslant t\leqslant T}|v(s)|^{\frac{p}{2}}\Big|\int_0^t|v(s)|^p ds\Big|^{\frac{1}{2}}$$

$$\leqslant\frac{1}{2}\mathbb{E}\sup_{0\leqslant t\leqslant T}|v(s)|^p+8p^2\bar{\sigma}_3^2\mathbb{E}\sup_{0\leqslant t\leqslant T}\int_0^t|v(s)|^p ds.$$

将 (2.124) 代入 (2.123) 可得

$$\mathbb{E}\sup_{0\leqslant t\leqslant T}\Big(|x(t)|^p+\|y(\cdot,t)\|^p+|v(t)|^p\Big)$$

$$\leqslant 2|x(0)|^p+2\|y(\cdot,0)\|^p+2|v(0)|^p$$

$$+2\Big(\frac{(p\lambda)^p}{p}+\frac{(p\bar{k}K)^p}{p}+\frac{2}{p}(p\beta_1^2 K^4)^{\frac{p}{2}}+\frac{2}{p}(p\bar{\beta}^2 K^4)^{\frac{p}{2}}\Big)T$$

$$+2\Big(\frac{2(p-2)}{p}+\frac{p(p-1)}{2}\bar{\sigma}_2^2\bar{\mu}_2^p\Big)\mathbb{E}\sup_{0\leqslant t\leqslant T}\int_{-\tau}^0\|y(a,t)\|^p ds$$

$$+C_2\mathbb{E}\sup_{0\leqslant t\leqslant T}\int_0^t\Big(|x(s)|^p+\|y(a,s)\|^p+|v(s)|^p\Big)ds$$

$$:=C_1+C_2\mathbb{E}\sup_{0\leqslant t\leqslant T}\int_0^t\Big(|x(s)|^p+\|y(a,s)\|^p+|v(s)|^p\Big)ds,$$

其中

$$C_1=2|x(0)|^p+2\|y(\cdot,0)\|^p+2|v(0)|^p$$

$$+2\Big(\frac{(p\lambda)^p}{p}+\frac{(p\bar{k}K)^p}{p}+\frac{2}{p}(p\beta_1^2 K^4)^{\frac{p}{2}}+\frac{2}{p}(p\bar{\beta}^2 K^4)^{\frac{p}{2}}\Big)T$$

$$+2\Big(\frac{2(p-2)}{p}+\frac{p(p-1)}{2}\bar{\sigma}_2^2\bar{\mu}_2^p\Big)\mathbb{E}\sup_{0\leqslant t\leqslant T}\int_{-\tau}^0\|y(a,t)\|^p ds,$$

$$C_2=2\max\Big\{\frac{p-1}{p}+\frac{p(p-1)}{2}\bar{\sigma}_1^2+8p^2\bar{\sigma}_1^2,\frac{2(p-2)}{p}+\frac{p(p-1)}{2}\bar{\sigma}_2^2\bar{\mu}_2^p+8p^2\bar{\sigma}_2^2\bar{\mu}_2^p,$$

$$\frac{p-1}{p}+\frac{p(p-1)}{2}\bar{\sigma}_3^2+8p^2\bar{\sigma}_3^2\Big\}.$$

应用 Gronwall 不等式可得

$$\mathbb{E} \sup_{0 \leqslant t \leqslant T} \left(|x(t)|^p + \|y(\cdot, t)\|^p + |v(t)|^p \right) \leqslant C_1 e^{C_2 T} = C. \tag{2.125}$$

当 $0 < p < 2$ 时, 根据 Cauchy-Schwarz 不等式, 有

$$\mathbb{E} \sup_{0 \leqslant t \leqslant T} \left(|x(t)|^p + \|y(\cdot, t)\|^p + |v(t)|^p \right)$$

$$\leqslant \left[\mathbb{E} 1^{\frac{2}{2-p}} \right]^{\frac{2-p}{2}} \cdot \mathbb{E} \left(\sup_{0 \leqslant t \leqslant T} \left(|x(t)|^p + \|y(\cdot, t)\|^p + |v(t)|^p \right)^{\frac{2}{p}} \right)^{\frac{p}{2}}$$

$$\leqslant \left(\mathbb{E} \sup_{0 \leqslant t \leqslant T} \left(|x(t)|^2 + \|y(\cdot, t)\|^2 + |v(t)|^2 \right) \right)^{\frac{p}{2}} \leqslant C. \qquad \square$$

2.5.2.3　解的稳态分布

本小节将讨论系统解的平稳分布, 这需要给出下列定义和引理.

定义 2.5.1　对任意 $t \geqslant 0$, 系统 (2.117) 的解 $w(t) = (x(t), y(\cdot, t), v(t))$ 的稳态分布定义为满足以下性质的概率测度 $\nu \in \mathscr{P}(\mathcal{H})$,

$$\nu(f) = \nu(\mathbb{P}_t f), \quad t \geqslant 0,$$

其中

$$\nu(f) := \int_{\mathcal{H}} f(\phi) \nu(d\phi) \quad \text{且} \quad \mathbb{P}_t f(\phi) := \mathbb{E} f(u(t, \phi)), \quad f \in C_b(\mathcal{H}).$$

对于 $\nu_1, \nu_2 \in \mathscr{P}(\mathcal{H})$, 在空间 $\mathscr{P}(\mathcal{H})$ 上定义度量:

$$d(\nu_1, \nu_2) = \sup_{f \in \mathcal{M}} \left| \int_{\mathcal{H}} f(\phi) \nu_1(d\phi) - \int_{\mathcal{H}} f(\psi) \nu_2(d\psi) \right|, \tag{2.126}$$

其中

$$\mathcal{M} := \{ f : \mathcal{H} \to \mathbb{R}, |f(\phi) - f(\psi)| \leqslant \|\phi - \psi\| \text{ 对任意 } \phi, \psi \in \mathcal{H} \text{ 和 } |f(\cdot)| \leqslant 1 \}.$$

根据文献 [93] 和 [94] 可知, 具有度量 $d(\cdot, \cdot)$ 的概率空间 $\mathscr{P}(\mathcal{H})$ 是完备的.

引理 2.5.1　假设对于 $\mathcal{H}$ 上的任意有界集 U, 存在 $p > 1$, 使得

(i) $\lim\limits_{t \to \infty} \sup\limits_{\phi, \psi \in U} \mathbb{E} |w(t, \phi) - w(t, \psi)|^p = 0$;

(ii) $\sup\limits_{t \geqslant 0} \sup\limits_{\phi \in U} \mathbb{E} |w(t, \phi)|^p < \infty$

成立. 那么, 对于任意初值 $\phi \in \mathcal{H}$ 和 $t \geqslant 0$, 过程 $w(t, \phi)$ 具有唯一的平稳分布.

显然, 由定理 2.5.2 可以直接得到引理 2.5.1 的条件 (ii), 如此, 只需要验证条件 (i). 从文献 [95] 可知对于任意初值 $\phi \in \mathcal{H}$, $w(t, \phi)$ 的转移概率 $\mathbb{P}(\phi, t, \cdot)$ 弱收

敛于 $\nu \in \mathscr{P}(\mathcal{H})$, 那么 $\{\mathbb{P}(\phi, t, \cdot) : t \geqslant 0\}$ 在具有如 (2.126) 所示度量 $d(\cdot, \cdot)$ 的空间 $\mathscr{P}(\mathcal{H})$ 上是 Cauchy 的. 因此, 根据与文献 [95] 的类似分析, 只需要考虑系统 (2.117) 具有不同初值 $\phi, \psi \in U \subset \mathcal{H}$ 时两个解的距离.

定理 2.5.3　如果对于常数 $p > 1$, 下面条件成立

$$\left[2\beta_1 + \bar{\beta}(1 + A)\right]K + \bar{k}A + \frac{p-1}{2}\check{\sigma}^2 < \min\left\{u_e, u_0, \bar{\mu}_2\mu_e, \bar{\mu}_2\mu_0, c_e, c_0\right\}, \quad (2.127)$$

其中 $\check{\sigma} = \max\{\bar{\sigma}_1, \bar{\sigma}_2, \bar{\sigma}_3\}$, 则 $w(t, \phi)$ 存在唯一的稳态分布 $\nu \in \mathscr{P}(\mathcal{H})$.

证明　对于正常数 γ, 令

$$\Sigma(t, \phi, \psi) = e^{\gamma t}\Big(|x(t, \phi) - x(t, \psi)|^p + \|y(\cdot, t, \phi) - y(\cdot, t, \psi)\|^p + |v(t, \phi) - v(t, \psi)|^p\Big)$$

$$= e^{\gamma t}\Big(|\bar{e}_1(t, \phi, \psi)|^p + \|\bar{e}_2(\cdot, t, \phi, \psi)\|^p + |\bar{e}_3(t, \phi, \psi)|^p\Big),$$

其中

$$\bar{e}_1(t, \phi, \psi) = x(t, \phi) - x(t, \psi),$$

$$\bar{e}_2(\cdot, t, \phi, \psi) = y(\cdot, t, \phi) - y(\cdot, t, \psi),$$

$$\bar{e}_3(t, \phi, \psi) = v(t, \phi) - v(t, \psi).$$

应用 Itô 公式可得

$$d\Sigma(t, \phi, \psi)$$

$$= \gamma\Sigma(t, \phi, \psi)dt + e^{\gamma t}\Big[p|\bar{e}_1(t, \phi, \psi)|^{p-2}\Big\langle \bar{e}_1(t, \phi, \psi),$$

$$\big(u_e - (u_0 - u_e)e^{-\eta_1 t}\big)\bar{e}_1(t, \phi, \psi)$$

$$- \Big(x(t, \phi)\int_0^A \beta(a)y(a, t, \phi)da - x(t, \psi)\int_0^A \beta(a)y(a, t, \psi)da\Big)$$

$$- \beta_1\big(x(t, \phi)v(t, \phi) - x(t, \psi)v(t, \psi)\big)\Big\rangle dt + \frac{p(p-1)}{2}\sigma_1^2(t)|\bar{e}_1(t, \phi, \psi)|^p dt$$

$$+ p|\bar{e}_1(t, \phi, \psi)|^{p-2}\big\langle \bar{e}_1(t, \phi, \psi), -\sigma_1(t)\bar{e}_1(t, \phi, \psi)\big\rangle dB_1(t)$$

$$+ p\|\bar{e}_2(\cdot, t, \phi, \psi)\|^{p-2}\Big\langle \bar{e}_2(\cdot, t, \phi, \psi), -\Big(\frac{\partial y(a, t, \phi)}{\partial a} - \frac{\partial y(a, t, \psi)}{\partial a}\Big)$$

$$+ \mu_2(a)\big(\mu_e - (\mu_0 - \mu_e)e^{-\eta_2 t}\big)\bar{e}_2(a, t, \phi, \psi)\Big\rangle dt$$

$$+ \frac{p(p-1)}{2}\sigma_2^2(t)|\mu_2(\cdot)\bar{e}_2(\cdot, t, \phi, \psi)|^p dt$$

$$+ p\|\bar{e}_2(\cdot,t,\phi,\psi)\|^{p-2}\big\langle \bar{e}_2(\cdot,t,\phi,\psi), -\sigma_2(t)\mu_2(\cdot)\bar{e}_2(\cdot,t,\phi,\psi)\big\rangle dB_2(t)$$

$$+ p|\bar{e}_3(t,\phi,\psi)|^{p-2}\Big\langle \bar{e}_3(t,\phi,\psi), \int_0^A k(a)y(a,t,\phi)da - \int_0^A k(a)y(a,t,\psi)da$$

$$+ \big(c_e - (c_0 - c_e)e^{-\eta_3 t}\big)\bar{e}_3(t,\phi,\psi)\Big\rangle dt + \frac{p(p-1)}{2}\sigma_3^2(t)|\bar{e}_3(t,\phi,\psi)|^p dt$$

$$+ p|\bar{e}_3(t,\phi,\psi)|^{p-2}\big\langle v(t), -\sigma_3(t)\bar{e}_3(t,\phi,\psi)\big\rangle dB_3(t)\Big]$$

$$:= \gamma\Sigma(t,\phi,\psi)dt + e^{\gamma t}\Big[p|\bar{e}_1(t,\phi,\psi)|^{p-2}\big\langle \bar{e}_1(t,\phi,\psi), I_1\big\rangle dt$$

$$+ \frac{p(p-1)}{2}\sigma_1^2(t)|\bar{e}_1(t,\phi,\psi)|^p dt$$

$$+ p|\bar{e}_1(t,\phi,\psi)|^{p-2}\big\langle \bar{e}_1(t,\phi,\psi), -\sigma_1(t)\bar{e}_1(t,\phi,\psi)\big\rangle dB_1(t)$$

$$+ p|\bar{e}_3(t,\phi,\psi)|^{p-2}\big\langle v(t), -\sigma_3(t)\bar{e}_3(t,\phi,\psi)\big\rangle dB_3(t)$$

$$+ p\|\bar{e}_2(\cdot,t,\phi,\psi)\|^{p-2}\big\langle \bar{e}_2(\cdot,t,\phi,\psi), I_2\big\rangle dt + \frac{p(p-1)}{2}\sigma_2^2(t)|\mu_2(\cdot)\bar{e}_2(\cdot,t,\phi,\psi)|^p dt$$

$$+ p\|\bar{e}_2(\cdot,t,\phi,\psi)\|^{p-2}\big\langle \bar{e}_2(\cdot,t,\phi,\psi), -\sigma_2(t)\mu_2(\cdot)\bar{e}_2(\cdot,t,\phi,\psi)\big\rangle dB_2(t)$$

$$+ p|\bar{e}_3(t,\phi,\psi)|^{p-2}\big\langle \bar{e}_3(t,\phi,\psi), I_3\big\rangle dt + \frac{p(p-1)}{2}\sigma_3^2(t)|\bar{e}_3(t,\phi,\psi)|^p dt\Big], \quad (2.128)$$

其中

$$I_1 = \big(u_e - (u_0 - u_e)e^{-\eta_1 t}\big)\bar{e}_1(t,\phi,\psi) - \beta_1\big(x(t,\phi)v(t,\phi) - x(t,\psi)v(t,\psi)\big)$$

$$- \Big(x(t,\phi)\int_0^A \beta(a)y(a,t,\phi)da - x(t,\psi)\int_0^A \beta(a)y(a,t,\psi)da\Big),$$

$$I_2 = -\frac{\partial y(a,t,\phi) - \partial y(a,t,\psi)}{\partial a} + \mu_2(a)\big(\mu_e - (\mu_0 - \mu_e)e^{-\eta_2 t}\big)\bar{e}_2(a,t,\phi,\psi),$$

$$I_3 = \int_0^A k(a)y(a,t,\phi)da - \int_0^A k(a)y(a,t,\psi)da$$

$$+ \big(c_e x(t) - (c_0 - c_e)e^{-\eta_3 t}\big)\bar{e}_3(t,\phi,\psi).$$

利用假设 3 可知

$$p|\bar{e}_1(t,\phi,\psi)|^{p-2}\big\langle \bar{e}_1(t,\phi,\psi), I_1\big\rangle dt$$

$$= p|\bar{e}_1(t,\phi,\psi)|^{p-2}\Big\langle \bar{e}_1(t,\phi,\psi), \big(u_e - (u_0 - u_e)e^{-\eta_1 t}\big)\bar{e}_1(t,\phi,\psi)$$

$$- \beta_1\Big(x(t,\phi)\big(v(t,\phi) - v(t,\psi)\big) + v(t,\psi)\big(x(t,\phi) - x(t,\psi)\big)\Big)$$

$$- \Big(x(t,\phi) \Big(\int_0^A \beta(a) y(a,t,\phi) da - \int_0^A \beta(a) y(a,t,\psi) da \Big)$$

$$+ \big(x(t,\phi) - x(t,\psi) \big) \int_0^A \beta(a) y(a,t,\psi) da \Big) \Big\rangle$$

$$\leqslant p |\bar{e}_1(t,\phi,\psi)|^{p-2} \Big\langle \bar{e}_1(t,\phi,\psi), \big(u_e - (u_0 - u_e) e^{-\eta_1 t} \big) \bar{e}_1(t,\phi,\psi)$$

$$- \beta_1 x(t,\phi) \bar{e}_3(t,\phi,\psi) - \beta_1 v(t,\psi) \bar{e}_1(t,\phi,\psi)$$

$$- x(t,\phi) \int_0^A \beta(a) \bar{e}_2(a,t,\phi,\psi) da - \bar{e}_1(t,\phi,\psi) \int_0^A \beta(a) y(a,t,\phi) da \Big\rangle$$

$$\leqslant p \Big(u_e - (u_0 - u_e) e^{-\eta_1 t} + \beta_1 |v(t,\psi)| + \bar{\beta} \Big| \int_0^A y(a,t,\phi) da \Big| \Big) |\bar{e}_1(t,\phi,\psi)|^p$$

$$+ p \beta_1 |x(t,\phi)| |\bar{e}_1(t,\phi,\psi)|^{p-1} |\bar{e}_3(t,\phi,\psi)|$$

$$+ p \bar{\beta} A |x(t,\phi)| |\bar{e}_1(t,\phi,\psi)|^{p-1} \sup_{0 \leqslant a \leqslant A} \|\bar{e}_2(a,t,\phi,\psi)\|.$$

使用 Young 不等式有

$$p \beta_1 |x(t,\phi)| |\bar{e}_1(t,\phi,\psi)|^{p-1} |\bar{e}_3(t,\phi,\psi)|$$

$$\leqslant (p-1) \beta_1 |x(t,\phi)| |\bar{e}_1(t,\phi,\psi)|^p + \beta_1 |x(t,\phi)| |\bar{e}_3(t,\phi,\psi)|^p,$$

并且

$$p \bar{\beta} A |x(t,\phi)| |\bar{e}_1(t,\phi,\psi)|^{p-1} \sup_{0 \leqslant a \leqslant A} \|\bar{e}_2(a,t,\phi,\psi)\|$$

$$\leqslant (p-1) \bar{\beta} A |x(t,\phi)| |\bar{e}_1(t,\phi,\psi)|^p + \bar{\beta} A |x(t,\phi)| \sup_{0 \leqslant a \leqslant A} \|\bar{e}_2(a,t,\phi,\psi)\|^p.$$

这样可以得到

$$p |\bar{e}_1(t,\phi,\psi)|^{p-2} \Big\langle \bar{e}_1(t,\phi,\psi), I_1 \Big\rangle dt$$

$$\leqslant \Big(p \big(u_e - (u_0 - u_e) e^{-\eta_1 t} \big) + (p-1)(\beta_1 + \bar{\beta} A) |x(t,\phi)|$$

$$+ p \beta_1 |v(t,\psi)| + p \bar{\beta} \Big| \int_0^A y(a,t,\phi) da \Big| \Big) |\bar{e}_1(t,\phi,\psi)|^p$$

$$+ \beta_1 |x(t,\phi)| |\bar{e}_3(t,\phi,\psi)|^p + \bar{\beta} A |x(t,\phi)| \sup_{0 \leqslant a \leqslant A} \|\bar{e}_2(a,t,\phi,\psi)\|^p. \qquad (2.129)$$

相似地, 有

$$p \|\bar{e}_2(\cdot,t,\phi,\psi)\|^{p-2} \Big\langle \bar{e}_2(\cdot,t,\phi,\psi), I_2 \Big\rangle dt$$

$$
= p\|\bar{e}_2(\cdot,t,\phi,\psi)\|^{p-2}\Big\langle \bar{e}_2(\cdot,t,\phi,\psi), -\frac{\partial y(a,t,\phi)-\partial y(a,t,\psi)}{\partial a}
$$

$$
+ \mu_2(a)\big(\mu_e-(\mu_0-\mu_e)e^{-\eta_2 t}\big)\bar{e}_2(a,t,\phi,\psi)\Big\rangle dt
$$

$$
\leqslant p\|\bar{e}_2(\cdot,t,\phi,\psi)\|^{p-2}\Big\langle \bar{e}_2(\cdot,t,\phi,\psi), -\frac{\partial \bar{e}_2(\cdot,t,\phi,\psi)}{\partial a}
$$

$$
+ \bar{\mu}_2\big(\mu_e-(\mu_0-\mu_e)e^{-\eta_2 t}\big)\bar{e}_2(a,t,\phi,\psi)\Big\rangle dt
$$

$$
\leqslant p\bar{\mu}_2\big(\mu_e-(\mu_0-\mu_e)e^{-\eta_2 t}\big)\|\bar{e}_2(\cdot,t,\phi,\psi)\|^p \tag{2.130}
$$

和

$$
p|\bar{e}_3(t,\phi,\psi)|^{p-2}\Big\langle \bar{e}_3(t,\phi,\psi), I_3\Big\rangle dt
$$

$$
\leqslant p|\bar{e}_3(t,\phi,\psi)|^{p-2}\Big\langle \bar{e}_3(t,\phi,\psi), \int_0^A k(a)\bar{e}_2(a,t,\phi,\psi)da\Big\rangle dt
$$

$$
+ p|\bar{e}_3(t,\phi,\psi)|^{p-2}\Big\langle \bar{e}_3(t,\phi,\psi), \big(c_e-(c_0-c_e)e^{-\eta_3 t}\big)\bar{e}_3(t,\phi,\psi)\Big\rangle dt
$$

$$
\leqslant p\bar{k}A|\bar{e}_3(t,\phi,\psi)|^{p-1}\sup_{0\leqslant a\leqslant A}\|\bar{e}_2(a,t,\phi,\psi)\| + p\big(c_e-(c_0-c_e)e^{-\eta_1 t}\big)|\bar{e}_3(t,\phi,\psi)|^p
$$

$$
\leqslant \Big(p\big(c_e-(c_0-c_e)e^{-\eta_3 t}\big)+\bar{k}A(p-1)\Big)|\bar{e}_3(t,\phi,\psi)|^p + \bar{k}A\sup_{0\leqslant a\leqslant A}\|\bar{e}_2(a,t,\phi,\psi)\|^p.
$$

$$
\tag{2.131}
$$

将 (2.129)—(2.131) 代入 (2.128), 两边同时积分并取期望, 再利用附注 2.5.1 可得

$$
\mathbb{E}\Sigma(t,\phi,\psi)
$$

$$
\leqslant \mathbb{E}\Sigma(0,\phi,\psi)+\gamma\mathbb{E}\int_0^t \Sigma(s,\phi,\psi)ds + A(\bar{\beta}K+\bar{k})\sup_{0\leqslant a\leqslant A}\|\bar{e}_2(a,t,\phi,\psi)\|^p
$$

$$
+ \Big(p\big(u_e-(u_0-u_e)e^{-\eta_1 t}\big)+(p-1)(\beta_1+\bar{\beta}A)K
$$

$$
+ p(\beta_1+\bar{\beta})K+\frac{p(p-1)}{2}\bar{\sigma}_1^2\Big)\mathbb{E}\int_0^t e^{\gamma s}|\bar{e}_1(s,\phi,\psi)|^p ds
$$

$$
+ \Big(\beta_1 K+p\big(c_e-(c_0-c_e)e^{-\eta_3 t}\big)+\bar{k}A(p-1)
$$

$$
+ \frac{p(p-1)}{2}\bar{\sigma}_3^2\Big)\mathbb{E}\int_0^t e^{\gamma s}|\bar{e}_3(s,\phi,\psi)|^p ds
$$

$$
+ \Big(p\bar{\mu}_2\big(\mu_e-(\mu_0-\mu_e)e^{-\eta_2 t}\big)+\frac{p(p-1)}{2}\bar{\sigma}_2^2\Big)\mathbb{E}\int_0^t e^{\gamma s}\|\bar{e}_2(a,s,\phi,\psi)\|^p ds
$$

$$\leqslant \mathbb{E}\Sigma(0,\phi,\psi) + A(\bar{\beta}K + \bar{k}) \sup_{0 \leqslant a \leqslant A} \|\bar{e}_2(a,t,\phi,\psi)\|^p + (\gamma + C_0)\mathbb{E}\int_0^t \Sigma(s,\phi,\psi)ds,$$

其中

$$C_0 = \max\Big\{ -p\min\{u_e, u_0\} + p(\beta_1 + \bar{\beta})K + (p-1)(\beta_1 + \bar{\beta}A)K + \frac{p(p-1)}{2}\bar{\sigma}_1^2,$$

$$-p\min\{\bar{\mu}_2\mu_e, \bar{\mu}_2\mu_0\} + \frac{p(p-1)}{2}\bar{\sigma}_2^2,$$

$$-p\min\{c_e, c_0\} + \beta_1 K + \bar{k}A(p-1) + \frac{p(p-1)}{2}\bar{\sigma}_3^2\Big\}, \tag{2.132}$$

且满足 $\gamma + C_0 > 0$. 对初始值 $\phi, \psi \in U$ 取上确界, 并使用 Gronwall 不等式可得

$$\sup_{\phi,\psi \in U} \mathbb{E}\Sigma(t,\phi,\psi)$$

$$= \sup_{\phi,\psi \in U} \mathbb{E}e^{\gamma t}\big(|x(t,\phi) - x(t,\psi)|^p + \|y(\cdot,t,\phi) - y(\cdot,\psi)\|^p + |v(t,\phi) - v(t,\psi)|^p\big)$$

$$= Ce^{(\gamma+C_0)t}.$$

也就是说

$$\sup_{\phi,\psi \in U} \mathbb{E}\big(|x(t,\phi) - x(t,\psi)|^p + \|y(\cdot,t,\phi) - y(\cdot,\psi)\|^p + |v(t,\phi) - v(t,\psi)|^p\big) \leqslant Ce^{C_0 t}. \tag{2.133}$$

由式子 (2.127) 可知 $C_0 < 0$. 因此, 当 $t \to \infty$ 时, 有

$$\lim_{t\to\infty} \sup_{\phi,\psi \in U} \mathbb{E}\Big(|x(t,\phi) - x(t,\psi)|^p + \|y(\cdot,t,\phi) - y(\cdot,t,\psi)\|^p + |v(t,\phi) - v(t,\psi)|^p\Big)$$

$$\leqslant \lim_{t\to\infty} Ce^{C_0 t} = 0.$$

这样, 引理 2.5.1 的条件 (i) 得证.

因此, 解 $w(t) = (x(t), y(\cdot,t), v(t))$ 存在稳态分布 $\nu \in \mathscr{P}(\mathcal{H})$. 现在证明平稳分布的唯一性. 假设 $\nu' \in \mathscr{P}(\mathcal{H})$ 是 $w(t) = (x(t), y(\cdot,t), v(t))$ 的另一个稳态分布, 令 $f \in C_{Lb}(\mathcal{H})$ 表示 $\mathcal{H}$ 上所有有界且 Lipschitz 连续的函数族. 由定义 2.5.1, 式子 (2.133) 和 Hölder 不等式可得

$$|\nu(f) - \nu'(f)| \leqslant \int_{\mathcal{H}\times\mathcal{H}} |\mathbb{P}_t f(\phi) - \mathbb{P}_t f(\psi)|\nu(d\phi)\nu'(\mathrm{d}\psi) \leqslant Ce^{-\gamma t}, \quad t \geqslant 0.$$

当 $t \to \infty$, 有 $|\nu(f) - \nu'(f)| = 0$, 即系统平稳分布的唯一性得证. □

附注 2.5.2　式子 (2.127) 依赖于病毒对细胞的感染率、细胞对细胞的转移率、病毒的产生率、Ornstein-Uhlenbeck 过程的长期平均水平和波动强度. 定理 2.5.3 说明这些因素可能会影响系统的稳定性. 此外, 它还表明, 如果想保持系统 (2.117) 的平稳分布, 噪声强度不能太大.

2.5.3　数值分析

本小节给出数值模拟来验证理论结果. 令时间步长 $\Delta t > 0$, 年龄步长 $\Delta a > 0$, 时滞 $\tau = m\Delta t$, $T = M\Delta t$, $A = N\Delta a$, 其中 m, M, N 是正整数. 利用时间向前和年龄向后差分格式, 得到系统 (2.117) 的离散化形式. 令 u, μ 和 c 的初值为 0.001, 即 $u_0 = \mu_0 = c_0 = 0.001$. 长期均值水平 $u_e = 0.01$ day^{-1}, $\mu_e = 0.02$ day^{-1}, $c_e = 2.4$ day^{-1}. 均值回归速度 $\eta_1 = 0.3$, $\eta_2 = 0.5$, $\eta_3 = 0.2$. 根据文献 [96], 选择病毒产生率为

$$k(a) = \begin{cases} 0, & a < a_1, \\ k^*\left(1 - e^{-m^*(a-a_1)}\right), & a \geqslant a_1, \end{cases}$$

其中参数 m^* 表示 $k(a)$ 达到饱和水平 k^* 的速率, a_1 是逆转录过程完成所需的时间. 选取 $a_1 = 0.25$ day, $k^* = 6.4201 \times 10^3$ $\mathrm{ml} \cdot \mathrm{day}^{-1}$ 且 $m^* = 1$. 参考文献 [97], 选取与年龄有关的受感染细胞的死亡率为

$$\mu_2(a) = \begin{cases} \delta_0, & a < a_2, \\ \delta_0 + \delta^*\left(1 - e^{-\gamma^*(a-a_2)}\right), & a \geqslant a_2, \end{cases}$$

其中 $\delta_0 + \delta^*$ 表示最大死亡率, 即达到饱和的时间; a_2 是从细胞感染到有传染性的延迟; δ_0 是隐蔽死亡率. 选取 $a_2 = 0.2$ day, $\delta_0 = 0.05$ $\mathrm{ml} \cdot \mathrm{day}^{-1}$, $\delta^* = 0.35$ $\mathrm{ml} \cdot \mathrm{day}^{-1}$, $\gamma^* = 0.5$. 其他参数为: $A = 1$ day, $\lambda = 10^5$ $\mathrm{ml} \cdot \mathrm{day}^{-1}$, $\beta_1 = 2.4 \times 10^{-9}$ $\mathrm{ml} \cdot \mathrm{day}^{-1}$, $\beta(a) = 10^{-6}$ $\mathrm{ml} \cdot \mathrm{day}^{-1}$, $m = 0.03$, $\tau = 0.2$, $\xi_1 = 0.1$, $\xi_2 = 0.3$, $\xi_3 = 0.5$.

对于初始值 $\phi = \left(x(\theta), y(\cdot, \theta), v(\theta)\right) = (10^6, e^{-\frac{2}{1-a}}, 10^{-6})$, 使用附录中给出的数值算法 1, 可以求解系统的数值解. 选取 $T = 100$, $\Delta t = 0.0001$, $\Delta a = 0.1$. 图 2.18 给出初值为 $x(0) = 10^6$ $\mathrm{ml} \cdot \mathrm{day}^{-1}$ 和 $v(0) = 10^{-6}$ $\mathrm{ml} \cdot \mathrm{day}^{-1}$ 时系统 (2.117) 的解 $x(t)$ 和 $v(t)$ 的样本路径. 该图还展示了 $x(t)$ 和 $v(t)$ 的直方图. 图 2.19 显示系统 (2.117) 的解 $y(a, t)$ 的三维路径和将 $y(a, t)$ 投影到 y-t 平面上的轨迹. 固定 $a = 0.5$ day, 图 2.20 描绘了 $y(0.5, t)$ 的样本路径及其对应的直方图. 这些数据表明, 系统存在正态的平稳分布, 从而导致病毒随机持续存在.

下面给出时滞对系统的影响, 以及由确定性模型和相应的随机系统模拟的不同动力学行为.

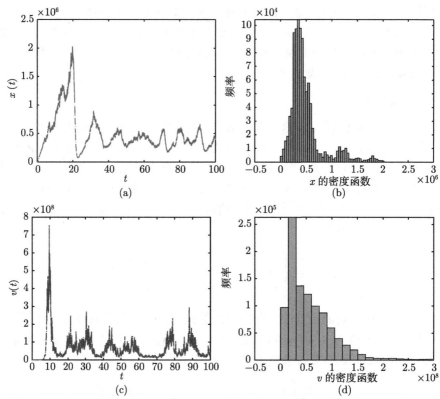

图 2.18　左列为初始值为 $x(0) = 10^6 \text{ ml} \cdot \text{day}^{-1}$, $v(0) = 10^{-6} \text{ ml} \cdot \text{day}^{-1}$ 时系统 (2.117) 的
解 $x(t)$ 和 $v(t)$ 的样本路径. 右列为对应样本路径的直方图

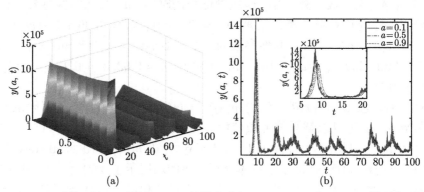

图 2.19　(a) 系统 (2.117) 的解 $y(a, t)$ 的样本路径. (b) $y(a, t)$ 在 y-t 平面上的投影轨迹

(1) 时滞会延长病毒达到高峰的时间. 时滞对解的影响如图 2.21 所示, 图中
比较了 $\tau = 0$ 和 $\tau = 2$ 时的情况. 实线表示没有延迟的解的路径, 虚线表示有延
迟的解的路径. 这说明细胞内延迟并不改变解的稳定性, 而是延长了解达到峰值

的时间. 这表明, 任何能够延长潜伏期的药物都可能有助于控制 HIV 感染.

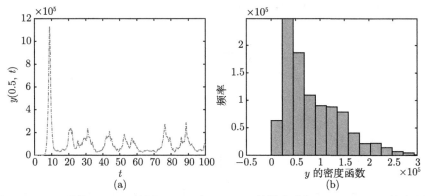

图 2.20 (a) 系统 (2.117) 的解 $y(a, t)$ 在 $a = 0.5$ 的样本路径. (b) $y(0.5, t)$ 的直方图

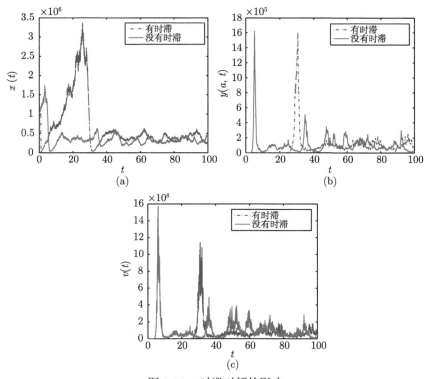

图 2.21 时滞对解的影响

(2) 随机波动可以作为抑制病毒感染的一种控制策略. 随机模型 (2.117) 及其对应的确定性模型 (2.115) 的解 $x(t)$, $y(a, t)$ 和 $v(t)$ 路径如图 2.22($\xi_i = 0.02$), 图 2.23($\xi_i = 0.1$) 和图 2.24($\xi_i = 0.5$) 所示. 数值结果表明, 较小的噪声强度使系统的解有轻微波动. 然而, 当病毒在确定性动态中持续存在时, 对于相应的随机系统,

如果波动强度较大, 病毒和被感染细胞可能会趋于零 (图 2.24). 这一现象表明, 环境强度可以作为一种抑制病毒传播的控制策略.

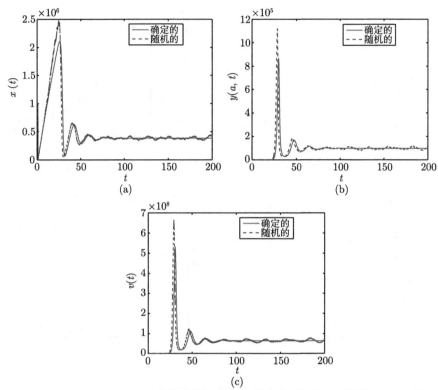

图 2.22　$\xi_i = 0.02$ $(i = 1, 2, 3)$ 时随机系统 (2.117) 及其对应的确定性模型 (2.115) 的解 $x(t)$, $y(a, t)$ 和 $v(t)$ 的样本路径

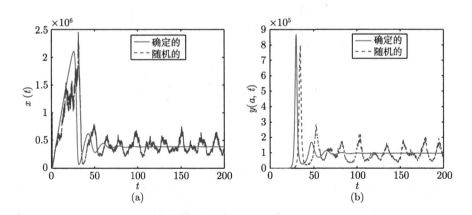

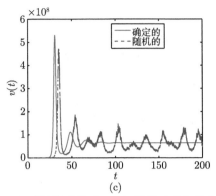

图 2.23 $\xi_i = 0.1$ $(i = 1, 2, 3)$ 时随机系统 (2.117) 及其对应的确定性模型 (2.115) 的解 $x(t)$,
$y(a, t)$ 和 $v(t)$ 的样本路径

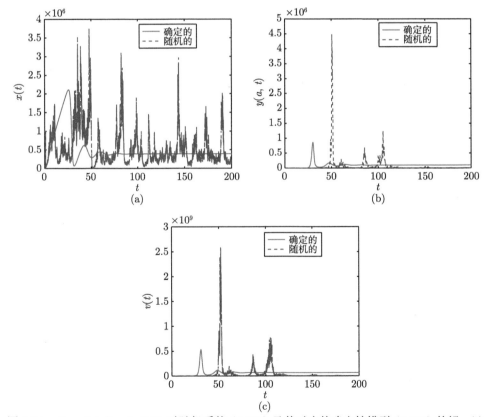

图 2.24 $\xi_i = 0.5$ $(i = 1, 2, 3)$ 时随机系统 (2.117) 及其对应的确定性模型 (2.115) 的解 $x(t)$,
$y(a, t)$ 和 $v(t)$ 的样本路径

2.5.4　小结

本节建立了一个由均值回归过程驱动的时滞随机年龄结构 HIV 模型. 利用 Lyapunov 函数, 得到了系统平稳分布的存在唯一性. 通过数值模拟表明: 环境强度可能抑制病毒的传播, 即噪声可以作为一种控制策略来研究 HIV 系统的宿主内动态. 此外, 如果细胞存在潜伏期, 病毒或被感染细胞达到峰值的时间就会延迟, 说明任何能够延长潜伏期的药物都可能有助于控制 HIV 的感染.

第 3 章　随机传染病模型的数值逼近

3.1　带年龄结构传染病模型基本再生数在有限区域上的 θ 格式逼近

3.1.1　引言

近几十年来, 许多经典的 SIS 和 SIRS 模型被用来研究疾病的传播趋势 (参见文献 [60,90—101]). 例如, Zhang [98] 研究了一个具有疫苗接种的随机 SIS 流行病模型, 通过构造具有状态切换的随机 Lyapunov 函数, 得到了唯一遍历平稳分布存在的充分条件. Driessche [99] 建立具有非恒定接触率的 SIS 流行病模型研究平衡点的稳定性, 讨论了系统可能存在多个稳定平衡点、向后分岔和滞后的情形. Cai 等[101] 通过建立一类具有非线性发生率的 SIRS 模型, 研究了模型的全局动力学行为. 由于某些疾病 (如儿童疾病) 具有年龄依赖性, 带年龄结构的流行病模型引起了许多学者的关注[102-107]. 在文献 [103] 中, Busenberg 等给出了一个决定年龄结构流行病模型的全局动力学行为的阈值, 该阈值可以通过计算一个正线性算子的谱半径得到. 后来一些学者将系统的阈值定义为基本再生数, 表示在发病初期, 所有人均为易感者时, 一个病人在平均患病期内所传染的人数[31]. Cao 等在文献 [104] 中分析了基本再生数对具有不完全接种和复发的年龄结构传染病模型平衡点的存在性和全局稳定性的影响: 当阈值小于 1 时, 无病平衡点是全局渐近稳定的, 疾病灭绝; 若阈值大于 1, 地方病平衡点是全局稳定的, 疾病持久.

R_0 作为控制疾病暴发的阈值, 在预测疾病传播趋势方面发挥着极其重要的作用. 然而, 对于大多数带年龄结构流行病系统[108], 基本再生数的表达式为 $R_0 = \int_0^{a^+} k(\sigma) e^{-\int_0^\sigma \mu(\eta)d\eta} \frac{1}{\gamma}(1 - e^{-\gamma\sigma})d\sigma \int_{\mathbb{R}} \tilde{P}(\omega)d\omega$, 是下一代算子的理论表达式, 直接计算比较复杂. 因此使用数值方法来逼近阈值是一种有效的方法. 比如在文献 [106] 中, 通过将多种群模型离散化, 使一个偏微分方程组转化为一个常微分方程组, 证明了离散化系统平衡点的全局渐近稳定性完全由阈值 R_0 决定. 虽然关于传染病模型基本再生数的数值逼近有一些研究, 但都是基于确定模型进行研究, 没有考虑随机噪声对基本再生数的影响. 基于以上分析, 采用合适的数值方法研究基本再生数的数值逼近, 估计基本再生数精确解和数值解的近似误差很有意义.

本节的贡献是采用 θ 方法[109,110] (当 $\theta = 1$ 时为倒向 EM 法) 在有限维区域上离散由感染人口产生的线性算了, 求出谱半径, 即由下一代算子定义的非负不可约矩阵的正的主特征值. 基于谱逼近理论[111], 在相对弱的条件下 (即需要满足下一代算子的紧致性), 得到基本再生数的数值解的收敛性.

3.1.2　基本再生数的数值逼近

3.1.2.1　带年龄结构的 SIRS 模型的 θ 格式逼近

首先给出一个带年龄结构的 SIRS 模型[107],

$$
\begin{cases}
\left(\dfrac{\partial}{\partial t} + \dfrac{\partial}{\partial a}\right)S(t,a) = -\mu(a)S(t,a) - \lambda(a,t)S(t,a) + \gamma(a)R(t,a), \\[2mm]
\left(\dfrac{\partial}{\partial t} + \dfrac{\partial}{\partial a}\right)I(t,a) = \lambda(a,t)S(t,a) - (\mu(a) + \nu(a) + \delta(a))I(t,a), \\[2mm]
\left(\dfrac{\partial}{\partial t} + \dfrac{\partial}{\partial a}\right)R(t,a) = \nu(a)I(t,a) - (\mu(a) + \gamma(a))R(t,a), \\[2mm]
S(t,0) = \Lambda, \quad t \in [0,+\infty), \quad S(0,a) = S_0(a), \quad a \in (0,A), \\[1mm]
I(t,0) = 0, \quad t \in [0,+\infty), \quad I(0,a) = I_0(a), \quad a \in (0,A), \\[1mm]
R(t,0) = 0, \quad t \in [0,+\infty), \quad R(0,a) = R_0(a), \quad a \in (0,A),
\end{cases}
\tag{3.1}
$$

其中 $S(t,a)$, $I(t,a)$, $R(t,a)$ 分别表示在 t 时刻年龄为 a 的易感人群、感染人群和恢复人群的密度. 定义感染力函数 $\lambda(a,t)$ 为

$$
\lambda(a,t) = \int_0^A \beta(a,\varrho)I(\varrho,t)d\varrho.
$$

条件 $S(t,0) = \Lambda$ 表示新生儿都是易感人群, Λ 是人口增长率. 假设人口在最大年龄 A 为 0, 即 $S(0,A) = 0$. 对 $\forall a \in [0,A]$, $S_0(a)$, $I_0(a)$, $R_0(a) \in L^1(0,A)$. 所有参数均为正, 其含义见表 3.1.

表 3.1　参数含义

参数	意义
$\mu(a)$	人口的自然死亡率
$\beta(a,\varrho)$	年龄相关的转移系数
$\gamma(a)$	恢复者丧失免疫力后成为易感人群的比率
A	最大年龄
$\nu(a)$	感染个体的自然恢复率
$\delta(a)$	疾病致死率

下面在 Banach 空间 $X := L^1(0,A) \times L^1(0,A) \times L^1(0,A)$ 上考虑系统 (3.1).

定义线性算子 T 为

$$T\varphi(a) := \begin{pmatrix} T_1\varphi_1(a) \\ T_2\varphi_2(a) \\ T_3\varphi_3(a) \end{pmatrix} = \begin{pmatrix} -\dfrac{d\varphi_1(a)}{da} - \mu(a)\varphi_1(a) - \lambda(a,t)\varphi_1(a) \\ -\dfrac{d\varphi_2(a)}{da} - (\mu(a)+\nu(a)+\delta(a))\varphi_2(a) \\ -\dfrac{d\varphi_3(a)}{da} - (\mu(a)+\gamma(a))\varphi_3(a) \end{pmatrix}, \quad (3.2)$$

$\varphi(a) = (\varphi_1(a), \varphi_2(a), \varphi_3(a))^\top \in D(T)$, 其中域 $D(T)$ 定义为

$$D(T) := \left\{ \varphi \in X : \varphi_i \text{ 在 } [0,A] \text{ 上是绝对连续的,} \frac{d}{da}\varphi_i \in X \text{ 且 } \varphi(0) = (0,0,0)^\top \right\}.$$

模型 (3.1) 的无病平衡点为 $E = (E^0(a), 0, E^r(a))$, 其中 $E^r(a) = e^{-\int_0^a (\mu(\eta)+\gamma(\eta))d\eta}$,
且 $E^0(a) = \gamma(a)E^r(a)\displaystyle\int_0^a e^{-\int_\varrho^a \mu(\eta)d\eta}d\varrho$ 为易感人群在年龄 a 时处于无病状态的
密度. 定义非线性算子 $F : X \to X$ 为

$$F\varphi(a) := \begin{pmatrix} F_1\varphi_1(a) \\ F_2\varphi_2(a) \\ F_3\varphi_3(a) \end{pmatrix} = \begin{pmatrix} \gamma(a)\varphi_3(a) \\ E^0(a)\displaystyle\int_0^A \beta(a,\varrho)\varphi_2(\varrho)d\varrho \\ \nu(a)\varphi_2(a) \end{pmatrix}. \quad (3.3)$$

令 $u(t) = (S(t,\cdot), I(t,\cdot). R(t,\cdot))^\top$, 结合 (3.2) 和 (3.3), 系统 (3.1) 可写成下列抽象
的 Cauchy 问题

$$\frac{d}{dt}u(t) = Tu(t) + Fu(t), \quad u(0) = u_0 \in X. \quad (3.4)$$

接下来, 主要考虑系统 (3.1) 的第二个方程. 通过计算, 正的逆算子 $(-T_2)^{-1}$ 为

$$(-T_2)^{-1}\varphi_2(a) := \int_0^a e^{-\int_\varrho^a (\mu(\eta)+\nu(\eta)+\delta(\eta))d\eta}\varphi_2(\varrho)d\varrho, \quad \varphi_2 \in Y := L^1(0,A).$$

根据文献 [107], 给出下一代生成算子 $\mathcal{K}$ 为

$$\mathcal{K}\varphi_2(a) := F_2(-T_2)^{-1}\varphi_2(a)$$

$$= E^0(a)\int_0^A \beta(a,\varrho)\int_0^\varrho e^{-\int_\rho^\varrho (\mu(\eta)+\nu(\eta)+\delta(\eta))d\eta}\varphi_2(\rho)d\rho d\varrho.$$

再根据文献 [31] 给出的定义, 基本再生数 $\mathcal{R}_0$ 定义为 $r(\mathcal{K})$, 其中 $r(\mathcal{K})$ 是算子 $\mathcal{K}$
的谱半径.

因为算子 $r(\mathcal{K})$ 具有抽象的形式, 故 $\mathcal{R}_0$ 不能显式计算. 令 $B = T_2, G = F_2$, $\varphi_2 = \hbar \in D(B)$, 其中

$$D(B) := \left\{ \hbar \in Y : \hbar \text{ 在 } [0, A] \text{ 上是完全连续的, } \frac{d}{da}\hbar \in Y \text{ 且 } \hbar(0) = 0 \right\}.$$

因此, 将下列系统离散化

$$\frac{d}{dt}I(t) = BI(t) + GI(t), \quad I(0) = I_0 \in Y \tag{3.5}$$

为 $Y_n := \mathbb{R}^n$, $n \in \mathbb{N}$ 上的一个常微分方程. 令 $\Delta a = A/n$, $a_k := k\Delta a$, $\beta_{kj} := \beta(a_k, a_j)$, $\mu_k := \mu(a_k)$, $\nu_k := \nu(a_k)$, $\delta_k := \delta(a_k)$, $k = 0, 1, \cdots, n$, $j = 1, 2, \cdots, n$. 然后将抽象的 Cauchy 系统 (3.5) 离散为

$$\frac{d}{dt}I(t) = B_nI(t) + G_nI(t), \quad I(0) = I_0 \in Y_n, \tag{3.6}$$

其中 $I(t)$ 和 I_0 是 n 维列向量, B_n 和 G_n 是具有下列形式的 n 阶方阵

$$B_n := \begin{pmatrix} b_{11} & 0 & 0 & \cdots & 0 \\ b_{21} & b_{22} & 0 & \cdots & 0 \\ 0 & b_{32} & b_{33} & \cdots & 0 \\ \vdots & \ddots & \ddots & \ddots & \vdots \\ 0 & 0 & \cdots & b_{n,n-1} & b_{nn} \end{pmatrix}_{n \times n},$$

$$G_n := \begin{pmatrix} a_{11} & a_{12} & \cdots & a_{1n} \\ a_{21} & a_{22} & \cdots & a_{2n} \\ \vdots & \vdots & \ddots & \vdots \\ a_{n1} & a_{n2} & \cdots & a_{nn} \end{pmatrix},$$

其中

$$b_{ii} = -\theta(\mu_i + \nu_i + \delta_i) - \frac{1}{\Delta a}, \quad i = 1, \cdots, n,$$

$$b_{i,i-1} = \frac{1}{\Delta a} - (1-\theta)(\mu_{i-1} + \nu_{i-1} + \delta_{i-1}), \quad i = 2, \cdots, n,$$

$$a_{ij} = [(1-\theta)E_{i-1}^0 + \theta E_i^0][(1-\theta)\beta_{i-1,j} + \theta\beta_{ij}]\Delta a, \quad i = 1, \cdots, n, \ j = 1, \cdots, n.$$

下一代生成矩阵 $\mathcal{K}_n := G_n(-B_n)^{-1}$, $\mathcal{R}_{0,n} := r(\mathcal{K}_n)$ 是阈值 $\mathcal{R}_0$ 的数值解, 且可以在有限区域上分析 $\mathcal{R}_{0,n}$. 由于 $-B_n$ 是非奇异 M 矩阵, 且 $(-B_n)^{-1}$ 是正定的.

因此, 根据 Perron-Frobenius 定理[112] 可知, $r(\mathcal{K}_n)$ 是代数重数为 1 的正的主特征值.

给出以下两个有界的线性算子 $\mathcal{P} : Y \to Y_n$ 和 $\mathcal{J} : Y_n \to Y$:

$$
\begin{cases}
(\mathcal{P}_n \hbar)_k := \dfrac{1}{\Delta a} \displaystyle\int_{a_k}^{a_{k+1}} \hbar(a) da, \quad k = 0, 1, \cdots, n-1, \quad \hbar \in Y, \\
(\mathcal{J}_n \psi)(a) := \displaystyle\sum_{k=0}^{n-1} \psi_k \chi_{(a_k, a_{k+1}]}(a), \quad \psi = (\psi_1, \psi_2, \cdots, \psi_n)^\top \in Y_n,
\end{cases}
\tag{3.7}
$$

其中 k 是向量的第 k 个分量, $\top$ 是矩阵 ψ 的转置, $\chi_{(a_k, a_{k+1}]}(a)$ 是示性函数, 具体表示为

$$
\chi_{(a_k, a_{k+1}]}(a) = \begin{cases} 1, & a \in (a_k, a_{k+1}], \\ 0, & a \notin (a_k, a_{k+1}]. \end{cases}
$$

由文献 [113] 可知, 对于任意 $n \in \mathbb{N}$, $\|\mathcal{P}_n\| \leqslant 1$ 且 $\|\mathcal{J}_n\| \leqslant 1$. 定义 $\|\cdot\|_{Y_n}$ 是 Y_n 的范数, 且

$$
\|\psi\|_{Y_n} := \Delta a \sum_{k=0}^{n-1} |\psi_k|, \quad \psi = (\psi_1, \psi_2, \cdots, \psi_n)^\top \in Y_n.
\tag{3.8}
$$

下面应用谱近似理论给出基本再生数的收敛定理.

定理 3.1.1　假设 $\mathcal{K}$ 是紧的, 如果对于任意 $\hbar \in Y$, $\lim\limits_{n \to +\infty} \|\mathcal{J}_n \mathcal{K}_n \mathcal{P}_n \hbar - \mathcal{K} \hbar\|_Y = 0$, 那么当 $n \to +\infty$ 时, $\mathcal{R}_{0,n} \to \mathcal{R}_0$, 代数重数为 1.

证明　显然 $\mathcal{K}$ 是严格正且不可约的, 由文献 [114] 的定理 3 和文献 [115] 的 Krein-Rutman 定理可知 $\mathcal{R}_0 = r(\mathcal{K}) > 0$ 是算子 $\mathcal{K}$ 的主特征值. 通过计算, $-B_n$ 的逆矩阵为

$$
(-B_n)^{-1} = \begin{pmatrix} \tilde{b}_{11} & 0 & \cdots & 0 \\ \tilde{b}_{21} & \tilde{b}_{22} & \cdots & 0 \\ \vdots & \vdots & \ddots & \vdots \\ \tilde{b}_{n1} & \tilde{b}_{n2} & \cdots & \tilde{b}_{nn} \end{pmatrix},
\tag{3.9}
$$

其中

$$
\tilde{b}_{ii} = \frac{1}{\theta(\mu_i + \nu_i + \delta_i) + \dfrac{1}{\Delta a}}, \quad i = 1, \cdots, n,
$$

$$\tilde{b}_{21} = \frac{(-1)^3 \left((1-\theta)(\mu_1 + \nu_1 + \delta_1) - \dfrac{1}{\Delta a} \right)}{\left(\theta(\mu_1 + \nu_1 + \delta_1) + \dfrac{1}{\Delta a} \right) \left(\theta(\mu_2 + \nu_2 + \delta_2) + \dfrac{1}{\Delta a} \right)},$$

$$\tilde{b}_{n1} = \frac{(-1)^{n+1} \displaystyle\prod_{i=1}^{n-1} \left((1-\theta)(\mu_i + \nu_i + \delta_i) - \dfrac{1}{\Delta a} \right)}{\displaystyle\prod_{k=1}^{n} \left(\theta(\mu_k + \nu_k + \delta_k) + \dfrac{1}{\Delta a} \right)},$$

$$\tilde{b}_{n2} = \frac{\displaystyle\prod_{i=2}^{n-1} \left(\dfrac{1}{\Delta a} - (1-\theta)(\mu_i + \nu_i + \delta_i) \right)}{\displaystyle\prod_{k=2}^{n} \left(\theta(\mu_k + \nu_k + \delta_k) + \dfrac{1}{\Delta a} \right)}.$$

那么对任意 $\theta \in \left[\dfrac{1}{2}, 1 \right]$, 有

$$\| \mathcal{K}_n \psi \|_{Y_n} = \| G_n(-B_n)^{-1} \psi \|_{Y_n} \leqslant \Delta a \sum_{k=0}^{n-1} \frac{\bar{E}^0 \bar{\beta} \Delta a}{\theta(\underline{\mu} + \underline{\nu} + \underline{\delta})} \sum_{k=0}^{n-1} |\psi_k|$$

$$= \frac{A \bar{E}^0 \bar{\beta}}{\theta(\underline{\mu} + \underline{\nu} + \underline{\delta})} \| \psi \|_{Y_n},$$

其中 $\bar{E}^0$ 和 $\bar{\beta}$ 分别表示 E^0 和 β 的上界, $\underline{\mu}, \underline{\nu}$ 和 $\underline{\delta}$ 分别为 μ, ν 和 δ 的下界, 它们都是有限正的.

给出以下假设确保 $\mathcal{K}$ 是紧的.

假设 4　对任意 $h > 0, \varrho \in \mathbb{R}$, 假设

$$\lim_{h \to 0} \int_0^A |E^0(a+h)\beta(a+h, \varrho) - E^0(a)\beta(a, \varrho)| da = 0 \ \text{是一致的}, \tag{3.10}$$

其中对任意 $a, \varrho \in (-\infty, 0) \cup (A, \infty)$, $E^0 \beta$ 表示 $E^0(a)\beta(a, \varrho) = 0$.

上述假设说明算子 $\mathcal{K}$ 保持紧性[107]. 为了证明 $\mathcal{J}_n \mathcal{K}_n \mathcal{P}_n$ 逐点收敛于 $\mathcal{K}$, 给出下列引理.

引理 3.1.1　对任意 $\hbar \in Y$, $\lim\limits_{n \to +\infty} \| \mathcal{J}_n \mathcal{K}_n \mathcal{P}_n \hbar - \mathcal{K} \hbar \|_Y = 0$.

证明　对任意 $\hbar \in Y$, 有

$$\| \mathcal{J}_n \mathcal{K}_n \mathcal{P}_n \hbar - \mathcal{K} \hbar \|_Y = \| \mathcal{J}_n G_n(-B_n)^{-1} \mathcal{P}_n \hbar - G(-B)^{-1} \hbar \|_Y$$

$$\leqslant \|\mathcal{J}_n G_n(-B_n)^{-1}\mathcal{P}_n\hbar - \mathcal{J}_n G_n \mathcal{P}_n(-B)^{-1}\hbar\|_Y$$

$$+ \|\mathcal{J}_n G_n \mathcal{P}_n(-B)^{-1}\hbar - G(-B)^{-1}\hbar\|_Y$$

$$\leqslant \|\mathcal{J}_n\|\,\|G_n\|\,\|(-B_n)^{-1}\mathcal{P}_n\hbar - \mathcal{P}_n(-B)^{-1}\hbar\|_{Y_n}$$

$$+ \|\mathcal{J}_n G_n \mathcal{P}_n(-B)^{-1}\hbar - G(-B)^{-1}\hbar\|_Y$$

$$\leqslant L\|(-B_n)^{-1}\mathcal{P}_n\hbar - \mathcal{P}_n(-B)^{-1}\hbar\|_{Y_n}$$

$$+ \|\mathcal{J}_n G_n \mathcal{P}_n(-B)^{-1}\hbar - G(-B)^{-1}\hbar\|_Y. \tag{3.11}$$

因为 $\|\mathcal{J}_n\| \leqslant 1$, 对任意 $n \in \mathbb{N}$, $\|G_n\| \leqslant A\bar{E}^0\bar{\beta}$, 有 $L = \|\mathcal{J}_n\|\,\|G_n\| = A\bar{E}^0\bar{\beta}$. 首先估计方程 (3.11) 右边的第一项, 则

$$\|(-B_n)^{-1}\mathcal{P}_n\hbar - \mathcal{P}_n(-B)^{-1}\hbar\|_{Y_n}$$

$$= \|(-B_n)^{-1}\mathcal{P}_n(-B)(-B)^{-1}\hbar - (-B_n)^{-1}(-B_n)\mathcal{P}_n(-B)^{-1}\hbar\|_{Y_n}$$

$$\leqslant \|(-B_n)^{-1}\|\,\|\mathcal{P}_n(-B)(-B)^{-1}\hbar - (-B_n)\mathcal{P}_n(-B)^{-1}\hbar\|_{Y_n}$$

$$\leqslant A\|\mathcal{P}_n(-B)\phi - (-B_n)\mathcal{P}_n\phi\|_{Y_n},$$

其中 $\phi := (-B)^{-1}\hbar \in D(B)$, 且对任意 $\psi = (\psi_1, \psi_2, \cdots, \psi_n)^\top \in Y_n$,

$$\|(-B_n)^{-1}\psi\|_{Y_n} \leqslant \Delta a \sum_{k=1}^{n} \frac{1}{\theta(\underline{\mu} + \underline{\nu} + \underline{\delta}) + \dfrac{1}{\Delta a}} \sum_{k=0}^{n-1} |\psi_k| \leqslant A\|\psi\|_{Y_n},$$

即 $\|(-B_n)^{-1}\| \leqslant A$. 根据式子 (3.7) 可得

$$\|(-B_n)^{-1}\mathcal{P}_n\hbar - (-B)^{-1}\mathcal{P}_n\hbar\|_{Y_n}$$

$$\leqslant A\|\mathcal{P}_n(-B)\phi - (-B_n)\mathcal{P}_n\phi\|_{Y_n}$$

$$\leqslant A\Delta a \sum_{k=0}^{n-1} \left|\mathcal{P}_n(-B)\phi - (-B_n)\mathcal{P}_n\phi\right|$$

$$\leqslant A\Delta a \sum_{k=0}^{n-1} \left| \frac{1}{\Delta a} \int_{a_k}^{a_{k+1}} \left(\frac{d}{da}\phi(a) + (\mu(a) + \nu(a) + \delta(a))\phi(a) \right) da \right.$$

$$- \frac{(1-\theta)(\mu(k) + \nu(k) + \delta(k))}{\Delta a} \int_{a_{k-1}}^{a_k} \phi(a) da$$

$$- \frac{\dfrac{1}{\Delta a} \int_{a_k}^{a_{k+1}} \phi(a) da - \dfrac{1}{\Delta a} \int_{a_{k-1}}^{a_k} \phi(a) da}{\Delta a}$$

$$- \frac{\theta(\mu(k+1) + \nu(k+1) + \delta(k+1))}{\Delta a} \int_{a_k}^{a_{k+1}} \phi(a)da \Big|,$$

其中 $a_0 = a_{-1} = 0$. 使用中值定理得

$$\|(-B_n)^{-1}\mathcal{P}_n \hbar - (-B)^{-1}\mathcal{P}_n \hbar\|_{Y_n}$$

$$\leqslant A\Delta a \sum_{k=0}^{n-1} \Big| \frac{d}{da}\phi(\eta_{k+1}) + (\mu(\eta_{k+1}) + \nu(\eta_{k+1}) + \delta(\eta_{k+1}))\phi(\eta_{k+1})$$

$$- (1-\theta)(\mu(k) + \nu(k) + \delta(k))\phi(\rho_k) - \frac{1}{\Delta a}(\phi(\xi_{k+1})$$

$$- \phi(\xi_k)) - \theta(\mu(k+1) + \nu(k+1) + \delta(k+1))\phi(\zeta_{k+1}) \Big|$$

$$\leqslant A\Delta a \sum_{k=0}^{n-1} \left(\Big| \frac{d}{da}\phi(\eta_{k+1}) - \frac{d}{da}\phi(\varepsilon_{k+1}) \Big| + |(\mu(\eta_{k+1}) + \nu(\eta_{k+1}) \right.$$

$$+ \delta(\eta_{k+1}))\phi(\eta_{k+1}) - (\mu(k) + \nu(k) + \delta(k))\phi(\varrho_k)| \Big)$$

$$+ |\theta(\mu(k) + \nu(k) + \delta(k))\phi(\rho_k) - \theta(\mu(k+1) + \nu(k+1) + \delta(k+1))\phi(\zeta_{k+1})|$$

$$\leqslant A\Delta a \sum_{k=0}^{n-1} \Big[\omega(\phi', 2\Delta a) + \omega(\mu + \nu + \delta, \Delta a)\omega(\phi, \Delta a)$$

$$+ \omega(\theta(\mu + \nu + \delta), 2\Delta a)\omega(\phi, 2\Delta a) \Big],$$

其中 $\omega(f, r)$ 为连续模. 又因为 $\omega(f, r)$ 是由 $\sup\limits_{|x-y|\leqslant r} |f(x) - f(y)|$ 定义的, 且具有以下性质

$$\omega(f, r) \to 0, \quad r \to 0.$$

因此, $\|(-B_n)^{-1}\mathcal{P}_n \hbar - (-B)^{-1}\mathcal{P}_n \hbar\|_{Y_n} \to 0$ 成立. 然后考虑 (3.11) 的第二项

$$\|\mathcal{J}_n G_n \mathcal{P}_n(-B)^{-1}\hbar - G(-B)^{-1}\hbar\|_Y = \|\mathcal{J}_n G_n \mathcal{P}_n \phi - G\phi\|_Y$$

$$= \sum_{k=0}^{n-1} \int_{a_k}^{a_{k+1}} \Big| \sum_{j=1}^{n}((1-\theta)E_k^0 + \theta E_{k+1}^0)((1-\theta)\beta_{kj} + \theta\beta_{k+1,j}) \int_{j-1}^{j} \phi(\varrho)d\varrho$$

$$- \int_0^A E^0(a)\beta(a, \varrho)\phi(\varrho)d\varrho \Big| da$$

$$= \sum_{k=0}^{n-1} \int_{a_k}^{a_{k+1}} \Big| \sum_{j=1}^{n}((1-\theta)E_k^0 + \theta E_{k+1}^0)((1-\theta)\beta_{kj} + \theta\beta_{k+1,j}) \int_{j-1}^{j} \phi(\varrho)d\varrho$$

$$-\sum_{j=1}^{n}\int_{j-1}^{j}[(1-\theta)E^0+\theta E^0][(1-\theta)\beta+\theta\beta]\phi(\varrho)d\varrho\Big|da$$

$$\leqslant\sum_{k=0}^{n-1}\int_{a_k}^{a_{k+1}}\sum_{j=1}^{n}\int_{j-1}^{j}\Big|(1-\theta)^2E_k^0\beta_{kj}+(1-\theta)\theta E_k^0\beta_{k+1,j}+\theta(1-\theta)E_{k+1}^0\beta_{kj}$$

$$+\theta^2E_{k+1}^0\beta_{k+1,j}-(1-\theta)^2E^0\beta+(1-\theta)\theta E^0\beta+\theta(1-\theta)E^0\beta+\theta^2E^0\beta\Big||\phi(\varrho)|d\varrho da$$

$$\leqslant\sum_{k=0}^{n-1}\int_{a_k}^{a_{k+1}}\sum_{j=1}^{n}\int_{j-1}^{j}|(1-\theta)^2\omega(E^0,\Delta a)\omega(\beta,\Delta a)+(1-\theta)\theta\omega(E^0,\Delta a)\omega(\beta,\Delta a)$$

$$+\theta(1-\theta)\omega(E^0,\Delta a)\omega(\beta,\Delta a)+\theta^2\omega(E^0,\Delta a)\omega(\beta,\Delta a)||\phi(\varrho)|d\varrho da$$

$$\leqslant A\omega(E^0,\Delta a)\omega(\beta,\Delta a)\|\phi\|_Y\to 0,\quad n\to +\infty, \tag{3.12}$$

其中 $\omega(E^0,\Delta a)\to 0(\Delta a\to 0)$ 且 $\omega(\beta,\Delta a)\to 0(\Delta a\to 0)$. 因此

$$\|\mathcal{J}_n G_n \mathcal{P}_n(-B)^{-1}\hbar-G(-B)^{-1}\hbar\|_Y\to 0.$$

结合上述讨论, 得出 $\displaystyle\lim_{n\to+\infty}\|\mathcal{J}_n\mathcal{K}_n\mathcal{P}_n\hbar-\mathcal{K}\hbar\|_Y=0.$ □

由假设 4 和引理 3.1.1 可知定理 3.1.1 成立. 即当 $n\to+\infty$ 时, $\mathcal{R}_{0,n}\to\mathcal{R}_0$, 代数重数为 1. □

3.1.2.2 带年龄结构的随机 SIRS 模型的 θ 格式逼近

将易感人群和感染人群的自然死亡率 $\mu(a)$ 写为随机变量 $\mu(a)-\sigma\dfrac{dB_t}{dt}$, 其中 B_t 是一个标准 Brown 运动, σ 是噪声扰动的强度. 然后, 将系统 (3.1) 中的 $\mu(a)$ 替换为 $\mu(a)-\sigma\dfrac{dB_t}{dt}$, 得到以下年龄结构的随机 SIRS 模型

$$\begin{cases}\left(\dfrac{\partial}{\partial t}+\dfrac{\partial}{\partial a}\right)S(t,a)=-\mu(a)S(t,a)-\lambda(a,t)S(t,a)+\gamma(a)R(t,a)+\sigma S(t,a)\dfrac{dB_t}{dt},\\[2mm]\left(\dfrac{\partial}{\partial t}+\dfrac{\partial}{\partial a}\right)I(t,a)=\lambda(a,t)S(t,a)-(\mu(a)+\nu(a)+\delta(a))I(t,a)+\sigma I(t,a)\dfrac{dB_t}{dt},\\[2mm]\left(\dfrac{\partial}{\partial t}+\dfrac{\partial}{\partial a}\right)R(t,a)=\nu(a)I(t,a)-(\mu(a)+\gamma(a))R(t,a),\\[2mm]S(t,0)=\Lambda,\quad t\in[0,+\infty),\quad S(0,a)=S_0(a),\quad a\in(0,A),\\[1mm]I(t,0)=0,\quad t\in[0,+\infty),\quad I(0,a)=I_0(a),\quad a\in(0,A),\\[1mm]R(t,0)=0,\quad t\in[0,+\infty),\quad R(0,a)=R_0(a),\quad a\in(0,A).\end{cases}$$

$$\tag{3.13}$$

接下来分析随机系统的基本再生数. 同样, 考虑系统 (3.13) 的感染人口, 将 $S(t,a) = E^0(a)$ 代入系统 (3.13) 可得

$$
\begin{cases}
\left(\dfrac{\partial}{\partial t} + \dfrac{\partial}{\partial a}\right) I(t,a) = E^0(a) \displaystyle\int_0^A \beta(a,\varrho) I(t,a) d\varrho \\
\qquad\qquad\qquad - (\mu(a) + \nu(a) + \delta(a)) I(t,a) + \sigma(a) I(t,a) \dfrac{dB_t}{dt}, \\
I(t,0) = 0, \quad t \in [0, +\infty), \quad I(0,a) = I_0(a), \quad a \in (0, A).
\end{cases}
\tag{3.14}
$$

根据随机基本再生数的一般定义, 在 $Y := L^1(0, A)$ 上定义下列两个算子

$$
\begin{cases}
\mathcal{A}\hbar(a) = -\dfrac{d}{da}\hbar(a) - (\mu(a) + \nu(a) + \delta(a))\hbar(a), \\
\mathcal{F}\hbar(a) = E^0(a)\left(1 - \dfrac{\sigma^2}{2}\right) \displaystyle\int_0^A \beta(a,\varrho)\hbar(\varrho) d\varrho, \quad 1 - \dfrac{\sigma^2}{2} > 0
\end{cases}
\tag{3.15}
$$

和

$$
D(\mathcal{A}) := \left\{ \hbar \in Y : \hbar \text{ 在 } [0,A] \text{ 上绝对连续}, \dfrac{d}{da}\hbar \in Y \text{ 且 } \hbar(0) = 0 \right\}.
$$

使用算子 $\mathcal{A}$ 和 $\mathcal{F}$ 将方程 (3.14) 写为

$$
\frac{d}{dt}I(t) = \mathcal{A}I(t) + \mathcal{F}I(t), \quad I(0) = I_0,
\tag{3.16}
$$

且

$$
(-\mathcal{A})^{-1}\hbar(a) := \int_0^a e^{-\int_\varrho^a (\mu(\eta) + \nu(\eta) + \delta(\eta))d\eta} \hbar(\varrho) d\varrho, \quad \hbar \in Y.
$$

下一代生成算子 $\mathcal{T}$ 为

$$
\mathcal{T}\hbar(a) := \mathcal{F}(-\mathcal{A})^{-1}\hbar(a)
$$

$$
= E^0(a)\left(1 - \frac{\sigma^2}{2}\right) \int_0^A \beta(a,\varrho) \int_0^\varrho e^{-\int_\rho^\varrho (\mu(\eta) + \nu(\eta) + \delta(\eta))d\eta} \hbar(\rho) d\rho d\varrho, \quad \hbar \in Y.
$$

同样, 定义 $r(\mathcal{T})$ 为随机系统 (3.13) 的基本再生数 $\mathcal{R}_0^s$, 且 $\mathcal{R}_{0,n}^s := r(\mathcal{T})$ 是阈值 $\mathcal{R}_0^s$ 的数值解.

对于 $n \in \mathbb{N}$, 在 $Y_n := \mathbb{R}^n$ 上离散系统 (3.16). 那么系统 (3.16) 可以被离散为

$$
\frac{d}{dt}I(t) = \mathcal{A}_n I(t) + \mathcal{F}_n I(t), \quad I(0) = I_0 \in Y_n,
\tag{3.17}
$$

其中 $\mathcal{A}_n$ 定义如 B_n 一样, 即 $\mathcal{A}_n := B_n$, 且

$$\mathcal{F}_n := \begin{pmatrix} \tilde{a}_{11} & \tilde{a}_{12} & \cdots & \tilde{a}_{1n} \\ \tilde{a}_{21} & \tilde{a}_{22} & \cdots & \tilde{a}_{2n} \\ \vdots & \vdots & \ddots & \vdots \\ \tilde{a}_{n1} & \tilde{a}_{n2} & \cdots & \tilde{a}_{nn} \end{pmatrix},$$

其中 $\theta \in \left[\dfrac{1}{2}, 1\right]$, 且对于 $i = 1, \cdots, n,\ j = 1, \cdots, n,$ 有

$$\tilde{a}_{ij} = \left(1 - \frac{\sigma^2}{2}\right)\left[(1-\theta)E_i^0 + \theta E_{i+1}^0\right][(1-\theta)\beta_{i-1,j} + \theta\beta_{ij}]\Delta a.$$

定理 3.1.2 由定理 3.1.1 可知, $\mathcal{T}$ 是不可约的、紧的且严格正的. 若对于任意 $\hbar \in Y$,

$$\lim_{\Delta \to 0} \mathbb{E}\|\mathcal{J}_n \mathcal{T}_n \mathcal{P}_n \hbar - \mathcal{T}\hbar\|_Y = 0,$$

那么当 $\Delta \to 0$ 时, 有

$$\mathcal{R}_{0,n}^s \to \mathcal{R}_0^s,$$

其中 $\mathcal{J}_n$ 和 $\mathcal{P}_n$ 如 (3.7) 所示.

证明 显然, $\mathcal{R}_0^s = r(\mathcal{T}) > 0$, 且 $r(\mathcal{T})$ 是算子 $\mathcal{T}$ 的谱半径. 由于 $(-\mathcal{A}_n)^{-1} = (-B_n)^{-1}$, 且 $(-B_n)^{-1}$ 如式 (3.9) 所示. 那么

$$\|\mathcal{T}_n\psi\|_{Y_n} = \|\mathcal{F}_n(-\mathcal{A}_n)^{-1}\psi\|_{Y_n} \leqslant \Delta a \sum_{k=0}^{n-1} \frac{\bar{E}^0\left(1 - \dfrac{\sigma^2}{2}\right)\bar{\beta}\Delta a}{\theta(\underline{\mu} + \underline{\nu} + \underline{\delta})} \sum_{k=0}^{n-1} |\psi_k|$$

$$= \frac{A\bar{E}^0\left(1 - \dfrac{\sigma^2}{2}\right)\bar{\beta}}{\theta(\underline{\mu} + \underline{\nu} + \underline{\delta})}\|\psi\|_{Y_n}, \quad \theta \in \left[\frac{1}{2}, 1\right], \quad 1 - \frac{\sigma^2}{2} > 0,$$

其中 $\bar{E}^0$ 是 E^0 的上界. 下一步验证 $\lim\limits_{\Delta \to 0}\|\mathcal{J}_n \mathcal{T}_n \mathcal{P}_n \hbar - \mathcal{T}\hbar\|_Y = 0$. 对任意 $\hbar \in Y$, 有

$$\|\mathcal{J}_n \mathcal{T}_n \mathcal{P}_n \hbar - \mathcal{T}\hbar\|_Y$$

$$= \|\mathcal{J}_n \mathcal{F}_n(-\mathcal{A}_n)^{-1}\mathcal{P}_n\hbar - \mathcal{F}(-\mathcal{A})^{-1}\hbar\|_Y$$

$$\leqslant \|\mathcal{J}_n \mathcal{F}_n(-\mathcal{A}_n)^{-1}\mathcal{P}_n\hbar - \mathcal{J}_n\mathcal{F}_n\mathcal{P}_n(-\mathcal{A})^{-1}\hbar\|_Y$$

$$+ \|\mathcal{J}_n \mathcal{F}_n \mathcal{P}_n (-\mathcal{A})^{-1} \hbar - \mathcal{F}(-\mathcal{A})^{-1} \hbar\|_Y$$

$$\leqslant \|\mathcal{J}_n\| \, \|\mathcal{F}_n\| \, \|(-\mathcal{A}_n)^{-1} \mathcal{P}_n \hbar - \mathcal{P}_n (-\mathcal{A})^{-1} \hbar\|_{Y_n}$$

$$+ \|\mathcal{J}_n \mathcal{F}_n \mathcal{P}_n (-\mathcal{A})^{-1} \hbar - \mathcal{F}(-\mathcal{A})^{-1} \hbar\|_Y$$

$$\leqslant A \bar{E}^0 \bar{\beta} \|(-\mathcal{A}_n)^{-1} \mathcal{P}_n \hbar - \mathcal{P}_n (-\mathcal{A})^{-1} \hbar\|_{Y_n}$$

$$+ \|\mathcal{J}_n \mathcal{F}_n \mathcal{P}_n (-\mathcal{A})^{-1} \hbar - \mathcal{F}(-\mathcal{A})^{-1} \hbar\|_Y, \tag{3.18}$$

其中不等式 (3.18) 的第一项

$$\|(-\mathcal{A}_n)^{-1} \mathcal{P}_n \hbar - \mathcal{P}_n (-\mathcal{A})^{-1} \hbar\|_{Y_n} = \|(-B_n)^{-1} \mathcal{P}_n \hbar - \mathcal{P}_n (-B)^{-1} \hbar\|_{Y_n}$$

与 (3.11) 右边的第一项相似, 因此有

$$\|(-\mathcal{A}_n)^{-1} \mathcal{P}_n \hbar - \mathcal{P}_n (-\mathcal{A})^{-1} \hbar\|_{Y_n} \to 0.$$

接下来估计不等式 (3.18) 的第二项. 令 $\varpi := (-\mathcal{A})^{-1} \hbar \in D(\mathcal{A})$, 于是当 $n \to +\infty$ 时, 有

$$\|\mathcal{J}_n \mathcal{F}_n \mathcal{P}_n (-\mathcal{A})^{-1} \hbar - \mathcal{F}(-\mathcal{A})^{-1} \hbar\|_Y = \|\mathcal{J}_n \mathcal{F}_n \mathcal{P}_n \varpi - \mathcal{F}\varpi\|_Y$$

$$= \sum_{k=0}^{n-1} \int_{a_k}^{a_{k+1}} \left| \sum_{j=1}^{n} \left[(1-\theta)E_i^0 + \theta E_{i+1}^0 \right] \left(1 - \frac{\sigma^2}{2} \right) \int_{j-1}^{j} \varpi(\varrho) d\varrho \right.$$

$$\left. - \int_0^A E^0(a) \left(1 - \frac{\sigma^2}{2} \right) \beta(a, \varrho) \varpi(\varrho) d\varrho \right| da$$

$$= \sum_{k=0}^{n-1} \int_{a_k}^{a_{k+1}} \left| \sum_{j=1}^{n} ((1-\theta)E_k^0 + \theta E_{k+1}^0) \right.$$

$$\cdot \left(1 - \frac{\sigma^2}{2} \right) ((1-\theta)\beta_{kj} + \theta \beta_{k+1,j}) \int_{j-1}^{j} \varpi(\varrho) d\varrho$$

$$\left. - \sum_{j=1}^{n} \int_{j-1}^{j} ((1-\theta)E^0 + \theta E^0) \left(1 - \frac{\sigma^2}{2} \right) ((1-\theta)\beta + \theta\beta) \varpi(\varrho) d\varrho \right| da$$

$$\leqslant \left(1 - \frac{\sigma^2}{2} \right) \sum_{k=0}^{n-1} \int_{a_k}^{a_{k+1}} \sum_{j=1}^{n} \int_{j-1}^{j} |(1-\theta)^2 E_k^0 \beta_{kj} + (1-\theta)\theta E_k^0 \beta_{k+1,j}$$

$$+ \theta(1-\theta)E_{k+1}^0 \beta_{kj} + \theta^2 E_{k+1}^0 \beta_{k+1,j} - (1-\theta)^2 E^0 \beta + (1-\theta)\theta E^0 \beta$$

$$+ \theta(1-\theta)E^0 \beta + \theta^2 E^0 \beta| \, |\phi(\varrho)| d\varrho da$$

$$\leqslant \left(1 - \frac{\sigma^2}{2}\right) \sum_{k=0}^{n-1} \int_{a_k}^{a_{k+1}} \sum_{j=1}^{n} \int_{j-1}^{j} |(1-\theta)^2 \omega(E^0, \Delta a)\omega(\beta, \Delta a)$$

$$+ (1-\theta)\theta\omega(E^0, \Delta a)\omega(\beta, \Delta a) + \theta(1-\theta)\omega(E^0, \Delta a)\omega(\beta, \Delta a)$$

$$+ \theta^2 \omega(E^0, \Delta a)\omega(\beta, \Delta a)| \, |\phi(\varrho)| d\varrho da$$

$$\leqslant A\left(1 - \frac{\sigma^2}{2}\right)\omega(E^0, \Delta a)\omega(\beta, \Delta a)\|\phi\|_Y \to 0.$$

因此, $\|\mathcal{J}_n \mathcal{F}_n \mathcal{P}_n (-\mathcal{A})^{-1}\hbar - \mathcal{F}(-\mathcal{A})^{-1}\hbar\|_Y \to 0$ 成立. $\qquad\square$

总之, 定理 3.1.2 成立, 意味着当 $\Delta \to 0$ 时, $\mathcal{R}_{0,n}^s \to \mathcal{R}_0^s$, 代数重数为 1.

3.1.3 数值模拟

在这一小节中, 使用数值例子来验证结论的正确性. 令 $A = 100$, $\mu(a) = 0.2\left(1 + \dfrac{a^3}{10^3}\right)$ [108] (图 3.1 (a)), $\gamma(a) = \gamma = 0.25$, $\nu(a) = \nu = 0.1$, $\delta(a) = \delta = 0.05$ [116]. 那么, $E^0(a) = \gamma(a)E^r(a)\displaystyle\int_0^a e^{-\int_\varrho^a \mu(\eta)d\eta}d\varrho = 0.25e^{(-0.45a - \frac{a^4}{2\times 10^4})} \times \displaystyle\int_0^a e^{\varrho\left(\frac{\varrho^3}{2\times 10^4} + 0.2\right) - a\left(\frac{a^3}{2\times 10^4} + 0.2\right)}d\varrho$. 对 $E^0(a)$ 进行数值积分, 得到图 3.1 (b).

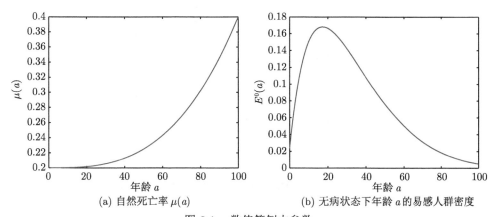

(a) 自然死亡率 $\mu(a)$ \qquad (b) 无病状态下年龄 a 的易感人群密度

图 3.1 数值算例中参数

在本例中, 没有特别指出是哪类疾病, 并且设定 $2 \leqslant \mathcal{R}_0 \leqslant 3$ [117]. 同时假设这种疾病更有可能在年龄相近的人之间传播 [102], 故令 $\beta(a, \varrho) = kJ(a - \varrho)$, 其中 $k = 200$, $J(x) = 0.6(-x^2 + 100^2) \times 10^{-6} + 0.001$ 是距离函数. 如此, 可以验证假设 4 成立. 因此, 定理 3.1.1 和定理 3.1.2 成立, 这意味着当 $n \to +\infty$ 时, $\mathcal{R}_{0,n} \to \mathcal{R}_0$ (或 $\mathcal{R}_{0,n}^s \to \mathcal{R}_0^s$).

3.1.3.1　确定系统 $\mathcal{R}_{0,n}$ 的数值逼近

令 $\theta = 0.5$, 选取 $\mathcal{R}_{0,1000} \approx 2.57673470573749 =: \mathcal{R}^*$ 作为 $\mathcal{R}_0$ 的参考值. 从图 3.2 (a) 看出, 随着 n 增加, 离散系统 (3.6) 的阈值 $\mathcal{R}_{0,n}$ 收敛到参考值 $\mathcal{R}^*$. 而且, 误差 $\mathcal{R}^* - \mathcal{R}_{0,n}$ 收敛于零 (图 3.2 (b)). 图 3.3 分别显示了 $\theta = 0.5$, $\theta = 0.7$, $\theta = 0.9$ 时 $\mathcal{R}_{0,n}$ 的数值解. 可以看出, θ 的值对 $\mathcal{R}_{0,n}$ 的收敛速度有一定的影响. θ 的值越大, 收敛速度越快. 这意味着倒向 EM 方法会使收敛速度更快.

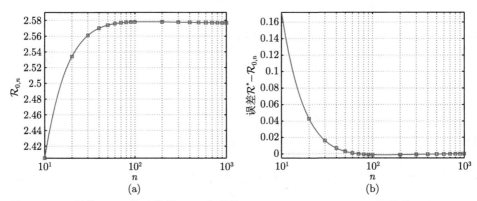

图 3.2　(a) 阈值 $\mathcal{R}_{0,n}$ 的对数图; (b) 参考值 $\mathcal{R}^* = 2.57673470573749$ 的误差 $\mathcal{R}^* - \mathcal{R}_{0,n}$

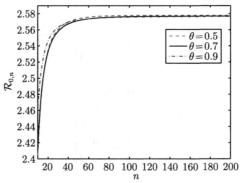

图 3.3　阈值 $\mathcal{R}_{0,n}$ 对于不同 θ 值的数值模拟

3.1.3.2　随机系统 $\mathcal{R}_{0,n}^s$ 的数值逼近

在此例中, 令 $\sigma = 0.1$, 同样选取 $\mathcal{R}_{0,1000}^s \approx 2.56385103220880 =: \mathcal{R}_s^*$ 作为 $\mathcal{R}_0^s$ 的参考值. 相似地, 离散系统 (3.17) 的阈值 $\mathcal{R}_{0,n}^s$ 收敛于参考值 $\mathcal{R}_s^*$ (图 3.4 (a)), 且随着 n 增加, 误差 $\mathcal{R}_s^* - \mathcal{R}_{0,n}^s$ 收敛于 0 (图 3.4 (b)). 图 3.5 (a) 是 $\mathcal{R}_{0,n}^s$ 分别在 $\sigma = 0.1$, $\sigma = 0.5$ 和 $\sigma = 0.8$ 时的比较图. 可见, 环境扰动的强度对阈值 $\mathcal{R}_{0,n}^s$ 有较大的影响. σ 的值越大, $\mathcal{R}_{0,n}^s$ 的值越小. 这表明适当的环境波动强度可

以降低疾病暴发的阈值, 这为控制疾病暴发提供一种可能的措施. 图 3.5 (b) 给出了 $\theta \in [0.5, 1]$ 和 $\sigma \in [0, 1]$ 时 $\mathcal{R}_{0,n}^s$ 的三维数值解, 进一步说明了随着 θ 变化 σ 对阈值 $\mathcal{R}_{0,n}^s$ 的影响.

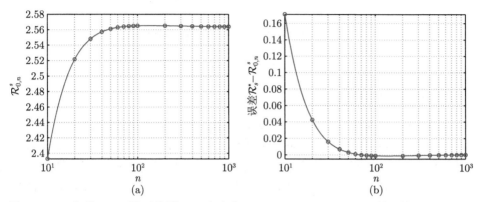

图 3.4   (a) 阈值 $\mathcal{R}_{0,n}^s$ 的对数图; (b) 参考值 $\mathcal{R}_s^* = 2.56385103220880$ 的误差 $\mathcal{R}_s^* - \mathcal{R}_{0,n}^s$

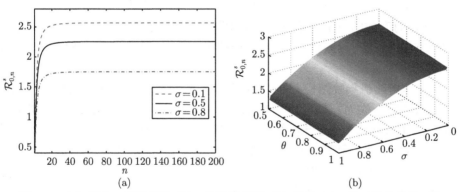

图 3.5   (a) 不同 σ 值下阈值 $\mathcal{R}_{0,n}^s$ 的数值模拟; (b) 阈值 $\mathcal{R}_{0,n}^s$ 的三维数值解, 其中 $\theta \in [0.5, 1]$, $\sigma \in [0, 1]$

3.1.4   小结

对于年龄结构的传染病模型, 基本再生数含有积分因子, 直接计算比较复杂. 因此, 有必要用数值方法对其进行逼近. 本节分别研究了确定性和随机年龄结构流行病系统的两个基本再生数的数值逼近问题. 使用 θ 格式在有限时间中离散感染人口, 从而可以显式地计算出两个抽象的基本再生数. 然后, 利用谱逼近理论, 得出随着 n 的增加, 阈值的数值解收敛到精确值. 同时还估计了基本再生数与其数值解之间的近似误差. 最后, 通过数值模拟验证了理论结果. 数值结果表明, 对于确定性系统, 当 $\theta \in \left[\dfrac{1}{2}, 1\right]$ 时, θ 越大, $\mathcal{R}_{0,n}$ 的收敛速度越快. 而在 $\theta \in \left[0, \dfrac{1}{2}\right]$ 条件下, 引理 3.1.1 的点收敛性的证明仍然具有挑战性, 值得在以后的研究中进一步探讨. 对于随机系统, 适当的噪声强度可以降低疾病暴发的阈值.

3.2　具有 Markov 切换脉冲随机年龄结构 HIV 模型的显式数值逼近

3.2.1　引言及模型建立

在现实中, 环境的突然变化 (例如医疗水平和药物质量的变化) 可能导致细胞繁殖和死亡、病毒增殖、免疫系统激活和感染过程中耐药性的变化, 这种变化可能使细胞从一种状态突然转变为另一种状态, 从而导致 HIV 模型参数的不确定性. 因此, 为了更好地研究许多无法用纯连续过程描述的流行病系统, 建立随机切换系统具有重要意义[118-120]. 例如, Li 等[121] 研究了带有 Markov 切换的 SIRS 模型的动力学行为. Greenhalgh 等在文献 [122] 中讨论了电报噪声对随机切换流行病模型的影响. 但关于彩色噪声对随机年龄结构 HIV 模型的影响尚未涉及. 此外, 由于没有有效的疫苗能预防和控制 HIV, 在离散点使用药物治疗 HIV 是一种有效的方法. 因此, 一些脉冲 HIV 模型被提出来讨论药物治疗策略对 HIV 传播的影响[123,124].

由于求解随机年龄结构 HIV 模型的解析解比较复杂, 使用显式数值格式得到系统的数值解不失为一种可行的方法. 而大多数随机年龄结构 HIV 模型不满足全局 Lipschitz 条件, 这意味着经典的 EM 方法可能会引起爆破[33,125,126]. 为了弥补这个缺陷, 本章利用截断 EM 方法[127-129] 研究具有 Markov 切换的脉冲随机年龄结构 HIV 系统的显式数值逼近.

首先给出下列带年龄结构的 HIV 感染模型[96]:

$$\begin{cases} \dfrac{dx(t)}{dt} = \lambda - ux(t) - \beta_1 x(t)v(t) - x(t)\displaystyle\int_0^A \beta(a)y(a,t)da, \\[2mm] \dfrac{\partial y(a,t)}{\partial t} + \dfrac{\partial y(a,t)}{\partial a} = -\mu(a)y(a,t), \\[2mm] \dfrac{dv(t)}{dt} = \displaystyle\int_0^A k(a)y(a,t)da - cv(t), \end{cases} \tag{3.19}$$

边界条件为

$$y(0,t) = \beta_1 x(t)v(t) + x(t)\int_0^A \beta(a)y(a,t)da, \quad t > 0,$$

初始值为

$$X_0 := (x(0), y(\cdot, 0), v(0)) = (x_0, y_0(\cdot), v_0) \in \mathscr{X},$$

其中 $\mathscr{X} = \mathbb{R}_+ \times L^1_+(0, A) \times \mathbb{R}_+$, $L^1_+(0, A)$ 表示从 $(0, A)$ 到 $\mathbb{R}_+$ 的所有可积函数的集合. $x(t)$ 表示 t 时刻未感染的靶细胞浓度, $y(a, t)$ 表示 t 时刻年龄为 a 的感染细胞浓度, $v(t)$ 表示 t 时刻的病毒颗粒浓度. 假设感染细胞在最大年龄 A 的数量为 0, 即 $y(A, t) = 0$. 其他参数说明见表 3.2.

表 3.2　参数意义

参数	意义
λ	健康靶细胞的常数补充率
u	未感染细胞的自然死亡率
β_1	未感染细胞被病毒感染的速率
$\beta(a)$	年龄为 a 的有效感染细胞的感染率
A	最大年龄
$\mu(a)$	受感染细胞随年龄变化的死亡率
$k(a)$	年龄为 a 的受感染细胞的病毒产生率
c	病毒粒子的清除率

一般情况下, 环境波动是通过修正模型中的参数来描述的. 利用白噪声对参数进行修正的研究较多[61], 但利用均值回归过程描述流行病模型的随机性的研究较少. 事实上, Cai 等[130] 指出均值回归过程是一种将随机噪声引入 SIS 流行病系统的成熟方法. 比起用线性函数描述的白噪声, 均值回归过程具有连续性、非负性、实用性等特点, 能够更好地表征生物系统中的环境变异性. 因此, 设 $\mu(a, t) = \mu_1(t)\mu_2(a)$, 引入一个经典的均值回归过程, 即 Ornstein-Uhlenbeck 过程, 其形式如下

$$du(t) = \theta_1 (u_e - u(t))dt + \xi_1 dB_1(t),$$
$$d\mu_1(t) = \theta_2 (\mu_e - \mu_1(t))dt + \xi_2 dB_2(t), \qquad (3.20)$$
$$dc(t) = \theta_3 (c_e - c(t))dt + \xi_3 dB_3(t),$$

其中 θ_i 和 ξ_i $(i = 1, 2, 3)$ 是正的常数, 分别表示回归速度和波动强度. u_e, μ_e, c_e 均为正常数, 表示 $u(t), \mu_1(t)$ 和 $c(t)$ 的长期均值水平. $B_i(t)$ $(i = 1, 2, 3)$ 是标准 Brown 运动. 对 Ornstein-Uhlenbeck 过程 (3.20) 积分, 可以得到以下显式解:

$$u(t) = u_e + (u_0 - u_e)e^{-\theta_1 t} + \xi_1 \int_0^t e^{-\theta_1(t-s)} dB_1(s),$$

$$\mu_1(t) = \mu_e + (\mu_0 - \mu_e)e^{-\theta_2 t} + \xi_2 \int_0^t e^{-\theta_2(t-s)} dB_2(s),$$

$$c(t) = c_e + (c_0 - c_e)e^{-\theta_3 t} + \xi_3 \int_0^t e^{-\theta_3(t-s)} dB_3(s), \tag{3.21}$$

其中 $u_0 := u(0) > 0$, $\mu_0 := \mu_1(0) > 0$, $c_0 := c(0) > 0$. 根据文献 [61] 可知, 方程 (3.21) 几乎必然等价于以下方程:

$$u(t) = u_e + (u_0 - u_e)e^{-\theta_1 t} + \sigma_1(t)\frac{dB_1(t)}{dt},$$

$$\mu_1(t) = \mu_e + (\mu_0 - \mu_e)e^{-\theta_2 t} + \sigma_2(t)\frac{dB_2(t)}{dt}, \tag{3.22}$$

$$c(t) = c_e + (c_0 - c_e)e^{-\theta_3 t} + \sigma_3(t)\frac{dB_3(t)}{dt},$$

其中 $\sigma_i = \dfrac{\xi_i}{\sqrt{2\theta_i}}\sqrt{1 - e^{-2\theta_i t}}$ ($i = 1, 2, 3$), σ_i 是噪声强度. 将方程 (3.22) 代入模型 (3.19) 得到以下带年龄结构的随机 HIV 系统

$$
\begin{cases}
dx(t) = \Big[\lambda - u_e x(t) - (u_0 - u_e)e^{-\theta_1 t}x(t) - \beta_1 x(t)v(t) \\
\qquad\qquad - x(t)\int_0^A \beta(a)y(a,t)da\Big]dt - \sigma_1(t)x(t)dB_1(t), \\
d_t y(a,t) = \Big[-\dfrac{\partial y(a,t)}{\partial a} - \mu_e\mu_2(a)y(a,t) - (\mu_0 - \mu_e)e^{-\theta_2 t}\mu_2(a)y(a,t)\Big]dt \\
\qquad\qquad - \sigma_2(t)\mu_2(a)y(a,t)dB_2(t), \\
dv(t) = \Big[\int_0^A k(a)y(a,t)da - c_e v(t) - (c_0 - c_e)e^{-\theta_3 t}v(t)\Big]dt - \sigma_3(t)v(t)dB_3(t), \\
y(0,t) = \beta_1 x(t)v(t) + x(t)\int_0^A \beta(a)y(a,t)da, \\
X_0 = (x_0, y_0(\cdot), v_0),
\end{cases}
$$

其中 $d_t y(a,t) = \dfrac{\partial y(a,t)}{\partial t}dt$. 此外, 脉冲效应广泛存在于一些生物系统中, 如生物学中的神经网络系统, 经济学中的最优控制模型, 以及飞行物体的运动模型等[131-134]. 因此, 与昂贵的药物治疗相比, 脉冲治疗策略更为划算. 为更好地模拟随机年龄结构 HIV 模型中环境切换和脉冲效应, 提出下列系统

$$
\begin{cases}
dx(t) = \Big[\lambda(r(t)) - u_e x(t) - (u_0 - u_e)e^{-\theta_1 t}x(t) - \beta_1(r(t))x(t)v(t) \\
\qquad\quad - x(t)\int_0^A \beta(a, r(t))y(a, t)da\Big]dt - \sigma_1(r(t))x(t)dB_1(t), \qquad t \neq \tau_k, \\
d_t y(a, t) = \Big[-\dfrac{\partial y(a, t)}{\partial a} - \mu_e\mu_2(a)y(a, t) - (\mu_0 - \mu_e)e^{-\theta_2 t}\mu_2(a)y(a, t)\Big]dt \\
\qquad\qquad - \sigma_2(r(t))\mu_2(a)y(a, t)dB_2(t), \qquad\qquad\qquad t \neq \tau_k, \\
dv(t) = \Big[\int_0^A k(a, r(t))y(a, t)da - c_e v(t) - (c_0 - c_e)e^{-\theta_3 t}v(t)\Big]dt \\
\qquad\quad - \sigma_3(r(t))v(t)dB_3(t), \qquad\qquad\qquad\qquad t \neq \tau_k, \\
x(\tau_k) = G_k(r(\tau_k))x(\tau_k^-), \qquad t = \tau_k, \\
y(a, \tau_k) = J_k(r(\tau_k))y(a, \tau_k^-), \qquad t = \tau_k, \\
v(\tau_k) = M_k(r(\tau_k))v(\tau_k^-), \qquad t = \tau_k,
\end{cases}
\tag{3.23}
$$

边界值为

$$
y(0, t) = \beta_1(r(t))x(t)v(t) + x(t)\int_0^A \beta(a, r(t))y(a, t)da, \quad t > 0, \tag{3.24}
$$

初始值为

$$
I_0 := (x(0), y(\cdot, 0), v(0), r(0)) = (x_0, y_0(\cdot), v_0, l_0) \in \mathscr{X} \times \mathbb{S},
$$

其中 $x(\tau_k)$, $y(a, \tau_k)$, $v(\tau_k)$ 表示 x, y 和 v 在 τ_k 处的脉冲, $G_k(r(\tau_k))$, $J_k(r(\tau_k))$ 和 $M_k(r(\tau_k))$ 是 x, y 和 v 在 τ_k 的脉冲增量. 它们都是有界函数. $r(0) = l_0$ 是 Markov 链的初值. 令脉冲时间序列为 $\{\tau_0 < \tau_1 < \tau_2 < \cdots < \tau_i < \cdots\}$. $x(\tau_k^-)$, $y(a, \tau_k^-)$, $v(\tau_k^-)$ 为 τ_k 点的左极限, 也就是说, $x(\tau_k^-) = \lim\limits_{t \to \tau_k^-} x(t)$, $y(\cdot, \tau_k^-) = \lim\limits_{t \to \tau_k^-} y(\cdot, t)$, $v(\tau_k^-) = \lim\limits_{t \to \tau_k^-} v(t)$. 假设 $x(t)$, $y(a, t)$, $v(t)$ 在 τ_k 点右连续, 即 $x(\tau_k) = x(\tau_k^+)$, $y(a, \tau_k) = y(a, \tau_k^+)$, $v(\tau_k) = v(\tau_k^+)$.

下面将模型 (3.23) 简化为

$$
\begin{cases}
dx(t) = f_1(x(t), r(t))dt + g_1(x(t), r(t))dB_1(t), \qquad\qquad t \neq \tau_k, \\
d_t y(a, t) = -\dfrac{\partial y(a, t)}{\partial a}dt + f_2(y(a, t), r(t))dt + g_2(y(a, t), r(t))dB_2(t), \quad t \neq \tau_k, \\
dv(t) = f_3(v(t), r(t))dt + g_3(v(t), r(t))dB_3(t), \qquad\qquad t \neq \tau_k, \\
x(\tau_k) = G_k(r(\tau_k))x(\tau_k^-), \qquad t = \tau_k, \\
y(a, \tau_k) = J_k(r(\tau_k))y(a, \tau_k^-), \qquad t = \tau_k, \\
v(\tau_k) = M_k(r(\tau_k))v(\tau_k^-), \qquad t = \tau_k,
\end{cases}
$$

边界值为

$$y(0,t) = \beta_1(r(t))x(t)v(t) + x(t) \int_0^A \beta(a,r(t))y(a,t)da, \quad t > 0,$$

初始值为

$$I_0 := (x(0), y(\cdot, 0), v(0), r(0)) = (x_0, y_0(\cdot), v_0, l_0) \in \mathscr{X} \times \mathbb{S},$$

其中

$$f_1(x(t), r(t)) = \lambda(r(t)) - u_e x(t) - (u_0 - u_e)e^{-\theta_1 t}x(t) - \beta_1(r(t))x(t)v(t)$$
$$- x(t) \int_0^A \beta(a, r(t))y(a,t)da,$$

$$f_2(y(a,t), r(t)) = -\mu_e \mu_2(a)y(a,t) - (\mu_0 - \mu_e)e^{-\theta_2 t}\mu_2(a)y(a,t),$$

$$f_3(v(t), r(t)) = \int_0^A k(a, r(t))y(a,t)da - c_e v(t) - (c_0 - c_e)e^{-\theta_3 t}v(t),$$

$$g_1(x(t), r(t)) = -\sigma_1(r(t))x(t), \quad g_3(v(t), r(t)) = -\sigma_3(r(t))v(t),$$

$$g_2(y(a,t), r(t)) = -\sigma_2(r(t))\mu_2(a)y(a,t).$$

3.2.2　解的存在唯一性

令

$$V = H^1(0,A) = \left\{ \varphi \,\middle|\, \varphi \in H, \frac{\partial \varphi}{\partial a} \in H, \text{其中 } \frac{\partial \varphi}{\partial a} \text{ 是广义偏导数} \right\},$$

V 是一个 Sobolev 空间. $H = L^2(0,A)$ 使 $V \hookrightarrow H \equiv H' \hookrightarrow V'$, 其中 V' 表示 V 的对偶空间. $\|\cdot\|$ 是 H 上的范数, 且 $\langle \cdot, \cdot \rangle$ 表示 V 和 V' 之间的对偶积. 对于一个向量或矩阵 W, 用 $W^\top$ 表示 W 的转置, 那么它的迹范数表示为 $|W|^2 = \text{trace}(W^\top W)$.

令 $(\Omega, \mathcal{F}, \mathbb{P})$ 是完备的概率空间, 滤波 $\{\mathcal{F}_t\}_{t\geqslant 0}$ 是由 $\mathcal{F}$ 的单调递增子 σ-代数生成的. 假设 $\mathcal{F}_t = \sigma\{B_s : 0 \leqslant s \leqslant t\}$ 右连续且包含所有的 $\mathbb{P}$-零测集, $\mathbb{E}$ 是对应 $\mathbb{P}$ 的概率期望. 设 C 和 C_i (依赖于状态 i) 是两个一般的正常数, 它们每次出现时值可能不同. 另外, 对于任意 $a, b \in \mathbb{R}$, 令 $a \vee b := \max\{a, b\}$, $a \wedge b := \min\{a, b\}$. $\chi_\mathbb{D}$ 是 $\mathbb{D}$ 的示性函数, 即如果 $x \in \mathbb{D}$, 则 $\chi_\mathbb{D}(x) = 1$, 否则为 0. 假设 $\{r(t)\}_{t\geqslant 0}$ 为具有有限状态空间 $\mathbb{S} = \{1, 2, \cdots, m\}$ 的右连续 Markov 链, 且独立于 Brown 运

动 $B(t)$, $B(t)$ 和 $r(t)$ 都是 $\mathcal{F}_t$ 适应的. $r(t)$ 的生成元矩阵 $\Gamma = (\gamma_{ij})_{m \times m}$ 如下所示:

$$\mathbb{P}\{r(t+\delta) = j | r(t) = i\} = \begin{cases} \gamma_{ij}\delta + o(\delta), & i \neq j, \\ 1 + \gamma_{ij}\delta + o(\delta), & i = j, \end{cases}$$

其中 $\delta > 0$, $o(\delta)$ 满足 $\lim\limits_{\delta \to 0} o(\delta)/\delta = 0$. $\gamma_{ij} \geqslant 0$ 是从 i 到 j ($i \neq j$) 的转移率, 且 $\gamma_{ii} = -\sum\limits_{i \neq j} \gamma_{ij}$. $r(t)$ 的每个样本路径几乎都是在任意有限区间 $\mathbb{R}_+ = [0, +\infty)$ 内具有有限次简单跳跃的右连续跳跃函数[135].

为方便理解, 首先给出脉冲区间上类 Lyapunov 函数的定义.

定义 3.2.1 令 $Z = (x, y, v)^\top$, 定义一族类 Lyapunov 函数 $\mathcal{V} = \{V(Z, t, i) : \mathscr{X} \times [\tau_{k-1}, \tau_k) \times \mathbb{S} \to \mathbb{R}_+$, 关于 Z 连续且二次可微$\}$. 对于每个 $k = 1, 2, \cdots$, $i, j \in \mathbb{S}$, 存在有限极限

$$\lim_{(U,t,i) \to (Z, \tau_k^-, i)} V(U, t, i) \quad \text{和} \quad \lim_{(U,t,j) \to (Z, \tau_k^+, j)} V(U, t, j),$$

其中 $V(Z, \tau_k^+, j) = V(Z, \tau_k, j)$. 对任意 $t \in [\tau_{k-1}, \tau_k)$, 给定 $V(Z, i) \in \mathcal{V}$, 定义算子 $\mathcal{L}V : \mathscr{X} \times \mathbb{S} \to \mathbb{R}$ 为

$$\mathcal{L}V(Z, i) = V_Z(Z, i)f(Z, i) + \frac{1}{2}\text{trace}\Big((g(Z, i))^\top V_{ZZ}(Z, i)g(Z, i)\Big) + \sum_{j=1}^m \gamma_{ij}V(Z, j),$$

且

$$V_Z(Z, i) = \left(\frac{\partial V(Z, i)}{\partial x}, \frac{\partial V(Z, i)}{\partial y}, \frac{\partial V(Z, i)}{\partial v}\right),$$

$$V_{ZZ}(Z, i) = \begin{pmatrix} \dfrac{\partial^2 V(Z, i)}{\partial^2 x} & \dfrac{\partial^2 V(Z, i)}{\partial y \partial x} & \dfrac{\partial^2 V(Z, i)}{\partial v \partial x} \\[3mm] \dfrac{\partial^2 V(Z, i)}{\partial x \partial y} & \dfrac{\partial^2 V(Z, i)}{\partial^2 y} & \dfrac{\partial^2 V(Z, i)}{\partial v \partial y} \\[3mm] \dfrac{\partial^2 V(Z, i)}{\partial x \partial v} & \dfrac{\partial^2 V(Z, i)}{\partial y \partial v} & \dfrac{\partial^2 V(Z, i)}{\partial^2 v} \end{pmatrix},$$

$$f(Z, i) = \begin{pmatrix} f_1(x, i) \\ f_2(y, i) \\ f_3(v, i) \end{pmatrix}, \quad g(Z, i) = \begin{pmatrix} g_1(x, i) \\ g_2(y, i) \\ g_3(v, i) \end{pmatrix}. \tag{3.25}$$

给出以下假设来保证精确解的存在唯一性.

假设 5　假设对于每个 $i \in \mathbb{S}$, 任意 $t \in [\tau_{k-1}, \tau_k)$ 和 $Z \in \mathscr{X}$, 存在 $Q_i \in \mathbb{R}_+$ 和一对常数 $\alpha_i, p > 0$ 使得下列不等式

$$(1 + Q_i|Z|^2)\Big[2Z^\top Q_i f(Z, i) + Q_i|g(Z, i)|^2\Big]$$
$$+ (p - 2)|Z^\top Q_i g(Z, i)|^2 \leqslant \alpha_i(1 + Q_i|Z|^2)^2$$

成立.

另外, 再给出一些关于系数的假设.

(H1) 令 $\bar{\beta}, \bar{k}$ 是 $\beta(a, r(t))$ 和 $k(a, r(t))$ 的上确界; $\underline{\mu}_2$ 是 $\mu_2(a)$ 的下界.

(H2) 对任意 $i \in \mathbb{S}$, 存在常数 λ_i 使得

$$\frac{p}{2}(\alpha_i + \lambda_i) + C_i + \gamma_{ii} + \sum_{j \neq 1}^{m} \gamma_{ij}(\check{Q}\hat{Q}^{-1})^{\frac{p}{2}} < 0,$$

其中 $\check{Q} := \max_{i \in \mathbb{S}}\{Q_i\}$, $\hat{Q} = \min_{i \in \mathbb{S}}\{Q_i\}$.

(H3) 对任意 $i, j \in \mathbb{S}$ ($i \neq j$), $(Q_j Q_i^{-1} J_{j_k}^2)^{\frac{p}{2}} - 1 \leqslant 0$, 这里 $J_{j_k} = J_k(j)$, 其中 $j = r(\tau_k)$.

为了建立系统 (3.23) 精确解的 p 阶矩有界性, 首先给出以下引理.

引理 3.2.1　存在一个正常数 K, 使得系统 (3.23) 的解 $(x(t), y(a, t), v(t)) \in \mathscr{X}$ 满足以下性质

$$\limsup_{t \to \infty}\left(x(t) + \int_0^A y(a, t)da + v(t)\right) \leqslant K.$$

证明　若 $t \neq \tau_k$, 将系统 (3.23) 的第一个方程和第二个方程相加得

$$d\left(x(t) + \int_0^A y(a, t)da\right)$$

$$= \Big[\lambda(r(t)) - u_e x(t) - (u_0 - u_e)e^{-\theta_1 t}x(t) - \beta_1(r(t))x(t)v(t)$$

$$- x(t)\int_0^A \beta(a, r(t))y(a, t)da - y(a, t)\big|_0^A - (\mu_0 - \mu_e)e^{-\theta_2 t}\int_0^A \mu_2(a)y(a, t)da$$

$$- \mu_e \int_0^A \mu_2(a)y(a, t)da\Big]dt - \sigma_1(r(t))x(t)dB_1(t)$$

$$- \sigma_2(r(t))\int_0^A \mu_2(a)y(a, t)dadB_2(t)$$

$$= \left[\lambda(r(t)) - u_e x(t) - (u_0 - u_e)e^{-\theta_1 t}x(t) - \mu_e \int_0^A \mu_2(a)y(a,t)da - (\mu_0 - \mu_e)e^{-\theta_2 t}\right.$$

$$\left. \times \int_0^A \mu_2(a)y(a,t)da\right]dt - \sigma_1(r(t))x(t)dB_1(t)$$

$$- \sigma_2(r(t))\int_0^A \mu_2(a)y(a,t)dadB_2(t).$$

下面分两种情形讨论.

情形 1 $u_0 \geqslant u_e, \mu_0 \geqslant \mu_e, c_0 \geqslant c_e.$

$$d\left(x(t) + \int_0^A y(a,t)da\right)$$

$$\leqslant \left[\bar{\lambda} - u_e x(t) - \mu_e \underline{\mu}_2 \int_0^A y(a,t)da\right]dt - \sigma_1(t)x(t)dB_1(t)$$

$$- \sigma_2(t)\int_0^A \mu_2(a)y(a,t)dadB_2(t)$$

$$\leqslant \left[\bar{\lambda} - \tilde{u}\left(x(t) + \int_0^A y(a,t)da\right)\right]dt - \sigma_1(t)x(t)dB_1(t)$$

$$- \sigma_2(t)\int_0^A \mu_2(a)y(a,t)dadB_2(t), \tag{3.26}$$

其中 $\bar{\lambda}$ 是 $\lambda(r(t))$ 的上界, $\tilde{u} = \min\{u_e, \mu_e\underline{\mu}_2\}$. 令 $Y(t)$ 是下列随机微分方程

$$\begin{cases} dY(t) = \left[\bar{\lambda} - \tilde{u}Y(t)\right]dt - \sigma_1(t)x(t)dB_1(t) - \sigma_2(t)\int_0^A \mu_2(a)y(a,t)dadB_2(t), \\ Y(0) = x_0 + \int_0^A y_0(a)da \end{cases}$$

$$\tag{3.27}$$

的解, 且可以表示为

$$Y(t) = \frac{\bar{\lambda}}{\tilde{u}} + \left[Y(0) - \frac{\bar{\lambda}}{\tilde{u}}\right]\exp(-\tilde{u}t) + M(t),$$

其中

$$M(t) = -\int_0^t \exp[-\tilde{u}(t-s)]\sigma_1(s)x(s)dB_1(s)$$

$$- \int_0^t \exp[-\tilde{u}(t-s)]\sigma_2(s)\int_0^A \mu_2(a)y(a,s)dadB_2(s)$$

是一个连续的局部鞅, 且 $M(0) = 0$ a.s.. 利用随机比较定理可知

$$x(t) + \int_0^A y(a,t)da \leqslant Y(t) \text{ a.s..}$$

定义 $Y(t) = Y(0) + A(t) - U(t) + M(t)$, 其中 $A(t) = \dfrac{\bar{s}}{\tilde{u}}[1 - \exp(-\tilde{u}t)]$, $U(t) = Y(0)[1 - \exp(-\tilde{u}t)]$. 显然, $A(t)$ 和 $U(t)$ 在 $t \geqslant 0$ 上是连续适应的增长过程, 且 $A(0) = U(0) = 0$. 再利用非负半鞅收敛定理[4], 得到 $\lim\limits_{t\to\infty} Y(t) < \infty$ a.s.. 如此,

$$\limsup_{t\to\infty} \left(x(t) + \int_0^A y(a,t)da \right) < \infty \text{ a.s.,} \text{ 这意味着存在一个正常数 } K' \text{ 使得}$$

$$\limsup_{t\to\infty} \left(x(t) + \int_0^A y(a,t)da \right) \leqslant K'$$

成立. 对于系统 (3.23) 的第三个方程, 有

$$dv(t) = \left[\int_0^A k(a,r(t))y(a,t)da - c_e v(t) - (c_0 - c_e)e^{-\theta_3 t}v(t) \right]dt - \sigma_3(t)v(t)dB_3(t)$$

$$\leqslant \left[\bar{k}\int_0^A y(a,t)da - c_e v(t) \right]dt - \sigma_3(t)v(t)dB_3(t)$$

$$\leqslant \left[\bar{k}K' - c_e v(t) \right]dt - \sigma_3(t)v(t)dB_3(t).$$

同样, 使用随机比较定理得出 $\limsup\limits_{t\to\infty} v(t) < \infty$, a.s..

情形 2　$u_0 < u_e,\ \mu_0 < \mu_e,\ c_0 < c_e.$

$$d\left(x(t) + \int_0^A y(a,t)da \right)$$

$$\leqslant \left[\bar{\lambda} - u_0 x(t) - \mu_0\underline{\mu}_2 \int_0^A y(a,t)da \right]dt - \sigma_1(t)x(t)dB_1(t)$$

$$- \sigma_2(t)\int_0^A \mu_2(a)y(a,t)dadB_2(t)$$

$$\leqslant \left[\bar{\lambda} - \tilde{w}\left(x(t) + \int_0^A y(a,t)da \right) \right]dt - \sigma_1(t)x(t)dB_1(t)$$

$$- \sigma_2(t)\int_0^A \mu_2(a)y(a,t)dadB_2(t),$$

其中 $\tilde{w} = \min\{u_0, \mu_0\underline{\mu}_2\}$. 使用与情形 1 类似的方法得到

$$\limsup_{t\to\infty} \left(x(t) + \int_0^A y(a,t)da + v(t) \right) < \infty \text{ a.s.,}$$

当 $t = \tau_k$ 时, 因为 $G_k(r(\tau_k))$, $J_k(r(\tau_k))$ 和 $M_k(r(\tau_k))$ 是有界函数, 很容易得到 $x(\tau_k)$, $y(a, \tau_k)$ 和 $v(\tau_k)$ 也是有界的. □

下面使用类 Lyapunov 函数研究系统精确解的存在性和 p 阶矩有界性.

定理 3.2.1　如果对于正常数 p 和 T, 假设 5 和条件 (H1)—(H3) 成立, 则对于任意初始值 $I_0 = (x_0, y_0(\cdot), v_0, l_0) \in \mathscr{X} \times \mathbb{S}$, 系统 (3.23) 存在唯一的正则解 $(x(t), y(\cdot, t), v(t), r(t))$, 且满足

$$\sup_{0 \leqslant t \leqslant T} \mathbb{E}|x(t)|^p \leqslant C,$$

$$\sup_{0 \leqslant t \leqslant T} \mathbb{E}\|y(\cdot, t)\|^p \leqslant C, \tag{3.28}$$

$$\sup_{0 \leqslant t \leqslant T} \mathbb{E}|v(t)|^p \leqslant C.$$

证明　对于任意 $i \in \mathbb{S}$ 和 $t \in [\tau_{k-1}, \tau_k)$, 令 $V(y, t, i) = (1 + Q_i\|y(a, t)\|^2)^{\frac{p}{2}}$, 其中 $Q_i \in \mathbb{R}_+$. 对 $V(y, t, i)$ 使用 Itô 公式可得

$$\mathcal{L}V(y, t, i)$$
$$= \frac{p}{2}(1 + Q_i\|y(a, t)\|^2)^{\frac{p}{2}-2}\Big\{(1 + Q_i\|y(a, t)\|^2)\Big[\Big\langle -\frac{\partial y(a, t)}{\partial a} - \mu_e\mu_2(a)y(a, t)$$
$$- (\mu_0 - \mu_e)e^{-\theta_2 t}\mu_2(a)y(a, t), 2Q_iy(a, t)\Big\rangle + Q_i\|\sigma_2(i)\mu_2(a)y(a, t)\|^2\Big]$$
$$+ (p-2)\|Q_i\sigma_2(i)\mu_2(a)y(a, t)\|^2\Big\} + \sum_{j=1}^m \gamma_{ij}(1 + Q_j\|y(a, t)\|^2)^{\frac{p}{2}}$$
$$= \frac{p}{2}(1 + Q_i\|y(a, t)\|^2)^{\frac{p}{2}-2}\Big\{(1 + Q_i\|y(a, t)\|^2)\Big[2\Big\langle -\frac{\partial y(a, t)}{\partial a}, Q_iy(a, t)\Big\rangle$$
$$+ 2y(a, t)Q_if_2(y, i) + Q_i\|g_2(y, i)\|^2\Big] + (p-2)\|y(a, t)Q_ig_2(y, i)\|^2\Big\}$$
$$+ \sum_{j=1}^m \gamma_{ij}(1 + Q_j\|y(a, t)\|^2)^{\frac{p}{2}},$$

根据假设 5 可得

$$\mathcal{L}V(y, t, i) \leqslant \frac{p}{2}(1 + Q_i\|y(a, t)\|^2)^{\frac{p}{2}-1} \cdot 2\Big\langle -\frac{\partial y(a, t)}{\partial a}, Q_iy(a, t)\Big\rangle$$
$$+ \frac{p\alpha_i}{2}(1 + Q_i\|y(a, t)\|^2)^{\frac{p}{2}} + \sum_{j=1}^m \gamma_{ij}(1 + Q_j\|y(a, t)\|^2)^{\frac{p}{2}}. \tag{3.29}$$

利用条件 (H1) 和引理 3.2.1, 得出

$$\Big\langle -\frac{\partial y(a,t)}{\partial a}, Q_i y(a,t) \Big\rangle = -\int_0^A Q_i y(a,t) dy(a,t)$$

$$= \frac{1}{2} Q_i \Big(\beta_1(i) x(t) v(t) + x(t) \int_0^A \beta(a,i) y(a,t) da \Big)^2$$

$$\leqslant K^4 \check{\beta}_1{}^2 Q_i + K^2 \bar{\beta}^2 Q_i \Big(\int_0^A y(a,t) da \Big)^2$$

$$\leqslant K^4 \check{Q}_i (\check{\beta}_1{}^2 + \bar{\beta}^2), \tag{3.30}$$

其中 $\check{\beta}_1 = \max\limits_{i \in \mathbb{S}} \beta_1(i)$. 将方程 (3.30) 代入方程 (3.29) 可得

$$\mathcal{L}V(y,t,i) \leqslant p K^4 \check{Q}_i (\check{\beta}_1{}^2 + \bar{\beta}^2)(1 + Q_i \|y(a,t)\|^2)^{\frac{p}{2}-1}$$

$$+ \Big[\frac{p\alpha_i}{2} + \gamma_{ii} + \sum_{j \neq i}^m \gamma_{ij} (\check{Q} \hat{Q}^{-1})^{\frac{p}{2}} \Big] (1 + Q_i \|y(a,t)\|^2)^{\frac{p}{2}}.$$

对于任意 $i \in \mathbb{S}$ 和 $p > 0$, 使用 Young 不等式可知

$$p K^4 \check{Q}_i (\check{\beta}_1{}^2 + \bar{\beta}^2)(1 + Q_i \|y(a,t)\|^2)^{\frac{p}{2}-1} \leqslant \frac{p\lambda_i}{2}(1 + Q_i \|y(a,t)\|^2)^{\frac{p}{2}} + C_i.$$

如此,

$$\mathcal{L}V(y,t,i) \leqslant \Big[\frac{p}{2}(\alpha_i + \lambda_i) + \gamma_{ii} + \sum_{j \neq 1}^m \gamma_{ij} (\check{Q} \hat{Q}^{-1})^{\frac{p}{2}} \Big] (1 + Q_i \|y(a,t)\|^2)^{\frac{p}{2}} + C_i$$

$$\leqslant \Big[\frac{p}{2}(\alpha_i + \lambda_i) + C_i + \gamma_{ii} + \sum_{j \neq 1}^m \gamma_{ij} (\check{Q} \hat{Q}^{-1})^{\frac{p}{2}} \Big] (1 + Q_i \|y(a,t)\|^2)^{\frac{p}{2}}.$$

那么对于任意 $t, t' \in [\tau_{k-1}, \tau_k)$ 且 $t > t'$, 根据假设条件 (H2) 有

$$\mathbb{E}\Big[(1 + Q_i \|y(a,t)\|^2)^{\frac{p}{2}} \Big] - \mathbb{E}\Big[(1 + Q_i \|y(a,t')\|^2)^{\frac{p}{2}} \Big]$$

$$\leqslant \Big[\frac{p}{2}(\alpha_i + \lambda_i) + C_i + \gamma_{ii} + \sum_{j \neq 1}^m \gamma_{ij} (\check{Q} \hat{Q}^{-1})^{\frac{p}{2}} \Big] \int_{t'}^t (Q_i \|y(a,s)\|^2)^{\frac{p}{2}} ds \leqslant 0,$$

这使得

$$\mathbb{E}\Big[(1 + Q_i \|y(a,t)\|^2)^{\frac{p}{2}} \Big] \leqslant \mathbb{E}\Big[(1 + Q_i \|y(a,t')\|^2)^{\frac{p}{2}} \Big]. \tag{3.31}$$

当 $t = \tau_k$ 时, 使用假设条件 (H3) 得到

$$(Q_j \|y(a,t)\|^2)^{\frac{p}{2}} - (Q_i \|y(a,\tau_k^-)\|^2)^{\frac{p}{2}}$$

$$= (Q_j \|J_{j_k} y(a,\tau_k^-)\|^2)^{\frac{p}{2}} - (Q_i \|y(a,\tau_k^-)\|^2)^{\frac{p}{2}}$$

$$\leqslant (Q_j Q_i^{-1} J_{j_k}^2)^{\frac{p}{2}} (Q_i \|y(a,\tau_k^-)\|^2)^{\frac{p}{2}} - (Q_i \|y(a,\tau_k^-)\|^2)^{\frac{p}{2}}$$

$$= \left((Q_j Q_i^{-1} J_{j_k}^2)^{\frac{p}{2}} - 1 \right) (Q_i \|y(a,\tau_k^-)\|^2)^{\frac{p}{2}} \leqslant 0,$$

这意味着

$$(Q_j \|y(a,t)\|^2)^{\frac{p}{2}} \leqslant (Q_i \|y(a,\tau_k^-)\|^2)^{\frac{p}{2}}.$$

结合方程 (3.31) 得到

$$\mathbb{E}\left[(Q_i \|y(a,t)\|^2)^{\frac{p}{2}} \right] \leqslant \mathbb{E}\left[(Q_i \|y(a,t')\|^2)^{\frac{p}{2}} \right], \quad t > t' \in [\tau_{k-1}, \tau_k),$$

那么, 对于 $k \geqslant 1$, 有

$$\mathbb{E}\left(Q_j \|y(a,t)\|^2 \right)^{\frac{p}{2}} \leqslant \mathbb{E}\left(Q_i \|y(a,\tau_k^-)\|^2 \right)^{\frac{p}{2}} \leqslant \mathbb{E}\left(Q(r(\tau_{k-1})) \|y(a,\tau_{k-1})\|^2 \right)^{\frac{p}{2}}$$

$$\leqslant \mathbb{E}\left(Q(r(\tau_{k-1}^-)) \|y(a,\tau_{k-1}^-)\|^2 \right)^{\frac{p}{2}} \leqslant \cdots$$

$$\leqslant \mathbb{E}\left(Q_{l_0} \|y_0(\cdot)\|^2 \right)^{\frac{p}{2}}.$$

由于

$$\mathbb{E}\left(\hat{Q} \|y(a,t)\|^2 \right)^{\frac{p}{2}} \leqslant \mathbb{E}\left(Q_j \|y(a,t)\|^2 \right)^{\frac{p}{2}} \leqslant \mathbb{E}\left(Q_{l_0} \|y_0(\cdot)\|^2 \right)^{\frac{p}{2}},$$

则

$$\mathbb{E}\|y(\cdot,t)\|^p \leqslant \left(Q_{l_0} \hat{Q}^{-1} \right)^{\frac{p}{2}} \|y_0(\cdot)\|^p.$$

先证明 (3.28) 的第一个式子. 利用算子 $\mathcal{L}$ 的定义和假设 5 得出

$$\mathcal{L}\left((1 + Q_i |x(t)|^2)^{\frac{p}{2}} \right)$$

$$= \frac{p}{2}(1 + Q_i |x(t)|^2)^{\frac{p}{2}-2} \left\{ (1 + Q_i |x(t)|^2) \left[2x(t) Q_i f_1(x,i) + Q_i |g_1(x,i)|^2 \right] \right.$$

$$+ (p-2)|x(t)Q_i g_1(x,i)|^2 \Big\} + \sum_{j=1}^{m} \gamma_{ij} (1 + Q_j |x(t)|^2)^{\frac{p}{2}}$$

$$\leqslant \frac{p\alpha_i}{2} (1 + Q_i |x(t)|^2)^{\frac{p}{2}} + \sum_{j=1}^{m} \gamma_{ij} (1 + Q_j |x(t)|^2)^{\frac{p}{2}}$$

$$\leqslant \left[\frac{p\alpha_i}{2} + \gamma_{ii} + \sum_{j\neq 1}^{m} \gamma_{ij} (\check{Q}\hat{Q}^{-1})^{\frac{p}{2}} \right] (1 + Q_i |x(t)|^2)^{\frac{p}{2}}.$$

后面的过程类似于 $y(a,t)$ 的证明, 在这儿将不再赘述. 对于 $V = (1 + Q_i |v(t)|^2)^{\frac{p}{2}}$, 利用假设 5 和相似的技巧能得到相应的结果. $\square$

定义下列停时:

$$\nu_{Z,N} = \inf\{t \geqslant 0 : |Z(t)| \geqslant N\}. \tag{3.32}$$

根据定理 3.2.1 可得

$$\mathbb{P}\{\nu_{Z,N} \leqslant T\} \leqslant \frac{C}{N^p}, \tag{3.33}$$

其中 C 独立于 N.

3.2.3   矩估计和强收敛性

本节主要讨论截断 EM 算法的强收敛性. 令 $\Delta_k = \dfrac{\tau_{k+1} - \tau_k}{m}$ 是 $[\tau_k, \tau_{k+1})$ 和 $n = km+l$ 上的步长, $m \geqslant 1$, 则 $t_n = t_{km+l} = \tau_k + l\Delta_k$ 且 $r_{km,l} = r(t_{km+l}) (k \in \mathbb{N}, l = 0, 1, \cdots, m-1)$. 一步转移矩阵 $P(\Delta_k) = \exp(\Delta_k \Gamma)$. 对任意 $t \in [\tau_k, \tau_{k+1})$, 选取一些严格递增的连续函数 $\varphi_i : [1, \infty) \to \mathbb{R}_+$ 使得对于任意状态 $i \in \mathbb{S}$, $\kappa \geqslant 1$, 当 $\kappa \to \infty$ 时, 有 $\varphi_i(\kappa) \to \infty$, 那么

$$\sup_{|Z| \leqslant \kappa} \left(\frac{|f(Z,i)|}{1 + |Z|} \vee \frac{|g(Z,i)|^2}{(1 + |Z|)^2} \right) \leqslant \varphi_i(\kappa). \tag{3.34}$$

定义 φ_i^{-1} 是 φ_i 的反函数. 显然, φ_i^{-1} 是 $[\varphi(1), \infty)$ 到 $\mathbb{R}_+$ 上严格递增的连续函数. 对于任意步长 $\Delta_k \in (0,1]$ 和状态 $i \in \mathbb{S}$, 定义一个截断的映射 $\pi_{\Delta_k}^i : \mathbb{R}^n \to \mathbb{R}^n$ 为

$$\pi_{\Delta_k}^i(Z) = \left(|Z| \wedge \varphi_i^{-1}(M\Delta_k^{-\eta}) \right) \frac{Z}{|Z|}, \tag{3.35}$$

其中 $\eta \in (0, 1/2]$, M 是独立于迭代阶 m 和步长 Δ_k 的正常数. 当 $Z = \mathbf{0} \in \mathscr{X}$ 时, 令 $\dfrac{Z}{|Z|} = \mathbf{0}$. 显然有

$$|f(\pi_{\Delta_k}^i(Z), i)| \leqslant M\Delta_k^{-\eta} \Big(1 + |\pi_{\Delta_k}^i(Z)| \Big),$$

$$|g(\pi^i_{\Delta_k}(Z), i)|^2 \leqslant M\Delta_k^{-\eta}\Big(1 + |\pi^i_{\Delta_k}(Z)|\Big)^2. \tag{3.36}$$

给出以下具有变步长 Δ_k 的截断 EM 格式

$$\begin{cases}
\tilde{X}_0 = x_0, \quad \tilde{Y}_0 = y_0(\cdot), \quad \tilde{V}_0 = v_0, \quad r_0 = l_0, \\
X_{km,0} = G_k(r_{km,0})X_{(k-1)m,m}, Y_{km,0} = J_k(r_{km,0})Y_{(k-1)m,m}, V_{km,0} \\
\qquad = M_k(r_{km,0})V_{(k-1)m,m}, \\
X_{km,l} = \pi^{r_{km,l}}_{\Delta_k}(\tilde{X}_{km,l}), \quad Y_{km,l} = \pi^{r_{km,l}}_{\Delta_k}(\tilde{Y}_{km,l}), \quad V_{km,l} = \pi^{r_{km,l}}_{\Delta_k}(\tilde{V}_{km,l}), \\
\tilde{X}_{km,l+1} = X_{km,l} + f_1(X_{km,l}, r_{km,l})\Delta_k + g_1(X_{km,l}, r_{km,l})\Delta B^1_{km,l}, \\
\tilde{Y}_{km,l+1} = Y_{km,l} - \dfrac{\partial Y_{km,l}}{\partial a}\Delta_k + f_2(Y_{km,l}, r_{km,l})\Delta_k + g_2(Y_{km,l}, r_{km,l})\Delta B^2_{km,l}, \\
\tilde{V}_{km,l+1} = V_{km,l} + f_3(V_{km,l}, r_{km,l})\Delta_k + g_3(V_{km,l}, r_{km,l})\Delta B^3_{km,l},
\end{cases} \tag{3.37}$$

其中 $\Delta B^i_{km,l} = B_i(t_{km,l+1}) - B_i(t_{km,l})$ $(i = 1, 2, 3)$. 令 $Z_{km,l} = (X_{km,l}, Y_{km,l}, V_{km,l})^\top$, 则 $Z_{km,l} = Z_n = Z_{km+l}$. 根据 (3.36) 可知

$$|f(Z_{km,l}, r_{km,l})| \leqslant M\Delta_k^{-\eta}(1 + |Z_{km,l}|), \quad |g(Z_{km,l}, r_{km,l})|^2 \leqslant M\Delta_k^{-\eta}(1 + |Z_{km,l}|)^2. \tag{3.38}$$

对任意 $t \in [t_{km,l}, t_{km,l+1})$, 定义一些时间连续的截断的 EM 解

$$\tilde{Z}(t) := \tilde{Z}_{km,l}, \quad Z(t) := Z_{km,l}, \quad \bar{r}(t) := r_{km,l}.$$

3.2.3.1 数值解的矩估计

在这一小节中, 主要讨论数值解的矩有界性. 首先给出以下引理.

引理 3.2.2 令 $Z_{km,l} = (X_{km,l}, Y_{km,l}, V_{km,l})$, 则对于一些可测函数 $\phi, \tilde{\phi}, \bar{\phi} : \mathscr{X} \times \mathbb{S} \times \mathbb{S} \to \mathbb{R}$, 以下等式成立:

$$\mathbb{E}\Big[\phi(Z_{km,l}, r_{km,l}, r_{km,l+1}) | \mathcal{F}_{t_{km,l}}\Big] = \phi(Z_{km,l}, r_{km,l}, r_{km,l})$$
$$+ \sum_{j \in \mathbb{S}} \phi(Z_{km,l}, r_{km,l}, j)[\gamma_{r_{km,l}j}\Delta_k + o(\Delta_k)],$$

$$\mathbb{E}\Big[\tilde{\phi}(Z_{km,l}, r_{km,l}, r_{km,l+1})\Delta B^i_{km,l} | \mathcal{F}_{t_{km,l}}\Big] = 0,$$

$$\mathbb{E}\Big[\bar{\phi}(Z_{km,l}, r_{km,l}, r_{km,l+1})(\Delta B^i_{km,l})^2 | \mathcal{F}_{t_{km,l}}\Big]$$
$$= \bar{\phi}(Z_{km,l}, r_{km,l}, r_{km,l})\Delta_k + \sum_{j \in \mathbb{S}} \phi(Z_{km,l}, r_{km,l}, j)[\gamma_{r_{km,l}j}\Delta_k^2 + o(\Delta_k^2)],$$

其中 $\mathcal{F}_{t_{km,l}}$ 是由 $\bigcup_{t \leqslant t_{km,l}} \mathcal{F}_t$ 生成的 σ-代数.

证明　此证明与文献 [129] 中的引理 3.2 相似, 在这省略具体过程. □

为了证明截断 EM 格式 (3.37) 下数值解的 p 阶矩有界性, 给出下列定理.

定理 3.2.2　*如果对于 $p > 0$, 假设 5 成立, 那么使用数值方法 (3.37) 得到的数值解满足*

$$\sup_{0 < \Delta_k \leqslant 1} \left(\sup_{0 \leqslant t_n \leqslant T} \mathbb{E}|X_{km,l}|^p \right) \leqslant C,$$

$$\sup_{0 < \Delta_k \leqslant 1} \left(\sup_{0 \leqslant t_n \leqslant T} \mathbb{E}\|Y_{km,l}\|^p \right) \leqslant C,$$

$$\sup_{0 < \Delta_k \leqslant 1} \left(\sup_{0 \leqslant t_n \leqslant T} \mathbb{E}|V_{km,l}|^p \right) \leqslant C,$$

其中 C 是与 m 和 Δ_k 无关的常数.

证明　对任意 $t \in [\tau_k, \tau_{k+1})$ 和整数 $m \geqslant 1$, 有

$$\left(1 + \tilde{Y}_{km,l+1} Q_{r_{km,l+1}} \tilde{Y}_{km,l+1}\right)^{\frac{p}{2}}$$

$$= \left[1 + \left(Y_{km,l} - \frac{\partial Y_{km,l}}{\partial a}\Delta_k + f_2(Y_{km,l}, r_{km,l})\Delta_k + g_2(Y_{km,l}, r_{km,l})\Delta B_{km,l}^2 \right) Q_{r_{km,l+1}} \right.$$

$$\left. \times \left(Y_{km,l} - \frac{\partial Y_{km,l}}{\partial a}\Delta_k + f_2(Y_{km,l}, r_{km,l})\Delta_k + g_2(Y_{km,l}, r_{km,l})\Delta B_{km,l}^2 \right) \right]^{\frac{p}{2}}$$

$$= \left(1 + Y_{km,l} Q_{r_{km,l}} Y_{km,l}\right)^{\frac{p}{2}} (1 + \zeta_k)^{\frac{p}{2}},$$

其中

$$\zeta_k = \left(1 + Y_{km,l} Q_{r_{km,l}} Y_{km,l}\right)^{-1} \left(Y_{km,l} Q_{r_{km,l+1}} Y_{km,l} - Y_{km,l} Q_{r_{km,l}} Y_{km,l} \right.$$

$$+ Q_{r_{km,l+1}} \Delta_k^2 \left\langle -\frac{\partial Y_{km,l}}{\partial a}, -\frac{\partial Y_{km,l}}{\partial a} \right\rangle + 2\left\langle -\frac{\partial Y_{km,l}}{\partial a}\Delta_k, Q_{r_{km,l+1}} Y_{km,l} \right\rangle$$

$$+ 2\left\langle -\frac{\partial Y_{km,l}}{\partial a}\Delta_k, Q_{r_{km,l+1}} f_2(Y_{km,l}, r_{km,l})\Delta_k \right\rangle$$

$$+ 2\left\langle -\frac{\partial Y_{km,l}}{\partial a}\Delta_k, Q_{r_{km,l+1}} g_2(Y_{km,l}, r_{km,l})\Delta B_{km,l}^2 \right\rangle$$

$$+ 2Y_{km,l} Q_{r_{km,l+1}} f_2(Y_{km,l}, r_{km,l})\Delta_k + Q_{r_{km,l+1}} \left(g_2(Y_{km,l}, r_{km,l})\Delta B_{km,l}^2 \right)^2$$

$$+ 2Y_{km,l} Q_{r_{km,l+1}} g_2(Y_{km,l}, r_{km,l})\Delta B_{km,l}^2 + Q_{r_{km,l+1}} \left(f_2(Y_{km,l}, r_{km,l})\Delta_k \right)^2$$

$$+ 2f_2(Y_{km,l}, r_{km,l})\Delta_k Q_{r_{km,l+1}} g_2(Y_{km,l}, r_{km,l})\Delta B_{km,l}^2 \right).$$

对任意 i 和 $\vartheta > -1$, 由 Taylor 展式可得

$$(1+\vartheta)^{\frac{p}{2}} \leqslant \begin{cases} 1 + \dfrac{p}{2}\vartheta + \dfrac{p(p-2)}{8}\vartheta^2 + \dfrac{p(p-2)(p-4)}{48}\vartheta^3, & 0 < p \leqslant 2, \\[2mm] 1 + \dfrac{p}{2}\vartheta + \dfrac{p(p-2)}{8}\vartheta^2 + \vartheta^3 P_i(\vartheta), & 2i < p \leqslant 2(i+1), \end{cases}$$

其中 $P_i(\vartheta)$ 是系数依赖于 p 和 ϑ 的第 i 阶多项式. 不失一般性, 只证明 $0 < p \leqslant 2$ 的情形. 对 $(1+\zeta_k)^{\frac{p}{2}}$ 利用 Taylor 展式可得

$$\mathbb{E}\Big[\big(1 + \tilde{Y}_{km,l+1}Q_{r_{km,l+1}}\tilde{Y}_{km,l+1}\big)^{\frac{p}{2}}\big|\mathcal{F}_{t_{km,l}}\Big]$$

$$\leqslant \big(1 + Y_{km,l}Q_{r_{km,l}}Y_{km,l}\big)^{\frac{p}{2}}\Big[1 + \frac{p}{2}\mathbb{E}(\zeta_k|\mathcal{F}_{t_{km,l}})$$

$$+ \frac{p(p-2)}{8}\mathbb{E}(\zeta_k^2|\mathcal{F}_{t_{km,l}}) + \frac{p(p-2)(p-4)}{48}\mathbb{E}(\zeta_k^3|\mathcal{F}_{t_{km,l}})\Big].$$

根据引理 3.2.2 和不等式 (3.38) 可知

$$\mathbb{E}\Big[Y_{km,l}Q_{r_{km,l+1}}Y_{km,l}\big|\mathcal{F}_{t_{km,l}}\Big]$$

$$= Y_{km,l}Q_{r_{km,l}}Y_{km,l} + \sum_{j\in\mathbb{S}}Y_{km,l}Q_jY_{km,l}[\gamma_{r_{km,l}j}\Delta_k + o(\Delta_k)]$$

$$\leqslant Y_{km,l}Q_{r_{km,l}}Y_{km,l} + C\|Y_{km,l}\|^2\Delta_k, \tag{3.39}$$

且有

$$\mathbb{E}\Big[2Y_{km,l}Q_{r_{km,l+1}}f_2(Y_{km,l},r_{km,l})\Delta_k + Q_{r_{km,l+1}}\big(g_2(Y_{km,l},r_{km,l})\Delta B_{km,l}\big)^2\big|\mathcal{F}_{t_{km,l}}\Big]$$

$$= 2Y_{km,l}Q_{r_{km,l}}f_2(Y_{km,l},r_{km,l})\Delta_k$$

$$\quad + \sum_{j\in\mathbb{S}}2Q_jY_{km,l}f_2(Y_{km,l},r_{km,l})\Delta_k[\gamma_{r_{km,l}j}\Delta_k + o(\Delta_k)]$$

$$\quad + Q_{r_{km,l}}\|g_2(Y_{km,l},r_{km,l})\|^2\Delta_k + \sum_{j\in\mathbb{S}}Q_j\|g_2(Y_{km,l},r_{km,l})\|^2[\gamma_{r_{km,l}j}\Delta_k^2 + o(\Delta_k^2)]$$

$$= \Big(2Y_{km,l}Q_{r_{km,l}}f_2(Y_{km,l},r_{km,l}) + Q_{r_{km,l}}\|g_2(Y_{km,l},r_{km,l})\|^2\Big)\Delta_k$$

$$\quad + \sum_{j\in\mathbb{S}}\Big(2Q_jY_{km,l}f_2(Y_{km,l},r_{km,l}) + Q_j\|g_2(Y_{km,l},r_{km,l})\|^2\Big)[\gamma_{r_{km,l}j}\Delta_k^2 + o(\Delta_k^2)]$$

$$\leqslant \Big(2Y_{km,l}Q_{r_{km,l}}f_2(Y_{km,l},r_{km,l}) + Q_{r_{km,l}}\|g_2(Y_{km,l},r_{km,l})\|^2\Big)\Delta_k$$

$$+ C(1 + \|Y_{km,l}\|)^2 \Delta_k^{2-\eta}. \tag{3.40}$$

由不等式 (3.38) 可得

$$Q_{r_{km,l+1}} \Delta_k^2 \left\langle -\frac{\partial Y_{km,l}}{\partial a}, -\frac{\partial Y_{km,l}}{\partial a} \right\rangle \leqslant C\|Y_{km,l}\|^2 \Delta_k^2,$$

$$2\left\langle -\frac{\partial Y_{km,l}}{\partial a}\Delta_k, Q_{r_{km,l+1}} Y_{km,l} \right\rangle \leqslant C\|Y_{km,l}\|^2 \Delta_k,$$

$$2\left\langle -\frac{\partial Y_{km,l}}{\partial a}\Delta_k, Q_{r_{km,l+1}} f_2(Y_{km,l}, r_{km,l})\Delta_k \right\rangle \leqslant C(1 + \|Y_{km,l}\|)^2 \Delta_k^{2-\eta}. \tag{3.41}$$

利用性质

$$\mathbb{E}[\Delta B_{km,l}^i | \mathcal{F}_{t_{km,l}}] = \mathbb{E}(\Delta B_{km,l}^i) = 0,$$

再结合不等式 (3.39)—(3.41) 得

$$\begin{aligned}
\mathbb{E}\left[\zeta_k | \mathcal{F}_{t_{km,l}}\right] &\leqslant \left(1 + Y_{km,l} Q_{r_{km,l}} Y_{km,l}\right)^{-1} \Big(C\|Y_{km,l}\|^2 \Delta_k + C\|Y_{km,l}\|^2 \Delta_k^2 \\
&\quad + C(1 + \|Y_{km,l}\|)^2 \Delta_k^{2-\eta} + C(1 + \|Y_{km,l}\|)^2 \Delta_k^{2-2\eta} \\
&\quad + \big(2 Y_{km,l} Q_{r_{km,l}} f_2(Y_{km,l}, r_{km,l}) + Q_{r_{km,1}} \|g_2(Y_{km,l}, r_{km,l})\|^2\big)\Delta_k \Big) \\
&\leqslant \left(1 + Y_{km,l} Q_{r_{km,l}} Y_{km,l}\right)^{-1} \big(2 Y_{km,l} Q_{r_{km,l}} f_2(Y_{km,l}, r_{km,l}) \\
&\quad + Q_{r_{km,1}} \|g_2(Y_{km,l}, r_{km,l})\|^2\big)\Delta_k + C\Delta_k^{2-2\eta}. \tag{3.42}
\end{aligned}$$

用 $\mathcal{G}_{t_{km,l}}$ 表示由 $\{\mathcal{F}_{t_{km,l}}, r_{km,l+1}\}$ 生成的 σ-代数, 那么 $\mathcal{F}_{t_{km,l}} \subseteq \mathcal{G}_{t_{km,l}}$. 由引理 3.2.2 和不等式 (3.38) 可得

$$\mathbb{E}\left[\zeta_k^2 | \mathcal{F}_{t_{km,l}}\right]$$

$$\geqslant \left(1 + Y_{km,l} Q_{r_{km,l}} Y_{km,l}\right)^{-2}$$

$$\Big\{ \mathbb{E}\Big[\mathbb{E}\Big[\big|2 Y_{km,l} Q_{r_{km,l+1}} g_2(Y_{km,l}, r_{km,l})\Delta B_{km,l}^2\big|^2 \Big| \mathcal{G}_{t_{km,l}}\Big] \Big| \mathcal{F}_{t_{km,l}}\Big]$$

$$+ 4\mathbb{E}\Big[\mathbb{E}\Big[(Y_{km,l} Q_{r_{km,l+1}} g_2(Y_{km,l}, r_{km,l})\Delta B_{km,l}^2)$$

$$\times \Big(Y_{km,l} Q_{r_{km,l+1}} Y_{km,l} - Y_{km,l} Q_{r_{km,l}} Y_{km,l}$$

$$+ Q_{r_{km,l+1}} \Delta_k^2 \left\langle -\frac{\partial Y_{km,l}}{\partial a}, -\frac{\partial Y_{km,l}}{\partial a} \right\rangle + 2\left\langle -\frac{\partial Y_{km,l}}{\partial a}\Delta_k, Q_{r_{km,l+1}} Y_{km,l} \right\rangle$$

$$+ 2\left\langle -\frac{\partial Y_{km,l}}{\partial a}\Delta_k, Q_{r_{km,l+1}} f_2(Y_{km,l}, r_{km,l})\Delta_k \right\rangle + Q_{r_{km,l+1}}\big(f_2(Y_{km,l}, r_{km,l})\Delta_k\big)^2$$

$$+ 2\Big\langle -\frac{\partial Y_{km,l}}{\partial a}\Delta_k, Q_{r_{km,l+1}}g_2(Y_{km,l}, r_{km,l})\Delta B_{km,l}^2\Big\rangle$$

$$+ 2Y_{km,l}Q_{r_{km,l+1}}f_2(Y_{km,l}, r_{km,l})\Delta_k + Q_{r_{km,l+1}}\big(g_2(Y_{km,l}, r_{km,l})\Delta B_{km,l}^2\big)^2$$

$$+ 2f_2(Y_{km,l}, r_{km,l})\Delta_k Q_{r_{km,l+1}}g_2(Y_{km,l}, r_{km,l})\Delta B_{km,l}^2\Big)\Big|\mathcal{G}_{t_{km,l}}\Big]\Big|\mathcal{F}_{t_{km,l}}\Big]\Big\}$$

$$\geqslant \big(1 + Y_{km,l}Q_{r_{km,l}}Y_{km,l}\big)^{-2}\Big[4\Delta_k\mathbb{E}\Big(\|Y_{km,l}Q_{r_{km,l+1}}g_2(Y_{km,l}, r_{km,l})\|^2\Big|\mathcal{F}_{t_{km,l}}\Big)$$

$$- C(1 + \|Y_{km,l}\|^4)\Delta_k^{2-2\eta} - C(1 + \|Y_{km,l}\|^4)\Delta_k^{2-\eta}\Big]$$

$$\geqslant 4\big(1 + Y_{km,l}Q_{r_{km,l}}Y_{km,l}\big)^{-2}\|Y_{km,l}Q_{r_{km,l}}\sigma_2(a, r_{km,l})Y_{km,l}\|^2\Delta_k$$

$$- C(1 + \|Y_{km,l}\|^4)\Delta_k^{2-2\eta}. \tag{3.43}$$

相似地, 利用性质

$$\mathbb{E}\big[|\Delta B_{km,l}^2|^{2j}|\mathcal{G}_{t_{km,l}}\big] = C\Delta_k^j, \quad \mathbb{E}\big[|\Delta B_{km,l}^2|^{2j-1}|\mathcal{G}_{t_{km,l}}\big] = 0, \quad j = 1, 2, \cdots$$

和初等不等式, 再结合式子 (3.38) 和 (3.41) 得到

$$\mathbb{E}\Big[\zeta_k^3|\mathcal{F}_{t_{km,l}}\Big]$$

$$\leqslant \big(1 + Y_{km,l}Q_{r_{km,l}}Y_{km,l}\big)^{-3}\mathbb{E}\Big[\mathbb{E}\Big[\Big(Y_{km,l}Q_{r_{km,l+1}}Y_{km,l} - Y_{km,l}Q_{r_{km,l}}Y_{km,l}$$

$$+ Q_{r_{km,l+1}}\Delta_k^2\Big\langle -\frac{\partial Y_{km,l}}{\partial a}, -\frac{\partial Y_{km,l}}{\partial a}\Big\rangle + 2\Big\langle -\frac{\partial Y_{km,l}}{\partial a}\Delta_k, Q_{r_{km,l+1}}Y_{km,l}\Big\rangle$$

$$+ 2\Big\langle -\frac{\partial Y_{km,l}}{\partial a}\Delta_k, Q_{r_{km,l+1}}f_2(Y_{km,l}, r_{km,l})\Delta_k\Big\rangle$$

$$+ 2\Big\langle -\frac{\partial Y_{km,l}}{\partial a}\Delta_k, Q_{r_{km,l+1}}g_2(Y_{km,l}, r_{km,l})\Delta B_{km,l}^2\Big\rangle$$

$$+ 2Y_{km,l}Q_{r_{km,l+1}}f_2(Y_{km,l}, r_{km,l})\Delta_k + Q_{r_{km,l+1}}\big(g_2(Y_{km,l}, r_{km,l})\Delta B_{km,l}^2\big)^2$$

$$+ 2Y_{km,l}Q_{r_{km,l+1}}g_2(Y_{km,l}, r_{km,l})\Delta B_{km,l} + Q_{r_{km,l+1}}\big(f_2(Y_{km,l}, r_{km,l})\Delta_k\big)^2$$

$$+ 2f_2(Y_{km,l}, r_{km,l})\Delta_k Q_{r_{km,l+1}}g_2(Y_{km,l}, r_{km,l})\Delta B_{km,l}^2\Big)^3\Big|\mathcal{G}_{t_{km,l}}\Big]\Big|\mathcal{F}_{t_{km,l}}\Big]$$

$$\leqslant \big(1 + Y_{km,l}Q_{r_{km,l}}Y_{km,l}\big)^{-3}\Big\{\mathbb{E}\Big[\|Y_{km,l}Q_{r_{km,l+1}}Y_{km,l} - Y_{km,l}Q_{r_{km,l}}Y_{km,l}\|^3\Big|\mathcal{F}_{t_{km,l}}\Big]$$

$$+ C\|Y_{km,l}\|^6\Delta_k^6 + C\|Y_{km,l}\|^6\Delta_k^3 + C(1 + \|Y_{km,l}\|)^6\Delta_k^{6-3\eta}$$

$$+ C(1 + \|Y_{km,l}\|)^6\Delta_k^{3-3\eta} + C(1 + \|Y_{km,l}\|)^6\Delta_k^{6-6\eta}\Big\}.$$

对于任意整数 $\bar{l} \geqslant 1$, 使用引理 3.2.2 有

$$\mathbb{E}\Big[\big\|Y_{km,l}Q_{r_{km,l+1}}Y_{km,l} - Y_{km,l}Q_{r_{km,l}}Y_{km,l}\big\|^{\bar{l}}\Big|\mathcal{F}_{t_{km,l}}\Big]$$

$$= \sum_{j\in\mathbb{S}} \big\|Y_{km,l}Q_jY_{km,l} - Y_{km,l}Q_{r_{km,l}}Y_{km,l}\big\|^{\bar{l}} I_{r_{km,l}\neq j}[\gamma_{r_{km,l}j}\Delta_k + o(\Delta_k)]$$

$$\leqslant C(1 + \|Y_{km,l}\|)^{2\bar{l}}\Delta_k.$$

这样的话, 可以知道

$$\mathbb{E}\big[\zeta_k^3\big|\mathcal{F}_{t_{km,l}}\big] \leqslant C\big(1 + Y_{km,l}Q_{r_{km,l}}Y_{km,l}\big)^{-3}\Big[(1 + \|Y_{km,l}\|)^6\Big(\Delta_k + \Delta_k^6 + \Delta_k^3$$

$$+ \Delta_k^{6-3\eta} + \Delta_k^{3-3\eta} + \Delta_k^{6-6\eta}\Big)\Big] \leqslant C\Delta_k. \tag{3.44}$$

对于任意 $\bar{l} > 3$, 也可得到 $\mathbb{E}[\zeta_k^{\bar{l}}|\mathcal{F}_{t_{km,l}}] \leqslant C\Delta_k$, 那么, 利用式子(3.42)—(3.44) 和假设 5 可知

$$\mathbb{E}\Big[\big(1 + \tilde{Y}_{km,l+1}Q_{r_{km,l+1}}\tilde{Y}_{km,l+1}\big)^{\frac{p}{2}}\big|\mathcal{F}_{t_{km,l}}\Big]$$

$$\leqslant (1 + Y_{km,l}Q_{km,l}Y_{km,l})^{\frac{p}{2}}\Bigg\{1 + C\Delta_k + \frac{p\Delta_k}{2}\Bigg[\frac{(p-2)\|Y_{km,l}Q_{r_{km,l}}g_2(Y_{km,l}, r_{km,l})\|^2}{\big(1 + Y_{km,l}Q_{r_{km,l}}Y_{km,l}\big)^2}$$

$$+ \frac{\big(1 + Q_{r_{km,l}}\|Y_{km,l}\|^2\big)\big(2Y_{km,l}Q_{r_{km,l}}f_2(Y_{km,l}, r_{km,l}) + Q_{r_{km,1}}\|g_2(Y_{km,l}, r_{km,l})\|^2\big)}{\big(1 + Y_{km,l}Q_{r_{km,l}}Y_{km,l}\big)^2}\Bigg]\Bigg\}$$

$$\leqslant (1 + Y_{km,l}Q_{r_{km,l}}Y_{km,l})^{\frac{p}{2}}\Big(1 + C\Delta_k + \frac{p\alpha_i}{2}\Delta_k\Big).$$

由式子 (3.35) 和截断方法 (3.37) 可得

$$Y_{km,l}Q_{r_{km,l}}Y_{km,l} = \big(\pi_{\Delta_k}^i(\tilde{Y}_{km,l})\big)^2 Q_{r_{km,l}}$$

$$= \bigg(\frac{\|\tilde{Y}_{km,l}\| \wedge \varphi_i^{-1}(M\Delta_k^{-\eta})}{\|\tilde{Y}_{km,l}\|}\bigg)^2 \tilde{Y}_{km,l}Q_{km,l}\tilde{Y}_{km,l}$$

$$\leqslant \tilde{Y}_{km,l}Q_{km,l}\tilde{Y}_{km,l},$$

如此可得

$$\mathbb{E}\Big[\big(1 + Y_{km,l+1}Q_{r_{km,l+1}}Y_{km,l+1}\big)^{\frac{p}{2}}\big|\mathcal{F}_{t_{km,l}}\Big] \leqslant (1 + Y_{km,l}Q_{r_{km,l}}Y_{km,l})^{\frac{p}{2}}(1 + C_i\Delta_k).$$
$$\tag{3.45}$$

当 $t = \tau_k = t_{km}$ 时, 由式子 (3.37) 和条件 (H3) 可得

$$\left(Q_{r_{km,0}}\|Y_{km,0}\|^2\right)^{\frac{p}{2}} - \left(Q_{r_{(k-1)m,m}}\|Y_{(k-1)m,m}\|^2\right)^{\frac{p}{2}}$$

$$= \left(Q_{r_{km,0}}\big\|J_k(r_{km,0})Y_{(k-1)m,m}\big\|^2\right)^{\frac{p}{2}} - \left(Q_{r_{(k-1)m,m}}\|Y_{(k-1)m,m}\|^2\right)^{\frac{p}{2}}$$

$$= \left[\left(Q_{r_{km,0}}Q_{r_{(k-1)m,m}}^{-1}J_k^2(r_{km,0})\right)^{\frac{p}{2}} - 1\right]\left(Q_{r_{(k-1)m,m}}\|Y_{(k-1)m,m}\|^2\right)^{\frac{p}{2}} \leqslant 0, \quad (3.46)$$

这说明

$$\mathbb{E}\left[\left(1 + Y_{km,0}Q_{r_{km,0}}Y_{km,0}\right)^{\frac{p}{2}}\big|\mathcal{F}_{t_{km,l}}\right] \leqslant \left(1 + Y_{(k-1)m,m}Q_{r_{(k-1)m,m}}Y_{(k-1)m,m}\right)^{\frac{p}{2}}.$$

$$(3.47)$$

结合 (3.45) 和 (3.47), 重复这个过程可得

$$\mathbb{E}\left[\left(1 + Y_{km,l}Q_{r_{km,l}}Y_{km,l}\right)^{\frac{p}{2}}\big|\mathcal{F}_0\right] \leqslant \left(1 + \|y_0(\cdot)\|^2 Q_{l_0}\right)^{\frac{p}{2}}(1 + C_i\Delta_k)^l \prod_{j=0}^{k-1}(1 + C_i\Delta_j)^m.$$

使用类似的技巧可以证明 $X_{km,l}$ 和 $V_{km,l}$ 的 p 阶矩有界性. □

3.2.3.2 强收敛性

在这一小节中, 讨论截断 EM 格式 (3.37) 的强收敛性. 后续证明中, 只以 Y 为例, 省略 X 和 V 的证明. 首先给出下列引理.

引理 3.2.3 如果假设 5 成立, 令 $\rho_{Z,\Delta_k} = (\rho_{x,\Delta_k}, \rho_{y,\Delta_k}, \rho_{v,\Delta_k})^\top$, 定义

$$\rho_{Z,\Delta_k} := \inf\{t \geqslant 0 : |\tilde{Z}(t)| \geqslant \varphi_{\bar{r}(t)}^{-1}(M\Delta_k^{-\eta})\}, \quad (3.48)$$

则对于任意 $T \in [\tau_k, \tau_{k+1})$ 和 $p > 0$, 有

$$\mathbb{P}\{\rho_{Z,\Delta_k} \leqslant T\} \leqslant \frac{C}{\left(\hat{\varphi}^{-1}(M\Delta_k^{-\eta})\right)^p},$$

其中 C 是独立于 Δ_k 的常数.

证明 定义

$$\tilde{\beta} := \inf\left\{n = km + l \geqslant 0 : \|\tilde{Y}_{km,l}\| \geqslant \varphi_{r_{km,l}}^{-1}(M\Delta_k^{-\eta})\right\},$$

那么 $\rho_{y,\Delta_k} = \Delta_k\tilde{\beta}$. 显然, $\rho_{y,\Delta_k}, \tilde{\beta}$ 是对应于 $\mathcal{F}_t$ 和 $\mathcal{F}_{t_{km,l}}$ 的停时. 当 $\omega \in \{\tilde{\beta} \geqslant n+1\}$, 有 $Y_{km,l} = \tilde{Y}_{km,l}$, 且

$$\tilde{Y}_{(n+1)\wedge\tilde{\beta}} = \tilde{Y}_{n+1}, \quad Q_{r_{(n+1)\wedge\tilde{\beta}}}\|\tilde{Y}_{(n+1)\wedge\tilde{\beta}}\|^2 = Q_{r_{n+1}}\|\tilde{Y}_{n+1}\|^2.$$

另外, 若 $\omega \in \{\tilde{\beta} < n+1\}$, 有 $\tilde{\beta} \leqslant km+l = n$, 则

$$\tilde{Y}_{(n+1)\wedge\tilde{\beta}} = \tilde{Y}_{\tilde{\beta}} = \tilde{Y}_{(km,l)\wedge\tilde{\beta}}, \qquad Q_{r_{(n+1)\wedge\tilde{\beta}}}\|\tilde{Y}_{(n+1)\wedge\tilde{\beta}}\|^2 = Q_{r_{(km,l)\wedge\tilde{\beta}}}\|\tilde{Y}_{(km,l)\wedge\tilde{\beta}}\|^2.$$

因此, 由格式 (3.37) 可得

$$\tilde{Y}_{(n+1)\wedge\tilde{\beta}} = \tilde{Y}_{(km,l)\wedge\tilde{\beta}} - \frac{\partial \tilde{Y}_{km,l}}{\partial a}\Delta_k$$
$$+ \Big[f_2(\tilde{Y}_{km,l}, r_{km,l})\Delta_k + g_2(\tilde{Y}_{km,l}, r_{km,l})\Delta B_{km,l}^2\Big]I_{\{[0,\tilde{\beta}]\}}(n+1).$$

那么

$$\left(1 + \tilde{Y}_{(n+1)\wedge\tilde{\beta}}Q_{r_{(n+1)\wedge\tilde{\beta}}}\tilde{Y}_{(n+1)\wedge\tilde{\beta}}\right)^{\frac{p}{2}}$$
$$= \left(1 + \tilde{Y}_{(km,l)\wedge\tilde{\beta}}Q_{r_{(km,l)\wedge\tilde{\beta}}}\tilde{Y}_{(km,l)\wedge\tilde{\beta}}\right)^{\frac{p}{2}}\left(1 + \tilde{\zeta}_k I_{\{[0,\tilde{\beta}]\}}(n+1)\right)^{\frac{p}{2}}$$

成立, 其中

$$\tilde{\zeta}_k = \left(1 + \tilde{Y}_{km,l}Q_{r_{km,l}}\tilde{Y}_{km,l}\right)^{-1}\Big(\tilde{Y}_{km,l}Q_{r_{n+1}}\tilde{Y}_{km,l} - \tilde{Y}_{km,l}Q_{r_{km,l}}\tilde{Y}_{km,l}$$
$$+ Q_{r_{n+1}}\Delta_k^2\Big\langle -\frac{\partial\tilde{Y}_{km,l}}{\partial a}, -\frac{\partial\tilde{Y}_{km,l}}{\partial a}\Big\rangle + 2\Big\langle -\frac{\partial\tilde{Y}_{km,l}}{\partial a}\Delta_k, Q_{r_{n+1}}\tilde{Y}_{km,l}\Big\rangle$$
$$+ 2\Big\langle -\frac{\partial\tilde{Y}_{km,l}}{\partial a}\Delta_k, Q_{r_{n+1}}f_2(\tilde{Y}_{km,l}, r_{km,l})\Delta_k\Big\rangle$$
$$+ 2\Big\langle -\frac{\partial\tilde{Y}_{km,l}}{\partial a}\Delta_k, Q_{r_{n+1}}g_2(\tilde{Y}_{km,l}, r_{km,l})\Delta B_{km,l}^2\Big\rangle$$
$$+ 2\tilde{Y}_{km,l}Q_{r_{n+1}}f_2(\tilde{Y}_{km,l}, r_{km,l})\Delta_k + Q_{r_{n+1}}\big(g_2(\tilde{Y}_{km,l}, r_{km,l})\Delta B_{km,l}^2\big)^2$$
$$+ 2\tilde{Y}_{km,l}Q_{r_{n+1}}g_2(\tilde{Y}_{km,l}, r_{km,l})\Delta B_{km,l}^2 + Q_{r_{n+1}}\big(f_2(\tilde{Y}_{km,l}, r_{km,l})\Delta_k\big)^2$$
$$+ 2f_2(\tilde{Y}_{km,l}, r_{km,l})\Delta_k Q_{r_{n+1}}g_2(\tilde{Y}_{km,l}, r_{km,l})\Delta B_{km,l}^2\Big).$$

对于 $0 < p \leqslant 2$ 的情形, 使用 Taylor 展式得

$$\mathbb{E}\Big[\big(1 + \tilde{Y}_{(n+1)\wedge\tilde{\beta}}Q_{r_{(n+1)\wedge\tilde{\beta}}}\tilde{Y}_{(n+1)\wedge\tilde{\beta}}\big)^{\frac{p}{2}}\big|\mathcal{F}_{t_{(km,l)\wedge\tilde{\beta}}}\Big]$$
$$\leqslant (1 + \tilde{Y}_{(km,l)\wedge\tilde{\beta}}Q_{r_{(km,l)\wedge\tilde{\beta}}}\tilde{Y}_{(km,l)\wedge\tilde{\beta}})^{\frac{p}{2}}\Big\{1 + \frac{p}{2}\mathbb{E}\big[\tilde{\zeta}_k\chi_{\{[0,\tilde{\beta}]\}}(n+1)\big|\mathcal{F}_{t_{(km,l)\wedge\tilde{\beta}}}\big]$$
$$+ \frac{p(p-2)}{8}\mathbb{E}\big[\tilde{\zeta}_k^2\chi_{\{[0,\tilde{\beta}]\}}(n+1)\big|\mathcal{F}_{t_{(km,l)\wedge\tilde{\beta}}}\big]$$

$$+ \frac{p(p-2)(p-4)}{48} \mathbb{E}\big[\tilde{\zeta}_k^3 \chi_{\{[0,\tilde{\beta}]\}}(n+1)\big|\mathcal{F}_{t_{(km,l)\wedge\tilde{\beta}}}\big]\Big\}. \tag{3.49}$$

由引理 3.2.2 可知

$$\mathbb{E}\Big[\big(\tilde{Y}_{km,l}Q_{r_{n+1}}\tilde{Y}_{km,l}\big)\chi_{\{[0,\tilde{\beta}]\}}(n+1)\big|\mathcal{F}_{t_{(km,l)\wedge\tilde{\beta}}}\Big]$$

$$= \mathbb{E}\Big[\Big(\tilde{Y}_{km,l}Q_{r_{km,l}}\tilde{Y}_{km,l} + \sum_{j\in\mathbb{S}}\tilde{Y}_{km,l}Q_j\tilde{Y}_{km,l}[\gamma_{r_{km,l}j}\Delta_k$$

$$+ o(\Delta_k)]\Big)\chi_{\{[0,\tilde{\beta}]\}}(n+1)\big|\mathcal{F}_{t_{(km,l)\wedge\tilde{\beta}}}\Big]$$

$$\leqslant \mathbb{E}\Big[\big(\tilde{Y}_{km,l}Q_{r_{km,l}}\tilde{Y}_{km,l} + C\|\tilde{Y}_{km,l}\|^2\Delta_k\big)\chi_{\{[0,\tilde{\beta}]\}}(n+1)\big|\mathcal{F}_{t_{(km,l)\wedge\tilde{\beta}}}\Big].$$

注意到 $\Delta B_{km,l}^i \chi_{\{[0,\tilde{\beta}]\}}(n+1) = B_i(t_{(n+1)\wedge\tilde{\beta}}) - B_i(t_{(km,l)\wedge\tilde{\beta}})$. 因为 $B_i(t)$ 是一个连续的局部鞅, 则

$$\mathbb{E}\big[\Delta B_{km,l}^i \chi_{\{[0,\tilde{\beta}]\}}(n+1)\big|\mathcal{G}_{t_{(km,l)\wedge\tilde{\beta}}}\big] = 0,$$

$$\mathbb{E}\big[\Delta B_{km,l}^i \Delta B_{km,l}^\top \chi_{\{[0,\tilde{\beta}]\}}(n+1)\big|\mathcal{G}_{t_{(km,l)\wedge\tilde{\beta}}}\big] = \Delta_k\chi_{\mathbb{D}}\mathbb{E}\big[\chi_{\{[0,\tilde{\beta}]\}}(n+1)\big|\mathcal{G}_{t_{(km,l)\wedge\tilde{\beta}}}\big].$$

因此,

$$\mathbb{E}\Big[\big(Q_{r_{n+1}}\big(g_2(\tilde{Y}_{km,l},r_{km,l})\Delta B_{km,l}^2\big)^2\big)\chi_{\{[0,\tilde{\beta}]\}}(n+1)\big|\mathcal{F}_{t_{(km,l)\wedge\tilde{\beta}}}\Big]$$

$$= \mathbb{E}\Big[Q_{r_{n+1}}\big(g_2(\tilde{Y}_{km,l},r_{km,l})\big)^2\mathbb{E}\big(|\Delta B_{km,l}^2|^2\chi_{\{[0,\tilde{\beta}]\}}(n+1)\big|\mathcal{G}_{t_{(km,l)\wedge\tilde{\beta}}}\big)\big|\mathcal{F}_{t_{(km,l)\wedge\tilde{\beta}}}\Big].$$

再结合式子 (3.40) 和 (3.41) 可得

$$\mathbb{E}\Big[\Big(2\tilde{Y}_{km,l}Q_{r_{n+1}}f_2(\tilde{Y}_{km,l},r_{km,l})\Delta_k$$

$$+ Q_{r_{n+1}}\big(\big(g_2(\tilde{Y}_{km,l},r_{km,l})\big)\Delta B_{km,l}^2\big)^2\big)\chi_{\{[0,\tilde{\beta}]\}}(n+1)\big|\mathcal{F}_{t_{(km,l)\wedge\tilde{\beta}}}\Big]$$

$$= \Delta_k\mathbb{E}\Big[\Big(2\tilde{Y}_{km,l}Q_{r_{n+1}}f_2(\tilde{Y}_{km,l},r_{km,l})$$

$$+ Q_{r_{n+1}}\big(g_2(\tilde{Y}_{km,l},r_{km,l})\big)^2\Big)\chi_{\{[0,\tilde{\beta}]\}}(n+1)\big|\mathcal{F}_{t_{(km,l)\wedge\tilde{\beta}}}\Big]$$

$$\leqslant \Delta_k\mathbb{E}\Big[\Big(2\tilde{Y}_{km,l}Q_{r_{n+1}}f_2(\tilde{Y}_{km,l},r_{km,l}) + Q_{r_{n+1}}\big(g_2(\tilde{Y}_{km,l},r_{km,l})\big)^2$$

$$+ C(1+\|\tilde{Y}_{km,l}\|)^2\Delta_k^{1-\eta}\Big)\chi_{\{[0,\tilde{\beta}]\}}(n+1)\big|\mathcal{F}_{t_{(km,l)\wedge\tilde{\beta}}}\Big]$$

和

$$\mathbb{E}\Big[\Big(Q_{r_{n+1}}\Delta_k^2\Big\langle -\frac{\partial \tilde{Y}_{km,l}}{\partial a}, -\frac{\partial \tilde{Y}_{km,l}}{\partial a}\Big\rangle\Big)\chi_{\{[0,\tilde{\beta}]\}}(n+1)\big|\mathcal{F}_{t_{(km,l)\wedge\tilde{\beta}}}\Big] \leqslant C\|\tilde{Y}_{km,l}\|^2\Delta_k^2,$$

$$\mathbb{E}\Big[\Big(2\Big\langle -\frac{\partial \tilde{Y}_{km,l}}{\partial a}\Delta_k, Q_{r_{n+1}}\tilde{Y}_{km,l}\Big\rangle\Big)\chi_{\{[0,\tilde{\beta}]\}}(n+1)\big|\mathcal{F}_{t_{(km,l)\wedge\tilde{\beta}}}\Big] \leqslant C\|\tilde{Y}_{km,l}\|^2\Delta_k,$$

$$\mathbb{E}\Big[\Big(2\Big\langle -\frac{\partial \tilde{Y}_{km,l}}{\partial a}\Delta_k, Q_{r_{n+1}}f_2(\tilde{Y}_{km,l}, r_{km,l})\Delta_k\Big\rangle\Big)\chi_{\{[0,\tilde{\beta}]\}}(n+1)\big|\mathcal{F}_{t_{(km,l)\wedge\tilde{\beta}}}\Big]$$
$$\leqslant C(1+\|\tilde{Y}_{km,l}\|)^2\Delta_k^{2-\eta}.$$

如此, 可以得到

$$\mathbb{E}\big[\tilde{\zeta}_k\chi_{\{[0,\tilde{\beta}]\}}(n+1)\big|\mathcal{F}_{t_{(km,l)\wedge\tilde{\beta}}}\big] = \mathbb{E}\Big[\mathbb{E}\big(\tilde{\zeta}_k\chi_{\{[0,\tilde{\beta}]\}}(n+1)\big|\mathcal{G}_{t_{(km,l)\wedge\tilde{\beta}}}\big)\big|\mathcal{F}_{t_{(km,l)\wedge\tilde{\beta}}}\Big]$$

$$\leqslant \mathbb{E}\Big[\big(1+\tilde{Y}_{km,l}Q_{r_{km,l}}\tilde{Y}_{km,l}\big)^{-1}\Big(C\|\tilde{Y}_{km,l}\|^2\Delta_k$$
$$+ C\|\tilde{Y}_{km,l}\|^2\Delta_k^2 + C(1+\|\tilde{Y}_{km,l}\|)^2\Delta_k^{2-\eta}$$
$$+ C(1+\|\tilde{Y}_{km,l}\|)^2\Delta_k^{2-2\eta} + \big(2\tilde{Y}_{km,l}Q_{r_{n+1}}f_2(\tilde{Y}_{km,l}, r_{km,l})$$
$$+ Q_{r_{n+1}}\big(g_2(\tilde{Y}_{km,l}, r_{km,l})\big)^2\big)\Delta_k\Big)\chi_{\{[0,\tilde{\beta}]\}}(n+1)\big|\mathcal{F}_{t_{(km,l)\wedge\tilde{\beta}}}\Big]$$

$$\leqslant \mathbb{E}\Big[\Big(\big(1+\tilde{Y}_{km,l}Q_{r_{km,l}}\tilde{Y}_{km,l}\big)^{-1}\big(2\tilde{Y}_{km,l}Q_{r_{n+1}}f_2(\tilde{Y}_{km,l}, r_{km,l})$$
$$+ Q_{r_{n+1}}\big(g_2(\tilde{Y}_{km,l}, r_{km,l})\big)^2\big)\Delta_k + C\Delta_k^{2-2\eta}\Big)\chi_{\{[0,\tilde{\beta}]\}}(n+1)\big|\mathcal{F}_{t_{(km,l)\wedge\tilde{\beta}}}\Big]. \quad (3.50)$$

利用定理 3.2.2 的证明技巧可得

$$\mathbb{E}\big[\tilde{\zeta}_k^2\chi_{\{[0,\tilde{\beta}]\}}(n+1)\big|\mathcal{F}_{t_{(km,l)\wedge\tilde{\beta}}}\big] = \mathbb{E}\Big[\mathbb{E}\big(\tilde{\zeta}_k^2\chi_{\{[0,\tilde{\beta}]\}}(n+1)\big|\mathcal{G}_{t_{(km,l)\wedge\tilde{\beta}}}\big)\big|\mathcal{F}_{t_{(km,l)\wedge\tilde{\beta}}}\Big]$$

$$\geqslant \mathbb{E}\Big[\Big(4\big(1+\tilde{Y}_{km,l}Q_{r_{km,l}}\tilde{Y}_{km,l}\big)^{-2}\|\tilde{Y}_{km,l}Q_{r_{km,l}}g_2(\tilde{Y}_{km,l}, r_{km,l})\|^2\Delta_k$$
$$- C(1+\|\tilde{Y}_{km,l}\|^4)\Delta_k^{2-2\eta}\Big)\chi_{\{[0,\tilde{\beta}]\}}(n+1)\big|\mathcal{F}_{t_{(km,l)\wedge\tilde{\beta}}}\Big] \quad (3.51)$$

和

$$\mathbb{E}\big[\tilde{\zeta}_k^3\chi_{\{[0,\tilde{\beta}]\}}(n+1)\big|\mathcal{F}_{t_{(km,l)\wedge\tilde{\beta}}}\big] = \mathbb{E}\Big[\mathbb{E}\big(\tilde{\zeta}_k^3\chi_{\{[0,\tilde{\beta}]\}}(n+1)\big|\mathcal{G}_{t_{(km,l)\wedge\tilde{\beta}}}\big)\big|\mathcal{F}_{t_{(km,l)\wedge\tilde{\beta}}}\Big]$$

$$\leqslant C\Delta_k\mathbb{E}\big[\chi_{\{[0,\tilde{\beta}]\}}(n+1)\big|\mathcal{F}_{t_{(km,l)\wedge\tilde{\beta}}}\big]. \quad (3.52)$$

相似地, 对任意大于 3 的整数 $\bar{l}$, 有

$$\mathbb{E}\big[\tilde{\zeta}_k^{\bar{l}}\chi_{\{[0,\tilde{\beta}]\}}(n+1)\big|\mathcal{F}_{t_{(km,l)\wedge\tilde{\beta}}}\big] \leqslant C\Delta_k\mathbb{E}\big[\chi_{\{[0,\tilde{\beta}]\}}(n+1)\big|\mathcal{F}_{t_{(km,l)\wedge\tilde{\beta}}}\big].$$

结合式子 (3.49)—(3.52) 和假设 5 可知

$$\mathbb{E}\Big[\big(1+\tilde{Y}_{(n+1)\wedge\tilde{\beta}}Q_{r_{(n+1)\wedge\tilde{\beta}}}\tilde{Y}_{(n+1)\wedge\tilde{\beta}}\big)^{\frac{p}{2}}\big|\mathcal{F}_{t_{(km,l)\wedge\tilde{\beta}}}\Big]$$

$$\leqslant \big(1+\tilde{Y}_{(km,l)\wedge\tilde{\beta}}Q_{r_{(km,l)\wedge\tilde{\beta}}}\tilde{Y}_{(km,l)\wedge\tilde{\beta}}\big)^{\frac{p}{2}}\Big\{1+\mathbb{E}\Big[C\Delta_k$$

$$+\frac{p\Delta_k}{2}\Big(\frac{(p-2)\|\tilde{Y}_{km,l}Q_{r_{km,l}}g_2(\tilde{Y}_{km,l},r_{km,l})\|^2}{\big(1+\tilde{Y}_{km,l}Q_{r_{km,l}}\tilde{Y}_{km,l}\big)^2}+\big(1+Q_{r_{km,l}}\|\tilde{Y}_{km,l}\|^2\big)$$

$$\times\frac{2\tilde{Y}_{km,l}Q_{r_{n+1}}f_2(\tilde{Y}_{km,l},r_{km,l})+Q_{r_{n+1}}\big(g_2(\tilde{Y}_{km,l},r_{km,l})\big)^2}{\big(1+\tilde{Y}_{km,l}Q_{r_{km,l}}\tilde{Y}_{km,l}\big)^2}\Big)\big|\mathcal{F}_{t_{(km,l)\wedge\tilde{\beta}}}\Big]\Big\}$$

$$\leqslant\big(1+\tilde{Y}_{(km,l)\wedge\tilde{\beta}}Q_{r_{(km,l)\wedge\tilde{\beta}}}\tilde{Y}_{(km,l)\wedge\tilde{\beta}}\big)^{\frac{p}{2}}\Big(1+C\Delta_k+\frac{p\alpha_i}{2}\Delta_k\Big)$$

$$=\big(1+\tilde{Y}_{(km,l)\wedge\tilde{\beta}}Q_{r_{(km,l)\wedge\tilde{\beta}}}\tilde{Y}_{(km,l)\wedge\tilde{\beta}}\big)^{\frac{p}{2}}(1+C_i\Delta_k).$$

当 $t=\tau_k=t_{km}$ 时, 由 (3.46) 可知

$$\mathbb{E}\Big[\big(1+\tilde{Y}_{(km,0)\wedge\tilde{\beta}}Q_{r_{(km,0)\wedge\tilde{\beta}}}\tilde{Y}_{(km,0)\wedge\tilde{\beta}}\big)^{\frac{p}{2}}\big|\mathcal{F}_{t_{(km,l)\wedge\tilde{\beta}}}\Big]$$

$$\leqslant\big(1+\tilde{Y}_{((k-1)m,m)\wedge\tilde{\beta}}Q_{r_{((k-1)m,m)\wedge\tilde{\beta}}}\tilde{Y}_{((k-1)m,m)\wedge\tilde{\beta}}\big)^{\frac{p}{2}}.$$

重复这个过程可得

$$\mathbb{E}\Big[\big(1+\tilde{Y}_{(km,l)\wedge\tilde{\beta}}Q_{r_{(km,l)\wedge\tilde{\beta}}}\tilde{Y}_{(km,l)\wedge\tilde{\beta}}\big)^{\frac{p}{2}}\Big]$$

$$\leqslant\big(1+\|y_0(\cdot)\|^2Q_{l_0}\big)^{\frac{p}{2}}(1+C_i\Delta_k)^l\prod_{j=0}^{k-1}(1+C_i\Delta_j)^m:=C.$$

因此, 对任意 $T\in[\tau_k,\tau_{k+1})$, 有

$$\big(\hat{\varphi}^{-1}(M\Delta_k^{-\eta})\big)^p\mathbb{P}\{\rho_{y,\Delta_k}\leqslant T\}\leqslant\mathbb{E}\Big[\|\tilde{Y}(T\wedge\rho_{y,\Delta_k})\|^p\Big]=\mathbb{E}\Big[\|\tilde{Y}_{\lfloor\frac{T-\tau_k}{\Delta_k}\rfloor\wedge\tilde{\beta}}\|^p\Big]\leqslant C,$$

其中 $\left\lfloor\dfrac{T-\tau_k}{\Delta_k}\right\rfloor$ 表示 $\dfrac{T-\tau_k}{\Delta_k}$ 的整数部分. $\qquad\square$

接下来, 给出一些假设和引理来得到收敛结果.

假设 6 如果对于 $\bar{p}>2$, 存在正的常数 L, L_i 和 l 使得

$$\left|\frac{\partial y}{\partial a}-\frac{\partial z}{\partial a}\right|\leqslant L|y-z|,\quad\forall y,z\in L_+^1(0,A),$$

$$2(Z-Z')^{\top}\big(f(Z,i)-f(Z',i)\big)+(\bar{p}-1)|g(Z,i)-g(Z',i)|^2\leqslant L_i|Z-Z'|^2,$$

$$|f(Z,i) - f(Z',i)| \leqslant L_i\big(1 + |Z|^\ell + |Z'|^\ell\big)|Z - Z'|, \quad \vee\, Z, Z' \in \mathscr{X}, \quad i \in \mathbb{S}$$

成立, 其中 $t \in [\tau_k, \tau_{k+1})$.

附注 3.2.1 如果假设 6 成立, 则

$$|g(Z,i) - g(Z',i)|^2 \leqslant L_i\big(1 + |Z|^\ell + |Z'|^\ell\big)|Z - Z'|^2,$$

$$|f(Z,i)| \leqslant L_i\big(1 + |Z|^{\ell+1}\big), \quad |g(Z,i)| \leqslant L_i\big(1 + |Z|^{\frac{\ell}{2}+1}\big). \tag{3.53}$$

附注 3.2.2 在假设 6 下, 对于式 (3.34) 中的任意 $\kappa > 0$, 定义 $f(\kappa) = C(1 + \kappa^\ell)$, 则对所有 $\kappa > C$, $f^{-1}(\kappa) = \left(\dfrac{\kappa}{C} - 1\right)^{1/\ell}$.

对任意 $t \in [t_{km,l}, t_{km,l+1})$, 定义下列辅助过程:

$$\begin{cases} \bar{X}(t) = X_{km,l} + f_1(X_{km,l}, r_{km,l})(t - t_{km,l}) + g_1(X_{km,l}, r_{km,l})(B_1(t) - B_1(t_{km,l})), \\ \bar{Y}(\cdot, t) = Y_{km,l} - \dfrac{\partial Y_{km,l}}{\partial a}(t - t_{km,l}) + f_2(Y_{km,l}, r_{km,l})(t - t_{km,l}) \\ \qquad\quad + g_2(Y_{km,l}, r_{km,l})(B_2(t) - B_2(t_{km,l})), \\ \bar{V}(t) = V_{km,l} + f_3(V_{km,l}, r_{km,l})(t - t_{km,l}) + g_3(V_{km,l}, r_{km,l})(B_3(t) - B_3(t_{km,l})). \end{cases} \tag{3.54}$$

注意到 $\bar{Z}(t_{km,l}) = Z(t_{km,l}) = Z_{km,l}$, 这意味着 $\bar{Z}(t)$ 和 $Z(t)$ 在 $t_{km,l}$ 是一致的. 首先证明截断的 EM 解收敛于系统 (3.54) 的解.

引理 3.2.4 若假设 5 和假设 6 成立, 对任意 $\bar{q} \in \left(0, \dfrac{p}{\ell+1}\right]$, 有

$$\sup_{\tau_k \leqslant t < \tau_{k+1}} \mathbb{E}\Big(\|\bar{Y}(\cdot, t) - Y(\cdot, t)\|^{\bar{q}}\Big) \leqslant C\Delta_k^{\frac{\bar{q}}{2}},$$

其中 C 是独立于步长 Δ_k 的正常数. 因此,

$$\lim_{\Delta_k \to 0} \mathbb{E}\Big(\|\bar{Y}(\cdot, t) - Y(\cdot, t)\|^{\bar{q}}\Big) = 0, \quad \forall\, t \in [\tau_k, \tau_{k+1}).$$

证明 给定 Δ_k, 存在整数 $m \geqslant 1$ 和 $l \geqslant 0$ 使得 $t \in [t_{km,l}, t_{km,l+1})$. 利用系统 (3.54) 和假设 6 可得

$$\mathbb{E}\Big(\|\bar{Y}(\cdot, t) - Y(\cdot, t)\|^{\bar{q}}\Big) = \mathbb{E}\Big(\|\bar{Y}(\cdot, t) - Y(t_{km,l})\|^{\bar{q}}\Big)$$

$$\leqslant 3^{\bar{q}}\mathbb{E}\Big(\Big|-\frac{\partial Y_{km,l}}{\partial a}\Big|^{\bar{q}}\Big)\Delta_k^{\bar{q}} + 3^{\bar{q}}\mathbb{E}\Big(\|f_2(Y_{km,l}, r_{km,l})\|^{\bar{q}}\Big)\Delta_k^{\bar{q}}$$

$$+ 3^{\bar{q}}\mathbb{E}\Big(\|f_2(Y_{km,l}, r_{km,l})\|^{\bar{q}}|B(t) - B(t_{km,l})|^{\bar{q}}\Big)$$

$$\leqslant C\Big(\mathbb{E}\|Y_{km,l}\|^{\bar{q}}\Delta_k^{\bar{q}} + \mathbb{E}\|f_2(Y_{km,l},r_{km,l})\|^{\bar{q}}\Delta_k^{\bar{q}} + \mathbb{E}\|g_2(Y_{km,l},r_{km,l})\|^{\bar{q}}\Delta_k^{\frac{\bar{q}}{2}}\Big).$$

由 (3.53) 和定理 3.2.2 可知

$$\mathbb{E}\Big(\|\bar{Y}(\cdot,t) - Y(\cdot,t)\|^{\bar{q}}\Big)$$

$$\leqslant C\Big(\mathbb{E}\|Y_{km,l}\|^p\Big)^{\frac{\bar{q}}{p}}\Delta_k^{\bar{q}} + C\mathbb{E}\Big[(1+\|Y_{km,l}\|^{\ell+1})^{\bar{q}}\Big]\Delta_k^{\bar{q}}$$

$$+ C\mathbb{E}\Big[(1+\|Y_{km,l}\|^{\frac{\ell}{2}+1})^{\bar{q}}\Big]\Delta_k^{\frac{\bar{q}}{2}}$$

$$\leqslant C\Delta_k^{\frac{\bar{q}}{2}} + C\Big(\mathbb{E}\|Y_{km,l}\|^p\Big)^{\frac{(\ell+1)\bar{q}}{p}}\Delta_k^{\bar{q}} + C\Big(\mathbb{E}\|Y_{km,l}\|^p\Big)^{\frac{(\ell+2)\bar{q}}{2p}}\Delta_k^{\frac{\bar{q}}{2}}$$

$$\leqslant C\Delta_k^{\frac{\bar{q}}{2}}. \hspace{4cm}\square$$

附注 3.2.3　由定理 3.2.2 和引理 3.2.3 可以直接得到

$$\sup_{0<\Delta_k\leqslant 1}\sup_{\tau_k\leqslant t<\tau_{k+1}}\mathbb{E}\|\bar{Y}(\cdot,t)\|^p \leqslant C.$$

引理 3.2.5　在假设 5 下，令 $\bar{\rho}_{Z,\Delta_k} = (\bar{\rho}_{x,\Delta_k},\bar{\rho}_{y,\Delta_k},\bar{\rho}_{v,\Delta_k})^\top$，定义

$$\bar{\rho}_{Z,\Delta_k} := \inf\{t \geqslant 0 : |\bar{Z}(t)| \geqslant \varphi_{\bar{r}(t)}^{-1}(M\Delta_k^{-\eta})\}, \tag{3.55}$$

则对任意 $T \in [\tau_k,\tau_{k+1})$ 和 $p > 0$，有

$$\mathbb{P}\{\bar{\rho}_{Z,\Delta_k} \leqslant T\} \leqslant \frac{C}{\big(\hat{\varphi}^{-1}(M\Delta_k^{-\eta})\big)^p}, \tag{3.56}$$

其中 C 是与步长 Δ_k 无关的常数.

这个引理的证明与文献 [129] 中的引理 3.11 相似, 故省略过程. 下面证明系统 (3.23) 的精确解可以用 (3.54) 的解来逼近.

引理 3.2.6　若 $p \geqslant 4(\ell+1)$，且对任意 $q \in [2,\bar{p}] \cap \Big[2, \dfrac{p}{2(\ell+1)}\Big]$，假设 5 和假设 6 成立，选取 $\eta = \ell q/2(p-q)$，则由 (3.54) 定义的过程可知

$$\mathbb{E}\|y(\cdot,T) - \bar{Y}(\cdot,T)\|^q \leqslant C\Delta_k^{\frac{q}{2}}, \quad \forall\, T \in [\tau_k,\tau_{k+1}).$$

证明　定义 $\bar{\theta}_{\Delta_k} = \nu_{\hat{\varphi}^{-1}(M\Delta_k^{-\eta})} \wedge \rho_{y,\Delta_k} \wedge \bar{\rho}_{y,\Delta_k}$，$\Omega_1 := \{\omega : \bar{\theta}_{\Delta_k} > T\}$，$\bar{e}(\cdot,t) = y(\cdot,t) - \bar{Y}(\cdot,t)$，对任意 $t \in [\tau_k,T]$，其中 $\nu_{\hat{\varphi}^{-1}(M\Delta_k^{-\eta})}$，$\rho_{y,\Delta_k}$ 和 $\bar{\rho}_{y,\Delta_k}$ 如

(3.32), (3.48) 和 (3.55) 定义所示. 利用 Young 不等式可得

$$
\begin{aligned}
\mathbb{E}\|\bar{e}(\cdot,T)\|^q &= \mathbb{E}\Big(\|\bar{e}(\cdot,T)\|^q\chi_{\Omega_1}\Big) + \mathbb{E}\Big(\|\bar{e}(\cdot,T)\|^q\chi_{\Omega_1^c}\Big)\\
&\leqslant \mathbb{E}\Big(\|\bar{e}(\cdot,T)\|^q\chi_{\Omega_1}\Big) + \frac{q\Delta_k^{\frac{q}{2}}}{p}\mathbb{E}\Big(\|\bar{e}(\cdot,T)\|^p\Big) + \frac{p-q}{p\Delta_k^{\frac{q^2}{2(p-q)}}}\mathbb{P}\big(\Omega_1^c\big).
\end{aligned} \tag{3.57}
$$

由定理 3.2.1 和附注 3.2.3 可知

$$
\frac{q\Delta_k^{\frac{q}{2}}}{p}\mathbb{E}\Big(\|\bar{e}(\cdot,T)\|^p\Big) \leqslant C\Delta_k^{\frac{q}{2}}. \tag{3.58}
$$

对于 $q \in [2,\bar{p}]$ 和 $\Delta_k \in (0,1]$, 根据式子 (3.33), (3.48) 和 (3.56) 得到

$$
\begin{aligned}
\frac{p-q}{p\Delta_k^{\frac{q^2}{2(p-q)}}}\mathbb{P}\big(\Omega_1^c\big) &\leqslant \frac{p-q}{p\Delta_k^{\frac{q^2}{2(p-q)}}}\Big(\mathbb{P}\{\nu_{\hat{\varphi}^{-1}(M\Delta_k^{-\eta})} \leqslant T\} + \mathbb{P}\{\rho_{y,\Delta_k} \leqslant T\}\\
&\quad + \mathbb{P}\{\bar{\rho}_{y,\Delta_k} \leqslant T\}\Big)\\
&\leqslant \frac{p-q}{p\Delta_k^{\frac{q^2}{2(p-q)}}}\frac{3C}{\big(\hat{\varphi}^{-1}(M\Delta_k^{-\eta})\big)^p} \leqslant \frac{p-q}{p\Delta_k^{\frac{q^2}{2(p-q)}}}\frac{3C}{\big(M\Delta_k^{-\eta}/C-1\big)^{\frac{p}{\ell}}}\\
&\leqslant C\Delta_k^{\frac{p\eta}{\ell}-\frac{q^2}{2(p-q)}} = C\Delta_k^{\frac{q}{2}}. \tag{3.59}
\end{aligned}
$$

那么, 对任意 $t \in [\tau_k,T]$, 有

$$
\begin{aligned}
\bar{e}(\cdot,t) &= \int_{\tau_k}^t -\Big(\frac{\partial y(\cdot,s)}{\partial a} - \frac{\partial Y(\cdot,s)}{\partial a}\Big)ds\\
&\quad + \int_{\tau_k}^t \Big(f_2\big(y(\cdot,s),r(s)\big) - f_2\big(Y(\cdot,s),\bar{r}(s)\big)\Big)ds\\
&\quad + \int_{\tau_k}^t \Big(g_2\big(y(\cdot,s),r(s)\big) - g_2\big(Y(\cdot,s),\bar{r}(s)\big)\Big)dB(s).
\end{aligned}
$$

使用 Itô 公式可得

$$
\begin{aligned}
\|\bar{e}(\cdot,t)\|^q &= \int_{\tau_k}^t \frac{q}{2}\|\bar{e}(\cdot,s)\|^{q-4}\bigg[\|\bar{e}(\cdot,s)\|^2\Big(2\bar{e}(\cdot,s)\Big(\Big|\frac{\partial y(\cdot,s)}{\partial a} - \frac{\partial Y(\cdot,s)}{\partial a}\Big|\\
&\quad + \|f_2\big(y(\cdot,s),r(s)\big) - f_2\big(Y(\cdot,s),\bar{r}(s)\big)\|\Big)
\end{aligned}
$$

$$+ \left\| g_2\big(y(\cdot,s),r(s)\big) - g_2\big(Y(\cdot,s),\bar{r}(s)\big) \right\|^2 \Big)$$

$$+ (q-2)\left\| \bar{e}(\cdot,s)\big(g_2\big(y(\cdot,s),r(s)\big) - g_2\big(Y(\cdot,s),\bar{r}(s)\big)\big) \right\|^2 \bigg] ds + M(t)$$

$$\leqslant \int_{\tau_k}^{t} \frac{q}{2}\|\bar{e}(\cdot,s)\|^{q-2} \left(2\bar{e}(\cdot,s)\left(\left| \frac{\partial y(\cdot,s)}{\partial a} - \frac{\partial Y(\cdot,s)}{\partial a} \right| \right. \right.$$

$$+ \left. \left\| f_2\big(y(\cdot,s),r(s)\big) - f_2\big(Y(\cdot,s),\bar{r}(s)\big) \right\| \right)$$

$$+ (q-1)\left\| g_2\big(y(\cdot,s),r(s)\big) - g_2\big(Y(\cdot,s),\bar{r}(s)\big) \right\|^2 \bigg) ds + M(t),$$

其中

$$M(t) = \int_{\tau_k}^{t} \frac{q}{2}\|\bar{e}(\cdot,s)\|^{q-1} \Big(g_2\big(y(\cdot,s),r(s)\big) - g_2\big(Y(\cdot,s),\bar{r}(s)\big) \Big) dB_2(s)$$

是初值为 0 的局部鞅, 这使得

$$\mathbb{E}\|\bar{e}(\cdot, T \wedge \bar{\theta}_{\Delta_k})\|^q$$

$$\leqslant \frac{q}{2}\mathbb{E}\int_{\tau_k}^{T \wedge \bar{\theta}_{\Delta_k}} \|\bar{e}(\cdot,s)\|^{q-2} \left(2\bar{e}(\cdot,s)\left(\left| \frac{\partial y(\cdot,s)}{\partial a} - \frac{\partial Y(\cdot,s)}{\partial a} \right| \right. \right.$$

$$+ \left. \left\| f_2\big(y(\cdot,s),r(s)\big) - f_2\big(Y(\cdot,s),\bar{r}(s)\big) \right\| \right)$$

$$+ (q-1)\left\| g_2\big(y(\cdot,s),r(s)\big) - g_2\big(Y(\cdot,s),\bar{r}(s)\big) \right\|^2 \bigg) ds$$

$$\leqslant \frac{q}{2}\mathbb{E}\int_{\tau_k}^{T \wedge \bar{\theta}_{\Delta_k}} \|\bar{e}(\cdot,s)\|^{q-2} \left[2\bar{e}(\cdot,s)\left(\left| \frac{\partial y(\cdot,s)}{\partial a} - \frac{\partial \bar{Y}(\cdot,s)}{\partial a} \right| + \left| \frac{\partial \bar{Y}(\cdot,s)}{\partial a} - \frac{\partial Y(\cdot,s)}{\partial a} \right| \right. \right.$$

$$+ \left\| f_2\big(y(\cdot,s),r(s)\big) - f_2\big(\bar{Y}(\cdot,s),r(s)\big) \right\|$$

$$+ \left. \left\| f_2\big(\bar{Y}(\cdot,s),r(s)\big) - f_2\big(Y(\cdot,s),\bar{r}(s)\big) \right\| \right)$$

$$+ (q-1)\left\| g_2\big(y(\cdot,s),r(s)\big) - g_2\big(Y(\cdot,s),\bar{r}(s)\big) \right\|^2 \bigg] ds. \tag{3.60}$$

由于 $q \in [2,\bar{p})$, 选取一个较小的常数 $\iota > 0$ 使得 $(q-1)(\iota+1) \leqslant \bar{p} - 1$. 对任意 $\tau_k < s < t \wedge \bar{\theta}_{\Delta_k}$, 使用 Young 不等式可得

$$\left\| g_2\big(y(\cdot,s),r(s)\big) - g_2\big(Y(\cdot,s),\bar{r}(s)\big) \right\|^2$$

$$
= \left\| g_2\big(y(\cdot,s),r(s)\big) - g_2\big(\bar{Y}(\cdot,s),r(s)\big) + g_2\big(\bar{Y}(\cdot,s),r(s)\big) - g_2\big(Y(\cdot,s),\bar{r}(s)\big) \right\|^2
$$

$$
\leqslant (1+\iota)\left\| g_2\big(y(\cdot,s),r(s)\big) - g_2\big(\bar{Y}(\cdot,s),r(s)\big) \right\|^2
$$

$$
+ \left(1+\frac{1}{\iota}\right)\left\| g_2\big(\bar{Y}(\cdot,s),r(s)\big) - g_2\big(Y(\cdot,s),\bar{r}(s)\big) \right\|^2
$$

$$
\leqslant (1+\iota)\left\| g_2\big(y(\cdot,s),r(s)\big) - g_2\big(\bar{Y}(\cdot,s),r(s)\big) \right\|^2
$$

$$
+ (1+\iota)\left(1+\frac{1}{\iota}\right)\left\| g_2\big(\bar{Y}(\cdot,s),r(s)\big) - g_2\big(\bar{Y}(\cdot,s),\bar{r}(s)\big) \right\|^2
$$

$$
+ \left(1+\frac{1}{\iota}\right)^2 \left\| g_2\big(\bar{Y}(\cdot,s),\bar{r}(s)\big) - g_2\big(Y(\cdot,s),\bar{r}(s)\big) \right\|^2. \tag{3.61}
$$

将式子 (3.61) 代入 (3.60), 且根据假设 6 和 Young 不等式可知

$$
\mathbb{E}\left\| \bar{e}(\cdot, T \wedge \bar{\theta}_{\Delta_k}) \right\|^q
$$

$$
\leqslant \mathbb{E}\int_{\tau_k}^{T \wedge \bar{\theta}_{\Delta_k}} \left\| \bar{e}(\cdot,s) \right\|^{q-2}\Big[C\left\| \bar{e}(\cdot,s) \right\|^2 + \left\| Y(\cdot,s) - \bar{Y}(\cdot,s) \right\|^2
$$

$$
+ 2\bar{e}(\cdot,s)\left\| f_2\big(y(\cdot,s),r(s)\big) - f_2\big(\bar{Y}(\cdot,s),r(s)\big) \right\|
$$

$$
+ (q-1)(1+\iota)\left\| g_2\big(y(\cdot,s),r(s)\big) - g_2\big(\bar{Y}(\cdot,s),r(s)\big) \right\|^2
$$

$$
+ \left\| f_2\big(\bar{Y}(\cdot,s),r(s)\big) - f_2\big(\bar{Y}(\cdot,s),\bar{r}(s)\big) \right\|
$$

$$
+ (q-1)(1+\iota)\left(1+\frac{1}{\iota}\right)\left\| g_2\big(\bar{Y}(\cdot,s),r(s)\big) - g_2\big(\bar{Y}(\cdot,s),\bar{r}(s)\big) \right\|^2
$$

$$
+ \left\| f_2\big(\bar{Y}(\cdot,s),\bar{r}(s)\big) - f_2\big(Y(\cdot,s),\bar{r}(s)\big) \right\|
$$

$$
+ (q-1)\left(1+\frac{1}{\iota}\right)^2 \left\| g_2\big(\bar{Y}(\cdot,s),\bar{r}(s)\big) - g_2\big(Y(\cdot,s),\bar{r}(s)\big) \right\|^2 \Big] ds
$$

$$
\leqslant C\mathbb{E}\int_{\tau_k}^{T} \left\| \bar{e}(\cdot, s \wedge \bar{\theta}_{\Delta_k}) \right\|^q + \left\| Y(\cdot,s) - \bar{Y}(\cdot,s) \right\|^q
$$

$$
+ \big(1 + \left\| Y(\cdot,s) \right\|^\ell + \left\| \bar{Y}(\cdot,s) \right\|^\ell\big)^q \left\| Y(\cdot,s) - \bar{Y}(\cdot,s) \right\|^q
$$

$$
+ \big(1 + \left\| Y(\cdot,s) \right\|^\ell + \left\| \bar{Y}(\cdot,s) \right\|^\ell\big)^{\frac{q}{2}} \left\| Y(\cdot,s) - \bar{Y}(\cdot,s) \right\|^q
$$

$$
+ C\sum_{l=0}^{m-1} \int_{t_{km,l}}^{t_{km,l+1}} \mathbb{E}\Big[\big(1 + \left\| \bar{Y}_{km,l} \right\|^{\ell+1} + \left\| \bar{Y}_{km,l} \right\|^{\frac{\ell}{2}+1}\big)^q \mathbb{E}\big(\chi_{\{r(s)\neq r_{km,l}\}} | \mathcal{F}_{t_{km,l}}\big)\Big] ds
$$

$$\leqslant C\mathbb{E}\int_{\tau_k}^{T}\|\bar{e}(\cdot,s\wedge\bar{\theta}_{\Delta_k})\|^q+\|Y(\cdot,s)-\bar{Y}(\cdot,s)\|^q$$

$$+\left(1+\|Y(\cdot,s)\|^{\ell q}+\|\bar{Y}(\cdot,s)\|^{\ell q}\right)\|Y(\cdot,s)-\bar{Y}(\cdot,s)\|^q$$

$$+C\sum_{l=0}^{m-1}\int_{t_{km,l}}^{t_{km,l+1}}\mathbb{E}\Big[\big(1+\|\bar{Y}_{km,l}\|^{(\ell+1)q}\big)\mathbb{E}\big(\chi_{\{r(s)\neq r_{km,l}\}}|\mathcal{F}_{t_{km,l}}\big)\Big]ds.$$

利用 Hölder 不等式, 引理 3.2.4 和附注 3.2.3 可得

$$\mathbb{E}\int_{0}^{T}\left(1+\|Y(\cdot,s)\|^{\ell q}+\|\bar{Y}(\cdot,s)\|^{\ell q}\right)\|Y(\cdot,s)-\bar{Y}(\cdot,s)\|^q ds$$

$$\leqslant\int_{0}^{T}\left(\mathbb{E}(1+\|Y(\cdot,s)\|^{\ell q}+\|\bar{Y}(\cdot,s)\|^{\ell q})^2\right)^{\frac{1}{2}}\left(\mathbb{E}\|Y(\cdot,s)-\bar{Y}(\cdot,s)\|^{2q}\right)^{\frac{1}{2}}ds$$

$$\leqslant C\int_{0}^{T}\left(1+\mathbb{E}\|Y(\cdot,s)\|^{2\ell q}+\mathbb{E}\|\bar{Y}(\cdot,s)\|^{2\ell q}\right)^{\frac{1}{2}}\left(\mathbb{E}\|Y(\cdot,s)-\bar{Y}(\cdot,s)\|^{\frac{p}{\ell+1}}\right)^{\frac{(\ell+1)q}{p}}ds$$

$$\leqslant C\int_{0}^{T}\left(1+\left(\mathbb{E}\|Y(\cdot,s)\|^{p}\right)^{\frac{2\ell q}{p}}+\left(\mathbb{E}\|\bar{Y}(\cdot,s)\|^{p}\right)^{\frac{2\ell q}{p}}\right)^{\frac{1}{2}}$$

$$\cdot\left(\mathbb{E}\|Y(\cdot,s)-\bar{Y}(\cdot,s)\|^{\frac{p}{\ell+1}}\right)^{\frac{(\ell+1)q}{p}}ds$$

$$\leqslant C\Delta_k^{\frac{q}{2}}.$$

如此, 根据 Markov 链的性质, 引理 3.2.4 和定理 3.2.2 可得

$$\mathbb{E}\|\bar{e}(\cdot,T\wedge\bar{\theta}_{\Delta_k})\|^q$$

$$\leqslant C\mathbb{E}\int_{\tau_k}^{T}\|\bar{e}(\cdot,s\wedge\bar{\theta}_{\Delta_k})\|^q ds+C\Delta_k^{\frac{q}{2}}$$

$$+C\sum_{l=0}^{m-1}\int_{t_{km,l}}^{t_{km,l+1}}\mathbb{E}\Big[\big(1+\|\bar{Y}_{km,l}\|^{(\ell+1)q}\big)\mathbb{P}\{r(s)\neq r_{km,l}|r_{km,l}\}\Big]ds$$

$$\leqslant C\mathbb{E}\int_{\tau_k}^{T}\|\bar{e}(\cdot,s\wedge\bar{\theta}_{\Delta_k})\|^q ds+C\Delta_k^{\frac{q}{2}}+C\Delta_k\sum_{l=0}^{m-1}\int_{t_{km,l}}^{t_{km,l+1}}\mathbb{E}\Big[1+\|\bar{Y}_{km,l}\|^{(\ell+1)q}\Big]ds$$

$$\leqslant C\mathbb{E}\int_{\tau_k}^{T}\|\bar{e}(\cdot,s\wedge\bar{\theta}_{\Delta_k})\|^q ds+C\Delta_k^{\frac{q}{2}}.$$

应用 Gronwall 不等式可得

$$\mathbb{E}\Big(\|\bar{e}(\cdot,T)\|^q I_{\Omega_1}\Big)\leqslant\mathbb{E}\Big(\|\bar{e}(\cdot,T\wedge\bar{\theta}_{\Delta_k})\|^q\Big)$$

$$\leqslant C\mathbb{E}\int_{\tau_k}^{T}\|\bar{e}(\cdot,s\wedge\bar{\theta}_{\Delta_k})\|^{q}ds+C\Delta_k^{\frac{q}{2}}\leqslant C\Delta_k^{\frac{q}{2}}. \tag{3.62}$$

将式子 (3.58), 引理(3.59) 和 (3.62) 代入方程 (3.57) 得证.   □

结合引理 3.2.4 和引理 3.2.6, 得到了格式 (3.37) 的强收敛性.

定理 3.2.3   若对于 $p\geqslant 4(\ell+1)$ 和任意 $q\in[2,\bar{p})\cap\left[2,\dfrac{p}{2(\ell+1)}\right]$, 假设 5 和假设 6 成立, 选取 $\eta=\ell q/2(p-q)$, 则由 (3.54) 定义的过程有以下性质

$$\mathbb{E}|X(T)-x(T)|^{q}\leqslant C\Delta_k^{\frac{q}{2}},\quad\forall\,T\in[\tau_k,\tau_{k+1}),$$

$$\mathbb{E}\|Y(\cdot,T)-y(\cdot,T)\|^{q}\leqslant C\Delta_k^{\frac{q}{2}},\quad\forall\,T\in[\tau_k,\tau_{k+1}),$$

$$\mathbb{E}|V(T)-v(T)|^{q}\leqslant C\Delta_k^{\frac{q}{2}},\quad\forall\,T\in[\tau_k,\tau_{k+1}).$$

定理 3.2.3 表明由截断 EM 格式 (3.37) 得到的数值解收敛于系统 (3.23) 的精确解, 这为研究 HIV 模型解的性质提供了一个可行的选择.

3.2.4   数值模拟

在本小节中, 通过一个例子来说明格式 (3.37) 的有效性.

例   选取初始值 $u_0=c_0=0.001$, $\mu_0=0.01$. 长期平均水平 $u_e=0.01\ \mathrm{day}^{-1}$, $\mu_e=0.2\ \mathrm{day}^{-1}$, $c_e=2.4\ \mathrm{day}^{-1}$, $\mu_2(a)=0.1$. 回归速度 $\theta_i=0.3\ (i=1,2,3)$.

考虑下列随机切换系统 (3.23)

$$\begin{cases}dx(t)=\Big[\lambda(r(t))-0.01x(t)-(0.001-0.01)e^{-0.3t}x(t)-\beta_1(r(t))x(t)v(t)\\[2mm]\qquad\quad-x(t)\displaystyle\int_0^A\beta(a,r(t))y(a,t)da\Big]dt-\dfrac{\xi_1(r(t))}{\sqrt{0.6}}\sqrt{1-e^{-0.6t}}x(t)dB_1,\quad t\neq\tau_k,\\[4mm]d_ty(a,t)=\Big[-\dfrac{\partial y(a,t)}{\partial a}-0.02y(a,t)-(0.01-0.2)\times0.1e^{-0.3t}y(a,t)\Big]dt\\[3mm]\qquad\qquad-\dfrac{\xi_2(r(t))\times0.1}{\sqrt{0.6}}\sqrt{1-e^{-0.6t}}y(a,t)dB_2(t),\quad t\neq\tau_k,\\[4mm]dv(t)=\Big[\displaystyle\int_0^A k(a,r(t))y(a,t)da-2.4v(t)-(0.001-2.4)e^{-0.3t}v(t)\Big]dt\\[3mm]\qquad\quad-\dfrac{\xi_3(r(t))}{\sqrt{0.6}}\sqrt{1-e^{-0.6t}}v(t)dB_3(t),\quad t\neq\tau_k,\\[3mm]x(\tau_k)=G_k(r(\tau_k))x(\tau_k^-),\qquad t=\tau_k,\\[1mm]y(a,\tau_k)=J_k(r(\tau_k))y(a,\tau_k^-),\quad t=\tau_k,\\[1mm]v(\tau_k)=M_k(r(\tau_k))v(\tau_k^-),\qquad t=\tau_k,\end{cases}$$

边界值为

$$y(0,t) = \beta_1(r(t))x(t)v(t) + x(t)\int_0^A \beta(a,r(t))y(a,t)da, \quad t > 0,$$

Markov 过程 $r(t)$ 有两个状态 $S = \{1,2\}$，且具有生成元矩阵 $\Gamma = \begin{pmatrix} -0.7, & 0.7 \\ 0.3, & -0.3 \end{pmatrix}$，

其中初值 $X_0 = (0.4, 0.4, 0.4)$ 且 $l_0 = 2$. 根据文献 [96], 选择病毒产生率为

$$k(a) = \begin{cases} 0, & a < a_1, \\ k^*\big(1 - e^{-m^*(a-a_1)}\big), & a \geqslant a_1, \end{cases}$$

其中参数 m^* 表示 $k(a)$ 达到饱和水平 k^* 的速率, a_1 是逆转录过程完成所需的时间. 选取 $a_1 = 0.25$ day, $k^* = 6.4201 \times 10^3$ day^{-1}, $m^* = 1$. 其他参数为: $A = 100$ day, $\lambda(1) = \lambda(2) = 10^4$ ml·day^{-1}, $\beta_1(1) = 2.4 \times 10^{-8}$ ml·day^{-1}, $\beta(a,1) = 10^{-6}$ ml·day^{-1}, $\xi_1(1) = 0.02$, $\xi_2(1) = 0.5$, $\xi_3(1) = 0.08$, $G_k(1) = J_k(1) = M_k(1) = 0.25$; $\beta_1(2) = 2 \times 10^{-4}$ ml·day^{-1}, $\beta(a,2) = 3 \times 10^{-4}$ ml·day^{-1}, $\xi_1(2) = 0.1$, $\xi_2(2) = 2$, $\xi_3(2) = 0.3$, $G_k(2) = J_k(2) = M_k(2) = 0.5$.

将分三步进行数值模拟.

第 1 步 验证假设条件. 因为 $Z = (x,y,v)^\top$, $|Z|^2 = \mathrm{tr}(Z^\top Z) = x^2 + y^2 + v^2$,

$$f(Z,1) = [f_1(x,1), f_2(y,1), f_3(v,1)]^\top$$

$$= \begin{pmatrix} 10^4 - 0.01x - (0.001 - 0.01)e^{-0.3t}x - 2.4 \times 10^{-8}xv - 10^{-6}x\int_0^A y(a,t)da \\ -0.02y - (0.01 - 0.2) \times 0.1e^{-0.3t}y \\ 6.4201 \times 10^3 \int_0^A \big(1 - e^{-(a-0.25)}\big)y(a,t)da - 2.4v - (0.001 - 2.4)e^{-0.3t}v \end{pmatrix},$$

$$g(Z,1) = \begin{pmatrix} g_1(x,1) \\ g_2(y,1) \\ g_3(v,1) \end{pmatrix} = \begin{pmatrix} -\dfrac{0.02}{\sqrt{0.6}}\sqrt{1 - e^{-0.6t}}x \\ -\dfrac{0.05}{\sqrt{0.6}}\sqrt{1 - e^{-0.6t}}y \\ -\dfrac{0.08}{\sqrt{0.6}}\sqrt{1 - e^{-0.6t}}v \end{pmatrix},$$

那么

$$(1 + |Z|^2)\big[2Z^\top f(Z,1) + |g(Z,1)|^2\big] + (p-2)|Z^\top g(Z,1)|^2$$

$$= \left[1 + (x^2 + y^2 + v^2)\right]\left\{2\left[10^4 x - 0.01x^2 + 0.009e^{-0.3t}x^2 - 2.4 \times 10^{-8}x^2 v\right.\right.$$

$$- 10^{-6}x^2 \int_0^A y(a,t)da - 0.02y^2 + 6.4201 \times 10^3 v \int_0^A \left(1 - e^{-(a-0.25)}\right)y(a,t)da$$

$$\left.+ 0.019e^{-0.3t}y^2 - 2.4v^2 + 2.399e^{-0.3t}v^2\right] + 4 \times 10^{-4}x^2 + 2.5 \times 10^{-3}y^2$$

$$\left.+ 6.4 \times 10^{-3}v^2\right\} + (p-2)\frac{1 - e^{-0.6t}}{0.6}\left(0.02^2 x^4 + 0.05^2 y^4 + 0.08^2 v^4\right)$$

$$\leqslant \alpha_i (1 + |Z|^2)^2,$$

并且

$$f(Z,2) = (f_1(x,2), f_2(y,2), f_3(v,2))^\top$$

$$= \begin{pmatrix} 10^4 - 0.01x + 0.009e^{-0.3t}x - 2 \times 10^{-4}xv - 3 \times 10^{-4}x \int_0^A y(a,t)da \\ -0.02y - (0.01 - 0.2) \times 0.1e^{-0.3t}y \\ 6.4201 \times 10^3 \int_0^A \left(1 - e^{-(a-0.25)}\right)y(a,t)da - 2.4v - (0.001 - 2.4)e^{-0.3t}v \end{pmatrix},$$

$$g(Z,2) = \begin{pmatrix} g_1(x,2) \\ g_2(y,2) \\ g_3(v,2) \end{pmatrix} = \begin{pmatrix} -\dfrac{0.1}{\sqrt{0.6}}\sqrt{1 - e^{-0.6t}}\,x \\ -\dfrac{0.2}{\sqrt{0.6}}\sqrt{1 - e^{-0.6t}}\,y \\ -\dfrac{0.3}{\sqrt{0.6}}\sqrt{1 - e^{-0.6t}}\,v \end{pmatrix},$$

则

$$(1 + |Z|^2)\left[2Z^\top f(Z,2) + |g(Z,2)|^2\right] + (p-2)|Z^\top g(Z,2)|^2$$

$$= \left[1 + (x^2 + y^2 + v^2)\right]\left\{2\left[10^4 x - 0.01x^2 + 0.009e^{-0.3t}x^2 - 2 \times 10^{-4}x^2 v\right.\right.$$

$$- 3 \times 10^{-4}x^2 \int_0^A y(a,t)da + 6.4201 \times 10^3 v \int_0^A \left(1 - e^{-(a-0.25)}\right)y(a,t)da$$

$$\left.+ 0.019e^{-0.3t}y^2 - 0.02y^2 - 2.4v^2 + 2.399e^{-0.3t}v^2\right] + 0.01x^2 + 0.04y^2 + 0.09v^2\right\}$$

$$+ (p-2)\frac{1 - e^{-0.6t}}{0.6}\left(0.01x^4 + 0.04y^4 + 0.09v^4\right)$$

$$\leqslant \alpha_i(1+|Z|^2)^2,$$

这说明假设 5 成立 (具体证明过程见附录). 下面验证假设 6. 对任意 $Z' = (x', y', v')^\top \in \mathscr{X}$, 有

$$2(Z-Z')^\top \big(f(Z,1)-f(Z',1)\big) + (\bar{p}-1)|g(Z,1)-g(Z',1)|^2$$

$$= -0.02(x-x')^2 + 0.018e^{-0.3t}(x-x')^2 - 4.8\times 10^{-8}(xv-x'v')(x-x')$$

$$\quad -2\times 10^{-6}\Big(x\int_0^A y(a,t)da - x'\int_0^A y'(a,t)da\Big)(x-x') - 0.04(y-y')^2$$

$$\quad +0.038e^{-0.3t}(y-y')^2 + 1.28402\times 10^4\Big(v\int_0^A \big(1-e^{-(a-0.25)}\big)y(a,t)da$$

$$\quad -v'\int_0^A \big(1-e^{-(a-0.25)}\big)y'(a,t)da\Big)(v-v') - 4.8(v-v')^2 + 4.798e^{-0.3t}(v-v')^2$$

$$\quad +(\bar{p}-1)\frac{1-e^{-0.6t}}{0.6}\Big(0.0004(x-x')^2 + 0.0025(y-y')^2 + 0.0064(v-v')^2\Big)$$

$$\leqslant L_i\Big((x-x')^2 + (y-y')^2 + (v-v')^2\Big) = L_i|Z-Z'|^2.$$

具体证明过程见附录. 相似地,

$$2(Z-Z')^\top \big(f(Z,2)-f(Z',2)\big) + (\bar{p}-1)|g(Z,2)-g(Z',2)|^2 \leqslant L_i|Z-Z'|^2.$$

另外, 对于 $\ell = 1$, $|f(Z,i)-f(Z',i)| \leqslant L_i\big(1+|Z|^\ell + |Z'|^\ell\big)|Z-Z'|$ 成立.

第 2 步 选取一个适当的函数 $\varphi_i(\cdot)$. 对任意 $\kappa \geqslant 1$, 有

$$\sup_{|Z|\leqslant \kappa}\left(\frac{|f(Z,1)|}{1+|Z|} \vee \frac{|g(Z,1)|^2}{(1+|Z|)^2}\right)$$

$$= \sup_{|Z|\leqslant \kappa}\left(\frac{\sqrt{f_1^2(x,1)+f_2^2(y,1)+f_3^2(v,1)}}{1+\sqrt{x^2+y^2+v^2}} \vee \frac{g_1^2(x,1)+g_2^2(y,1)+g_3^2(v,1)}{(1+x^2+y^2+v^2)^2}\right)$$

$$\leqslant \sup_{|Z|\leqslant \kappa}\left(\frac{\sqrt{f_1^2(x,1)+f_2^2(y,1)+f_3^2(v,1)}}{\sqrt{x^2+y^2+v^2}} \vee \frac{g_1^2(x,1)+g_2^2(y,1)+g_3^2(v,1)}{(x^2+y^2+v^2)^2}\right)$$

$$\leqslant \sup_{|Z|\leqslant \kappa}\left[\left(\sqrt{\frac{10^8 + (0.009e^{-0.3t}-0.01)^2x^2 + 2\times 10^4\times(0.009e^{-0.3t}-0.01)x}{x^2+y^2+v^2}}\right.\right.$$

$$+ \sqrt{\frac{\left[6.4201 \times 10^3 K \int_0^A \left(1 - e^{-(a-0.25)}\right) da\right]^2 (2.399 e^{-0.3t} - 2.4) v^2}{x^2 + y^2 + v^2}}$$

$$+ \left.\frac{(0.02 + 0.019 e^{-0.3t})^2 y^2}{x^2 + y^2 + v^2}\right) \vee \frac{0.0004 x^2 + 0.0025 y^2 + 0.0064 v^2}{0.6(x^2 + y^2 + v^2)^2}\right]$$

$$\leqslant 10^8 K \left(\frac{1}{|Z|} + 1\right) \vee \frac{1}{|Z|} \leqslant 10^8 K \left(\frac{1}{\kappa} + 1\right),$$

并且

$$\sup_{|Z| \leqslant \kappa} \left(\frac{|f(Z, 2)|}{1 + |Z|} \vee \frac{|g(Z, 2)|^2}{(1 + |Z|)^2}\right)$$

$$= \sup_{|Z| \leqslant \kappa} \left(\frac{\sqrt{f_1^2(x, 2) + f_2^2(y, 2) + f_3^2(v, 2)}}{1 + \sqrt{x^2 + y^2 + v^2}} \vee \frac{g_1^2(x, 2) + g_2^2(y, 2) + g_3^2(v, 2)}{(1 + x^2 + y^2 + v^2)^2}\right)$$

$$\leqslant 10^8 K \left(\frac{1}{\kappa} + 1\right).$$

选取 $\varphi_1(\kappa) = \varphi_2(\kappa) = 10^8 K \left(\frac{1}{\kappa} + 1\right)$，其中 K 如引理 3.2.1 所示. 计算得

$$\varphi_i^{-1}(\kappa) = \frac{10^8 K}{\kappa - 10^8 K} \quad (i = 1, 2).$$

对任意步长 $\Delta_k \in (0, 1]$，正常数 $M = 1$ 和 $\eta = \frac{1}{2}$，有

$$\pi_{\Delta_k}^i(Z) = \left(|Z| \wedge \frac{10^8 K}{\Delta_k^{-\frac{1}{2}} - 10^8 K}\right) \frac{Z}{|Z|}.$$

第 3 步　数值模拟. 首先给出 Markov 链 $r(t)$ 的样本路径, 如图 3.6 所示. 然后给定 $m = 100$, $n = 20000$, 在区间 $[\tau_k, \tau_{k+1})$ 上给定步长 $\Delta_k = 0.005$, 图 3.7 比较了系统 (3.23) EM 解和截断 EM 解的不同的样本路径. EM 数值解 $Y_{\mathrm{EM}}(a, t)$ 的样本路径如图 3.8 (a) 所示: 会出现爆破现象; 而从图 3.8 (b) 可知, 截断后的 EM 数值解可以避免这种现象. 图 3.9 显示了脉冲对数值解的影响. 当脉冲增量 $G_k(i) = J_k(i) = M_k(i) = 0$ $(i = 1, 2)$ 时, 说明不存在脉冲效应. 从图中可以看出, 使用药物治疗时, 感染细胞和病毒有明显的下降趋势, 相反, 未感染细胞有明显的上升趋势. 这表明脉冲疗法是有效的. 选取 $s = 0.01$, 令步

长 $\Delta_k = 0.00005$ 时得到的数值解作为精确解 $(x(t), y(a,t), v(t))$, 然后分别与步长为 $\Delta_k = 0.0001, 0.0002, 0.0003$ 的数值解 $(X(t), Y(a,t), V(t))$ 作比较, 得到不同步长下截断 EM 格式 (3.37) 的精确解和数值解的逼近误差图如图 3.10 所示.

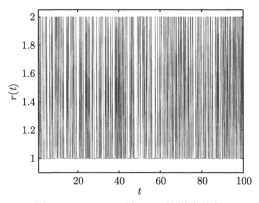

图 3.6 Markov 链 $r(t)$ 的样本路径

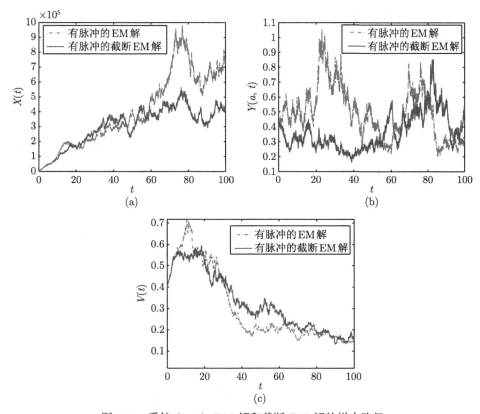

图 3.7 系统 (3.23) EM 解和截断 EM 解的样本路径

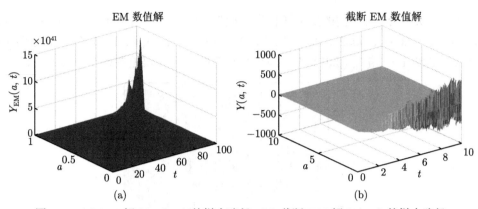

图 3.8　(a) EM 解 $Y_{\mathrm{EM}}(a,t)$ 的样本路径. (b) 截断 EM 解 $Y(a,t)$ 的样本路径

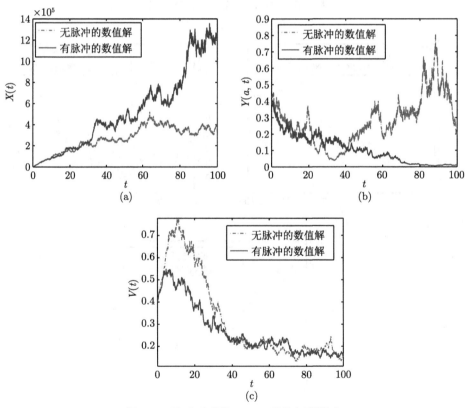

图 3.9　脉冲对系统 (3.23) 数值解的影响

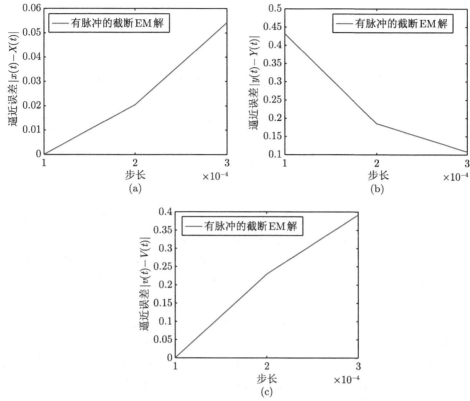

图 3.10　算法 (3.37) 下步长分别为 $\Delta_k = 0.0001, 0.0002, 0.0003$ 的数值解与系统精确解的逼近误差

3.2.5　小结

本节建立了一个具有 Markov 切换的脉冲随机年龄结构 HIV 系统, 该模型包括两种病毒传播模式: 传统的病毒到细胞感染和细胞到细胞转移. 采用截断 EM 方法研究了系统的显式数值逼近, 得到了数值解的 p 阶矩有界性和数值算法的强收敛性. 数值模拟结果验证了本章的结论. 通过比较经典 EM 方法和截断 EM 格式的样本路径, 发现截断 EM 格式避免了经典 EM 方法下数值解的爆破现象 (图 3.7 和图 3.8). 此外, 还给出了脉冲对系统数值解的影响 (图 3.9).

第 4 章　随机传染病模型的控制

4.1　随机 SIRS 传染病模型拟最优控制存在的充分条件和必要条件

4.1.1　引言

目前接种疫苗已成为预防传染病的一种重要策略. 根据世界卫生组织报告 (2017 年), 白喉疑似病例的临床治疗主要注射白喉抗毒素, 在疾病暴发时, 儿童、白喉密切接触者和卫生工作者优先接种了疫苗, 它不但可以减少疾病进一步传播的风险, 而且有助于控制疾病. 目前如何来控制疾病的传播成为流行病研究中的一个热点问题. 许多学者对带有接种疫苗的传染病模型进行了研究[136-140].

由于客观事物的复杂性和不确定性, 如果不考虑环境的波动, 大多数现有的流行病模型通常假定其参数都是确定的[140,141]. 然而, 在建立模型的过程中, 受环境波动的影响往往存在大量的不确定信息. 为了解决现实生活中的不精确和不确定的信息, 不确定参数被引入到流行病模型或捕食系统中 [141,142].

将区间值函数的形式表示为 $h(k) = a^{(1-k)}b^k$, $k \in [0,1]$, 本节研究如下具有不确定参数的随机传染病模型[30]:

$$
\begin{cases}
dS(t) = \Big[(1 - (p_l)^{1-k}(p_u)^k)(b_l)^{1-k}(b_u)^k - (\mu_l)^{1-k}(\mu_u)^k S(t) \\
\qquad - \dfrac{(\beta_l)^{1-k}(\beta_u)^k S(t)I(t)}{1+I^2(t)} + (\gamma_l)^{1-k}(\gamma_u)^k R(t) \Big] dt - \dfrac{(\sigma_l)^{1-k}(\sigma_u)^k S(t)I(t)}{1+I^2(t)} dB(t), \\[4mm]
dI(t) = \Big[-((\mu_l)^{1-k}(\mu_u)^k + (c_l)^{1-k}(c_u)^k + (\alpha_l)^{1-k}(\alpha_u)^k)I(t) \\
\qquad + \dfrac{(\beta_l)^{1-k}(\beta_u)^k S(t)I(t)}{1+I^2(t)} - \dfrac{(m_l)^{1-k}(m_u)^k u(t)I(t)}{1+(\eta_l)^{1-k}(\eta_u)^k I(t)} \Big] dt \\
\qquad + \dfrac{(\sigma_l)^{1-k}(\sigma_u)^k S(t)I(t)}{1+I^2(t)} dB(t), \\[4mm]
dR(t) = \Big[(p_l)^{1-k}(p_u)^k (b_l)^{1-k}(b_u)^k - ((\mu_l)^{1-k}(\mu_u)^k + (\gamma_l)^{1-k}(\gamma_u)^k)R(t) \\
\qquad + (\alpha_l)^{1-k}(\alpha_u)^k \times I(t) + \dfrac{(m_l)^{1-k}(m_u)^k u(t)I(t)}{1+(\eta_l)^{1-k}(\eta_u)^k I(t)} \Big] dt,
\end{cases}
$$

$$\tag{4.1}$$

其中 $S(t)$, $I(t)$ 和 $R(t)$ 分别表示易感者, 感染者和恢复者的数量. 模型 (4.1) 中的所有参数都假设是正的, 并在表 4.1 中给出了生物意义.

表 4.1　模型 (4.1) 的参数及生物意义

参数	生物意义	参数	生物意义
p	接种疫苗的人口比例	b	新个体进入人口的比率
β	传播系数	μ	自然死亡率
γ	免疫率	c	由疾病引起的死亡率
α	恢复率	σ	噪声强度
η	对受感染者进行延迟治疗的程度	u	控制变量
m	治愈率		

我们给出区间数的基本算术运算. 为方便起见, 令 $A = [a_l, a_u]$ 和 $B = [b_l, b_u]$ 是两个区间数.

(1) 加法: $A + B = [a^l, a^u] + [b^l, b^u] = [a^l + b^l, a^u + b^u]$;

(2) 减法: $A - B = [a^l, a^u] - [b^l, b^u] = [a^l - b^l, a^u - b^u]$;

(3) 标量乘法: $\alpha A = \alpha[a^l, a^u] = [\alpha a^l, \alpha a^u]$, 其中 α 是一个实数;

(4) 乘法: $A \cdot B = [a^l, a^u] \cdot [b^l, b^u] = [\min\{a^l b^l, a^u b^l, a^l b^u, a^u b^u\}, \max\{a^l b^l, a^u b^l, a^l b^u, a^u b^u\}]$;

(5) 除法: $A/B = [a^l, a^u]/[b^l, b^u] = [a^l, a^u] \cdot \left[\dfrac{1}{b^u}, \dfrac{1}{b^l}\right]$. 令 $x(t) = (s(t), I(t), R(t))$, 目标函数为

$$J(0, S_0, I_0, R_0; u(t)) = \mathbb{E}\left\{\int_0^T L(S(t), I(t), R(t); u(t))dt + h(I(T))\right\}, \quad (4.2)$$

其中 $L\big(x(t), u(t)\big)$ 是 $x(t)$ 和 $u(t)$ 的函数, 表示在控制条件下治疗疾病的最小成本. $h\big(I(T)\big)$ 是使得在未来的 T 时刻得病的人数最少的函数.

在有限时间 $[0, T]$ 上讨论模型 (4.1) 的随机拟最优控制存在的充分条件. 令 $U \subset \mathbb{R}$ 为非空的有界闭集. 若 $u(\cdot)$ 是 U 上的 $\mathcal{F}_t$-适应过程, 控制过程 $u(\cdot): [0, T] \times \Omega \to U$ 称为可容许的. $\mathcal{U}_{ad}$ 为所有可容许控制的集合. $|\cdot|$ 表示欧几里得空间的范数; f_x 表示 f 对 x 的偏导数; χ_S 为集合 S 的示性函数; 我们用 $X + Y$ 表示集合 X 和 Y 的和集, 即 $\{x + y : x \in X, y \in Y\}$.

令值函数表示为

$$V(0, x_0) = \min_{u(\cdot) \in \mathcal{U}_{ad}} J(0, x_0; u(\cdot)). \quad (4.3)$$

定义 4.1.1(拟最优控制)[143]　对足够小的 ε, 存在一族被 $\varepsilon > 0$ 参数化的可容许控制对 $(x^\varepsilon(t), u^\varepsilon(t))$, 如果满足

$$|J(0, x_0; u^\varepsilon(t)) - V(0, x_0)| \leqslant \delta(\varepsilon)$$

成立, 其中 δ 是 ε 的函数, 满足若 $\varepsilon \to 0$ 时, 则 $\delta(\varepsilon) \to 0$, 那么 $(x^\varepsilon(t), u^\varepsilon(t))$ 或 $u^\varepsilon(t)$ 称为拟最优, $\delta(\varepsilon)$ 为误差界. 如果对 $c, \tau > 0$ 有 $\delta(\varepsilon) = c\varepsilon^\tau$, 那么 $u^\varepsilon(t)$ 的阶为 ε^τ.

定义 4.1.2(广义梯度)[144]　设

$$\Xi \subset \mathbb{R}^n, \quad \psi : \Xi \to \mathbb{R}^n$$

是局部 Lipschitz 连续函数. ψ 在 $\xi \in \Xi$ 上的广义梯度为

$$\partial\psi(\xi) = \left\{ \zeta \in \mathbb{R}^n \middle| \langle \zeta, \theta \rangle \leqslant \varlimsup_{y \to \xi, y \in \Xi, h \downarrow 0} \frac{\psi(y + h\theta) - \psi(y)}{h} \right\}.$$

给出一些必要的假设:

假设 7　对任意 $0 \leqslant t \leqslant T$, $L_{x_i(t)}(x(t), u(t))$ 的偏导数和 $h_{x_i(t)}(x(t))(i = 1, 2, 3)$ 是连续的, 则存在不确定参数 C 使得

$$\sum_{i=1}^3 |L_{x_i(t)}(x(t), u(t))| \leqslant C\left(1 + \sum_{i=1}^3 |x_i(t)|\right), \quad \sum_{i=1}^3 (1 + |x_i(t)|)^{-1} |h_{x_i(t)}(x(t))| \leqslant C.$$

假设 8　令 $x(t), x'(t) \in \mathbb{R}_+^3$ 且 $u(t), u'(t) \in \mathcal{U}_{ad}$, 对任意 $0 \leqslant t \leqslant T$, 函数 $L(x(t), u(t))$ 在 $u(t)$ 上是可微的, 则存在不确定参数 C 使得

$$\sum_{i=1}^3 |h_{x_i(t)}(x(t)) - h_{x_i(t)}(x'(t))| \leqslant C \sum_{i=1}^3 |x_i(t) - x_i'(t)|,$$

$$|L(x(t), u(t)) - L(x(t), u'(t))| + |L_{u(t)}(x(t), u(t))$$

$$- L_{u'(t)}(x(t), u'(t))| \leqslant C|u(t) - u'(t)|.$$

假设 9　控制集合 $\mathcal{U}_{ad}$ 是凸的.

4.1.2　拟最优控制存在的充分条件

在对模型 (4.1) 建立拟最优控制存在的充分条件之前首先给出下列引理.

4.1.2.1 易感者、感染者、恢复者的先验估计

引理 4.1.1 对任意的 $\theta \geqslant 0$ 和 $u(\cdot) \in \mathcal{U}_{ad}$, 有

$$\mathbb{E} \sup_{0 \leqslant t \leqslant T} (|S(t)|^{\theta} + |I(t)|^{\theta} + |R(t)|^{\theta}) \leqslant C, \tag{4.4}$$

其中 C 是一个不确定参数.

证明 证明引理 4.1.1, 使用类似文献 [45] 中引理 2.2 和引理 2.3 的方法, 得出模型 (4.1) 存在不变集

$$\Gamma = \left\{ (S(t), I(t), R(t)) \in \mathbb{R}_+^3 : \frac{(b_l)^{1-k}(b_u)^k}{(\mu_l)^{1-k}(\mu_u)^k + (c_l)^{1-k}(c_u)^k} \leqslant N(t) \right.$$

$$\left. \leqslant \frac{(b_l)^{1-k}(b_u)^k}{(\mu_l)^{1-k}(\mu_u)^k} \right\} \subset \mathbb{R}_+^3, \tag{4.5}$$

也就是说 $S(t)$, $I(t)$, $R(t)$ 以不确定参数 $\dfrac{(b_l)^{1-k}(b_u)^k}{(\mu_l)^{1-k}(\mu_u)^k}$ 为界, 故公式 (4.4) 成立. $\qquad \square$

为了方便, 令 $x(t) = (x_1(t), x_2(t), x_3(t))^\top = (S(t), I(t), R(t))^\top$, 则

$$\begin{cases} dx_1(t) = \Big[(1 - (p_l)^{1-k}(p_u)^k)(b_l)^{1-k}(b_u)^k - (\mu_l)^{1-k}(\mu_u)^k x_1(t) \\ \qquad\qquad - \dfrac{(\beta_l)^{1-k}(\beta_u)^k x_1(t) x_2(t)}{1 + x_2^2(t)} + (\gamma_l)^{1-k}(\gamma_u)^k x_3(t) \Big] dt \\ \qquad\qquad - \dfrac{(\sigma_l)^{1-k}(\sigma_u)^k x_1(t) x_2(t)}{1 + x_2^2(t)} dB(t) \equiv f_1(x)dt - \sigma_1(x)dB, \\ dx_2(t) = \Big[-((\mu_l)^{1-k}(\mu_u)^k + (c_l)^{1-k}(c_u)^k + (\alpha_l)^{1-k}(\alpha_u)^k) x_2(t) \\ \qquad\qquad + \dfrac{(\beta_l)^{1-k}(\beta_u)^k x_1(t) x_2(t)}{1 + x_2^2(t)} - \dfrac{(m_l)^{1-k}(m_u)^k u(t) x_2(t)}{1 + (\eta_l)^{1-k}(\eta_u)^k x_2(t)} \Big] dt \\ \qquad\qquad + \dfrac{(\sigma_l)^{1-k}(\sigma_u)^k x_1(t) x_2(t)}{1 + x_2^2(t)} dB(t) \equiv f_2(x(t), u(t))dt + \sigma_1(x)dB, \\ dx_3(t) = \Big[(p_l)^{1-k}(p_u)^k (b_l)^{1-k}(b_u)^k - ((\mu_l)^{1-k}(\mu_u)^k \\ \qquad\qquad + (\gamma_l)^{1-k}(\gamma_u)^k) x_3(t) + (\alpha_l)^{1-k}(\alpha_u)^k \\ \qquad\qquad \times x_2(t) + \dfrac{(m_l)^{1-k}(m_u)^k u(t) x_2(t)}{1 + (\eta_l)^{1-k}(\eta_u)^k x_2(t)} \Big] dt \equiv f_3(x(t), u(t))dt, \end{cases} \tag{4.6}$$

其中 $k \in [0, 1]$.

对任意的 $u(\cdot), u'(\cdot) \in \mathcal{U}_{ad}$, 模型 (4.6) 的伴随方程如下所示

$$\begin{cases} dp_1(t) = -b_1(x(t), u(t), p(t), q(t))dt + q_1(t)dB, \\ dp_2(t) = -b_2(x(t), u(t), p(t), q(t))dt + q_2(t)dB, \\ dp_3(t) = -b_3(x(t), u(t), p(t), q(t))dt, \\ p_i(T) = h_{x_i}(x(T)), \quad i = 1, 2, 3, \end{cases} \tag{4.7}$$

其中

$$b_1(x(t), u(t), p(t), q(t))$$

$$= -\left((\mu_l)^{1-k}(\mu_u)^k + \frac{(\beta_l)^{1-k}(\beta_u)^k x_2(t)}{1 + x_2^2(t)}\right)p_1(t) + \frac{(\beta_l)^{1-k}(\beta_u)^k x_2(t)}{1 + x_2^2(t)}$$

$$\times p_2(t) - \frac{(\sigma_l)^{1-k}(\sigma_u)^k x_2(t)}{1 + x_2^2}q_1(t) + \frac{(\sigma_l)^{1-k}(\sigma_u)^k x_2(t)}{1 + x_2^2}q_2(t)$$

$$+ L_{x_1(t)}(x(t), u(t)),$$

$$b_2(x(t), u(t), p(t), q(t))$$

$$= -\left(\frac{(\beta_l)^{1-k}(\beta_u)^k x_1(t)(1 - x_2^2(t))}{(1 + x_2^2(t))^2}\right)p_1(t) + \left(\frac{(\beta_l)^{1-k}(\beta_u)^k x_1(t)}{(1 + x_2^2(t))^2}\right)$$

$$\times (1 - x_2^2(t)) - ((\mu_l)^{1-k}(\mu_u)^k + (c_l)^{1-k}(c_u)^k + (\alpha_l)^{1-k}(\alpha_u)^k)$$

$$- \frac{(m_l)^{1-k}(m_u)^k u(t)}{(1 + (\eta_l)^{1-k}(\eta_u)^k x_2(t))^2}\right)p_2(t) + \left((\alpha_l)^{1-k}(\alpha_u)^k\right.$$

$$+ \frac{(m_l)^{1-k}(m_u)^k u(t)}{(1 + (\eta_l)^{1-k}(\eta_u)^k x_2(t))^2}\right)p_3(t) - \frac{(\sigma_l)^{1-k}(\sigma_u)^k x_1(t)(1 - x_2^2(t))}{(1 + x_2^2(t))^2}q_1(t)$$

$$+ \frac{(\sigma_l)^{1-k}(\sigma_u)^k x_1(t)(1 - x_2^2(t))}{(1 + x_2^2(t))^2}q_2(t) + L_{x_2(t)}(x(t), u(t)),$$

$$b_3(x(t), u(t), p(t), q(t))$$

$$= (\gamma_l)^{1-k}(\gamma_u)^k p_1(t) - ((\mu_l)^{1-k}(\mu_u)^k + (\gamma_l)^{1-k}(\gamma_u)^k)p_3(t)$$

$$+ L_{x_3(t)}(x(t), u(t)).$$

引理 4.1.2　对任意的 $u(\cdot), u'(\cdot) \in \mathcal{U}_{ad}$, 有

$$\sum_{i=1}^{3} \mathbb{E} \sup_{0 \leqslant t \leqslant T} |p_i(t)|^2 + \sum_{i=1}^{2} \mathbb{E} \int_0^T |q_i(t)|^2 dt \leqslant C, \tag{4.8}$$

其中 C 是一个不确定参数.

证明   对方程组 (4.7) 的第一个方程等号的两端从 t 到 T 积分, 有

$$p_1(t) + \int_t^T q_1(s)\, dB(s) = p_1(T) + \int_t^T b_1(x(s), u(s), p(s), q(s))ds. \tag{4.9}$$

对任意的 $t \geqslant 0$, $x(t) \in \Gamma$, 有

$$
\begin{aligned}
&\mathbb{E}|p_1(t)|^2 + \mathbb{E}\int_t^T |q_1(s)|^2\, ds \\
&\leqslant C\mathbb{E}(1 + |p_1(T)|^2) + C\sum_{i=1}^2 \mathbb{E}\int_t^T |p_i(s)|^2 ds + C\sum_{i=1}^2 \mathbb{E}\int_t^T |q_i(s)|^2 ds.
\end{aligned}
\tag{4.10}
$$

同理得到

$$
\begin{aligned}
&\mathbb{E}|p_2(t)|^2 + \mathbb{E}\int_0^T |q_2(s)|^2 ds \\
&\leqslant C\mathbb{E}|p_2(T)|^2 + C(T-t)\sum_{i=1}^3 \mathbb{E}\int_t^T |p_i(s)|^2 ds \\
&\quad + C(T-t)\sum_{i=1}^2 \mathbb{E}\int_t^T |q_i(s)|^2 ds,
\end{aligned}
\tag{4.11}
$$

$$\mathbb{E}|p_3(t)|^2 \leqslant C\mathbb{E}|p_3(T)|^2 + C(T-t)\mathbb{E}\int_t^T |p_1(s)|^2 ds + C(T-t)\mathbb{E}\int_t^T |p_3(s)|^2 ds. \tag{4.12}$$

由 (4.10)—(4.12) 式有

$$
\begin{aligned}
&\sum_{i=1}^3 \mathbb{E}|p_i(t)|^2 + \sum_{i=1}^2 \mathbb{E}\int_t^T |q_i(s)|^2 ds \\
&\leqslant \sum_{i=1}^3 C\mathbb{E}|p_i(T)|^2 + C(T-t)\sum_{i=1}^3 \mathbb{E}\int_t^T |p_i(s)|^2 ds + C(T-t)\sum_{i=1}^2 \mathbb{E}\int_t^T |q_i(s)|^2 ds,
\end{aligned}
$$

得到

$$\sum_{i=1}^3 \mathbb{E}|p_i(t)|^2 + \frac{1}{2}\sum_{i=1}^2 \mathbb{E}\int_t^T |q_i(s)|^2 ds$$

$$\leqslant \sum_{i=1}^{3} C\mathbb{E}|p_i(T)|^2 + C(T-t)\sum_{i=1}^{3}\mathbb{E}\int_t^T |p_i(s)|^2 ds, \qquad (4.13)$$

其中 $t \in [T-\epsilon, T]$, 当 $\epsilon = \dfrac{1}{C}$ 时, 利用 Gronwall 不等式, 对 (4.13) 求导

$$\sum_{i=1}^{3}\sup_{0\leqslant t\leqslant T}\mathbb{E}|p_i(t)|^2 \leqslant C, \quad \sum_{i=1}^{2}\mathbb{E}\int_t^T |q_i(s)|^2 ds \leqslant C, \quad t \in [T-\epsilon, T]. \qquad (4.14)$$

对 (4.10)—(4.12) 在 $[T-\epsilon, T]$ 上使用同样的方式, 估计 (4.14) 对任意的 $t \in [T-2\epsilon, T]$ 满足. 因此, 重复有限次, 可以得到对任意的 $t \in [0, T]$, (4.14) 式成立. 接下来, 将 (4.9) 式重新写为

$$p_1(t) = p_1(T) + \int_t^T b_1(x(s), u(s), p(s), q(s))ds - \int_0^T q_1(s)\,dB(s) + \int_0^t q_1(s)\,dB(s). \qquad (4.15)$$

对 (4.15) 用基本不等式, 得到

$$|p_1(t)|^2 \leqslant C\Bigg[|p_1(T)|^2 + \int_0^T \bigg(\sum_{i=1}^{2}|p_i(s)|^2 + \sum_{i=1}^{2}|q_i(s)|^2\bigg)ds$$
$$+ \bigg(\int_t^T q_1(s)dB(s)\bigg)^2 + \bigg(\int_0^t q_1(s)dB(s)\bigg)^2\Bigg]. \qquad (4.16)$$

对 p_2, p_3 用和 (4.15) 同样的方法, 得到类似 (4.16) 式的结果.

$$\sum_{i=1}^{3}|p_i(t)|^2 \leqslant C\Bigg[\sum_{i=1}^{3}|p_i(T)|^2 + \int_0^T \bigg(\sum_{i=1}^{3}|p_i(s)|^2 + \sum_{i=1}^{2}|q_i(s)|^2\bigg)ds$$
$$+ \sum_{i=1}^{2}\bigg(\int_0^T q_i(s)dB(s)\bigg)^2 + \sum_{i=1}^{2}\bigg(\int_0^t q_i(s)dB(s)\bigg)^2\Bigg].$$

应用 Burkholder-Davis-Gundy 不等式, 能够得到

$$\sum_{i=1}^{3}\mathbb{E}\sup_{0\leqslant t\leqslant T}|p_i(t)|^2 \leqslant C\Bigg[\sum_{i=1}^{3}\mathbb{E}|p_i(T)|^2 + \sum_{i=1}^{3}\mathbb{E}\int_0^T \sup_{0\leqslant t\leqslant s}|p_i(s)|^2 ds$$
$$+ \sum_{i=1}^{2}\mathbb{E}\int_0^T \sup_{0\leqslant t\leqslant s}|q_i(s)|^2 ds\Bigg].$$

由 Gronwall 不等式得到 (4.8) 式成立. $\square$

4.1.2.2 充分条件

定义一个哈密顿函数[29] $H(t, x(t), u(t), p(t), q(t)) : \mathbb{R}_+^3 \times \mathcal{U}_{ad} \times \mathbb{R}_+^3 \times \mathbb{R}_+^2 \to \mathbb{R}$ 如下:

$$H(t, x(t), u(t), p(t), q(t)) = f^\top(x(t), u(t))p(t) + \sigma_*^\top(x)q(t) + L(x(t), u(t)), \quad (4.17)$$

其中

$$f(x(t), u(t)) = \begin{pmatrix} f_1(x(t)) \\ f_2(x(t), u(t)) \\ f_3(x(t), u(t)) \end{pmatrix} \quad \text{和} \quad \sigma_*(x(t)) = \begin{pmatrix} -\sigma_1(x(t)) \\ \sigma_1(x(t)) \end{pmatrix},$$

$f_i(i = 1, 2, 3)$ 和 $\sigma_1(x(t))$ 在模型 (4.6) 中已给出了定义.

定理 4.1.1 令假设 7—假设 9 成立. 设可容许对 $(x^\varepsilon(\cdot), u^\varepsilon(\cdot))$ 和 $(p^\varepsilon(\cdot), q^\varepsilon(\cdot))$ 是方程组 (4.7) 对应 $(x^\varepsilon(\cdot), u^\varepsilon(\cdot))$ 的解. 假设 $H(t, x, u, p, q)$ 和 h 都是凸的, 如果存在 $\varepsilon > 0$, 使得

$$\mathbb{E} \int_0^T \left(\frac{(m_l)^{1-k}(m_u)^k u(t) x_2^\varepsilon(t)}{1 + (\eta_l)^{1-k}(\eta_u)^k x_2^\varepsilon(t)} (p_3^\varepsilon(t) - p_2^\varepsilon(t)) + L(x^\varepsilon(t), u(t)) \right) dt$$

$$\geqslant \sup_{u^\varepsilon(t) \in \mathcal{U}_{ad}[0,T]} \mathbb{E} \int_0^T \left(\frac{(m_l)^{1-k}(m_u)^k u^\varepsilon(t) x_2^\varepsilon(t)}{1 + (\eta_l)^{1-k}(\eta_u)^k x_2^\varepsilon(t)} (p_3^\varepsilon(t) \right.$$

$$\left. - p_2^\varepsilon(t)) + L(x^\varepsilon(t), u^\varepsilon(t)) \right) dt - \varepsilon, \quad (4.18)$$

那么

$$J(0, x_0; u^\varepsilon(\cdot)) \leqslant \inf_{u(\cdot) \in \mathcal{U}_{ad}[0,T]} J(0, x_0; u(\cdot)) + C\varepsilon^{\frac{1}{2}}.$$

证明 为了估计 $H_u(x^\varepsilon(t), u(t), p^\varepsilon(t), q^\varepsilon(t))$, 在 $\mathcal{U}_{ad}[0,T]$ 上定义一个新的指标 $\tilde{d}$:

$$\tilde{d}(u(\cdot), u'(\cdot)) = \mathbb{E} \int_0^T y^\varepsilon(t) |u(t) - u'(t)| dt, \quad (4.19)$$

其中

$$y^\varepsilon(t) = 1 + \sum_{i=1}^3 |p_i^\varepsilon(t)| + \sum_{i=1}^2 |q_i^\varepsilon(t)|. \quad (4.20)$$

很显然 $\tilde{d}$ 是一个完备的度量.

现在估计 $J(0, x_0; u^\varepsilon(\cdot)) - J(0, x_0; u(\cdot))$. 从哈密顿函数 (4.17) 和目标函数 (4.2), 因为

$$J(0, x_0; u^\varepsilon(\cdot)) - J(0, x_0; u(\cdot)) = I_1 - I_2 + I_3, \quad (4.21)$$

其中

$$I_1 = \mathbb{E} \int_0^T \left[H(t, x^\varepsilon(t), u^\varepsilon(t), p^\varepsilon(t), q^\varepsilon(t)) - H(t, x(t), u(t), p^\varepsilon(t), q^\varepsilon(t)) \right] dt,$$

$$I_2 = \mathbb{E} \left[h(x^\varepsilon(T)) - h(x(T)) \right],$$

$$I_3 = \mathbb{E} \int_0^T \left[[f^\top(x^\varepsilon(t), u^\varepsilon(t)) - f^\top(x(t), u(t))] p^\varepsilon(t) \right.$$

$$\left. + [\sigma^\top(x^\varepsilon(t)) - \sigma^\top(x(t))] q^\varepsilon(t) \right] dt.$$

由于 $H(t, x^\varepsilon(t), u^\varepsilon(t), p^\varepsilon(t), q^\varepsilon(t))$ 是凸的, 则

$$I_1 \leqslant \sum_{i=1}^3 \mathbb{E} \int_0^T H_{x_i(t)}(t, x^\varepsilon(t), u^\varepsilon(t), p^\varepsilon(t), q^\varepsilon(t))(x_i^\varepsilon(t) - x_i(t)) dt$$

$$+ \mathbb{E} \int_0^T H_{u(t)}(t, x(t), u(t), p^\varepsilon(t), q^\varepsilon(t))(u^\varepsilon(t) - u(t)) dt. \tag{4.22}$$

同样地,

$$I_2 \leqslant \sum_{i=1}^3 \mathbb{E} \left[h_{x_i(t)}(x^\varepsilon(T))(x_i^\varepsilon(T) - x_i(T)) \right]. \tag{4.23}$$

对 $\sum_{i=1}^3 p_i^\varepsilon(x_i^\varepsilon - x_i)$ 利用 Itô 公式, 有

$$\sum_{i=1}^3 \mathbb{E} p_i^\varepsilon(T)[x_i^\varepsilon(T) - x_i(T)]$$

$$= - \sum_{i=1}^3 \mathbb{E} \int_0^T (x_i^\varepsilon - x_i) H_{x_i}(x^\varepsilon, u^\varepsilon, p^\varepsilon, q^\varepsilon) ds$$

$$+ \sum_{i=1}^3 \mathbb{E} \int_0^T p_i^\varepsilon [f_i(x^\varepsilon(t), u^\varepsilon) - f_i(x, u)] ds$$

$$+ \mathbb{E} \int_0^T q_i^\varepsilon [\sigma_i(x^\varepsilon) - \sigma_i(x)] ds.$$

那么

$$I_3 = \sum_{i=1}^3 \mathbb{E} p_i^\varepsilon(T)[x_i^\varepsilon(T) - x_i(T)] + \sum_{i=1}^3 \mathbb{E} \int_0^T (x_i^\varepsilon - x_i) H_{x_i}(x^\varepsilon, u^\varepsilon, p^\varepsilon, q^\varepsilon) ds. \tag{4.24}$$

把 (4.22)—(4.24) 式代入 (4.21) 式, 可以得到

$$J(0, x_0; u^\varepsilon(\cdot)) - J(0, x_0; u(\cdot)) = \mathbb{E} \int_0^T H_u(x^\varepsilon, u^\varepsilon, p^\varepsilon, q^\varepsilon)(u^\varepsilon - u)dt. \qquad (4.25)$$

对 $H_u(x^\varepsilon, u^\varepsilon, p^\varepsilon, q^\varepsilon)$ 进行估计.

定义一个函数 $F(\cdot): \mathcal{U}_{ad} \to \mathbb{R}$ 为

$$F(u(\cdot)) = \mathbb{E} \int_0^T H(x^\varepsilon(t), u(t), p^\varepsilon(t), q^\varepsilon(t))dt.$$

根据假设 8 和假设 9 可知, $F(u(\cdot))$ 在 $\mathcal{U}_{ad}$ 上关于指标 $\tilde{d}$ 是连续的. 于是, 由 (4.18) 式和引理 3.1[136], 存在 $\tilde{u}^\varepsilon(\cdot) \in \mathcal{U}_{ad}$ 使得对所有 $u(\cdot) \in \mathcal{U}_{ad}$,

$$\tilde{d}(u^\varepsilon, \tilde{u}^\varepsilon(\cdot)) \leqslant \varepsilon^{\frac{1}{2}} \quad \text{和} \quad F(\tilde{u}^\varepsilon(\cdot)) \leqslant F(u(\cdot)) + \varepsilon^{\frac{1}{2}} \tilde{d}(u(\cdot), \tilde{u}^\varepsilon)$$

成立, 那么

$$H(x^\varepsilon(t), \tilde{u}^\varepsilon(t), p^\varepsilon(t), q^\varepsilon(t))$$
$$= \min_{u \in \mathcal{U}_{ad}} [H(x^\varepsilon(t), u(t), p^\varepsilon(t), q^\varepsilon(t)) + \varepsilon^{\frac{1}{2}} y^\varepsilon(t)|u(t) - \tilde{u}^\varepsilon(t)|], \qquad (4.26)$$

其中 $y^\varepsilon(t)$ 在 (4.20) 式中已定义. 因此, 由文献 [145] 的命题 2.3.2 , 有

$$0 \in \partial_u H(x^\varepsilon(t), \tilde{u}^\varepsilon(t), p^\varepsilon(t), q^\varepsilon(t))$$
$$\subset H(x^\varepsilon(t), \tilde{u}^\varepsilon(t), p^\varepsilon(t), q^\varepsilon(t)) + [-\varepsilon^{\frac{1}{2}} y^\varepsilon(t), \varepsilon^{\frac{1}{2}} y^\varepsilon(t)]. \qquad (4.27)$$

由于哈密顿函数 H 在 u 上是可微的, 根据 (4.27), 存在一个 $\lambda^\varepsilon(t) \in [-\varepsilon^{\frac{1}{2}} y^\varepsilon(t), \varepsilon^{\frac{1}{2}} y^\varepsilon(t)]$ 使得

$$H_u(x^\varepsilon(t), \tilde{u}^\varepsilon(t), p^\varepsilon(t), q^\varepsilon(t)) + \lambda^\varepsilon(t) = 0. \qquad (4.28)$$

由 (4.28) 式和假设 8 得

$$|H_u(x^\varepsilon(t), u^\varepsilon(t), p^\varepsilon(t), q^\varepsilon(t))|$$
$$\leqslant |H_u(x^\varepsilon(t), u^\varepsilon(t), p^\varepsilon(t), q^\varepsilon(t)) - H_u(x^\varepsilon(t), \tilde{u}^\varepsilon(t), p^\varepsilon(t), q^\varepsilon(t))|$$
$$+ |H_u(x^\varepsilon(t), \tilde{u}^\varepsilon(t), p^\varepsilon(t), q^\varepsilon(t))|$$
$$\leqslant Cy^\varepsilon(t)|u^\varepsilon(t) - \tilde{u}^\varepsilon(t)| + 2\varepsilon^{\frac{1}{2}} y^\varepsilon(t). \qquad (4.29)$$

根据引理 4.1.2 和 (4.19) 式中 $\tilde{d}$ 的定义, 在方程 (4.25) 和 (4.29) 中应用 Hölder 不等式可以知道结论成立. $\qquad \square$

4.1.3　随机 SIRS 模型拟最优控制的必要条件

4.1.3.1　易感者、感染者、恢复者的先验估计

对任意的 $u(\cdot), u'(\cdot) \in \mathcal{U}_{ad}$, 在 $\mathcal{U}_{ad}[0,T]$ 中定义一个指标

$$d(u(\cdot), u'(\cdot)) = \mathbb{E}[\mathrm{mes}\{t \in [0,T] : u(t) \neq u'(t)\}], \tag{4.30}$$

其中 "mes" 表示 Lebesgue 测度. 类似文献 [146, 第三章] 中引理 6.4 的方法, 我们知道 $\mathcal{U}_{ad}$ 在 d 下是一个完备的空间.

引理 4.1.3　对任意的 $\theta \geqslant 0$ 和 $0 < \kappa < 1$ 满足 $\kappa\theta < 1$, 存在一个不确定参数 $C = C(\theta, \kappa)$ 使得对任意的 $u(\cdot), u'(\cdot) \in \mathcal{U}_{ad}$ 对应的轨迹 $x(\cdot), x'(\cdot)$, 有

$$\sum_{i=1}^{3} \mathbb{E} \sup_{0 \leqslant t \leqslant T} |x_i(t) - x_i'(t)|^{2\theta} \leqslant C d(u(t), u'(t))^{\kappa\theta}. \tag{4.31}$$

证明　证明当 $\theta \geqslant 1$ 的情形. 对任意的 $r > 0$, 对 $|x_1(t) - x_1'(t)|^{2\theta}$ 进行估计, 得到

$$\mathbb{E} \sup_{0 \leqslant t \leqslant r} |x_1(t) - x_1'(t)|^{2\theta}$$

$$\leqslant C\mathbb{E} \int_0^r \left[\left(((\beta_l)^{1-k}(\beta_u)^k)^{2\theta} + ((\sigma_l)^{1-k}(\sigma_u)^k)^{2\theta} \right) \left| \frac{x_1(t)x_2(t)}{1+x_2^2(t)} - \frac{x_1'(t)x_2'(t)}{1+x_2'^2(t)} \right|^{2\theta} \right.$$

$$\left. + ((\mu_l)^{1-k}(\mu_u)^k)^{2\theta} |x_1(t) - x_1'(t)|^{2\theta} + ((\gamma_l)^{1-k}(\gamma_u)^k)^{2\theta} |x_3(t) - x_3'(t)|^{2\theta} \right] dt$$

$$\leqslant C\mathbb{E} \int_0^r \sum_{i=1}^{3} |x_i(t) - x_i'(t)|^{2\theta} dt. \tag{4.32}$$

对 $|x_i(t) - x_i'(t)|^{2\theta} (i = 2, 3)$ 利用同样的方法可得出

$$\mathbb{E} \sup_{0 \leqslant t \leqslant r} |x_2(t) - x_2'(t)|^{2\theta}$$

$$\leqslant C\left[\mathbb{E} \int_0^r \sum_{i=1}^{2} |x_i(t) - x_i'(t)|^{2\theta} dt + d(u(t), u'(t))^{\kappa\theta} \right], \tag{4.33}$$

$$\mathbb{E} \sup_{0 \leqslant t \leqslant r} |x_3(t) - x_3'(t)|^{2\theta} \leqslant C\left[\mathbb{E} \int_0^r \sum_{i=2}^{3} |x_i(t) - x_i'(t)|^{2\theta} dt + d(u(t), u'(t))^{\kappa\theta} \right]. \tag{4.34}$$

于是, 把 (4.32)—(4.34) 式合并起来, 当 $0 \leqslant \theta \leqslant 1(\kappa\theta < 1)$ 时, 由于 Cauchy-Schwarz 不等式, 可得

$$\sum_{i=1}^{3} \mathbb{E} \sup_{0 \leqslant t \leqslant r} |x_i(t) - x_i'(t)|^{2\theta} \leqslant \left[\mathbb{E} \sup_{0 \leqslant t \leqslant s} |x_i - x_i'|^2 \right]^{\theta} \leqslant Cd(u(t), u'(t))^{\kappa\theta}. \quad (4.35)$$

对上式使用 Gronwall 不等式, 得到所证结果 (4.31). □

引理 4.1.4 假设 7 和假设 8 成立. 对任意的 $1 < \theta < 2$ 和 $0 < \kappa < 1$ 满足 $(1+\kappa)\theta < 2$, 存在一个不确定参数 $C = C(\theta, \kappa)$ 使得对任意的 $u(\cdot), u'(\cdot) \in \mathcal{U}_{ad}$ 和它的伴随方程的解 $(p(\cdot), q(\cdot)), (p'(\cdot), q'(\cdot))$, 有

$$\sum_{i=1}^{3} \mathbb{E} \int_0^T |p_i(t) - p_i'(t)|^{\theta} dt + \sum_{i=1}^{2} \mathbb{E} \int_0^T |q_i(t) - q_i'(t)|^{\theta} dt \leqslant Cd(u(\cdot), u'(\cdot))^{\frac{\kappa\theta}{2}}. \quad (4.36)$$

证明 设 $\widehat{p}_i(t) \equiv p_i(t) - p_i'(t)$, $\widehat{q}_j(t) \equiv q_j(t) - q_j'(t)(i = 1, 2, 3, j = 1, 2)$. 则伴随方程 (4.7) 表示为

$$\begin{cases} d\widehat{p}_1(t) = -\left[-\left((\mu_l)^{1-k}(\mu_u)^k + \frac{(\beta_l)^{1-k}(\beta_u)^k x_2(t)}{1 + x_2^2(t)} \right) \widehat{p}_1(t) \right. \\ \qquad + \frac{(\beta_l)^{1-k}(\beta_u)^k x_2(t)}{1 + x_2^2(t)} \widehat{p}_2(t) - \frac{(\sigma_l)^{1-k}(\sigma_u)^k x_2(t)\widehat{q}_1(t)}{1 + x_2^2(t)} \\ \qquad \left. + \frac{(\sigma_l)^{1-k}(\sigma_u)^k x_2(t)\widehat{q}_2(t)}{1 + x_2^2(t)} + \widehat{f}_1(t) \right] dt + \widehat{q}_1(t) dB(t), \\ d\widehat{p}_2(t) = -\left[-\left(\frac{(\beta_l)^{1-k}(\beta_u)^k x_1(t)(1 - x_2^2(t))}{(1 + x_2^2(t))^2} \right) \widehat{p}_1 \right. \\ \qquad + \left(\frac{(\beta_l)^{1-k}(\beta_u)^k x_1(t)(1 - x_2^2(t))}{(1 + x_2^2(t))^2} \right. \\ \qquad - ((\mu_l)^{1-k}(\mu_u)^k + (c_l)^{1-k}(c_u)^k + (\alpha_l)^{1-k}(\alpha_u)^k) \\ \qquad \left. - \frac{(m_l)^{1-k}(m_u)^k u(t)}{(1 + (\eta_l)^{1-k}(\eta_u)^k x_2(t))^2} \right) \widehat{p}_2(t) \\ \qquad + \left((\alpha_l)^{1-k}(\alpha_u)^k + \frac{(m_l)^{1-k}(m_u)^k u(t)}{(1 + (\eta_l)^{1-k}(\eta_u)^k x_2(t))^2} \right) \widehat{p}_3(t) \\ \qquad + \left[\frac{(\sigma_l)^{1-k}(\sigma_u)^k x_1(t)}{(1 + x_2^2(t))^2} \times (x_2^2(t) - 1)\widehat{q}_1(t) \right. \\ \qquad \left. - \frac{(\sigma_l)^{1-k}(\sigma_u)^k x_1(t)(x_2^2(t) - 1)}{(1 + x_2^2(t))^2} \widehat{q}_2(t) + \widehat{f}_2(t) \right] dt + \widehat{q}_2(t) dB(t), \\ d\widehat{p}_3(t) = -\left[(\gamma_l)^{1-k}(\gamma_u)^k \widehat{p}_1(t) - ((\mu_l)^{1-k}(\mu_u)^k \right. \\ \qquad \left. + (\gamma_l)^{1-k}(\gamma_u)^k) \widehat{p}_3(t) + \widehat{f}_3(t) \right] dt, \end{cases}$$

$$(4.37)$$

其中

$$\widehat{f}_1(t) = (\beta_l)^{1-k}(\beta_u)^k \left(\frac{x_2(t)}{1+x_2^2(t)} - \frac{x_2'(t)}{1+x_2'^2(t)} \right)(p_2'(t) - p_1'(t)) + (\sigma_l)^{1-k}(\sigma_u)^k$$

$$\times \left(\frac{x_2(t)}{1+x_2^2(t)} - \frac{x_2'(t)}{1+x_2'^2(t)} \right)(q_2'(t) - q_1'(t))$$

$$+ L_{x_1(t)}(x(t), u(t)) - L_{x_1'(t)}(x'(t), u'(t)),$$

$$\widehat{f}_2(t) = (\beta_l)^{1-k}(\beta_u)^k \left(\frac{x_1(t)(1-x_2^2(t))}{(1+x_2^2)^2} - \frac{x_1'(t)(1-x_2'^2(t))}{(1+x_2'^2(t))^2} \right)$$

$$\times (p_2'(t) - p_1'(t)) + (m_l)^{1-k}(m_u)^k$$

$$\times \left(\frac{u(t)}{(1+(\eta_l)^{1-k}(\eta_u)^k x_2(t))^2} - \frac{u'(t)}{(1+(\eta_l)^{1-k}(\eta_u)^k x_2'(t))^2} \right)(p_3'(t) - p_2'(t))$$

$$+ (\sigma_l)^{1-k}(\sigma_u)^k \left(\frac{x_1(t)(x_2^2(t)-1)}{(1+x_2^2(t))^2} - \frac{x_1'(t)(x_2'^2(t)-1)}{(1+x_2'^2(t))^2} \right)(q_1'(t) - q_2'(t))$$

$$+ L_{x_2(t)}(x(t), u(t)) - L_{x_2'(t)}(x'(t), u'(t)),$$

$$\widehat{f}_3(t) = L_{x_3(t)}(x(t), u(t)) - L_{x_3'(t)}(x'(t), u'(t)).$$

假设 $\phi(t) = (\phi_1(t), \phi_2(t), \phi_3(t))^\top$ 是下面这个线性随机微分方程组的解

$$\begin{cases} d\phi_1(t) = \Big[-\Big((\mu_l)^{1-k}(\mu_u)^k + \frac{(\beta_l)^{1-k}(\beta_u)^k x_2(t)}{1+x_2^2(t)} \Big)\phi_1(t) \\ \qquad - \frac{(\beta_l)^{1-k}(\beta_u)^k x_1(t)(1-x_2^2(t))}{(1+x_2^2(t))^2} \times \phi_2(t) + (\gamma_l)^{1-k}(\gamma_u)^k \phi_3(t) \\ \qquad + |\widehat{p}_1(t)|^{\theta-1}\mathrm{sgn}(\widehat{p}_1(t)) \Big]dt + \Big[-\frac{(\sigma_l)^{1-k}(\sigma_u)^k x_2(t)}{1+x_2^2(t)} \times \phi_1(t) \\ \qquad + \frac{(\sigma_l)^{1-k}(\sigma_u)^k x_1(t)(x_2^2(t)-1)}{(1+x_2^2(t))^2}\phi_2(t) + |\widehat{q}_1(t)|^{\theta-1}\mathrm{sgn}(\widehat{q}_1(t)) \Big]dB(t), \\ d\phi_2(t) = \Big[\frac{(\beta_l)^{1-k}(\beta_u)^k x_2(t)}{1+x_2^2(t)}\phi_1(t) + \Big(-((\mu_l)^{1-k}(\mu_u)^k + (c_l)^{1-k}(c_u)^k \\ \qquad + (\alpha_l)^{1-k}(\alpha_u)^k) + \frac{(\beta_l)^{1-k}(\beta_u)^k x_1(t)(1-x_2^2(t))}{(1+x_2^2(t))^2} \\ \qquad - \frac{(m_l)^{1-k}(m_u)^k u(t)}{(1+(\eta_l)^{1-k}(\eta_u)^k x_2(t))^2} \Big)\phi_2(t) + |\widehat{p}_2(t)|^{\theta-1} \times \mathrm{sgn}(\widehat{p}_2(t)) \Big]dt \\ \qquad + \Big[\frac{(\sigma_l)^{1-k}(\sigma_u)^k x_2(t)}{1+x_2^2(t)}\phi_1(t) - \frac{(\sigma_l)^{1-k}(\sigma_u)^k x_1(t)(x_2^2(t)-1)}{(1+x_2^2(t))^2}\phi_2(t) \\ \qquad + |\widehat{q}_2(t)|^{\theta-1}\mathrm{sgn}(\widehat{q}_2(t)) \Big]dB(t), \\ d\phi_3(t) = \Big[\Big((\alpha_l)^{1-k}(\alpha_u)^k + \frac{(m_l)^{1-k}(m_u)^k u(t)}{(1+(\eta_l)^{1-k}(\eta_u)^k x_2(t))^2} \Big)\phi_2(t) - ((\mu_l)^{1-k}(\mu_u)^k \\ \qquad + (\gamma_l)^{1-k}(\gamma_u)^k)\phi_3(t) + |\widehat{p}_3(t)|^{\theta-1}\mathrm{sgn}(\widehat{p}_3(t)) \Big]dt, \end{cases}$$

$$(4.38)$$

其中 sgn(·) 是一个分段函数. 由假设 7 和引理 4.1.3 可知, 方程 (4.38) 存在唯一解. 根据 Cauchy-Schwarz 不等式得到

$$\sum_{i=1}^{3} \mathbb{E} \sup_{0 \leqslant t \leqslant T} |\phi_i(t)|^{\theta_1} \leqslant \sum_{i=1}^{3} \mathbb{E} \int_0^T |\bar{p}_i(t)|^{\theta} dt + \sum_{i=1}^{2} \mathbb{E} \int_0^T |\bar{q}_i(t)|^{\theta} dt, \qquad (4.39)$$

其中 $\theta_1 > 2$ 和 $\dfrac{1}{\theta_1} + \dfrac{1}{\theta} = 1$. 定义一个 V 函数为

$$V(\widehat{p}(t), \phi(t)) = \sum_{i=1}^{3} \widehat{p}_i(t) \phi_i(t).$$

利用 Itô 公式可以得到

$$\sum_{i=1}^{3} \mathbb{E} \int_0^T |\widehat{p}_i(t)|^{\theta} dt + \sum_{i=1}^{2} \mathbb{E} \int_0^T |\widehat{q}_i(t)|^{\theta} dt$$

$$\leqslant C \left(\sum_{i=1}^{3} \mathbb{E} \int_0^T |\widehat{p}_i(t)|^{\theta} dt + \sum_{i=1}^{2} \mathbb{E} \int_0^T |\widehat{q}_i(t)|^{\theta} dt \right)^{\frac{1}{\theta_1}}$$

$$\times \left[\sum_{i=1}^{3} \left(\mathbb{E} \int_0^T |\widehat{f}_i(t)|^{\theta} dt \right)^{\frac{1}{\theta}} + \sum_{i=1}^{3} \left(\mathbb{E} |h_{x_i(t)}(x(T)) - h_{x_i'(t)}(x'(T))|^{\theta} \right)^{\frac{1}{\theta}} \right].$$

根据基本不等式得到

$$\sum_{i=1}^{3} \mathbb{E} \int_0^T |\widehat{p}_i(t)|^{\theta} dt + \sum_{i=1}^{2} \mathbb{E} \int_0^T |\widehat{q}_i(t)|^{\theta} dt$$

$$\leqslant C \left[\sum_{i=1}^{3} \left(\mathbb{E} \int_0^T |\widehat{f}_i(t)|^{\theta} dt \right) + \sum_{i=1}^{3} \left(\mathbb{E} |h_{x_i(t)}(x(T)) - h_{x_i'(t)}(x'(T))|^{\theta} \right) \right]. \qquad (4.40)$$

由假设 8 和引理 4.1.3, 估计 (4.40) 的右端有

$$\sum_{i=1}^{3} \mathbb{E} |h_{x_i(t)}(x(T)) - h_{x_i'(t)}(x'(T))|^{\theta} \leqslant C^{\theta} \sum_{i=1}^{3} \mathbb{E} |x_i(T) - x_i'(T)|^{\theta} \leqslant C d(u(t), u'(t))^{\frac{\kappa\theta}{2}}.$$

$$(4.41)$$

应用 Cauchy-Schwarz 不等式得到

$$\mathbb{E} \int_0^T |\widehat{f}_1(t)|^{\theta} dt$$

$$\leqslant C\left(\mathbb{E}\int_0^T |x_2(t)-x_2'(t)|^{\frac{2\theta}{2-\theta}}dt\right)^{1-\frac{\theta}{2}}\left[\left(\sum_{i=1}^2 \mathbb{E}\int_0^T |p_i'(t)|^2 dt\right)^{\frac{\theta}{2}}\right.$$

$$\left.+\left(\sum_{i=1}^2 \mathbb{E}\int_0^T |q_i'(t)|^2 dt\right)^{\frac{\theta}{2}}\right]+Cd(u(t),u'(t))^{1-\frac{1}{\theta}}. \tag{4.42}$$

因为 $\dfrac{2\theta}{1-\theta}<1, 1-\dfrac{\theta}{2}>\dfrac{d\kappa\theta}{2}$ 且 $d(u(\cdot),u'(\cdot))<1$, 根据引理 4.1.3 得到

$$\mathbb{E}\int_0^T |\widehat{f}_1(t)|^\theta dt \leqslant Cd(u(t),u'(t))^{\frac{\kappa\theta}{2}}, \tag{4.43}$$

通过同样的方法可得

$$\sum_{i=1}^3 \mathbb{E}\int_0^T |\widehat{f}_i(t)|^\theta dt \leqslant Cd(u(t),u'(t))^{\frac{\kappa\theta}{2}}. \tag{4.44}$$

将上述两个估计结果与 (4.40) 结合起来, 可以得到我们需要的结果.　　　□

4.1.3.2　必要条件

接下来, 给出模型 (4.1) 拟最优控制的必要条件.

定理 4.1.2　假设 7 和假设 8 成立, h 是凸的. 设 $(p^\varepsilon(\cdot), q^\varepsilon(\cdot))$ 是伴随方程 (4.7) 在控制 $u^\varepsilon(\cdot)$ 下的解, 则存在不确定参数 C 使得对任意的 $\theta\in[0,1)$, $\varepsilon>0$ 和任意的 ε-最优控制对 $(x^\varepsilon(\cdot), u^\varepsilon(\cdot))$, 有

$$\inf_{u(t)\in\mathcal{U}_{ad}} \mathbb{E}\int_0^T \left(\frac{(m_l)^{1-k}(m_u)^k u(t)x_2^\varepsilon(t)}{1+(\eta_l)^{1-k}(\eta_u)^k x_2^\varepsilon(t)}(p_3^\varepsilon(t)-p_2^\varepsilon(t))+L(x^\varepsilon(t),u(t))\right)dt$$

$$\geqslant \mathbb{E}\int_0^T \left(\frac{(m_l)^{1-k}(m_u)^k u^\varepsilon(t)x_2^\varepsilon(t)}{1+(\eta_l)^{1-k}(\eta_u)^k x_2^\varepsilon(t)}(p_3^\varepsilon(t)-p_2^\varepsilon(t))+L(x^\varepsilon(t),u^\varepsilon(t))\right)dt-C\varepsilon^{\frac{\theta}{3}}. \tag{4.45}$$

证明　根据假设 7 可知, $(J,x_0;u(\cdot)):\mathcal{U}_{ad}\to\mathbb{R}$ 是连续的. 在 [136, 第三章] 中引理 3.2 中取 $\lambda=\varepsilon^{\frac{2}{3}}$, 则存在可容许控制对 $(\tilde{x}^\varepsilon(\cdot), \tilde{u}^\varepsilon(\cdot))$ 使得

$$d(u^\varepsilon(\cdot),\tilde{u}^\varepsilon(\cdot))\leqslant\varepsilon^{\frac{2}{3}}, \tag{4.46}$$

且对所有 $u(\cdot)\in\mathcal{U}_{ad}[0,T]$,

$$\tilde{J}(0,x_0;\tilde{u}^\varepsilon(\cdot))\leqslant\tilde{J}(0,x_0;u^\varepsilon(\cdot)) \tag{4.47}$$

成立, 其中

$$\tilde{J}(0, x_0; u^\varepsilon(\cdot)) = J(0, x_0; u^\varepsilon(\cdot)) + \varepsilon^{\frac{1}{3}} d(u(\cdot), u^\varepsilon(\cdot)). \tag{4.48}$$

这意味着 $(\tilde{x}^\varepsilon(\cdot), \tilde{u}^\varepsilon(\cdot))$ 是在新的目标函数 (4.48) 下系统 (4.1) 的一个最优解. 固定 $\tilde{t} \in [0, T]$, $\rho > 0$ 和 $u \in \mathcal{U}_{ad}[0, T]$. 给定

$$u^\rho = \begin{cases} u(\cdot), & t \in [\tilde{t}, \tilde{t} + \rho], \\ \tilde{u}^\varepsilon(t), & t \in [0, T] \backslash [\tilde{t}, \tilde{t} + \rho]. \end{cases} \tag{4.49}$$

定义 $u^\rho \in \mathcal{U}_{ad}[0, T]$. 系统 (4.1) 的解用 u^ρ 表示, 从 (4.46) 和 (4.47) 能够得到

$$\tilde{J}(0, x_0; \tilde{u}^\varepsilon(\cdot)) \leqslant \tilde{J}(0, x_0; u^\rho(\cdot)), \quad d(u^\rho(\cdot), \tilde{u}^\varepsilon(\cdot)) \leqslant \rho. \tag{4.50}$$

通过 (4.50) 式, 引理 4.1.3 和 Taylor 展式有

$$-\rho\varepsilon^{\frac{1}{3}} \leqslant J(0, x_0; u^\rho(t)) - J(0, x_0; \tilde{u}^\varepsilon(t))$$

$$\leqslant \sum_{i=1}^{3} \mathbb{E} \int_0^T [L_{x_i(t)}(t, \tilde{x}^\varepsilon(t), u^\rho(t))(x_i^\rho(t) - \tilde{x}_i^\varepsilon(t))] dt$$

$$+ \sum_{i=1}^{3} \mathbb{E} \int_{\tilde{t}}^{\tilde{t}+\rho} [L(t, \tilde{x}^\varepsilon(t), u(t)) - L(t, \tilde{x}^\varepsilon(t), \tilde{u}^\varepsilon(t))] dt$$

$$+ \sum_{i=1}^{3} \mathbb{E}[h_{x_i}(\tilde{x}^\rho(T))(x_i^\rho(T) - \tilde{x}^\varepsilon(T))] + o(\rho). \tag{4.51}$$

对 $\sum\limits_{i=1}^{3} \tilde{p}_i^\varepsilon(x_i^\rho - \tilde{x}_i^\varepsilon)$ 应用 Itô 公式, 得到

$$\sum_{i=1}^{3} h_{x_i}(x^\rho(T))[x_i^\rho(T) - \tilde{x}_i^\varepsilon(T)]$$

$$\leqslant \mathbb{E} \int_{\tilde{t}}^{\tilde{t}+\rho} [(u^\rho - \tilde{u}^\varepsilon)(\tilde{p}_3^\varepsilon - \tilde{p}_1^\varepsilon) + (u^\rho - \tilde{u}^\varepsilon)\tilde{p}_3^\varepsilon] dt. \tag{4.52}$$

将 (4.52) 式代入 (4.51) 式得

$$-\rho\varepsilon^{\frac{1}{3}} \leqslant J(0, x_0; u^\rho(t)) - J(0, x_0; \tilde{u}^\varepsilon(t))$$

$$\leqslant \mathbb{E} \int_{\tilde{t}}^{\tilde{t}+\rho} [L(\tilde{x}^\varepsilon(t), u(t)) - L(\tilde{x}^\varepsilon(t), \tilde{u}^\varepsilon(t))] dt$$

$$+ \mathbb{E} \int_{\widetilde{t}}^{\widetilde{t}+\rho} [(u(t) - \widetilde{u}^\varepsilon(t))(\widetilde{p}_3^\varepsilon(t) - \widetilde{p}_1^\varepsilon(t))$$

$$+ (u(t) - \widetilde{u}^\varepsilon(t))\widetilde{p}_3^\varepsilon(t)]dt + o(\rho). \tag{4.53}$$

不等式的两端同时除以 ρ, 并令 $\rho \to 0$, 得到

$$-\varepsilon^{\frac{1}{3}} \leqslant \mathbb{E}[L(\widetilde{x}^\varepsilon(\overline{t}), u(\overline{t})) - L(\widetilde{x}^\varepsilon(\overline{t}), \widetilde{u}^\varepsilon(\overline{t}))] + \mathbb{E}[(u(\overline{t}) - \widetilde{u}^\varepsilon(\overline{t}))(\widetilde{p}_3^\varepsilon(\overline{t}) - \widetilde{p}_1^\varepsilon(\overline{t}))$$

$$+ (u(\overline{t}) - \widetilde{u}^\varepsilon(\overline{t}))\widetilde{p}_3^\varepsilon(\overline{t})]. \tag{4.54}$$

用 $(x^\varepsilon, u^\varepsilon)$ 替代所有的 $(\widetilde{x}^\varepsilon, \widetilde{u}^\varepsilon)$, 对 (4.54) 不等式的右端使用同样方法. 估计下列式子

$$\mathbb{E} \int_0^T [(u^\rho(t) - \widetilde{u}^\varepsilon(t))\widetilde{p}_3^\varepsilon(t) - (u^\rho(t) - u^\varepsilon(t))p_3^\varepsilon(t)]dt$$

$$= \mathbb{E} \int_0^T (\widetilde{p}_3^\varepsilon(t) - p_3^\varepsilon(t))(u^\rho(t) - u^\varepsilon(t))dt + \mathbb{E} \int_0^T p_3^\varepsilon(t)(u^\varepsilon(t) - \widetilde{u}^\varepsilon(t))dt$$

$$\equiv W_1 + W_2,$$

在引理 4.1.4 和 (4.46) 式看出, 对任意的 $0 < \kappa < 1$ 和 $1 < \theta < 2$ 且同时满足 $(1+\kappa)\theta < 2$, 有

$$W_1 \leqslant \left(\mathbb{E} \int_0^T |\widetilde{p}_3^\varepsilon(t) - p_3^\varepsilon(t)|^\theta dt \right)^{\frac{1}{\theta}} \left(\mathbb{E} \int_0^T |u^\rho(t) - u^\varepsilon(t)|^{\frac{\theta}{\theta-1}} dt \right)^{\frac{\theta-1}{\theta}}$$

$$\leqslant C \left(d(u^\varepsilon(t), \widetilde{u}^\varepsilon(t))^{\frac{\kappa\theta}{2}} \right)^{\frac{1}{\theta}} \left(\mathbb{E} \int_0^T |u^\rho(t)|^{\frac{\theta}{\theta-1}} + |u^\varepsilon(t)|^{\frac{\theta}{\theta-1}} dt \right)^{\frac{\theta-1}{\theta}}$$

$$\leqslant C\varepsilon^{\frac{\kappa}{3}},$$

同理可以得到

$$W_2 \leqslant C\varepsilon^{\frac{\kappa}{3}}.$$

故

$$\mathbb{E} \int_0^T [(u^\rho(t) - \widetilde{u}^\varepsilon(t))\widetilde{p}_3^\varepsilon(t) - (u^\rho(t) - u^\varepsilon(t))p_3^\varepsilon(t)] dt \leqslant C\varepsilon^{\frac{\kappa}{3}}. \tag{4.55}$$

同样的方法得到

$$\mathbb{E} \int_0^T [(u^\rho(t) - \widetilde{u}^\varepsilon(t))(\widetilde{p}_3^\varepsilon(t) - \widetilde{p}_1^\varepsilon(t)) - (u^\rho(t) - u^\varepsilon(t))(p_3^\varepsilon(t) - p_1^\varepsilon(t))]dt$$

$$+ \mathbb{E} \int_0^T \{ [L(\tilde{x}^\varepsilon(t), u^\rho(t)) - L(\tilde{x}^\varepsilon(t), \tilde{u}^\varepsilon(t))]$$

$$- [L(x^\varepsilon(t), u^\rho(t)) - L(x^\varepsilon(t), u^\varepsilon(t))] \} dt$$

$$\leqslant C\varepsilon^{\frac{\kappa}{3}}. \tag{4.56}$$

根据 (4.54)—(4.56) 式, 应用哈密顿函数 (4.17) 的定义, 得到不等式 (4.45) 成立.

□

4.1.4 数值算例

本小节我们给出数值算例来说明控制对疾病的影响和证明目标函数存在一个最小值.

用 Milstein 方法[33] 离散随机模型 (4.6) 为

$$
\begin{cases}
S_{i+1} = S_i + \Bigg[\left(1 - (p_l)^{1-k}(p_u)^k\right) (b_l)^{1-k}(b_u)^k - \dfrac{(\beta_l)^{1-k}(\beta_u)^k S_i I_i}{(1+I_i^2)} \\[2mm]
\qquad - (\mu_l)^{1-k}(\mu_u)^k S_i + (\gamma_l)^{1-k}(\gamma_u)^k R_i \Bigg] \Delta t \\[2mm]
\qquad - \dfrac{(\sigma_l)^{1-k}(\sigma_u)^k S_i I_i}{(1+I_i^2)} \sqrt{\Delta t}\xi_i - \dfrac{(\sigma_l)^{2(1-k)}(\sigma_u)^{2k} S_i I_i^2}{2(1+I_i^2)^2}(\xi_i^2 - 1)\Delta t, \\[3mm]
I_{i+1} = I_i + \Bigg[\dfrac{(\beta_l)^{1-k}(\beta_u)^k S_i I_i}{(1+I_i^2)} - ((\mu_l)^{1-k}(\mu_u)^k + (c_l)^{1-k}(c_u)^k + (\alpha_l)^{1-k}(\alpha_u)^k) I_i \\[2mm]
\qquad - \dfrac{(m_l)^{1-k}(m_u)^k u I_i}{1 + (\eta_l)^{1-k}(\eta_u)^k I_i} \Bigg] \Delta t + \dfrac{(\sigma_l)^{1-k}(\sigma_u)^k S_i I_i}{(1+I_i^2)} \sqrt{\Delta t}\xi_i \\[2mm]
\qquad + \dfrac{(\sigma_l)^{2(1-k)}(\sigma_u)^{2k} S_i^2 I_i(1-I_i^2)}{2(1+I_i^2)^3} \times (\xi_i^2 - 1)\Delta t, \\[3mm]
R_{i+1} = R_i + \Bigg[(p_l)^{1-k}(p_u)^k (b_l)^{1-k}(b_u)^k + (\alpha_l)^{1-k}(\alpha_u)^k I_i i \\[2mm]
\qquad - ((\mu_l)^{1-k}(\mu_u)^k + (\gamma_l)^{1-k}(\gamma_u)^k) R + \dfrac{(m_l)^{1-k}(m_u)^k u I_i}{1 + (\eta_l)^{1-k}(\eta_u)^k I_i} \Bigg] \Delta t,
\end{cases}
$$

其中 $\xi_k(\, k = 1, 2, \cdots, n)$ 是独立的高斯随机变量 $N(0,1)$.

参数取值为

$$p_l = 0.5, \quad p_u = 0.6, \quad b_l = 4.0, \quad b_u = 5.0, \quad \beta_l = 0.02, \quad \beta_u = 0.03,$$

$$\mu_l = 0.04, \quad \mu_u = 0.05,$$

$$m_l = 0.3, \quad m_u = 0.4, \quad c_l = 0.01, \quad c_u = 0.002, \quad \alpha_l = 0.8, \quad \alpha_u = 0.9,$$

$$\eta_l = 0.03, \quad \eta_u = 0.04. \tag{4.57}$$

初始值为 $(S(0), I(0), R(0)) = (120.0, 1.0, 1.0)$.

　　将上述参数值和初始值代入到数值算例中, 然后在时间区间 $[0, 100]$ 上比较有无控制, 不确定参数, 随机噪声的影响.

　　图 4.1 的曲线分别表示在不同时刻, 感染者的数量变化. 在存在和缺乏控制以及不确定参数的情况下对感染者数量的变化都进行了比较. 图 4.1 (a) 的 $I(t)$-t 图像表明接受控制治疗的感染人口减少的速度比没有控制的人群快. 图 4.1 (a) 与 (b) 进行比较表明不确定参数对疾病的预测存在一定影响. 图 4.1 说明噪声强度会影响感染者的下降趋势及峰值.

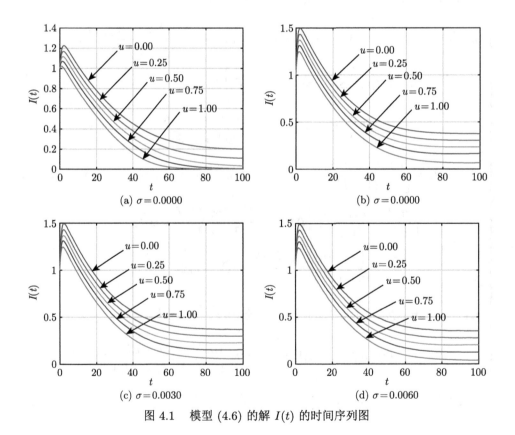

图 4.1　模型 (4.6) 的解 $I(t)$ 的时间序列图

利用上述类似方法离散伴随方程 (4.7)

$$\begin{cases} p_{1_i} = p_{1_{i+1}} - \left[\left((\mu_l)^{1-k}(\mu_u)^k + \dfrac{(\beta_l)^{1-k}(\beta_u)^k I_{i+1}}{1 + I_{i+1}^2} \right) p_{1_{i+1}} - \dfrac{(\beta_l)^{1-k}(\beta_u)^k I_{i+1}}{1 + I_{i+1}^2} p_{2_{i+1}} \right. \\ \qquad\quad \left. + \dfrac{(\sigma_l)^{1-k}(\sigma_u)^k I_{i+1}}{1 + I_{i+1}^2} q_{1_{i+1}} - \dfrac{(\sigma_l)^{1-k}(\sigma_u)^k I_{i+1}}{1 + I_{i+1}^2} q_{2_{i+1}} \right] \Delta t - q_{1_{i+1}}\sqrt{\Delta t}\xi_{i+1}, \\ p_{2_i} = p_{2_{i+1}} - \left[\dfrac{(\beta_l)^{1-k}(\beta_u)^k S_{i+1}(1 - I_{i+1}^2)}{(1 + I_{i+1}^2)^2} p_{1_{i+1}} - \left(\dfrac{(\beta_l)^{1-k}(\beta_u)^k S_{i+1}(1 - I_{i+1}^2)}{(1 + I_{i+1}^2)^2} \right. \right. \\ \qquad\quad + \left((\mu_l)^{1-k}(\mu_u)^k + (c_l)^{1-k}(c_u)^k + (\alpha_l)^{1-k}(\alpha_u)^k \right) \\ \qquad\quad \left. + \dfrac{(m_l)^{1-k}(m_u)^k u}{1 + (\eta_l)^{1-k}(\eta_u)^k I_{i+1}} \right) p_{2_{i+1}} - \left((\alpha_l)^{1-k}(\alpha_u)^k + \dfrac{(m_l)^{1-k}(m_u)^k u}{1 + (\eta_l)^{1-k}(\eta_u)^k I_{i+1}^2} \right) \\ \qquad\quad \left. \times\, p_{3_{i+1}} + \dfrac{(\sigma_l)^{1-k}(\sigma_u)^k S_{i+1}}{(1 + I_{i+1}^2)^2} q_{1_{i+1}} - \dfrac{(\sigma_l)^{1-k}(\sigma_u)^k S_{i+1}}{(1 + I_{i+1}^2)^2} q_{2_{i+1}} - A_1 \right] \Delta t \\ \qquad\quad - q_{2_{i+1}}\sqrt{\Delta t}\xi_{i+1}, \\ p_{3_i} = p_{3_{i+1}} + \left((\gamma_l)^{1-k}(\gamma_u)^k p_{1_{i+1}} - \left((\mu_l)^{1-k}(\mu_u)^k + (\gamma_l)^{1-k}(\gamma_u)^k \right) p_{3_{i+1}} \right) \Delta t. \end{cases}$$

其中 $\xi_k(\ k = 1, 2, \cdots, n)$ 是独立的高斯随机变量 $N(0, 1)$.

为了模拟伴随变量的变化趋势, 对随机变量 ξ_k 取期望后将 (4.57) 式的参数代入数值算例得图 4.2.

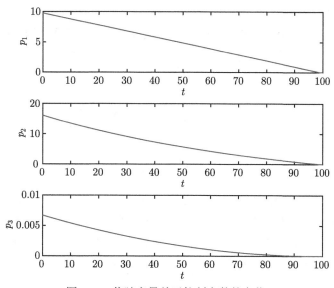

图 4.2 伴随变量关于控制参数的变化

4.1.5　小结

(1) 建立治疗控制变量 u 和不确定参数影响的随机传染病模型,并进一步给出了结合随机噪声 σ 和治疗控制 u 的传染病模型的拟最优控制存在的充分条件. 通过数值算例, 我们知道治疗控制 u、不确定参数以及随机噪声对传染病确实有一定的影响, 它能使患病人口的数量明显减少. 这说明了结论的正确性.

(2) 基于 Ekeland 变分原理[146] 和哈密顿函数的极大值条件研究了一类具有随机传染病系统的拟最优控制问题. 利用基本不等式和 Gronwall 不等式给出了拟最优控制的必要条件. 数值模拟验证了结论的有效性.

4.2　具有 Lévy 噪声和不确定参数 SIRS 模型的接种疫苗的最优策略

4.2.1　引言

在现实生活中, 流行病可能受到各种因素的突然影响, 例如, 气候突变、突然的环境变化、新接种疫苗的人群 (即当注射疫苗时, 易感者和感染者的数量将突然改变). 由于白噪声不能解释这种现象, 而 Lévy 跳过程, 在数学意义上, 是右连续的, 具有左极限, 但它也是分段连续的阶梯函数. 因此, Lévy 跳可以较好地描述易感人群和感染人群的接种疫苗的突然变化. 将 Lévy 跳过程引入传染病系统是可行的. 虽然现有的文章也考虑了 Lévy 噪声, 但是它们研究的是疾病的灭绝和持久性[67-70,136]. 但是据我们所知, 目前没有文献讨论在环境白噪声或 Lévy 噪声影响下的具有区间值参数的随机传染病模型.

Lahrouz 等在 [30] 提出了一种具有非线性发生率和接种率的 SIRS 模型:

$$
\begin{cases}
\dfrac{dS(t)}{dt} = (1-p)b - \mu S(t) - \dfrac{\beta S(t)I(t)}{\varphi(I(t))} + \gamma R(t), \\[3mm]
\dfrac{dI(t)}{dt} = -(\mu + c + \alpha)I(t) + \dfrac{\beta S(t)I(t)}{\varphi(I(t))}, \\[3mm]
\dfrac{dR(t)}{dt} = pb - (\mu + \gamma)R(t) + \alpha I(t),
\end{cases}
\tag{4.58}
$$

其中 $S(t)$, $I(t)$ 和 $R(t)$ 分别表示在时间 t, 感染者、易感者和恢复者的人数. 而且初始条件 $S(0) \geqslant 0$, $I(0) \geqslant 0$ 和 $R(0) \geqslant 0$. 人口总量用 $N(t) = S(t)+I(t)+R(t)$ 表示. SIRS 模型假设恢复的个体可能失去免疫力并再次进入易感者类别. $0 \leqslant p \leqslant 1$ 和 $\dfrac{\beta S(t)I(t)}{\varphi(I(t))}$ 是发生率, 其中 φ 是一个正函数而且 $\varphi(0) = 1$ 和 $\varphi'(I) \geqslant 0$. 在模型 (4.58) 的所有参数假设是正的而且生物意义如下所示:

p: 新进入接种疫苗的人群的比例; b: 新生儿人口的比率; α: 恢复率;

β: 传播率; μ: 自然死亡率; γ: 丧失免疫率; c: 因疾病导致的死亡.

把 Lévy 跳引入到上述模型 (4.58). 首先简要介绍 Lévy 噪声. 一般地, Lévy 过程 $\widetilde{L}(t)$ 由线性漂移和布朗运动 $B(t)$ 的总和以及具有不同跳跃大小 $\lambda(dv)$ 的中心独立泊松过程的叠加, 其中 $\lambda(dv)$ 是具有 v 的跳跃的泊松过程的到达强度. 根据 Lévy-Itô's 分解定理 [148], 我们知道

$$\widetilde{L}(t) = at + \sigma B(t) + \int_Y v\widetilde{N}(t, dv), \tag{4.59}$$

其中 $a \in R, \sigma \geqslant 0, B(t)$ 是标准的布朗运动. $\widetilde{N}$ 是补偿的泊松过程而且 $\widetilde{N}(t, dv) = \overline{N}(t, dv) - \lambda(dv)t$. $\overline{N}$ 是一个在 $(0, +\infty)$ 测度子集的 Y 上具有特征测度 λ 的泊松计数测度, 其中 $\lambda(Y) < \infty$.

根据上面的讨论, 我们将认为传播率 β 受到 Lévy 噪声的影响, $\beta \to \beta + \eta d\widetilde{L}$, 得到下列新的带有 Lévy 噪声随机 SIRS 模型:

$$\begin{cases} dS(t) = \left[(1-p)b - \mu S(t^-) - \dfrac{\beta' S(t^-)I(t^-)}{\varphi(I(t^-))} + \gamma R(t^-)\right]dt \\ \qquad\quad - \dfrac{\sigma' S(t^-)I(t^-)}{\varphi(I(t^-))}dB(t) - \displaystyle\int_Y \dfrac{\eta'(v)S(t^-)I(t^-)}{\varphi(I(t^-))}\widetilde{N}(dt, dv), \\ dI(t) = \left[-(\mu + c + \alpha)I(t^-) + \dfrac{\beta' S(t^-)I(t^-)}{\varphi(I(t^-))}\right]dt \\ \qquad\quad + \dfrac{\sigma' S(t^-)I(t^-)}{\varphi(I(t^-))}dB(t) + \displaystyle\int_Y \dfrac{\eta'(v)S(t^-)I(t^-)}{\varphi(I(t^-))}\widetilde{N}(dt, dv), \\ dR(t) = [pb - (\mu + \gamma)R(t^-) + \alpha I(t^-)]dt, \end{cases} \tag{4.60}$$

其中 $\beta' = \beta + \eta a, \eta'(v) = \eta v, \sigma' = \eta\sigma$ 和 $S(t^-)$ 是 $S(t)$ 的左极限.

接种疫苗是预防疾病最有效的方法之一. 在没有接种疫苗的情况下, 易感者和感染者的数量会增加, 而恢复者的数量减少. 合理的接种疫苗时间可以使感染者和易感者的人群减少到较低水平, 增加恢复者的个体数量, 使更多的人从感染者中进入到恢复者. 将接种疫苗作为控制引入到随机 SIRS 模型 (4.60), 给出了一个新的模型如下:

$$
\begin{cases}
dS(t) = \left[(1-p)b - \mu S(t^-) - u(t^-)S(t^-) - \dfrac{\beta' S(t^-)I(t^-)}{\varphi(I(t^-))} + \gamma R(t^-)\right]dt \\
\qquad\quad - \dfrac{\sigma' S(t^-)I(t^-)}{\varphi(I(t^-))}dB(t) - \displaystyle\int_Y \dfrac{\eta'(v)S(t^-)I(t^-)}{\varphi(I(t^-))}\widetilde{N}(dt,dv), \\[2mm]
dI(t) = \left[-(\mu + c + \alpha)I(t^-) + \dfrac{\beta' S(t^-)I(t^-)}{\varphi(I(t^-))}\right]dt \\
\qquad\quad + \dfrac{\sigma' S(t^-)I(t^-)}{\varphi(I(t^-))}dB(t) + \displaystyle\int_Y \dfrac{\eta'(v)S(t^-)I(t^-)}{\varphi(I(t^-))}\widetilde{N}(dt,dv), \\[2mm]
dR(t) = [pb - (\mu + \gamma)R(t^-) + \alpha I(t^-) + u(t^-)S(t^-)]dt,
\end{cases}
$$

$$(4.61)$$

其中 $u(t)$ 是对易感者进行接种疫苗. 令 $\mathcal{U}_{ad} \subseteq \mathbb{R}$ 是一个非空的有界闭集. $u(t)$: $[0,1] \times \Omega \to \mathcal{U}_{ad}$ 被称为可允许的, 如果它是 $\mathcal{F}_t$-适应过程, 称 $\mathcal{U}_{ad}$ 为所有可容许控制的集合.

在有限时间区间 $[0,T]$ 上讨论模型 (4.61) 的随机拟最优控制存在的充分条件. 令 $(\Omega, \mathcal{F}, (\mathcal{F}_t)_{0<t<T}, \mathbb{P})$ 是一个完备的概率空间, 在其上定义一个 $\mathbb{R}$-值的标准布朗运动 $(B(\cdot))$. 假设 $(\mathcal{F}_t)_{0<t<T}$ 是由 $B(\cdot)$ 产生的自然滤波. 令 $U \subset \mathbb{R}$ 为非空的有界闭集. 若 $u(\cdot)$ 是 U 上的 $\mathcal{F}_t$-适应过程, 控制过程 $u(\cdot) : [0,T] \times \Omega \to U$ 称为可容许的. $\mathcal{U}_{ad}$ 为所有可容许控制的集合. $|\cdot|$ 表示欧几里得空间的范数; f_x 表示 f 对 x 的偏导数; χ_S 为集合 S 的示性函数; 用 $X + Y$ 表示集合 X 和 Y 的和集, 即 $\{x + y : x \in X, y \in Y\}$.

令 $x(t) = (S(t), I(t), R(t))^{\top}$. 我们的目标是用最小的控制成本尽量使得感染者和易感者个体的总数减到最少. 借鉴 Zaman 等在文献 [149] 的方法, 定义了相关的目标函数

$$
J(0, S(0), I(0), R(0); u(t)) = \int_0^T \left(A_1 S(t) + A_2 I(t) + \frac{1}{2}\tau u^2(t)\right)dt + h(x(T)),
$$

$$(4.62)$$

其中 A_1, A_2 和 τ 是正的常数,

$$
L(t, x(t); u(t)) = A_1 S(t) + A_2 I(t) + \frac{1}{2}\tau u^2(t),
$$
$$
h(x(T)) = (0, I(T), 0).
$$

需要满足以下基本假设:

假设 10　对于所有 $0 \leqslant t \leqslant T$, 存在一个不确定参数 C 使得

$$
(1 + |x|)^{-1}|h_{I(t)}(x)| \leqslant C,
$$
$$
|A_1 + A_2| \leqslant C\left(1 + |S(t) + I(t) + R(t)|\right).
$$

假设 11 令 $x(t)$, $x'(t) \in \mathbb{R}^3_+$ 和 $u(t)$, $u'(t) \in \mathcal{U}_{ad}$, 存在一个不确定参数 C 使得

$$|h_{I(t)}(x(t)) - h_{I'(t)}(x'(t))| \leqslant C|I(t) - I'(t)|,$$
$$12\tau|u^2(t) - u'^2(t)| + \tau|u(t) - u'(t)| \leqslant C|u(t) - u'(t)|.$$

假设 12 控制集合 $\mathcal{U}_{ad}$ 是凸的.

最后用区间数表示 SIRS 模型的一些生物参数. 为了更好地刻画不确定参数, 令 $\varphi(I) = 1 + I^2(t)$. 那么系统 (4.61) 变成

$$\begin{cases} dS(t) = \left[(1-\hat{p})\hat{b} - \hat{\mu}S(t^-) - u(t^-)S(t^-) - \dfrac{\hat{\beta}'S(t^-)I(t^-)}{1+I^2(t^-)} + \hat{\gamma}R(t^-)\right]dt \\ \qquad\quad - \dfrac{\hat{\sigma}'S(t^-)I(t^-)}{1+I^2(t^-)}dB(t) - \displaystyle\int_Y \dfrac{\eta'(v)S(t^-)I(t^-)}{1+I^2(t^-)}\widetilde{N}(dt,dv), \\ dI(t) = \left[-(\hat{\mu} + \hat{c} + \hat{\alpha})I(t^-) + \dfrac{\hat{\beta}'S(t^-)I(t^-)}{1+I^2(t^-)}\right]dt + \dfrac{\hat{\sigma}'S(t^-)I(t^-)}{1+I^2(t^-)}dB(t) \\ \qquad\quad + \displaystyle\int_Y \dfrac{\eta'(v)S(t^-)I(t^-)}{1+I^2(t^-)}\widetilde{N}(dt,dv), \\ dR(t) = [\hat{p}\hat{b} - (\hat{\mu} + \hat{\gamma})R(t^-) + \hat{\alpha}I(t^-) + u(t^-)S(t^-)]dt, \end{cases} \tag{4.63}$$

其中 $\hat{p} \in [p_l, p_u]$, $\hat{b} \in [b_l, b_u]$, $\hat{\mu} \in [\mu_l, \mu_u]$, $\hat{\beta} \in [\beta_l, \beta_u]$, $\hat{\eta} \in [\eta_l, \eta_u]$, $\hat{a} \in [a_l, a_u]$, $\hat{\gamma} \in [\gamma_l, \gamma_u]$, $\hat{\sigma} \in [\sigma_l, \sigma_u]$, $\hat{c} \in [c_l, c_u]$, $\hat{\alpha} \in [\alpha_l, \alpha_u]$ 和 $\hat{p} > 0$, $\hat{b} > 0$, $\hat{\mu} > 0$, $\hat{\beta} > 0$, $\hat{\eta} > 0$, $\hat{a} > 0$, $\hat{\gamma} > 0$, $\hat{\sigma} > 0$, $\hat{c} > 0$, $\hat{\alpha} > 0$.

如果使用区间值函数来表示不确定的参数, 则该系统 (4.63) 相当于以下系统:

$$\begin{cases} dS(t) = \left[(1 - (p_l)^{1-k}(p_u)^k)(b_l)^{1-k}(b_u)^k - (\mu_l)^{1-k}(\mu_u)^k S(t^-) - u(t^-)S(t^-) \right. \\ \qquad\quad \left. - \dfrac{(\beta'_l)^{1-k}(\beta'_u)^k S(t^-)I(t^-)}{1+I^2(t^-)} + (\gamma_l)^{1-k}(\gamma_u)^k R(t^-)\right]dt \\ \qquad\quad - \dfrac{(\sigma'_l)^{1-k}(\sigma'_u)^k S(t^-)I(t^-)}{1+I^2(t^-)}dB(t) - \displaystyle\int_Y \dfrac{\eta'(v)S(t^-)I(t^-)}{1+I^2(t^-)}\widetilde{N}(dt,dv), \\ dI(t) = \left[-((\mu_l)^{1-k}(\mu_u)^k + (c_l)^{1-k}(c_u)^k + (\alpha_l)^{1-k}(\alpha_u)^k)I(t^-) \right. \\ \qquad\quad \left. + \dfrac{(\beta'_l)^{1-k}(\beta'_u)^k S(t^-)}{1+I^2(t^-)} \times I(t^-)\right]dt + \displaystyle\int_Y \dfrac{(\sigma'_l)^{1-k}(\sigma'_u)^k S(t^-)I(t^-)}{1+I^2(t^-)}dB(t) \\ \qquad\quad + \displaystyle\int_Y \dfrac{\eta'(v)S(t^-)I(t^-)}{1+I^2(t^-)}\widetilde{N}(dt,dv), \\ dR(t) = \left[(p_l)^{1-k}(p_u)^k(b_l)^{1-k}(b_u)^k - ((\mu_l)^{1-k}(\mu_u)^k + (\gamma_l)^{1-k}(\gamma_u)^k)R(t^-) \right. \\ \qquad\quad \left. + (\alpha_l)^{1-k}(\alpha_u)^k I(t^-) + u(t^-)S(t^-)\right]dt, \end{cases} \tag{4.64}$$

其中 $k \in [0, 1]$.

4.2.2　易感者、感染者和恢复者的先验估计

为了简化研究, 令 $x(t) = (x_1(t), x_2(t), x_3(t))^\top = (S(t), I(t), R(t))^\top$, 系统 (4.64) 重新改写为

$$
\begin{cases}
dx_1(t) = \Bigg[(1 - (p_l)^{1-k}(p_u)^k)(b_l)^{1-k}(b_u)^k - (\mu_l)^{1-k}(\mu_u)^k x_1(t^-) - u(t^-)x_1(t^-) \\
\qquad\quad - \dfrac{(\beta'_l)^{1-k}(\beta'_u)^k x_1(t^-)x_2(t^-)}{1 + x_2^2(t^-)} + (\gamma_l)^{1-k}(\gamma_u)^k x_3(t^-)\Bigg]dt \\
\qquad\quad - \dfrac{(\sigma'_l)^{1-k}(\sigma'_u)^k x_1(t^-)x_2(t^-)}{1 + x_2^2(t^-)}dB(t) - \displaystyle\int_Y \dfrac{\eta'(v)x_1(t^-)x_2(t^-)}{1 + x_2^2(t^-)}\widetilde{N}(dt, dv) \\
\qquad\quad \equiv f_1(x(t^-), u(t^-))dt - \sigma'_1(x(t^-))dB(t) + \displaystyle\int_Y g_1(x(t^-), v)\widetilde{N}(dt, dv), \\[4pt]
dx_2(t) = \Bigg[-((\mu_l)^{1-k}(\mu_u)^k + (c_l)^{1-k}(c_u)^k + (\alpha_l)^{1-k}(\alpha_u)^k)x_2(t^-) \\
\qquad\quad + \dfrac{(\beta'_l)^{1-k}(\beta'_u)^k x_1(t^-)}{1 + x_2^2(t^-)} \times x_2(t^-)\Bigg]dt + \dfrac{(\sigma'_l)^{1-k}(\sigma'_u)^k x_1(t^-)x_2(t^-)}{1 + x_2^2(t^-)}dB(t) \\
\qquad\quad + \displaystyle\int_Y \dfrac{\eta'(v)x_1(t^-)x_2(t^-)}{1 + x_2^2(t^-)}\widetilde{N}(dt, dv) \equiv f_2(x(t^-))dt + \sigma'_2(x(t^-))dB(t) \\
\qquad\quad + \displaystyle\int_Y g_2(x(t^-, v))\widetilde{N}(dt, dv), \\[4pt]
dx_3(t) = \Bigg[(p_l)^{1-k}(p_u)^k(b_l)^{1-k}(b_u)^k - ((\mu_l)^{1-k}(\mu_u)^k + (\gamma_l)^{1-k}(\gamma_u)^k)x_3(t^-) \\
\qquad\quad + (\alpha_l)^{1-k}(\alpha_u)^k x_2(t^-) + u(t^-)x_1(t^-)\Bigg]dt \equiv f_3(x(t^-), u(t^-))dt,
\end{cases}
\tag{4.65}
$$

其中 $k \in [0, 1]$.

引理 4.2.1　对于任意的 $\theta \geqslant 0$ 和 $u(t) \in \mathcal{U}_{ad}$, 有

$$
\sum_{i=1}^3 \mathbb{E} \sup_{0 \leqslant t \leqslant T} |x_i(t)|^\theta \leqslant C,
\tag{4.66}
$$

其中 C 是仅与 θ 有关的不确定参数.

证明　令 $X(t) = x_1(t) + x_2(t) + x_3(t)$. 则

$$
\frac{dX(t)}{dt} = (b_l)^{1-k}(b_u)^k - (\mu_l)^{1-k}(\mu_u)^k X(t) - (c_l)^{1-k}(c_u)^k x_2(t), \quad k \in [0, 1].
$$

它表明

$$
(b_l)^{1-k}(b_u)^k - ((\mu_l)^{1-k}(\mu_u)^k + (c_l)^{1-k}(c_u)^k)X(t)
$$

$$\leqslant \frac{dX(t)}{dt} \leqslant (b_l)^{1-k}(b_u)^k - (\mu_l)^{1-k}(\mu_u)^k X(t),$$

而且

$$\frac{(b_l)^{1-k}(b_u)^k}{(\mu_l)^{1-k}(\mu_u)^k + (c_l)^{1-k}(c_u)^k} \leqslant \liminf_{t\to\infty} X(t) \leqslant \limsup_{t\to\infty} X(t) \leqslant \frac{(b_l)^{1-k}(b_u)^k}{(\mu_l)^{1-k}(\mu_u)^k}.$$

因此, 不确定 SIRS 模型 (4.64) 的所有解 $x_i(t)$ $(i = 1, 2, 3)$ 是有界的, 这意味着上述 (4.66) 成立. $\qquad\square$

接下来, 引入伴随方程:

$$\begin{cases} dp_1(t) = -b_1(x(t), u(t), p(t), q(t), r(v))dt + q_1(t)dB(t) \\ \qquad\qquad + \int_Y r_1(v)\widetilde{N}(dt, dv), \\ dp_2(t) = -b_2(x(t), u(t), p(t), q(t), r(v))dt + q_2(t)dB(t) \\ \qquad\qquad + \int_Y r_2(v)\widetilde{N}(dt, dv), \\ dp_3(t) = -b_3(x(t), u(t), p(t), q(t))dt, \\ p_i(T) = h_{x_i}(x(T)), \quad i = 1, 2, 3, \end{cases} \tag{4.67}$$

其中

$$b_1(x(t), u(t), p(t), q(t), r(v))$$

$$= -\left((\mu_l)^{1-k}(\mu_u)^k + \frac{(\beta_l')^{1-k}(\beta_u')^k x_2(t)}{1+x_2^2(t)} + u\right)p_1(t) + \frac{(\beta_l')^{1-k}(\beta_u')^k}{1+x_2^2(t)}x_2(t)p_2(t) + up_3$$

$$- \frac{(\sigma_l')^{1-k}(\sigma_u')^k x_2(t)}{1+x_2^2(t)}q_1(t) + \frac{(\sigma_l')^{1-k}(\sigma_u')^k x_2(t)}{1+x_2^2(t)}q_2(t) - \int_Y \frac{\eta'(v)x_2(t)}{1+x_2^2(t)}r_1(v)\lambda(dv)$$

$$+ \int_Y \frac{\eta'(v)x_2(t)}{1+x_2^2(t)}r_2(v)\lambda(dv) + A_1,$$

$$b_2(x(t), u(t), p(t), q(t), r(v))$$

$$= -\left(\frac{(\beta_l')^{1-k}(\beta_u')^k x_1(t)(1-x_2^2(t))}{(1+x_2^2(t))^2}\right)p_1(t) + \left(\frac{(\beta_l')^{1-k}(\beta_u')^k x_1(t)}{(1+x_2^2(t))^2}(1-x_2^2(t))\right.$$

$$- ((\mu_l)^{1-k}(\mu_u)^k + (c_l)^{1-k}(c_u)^k + (\alpha_l)^{1-k}(\alpha_u)^k)\bigg)p_2(t) + (\alpha_l)^{1-k}(\alpha_u)^k p_3(t)$$

$$- \frac{(\sigma_l')^{1-k}(\sigma_u')^k x_1(t)(1-x_2^2(t))}{(1+x_2^2(t))^2}q_1(t) + \frac{(\sigma_l')^{1-k}(\sigma_u')^k x_1(t)(1-x_2^2(t))}{(1+x_2^2(t))^2}q_2(t)$$

$$- \int_Y \frac{\eta'(v)x_1(t)(1 - x_2^2(t))}{(1 + x_2^2(t))^2} r_1(v)\lambda(dv) + \int_Y \frac{\eta'(v)x_1(t)(1 - x_2^2(t))}{(1 + x_2^2(t))^2} r_2(v)\lambda(dv)$$

$$+ A_2, b_3(x(t), u(t), p(t), q(t))$$

$$= (\gamma_l)^{1-k}(\gamma_u)^k p_1(t) - ((\mu_l)^{1-k}(\mu_u)^k + (\gamma_l)^{1-k}(\gamma_u)^k)p_3(t).$$

为了方便起见, 定义一个有界集 Γ:

$$\Gamma = \left\{ x(t) \in \mathbb{R}_+^3 : \frac{(b_l)^{1-k}(b_u)^k}{(\mu_l)^{1-k}(\mu_u)^k + (c_l)^{1-k}(c_u)^k} \leqslant X(t) \leqslant \frac{(b_l)^{1-k}(b_u)^k}{(\mu_l)^{1-k}(\mu_u)^k} \right\} \subset \mathbb{R}_+^3. \tag{4.68}$$

引理 4.2.2　如果假设 10 满足, 那么

$$\sum_{i=1}^3 \mathbb{E} \sup_{0 \leqslant t \leqslant T} |p_i(t)|^2 + \sum_{i=1}^2 \mathbb{E} \int_0^T |q_i(t)|^2 dt + \sum_{i=1}^2 \mathbb{E} \int_Y |r_i(v)|^2 dv \leqslant C, \tag{4.69}$$

其中 C 是一个不确定参数.

证明　对 (4.67) 的第一个方程从 t 到 T 积分, 可以得到

$$p_1(t) + \int_t^T q_1(s)\, dB(s) + \int_t^T \int_Y r_1(v)\widetilde{N}(ds, dv)$$

$$= p_1(T) + \int_t^T b_1(x(s), u(s), p(s), q(s), r(v))ds.$$

把上面的式子平方, 所有的 $t \geqslant 0$ 有 $x(t) \in \Gamma$, 利用二阶矩, 有

$$\mathbb{E}|p_1(t)|^2 + \mathbb{E} \int_t^T |q_1(s)|^2\, ds + (T - t)\mathbb{E} \int_Y |r_1(v)|^2 dv$$

$$\leqslant C\mathbb{E}|p_1(T)|^2 + C(T - t)\mathbb{E} \int_t^T |b_1(x(s), u(s), p(s), q(s))|^2 ds$$

$$\leqslant C\mathbb{E}(1 + |p_1(T)|^2) + C(T - t) \sum_{i=1}^2 \mathbb{E} \int_t^T |p_i(s)|^2 ds$$

$$+ C(T - t) \sum_{i=1}^2 \mathbb{E} \int_t^T |q_i(s)|^2 ds + (T - t) \sum_{i=1}^2 \mathbb{E} \int_Y |r_i(v)|^2 dv. \tag{4.70}$$

以同样的方式, 可以得到

$$\mathbb{E}|p_2(t)|^2 + \mathbb{E} \int_t^T |q_2(s)|^2\, ds + T\mathbb{E} \int_Y |r_2(v)|^2 dv$$

$$\leqslant C\mathbb{E}(1+|p_2(T)|^2) + C(T-t)\sum_{i=1}^{3}\mathbb{E}\int_t^T |p_i(s)|^2 ds$$

$$+C(T-t)\sum_{i=1}^{2}\mathbb{E}\int_t^T |q_i(s)|^2 ds + C(T-t)\sum_{i=1}^{2}\mathbb{E}\int_Y |r_i(v)|^2 dv, \quad (4.71)$$

$$\mathbb{E}|p_3(t)|^2 \leqslant \mathbb{E}(1+|p_3(T)|^2) + C(T-t)\mathbb{E}\int_t^T |p_1(s)|^2 ds + C(T-t)\mathbb{E}\int_t^T |p_3(s)|^2 ds.$$
$$(4.72)$$

因此, 由 (4.70)—(4.72) 可得

$$\sum_{i=1}^{3}\mathbb{E}\,|p_i(t)|^2 + \sum_{i=1}^{2}\mathbb{E}\int_t^T |q_i(s)|^2 ds + T\sum_{i=1}^{2}\mathbb{E}\int_Y |r_i(v)|^2 dv$$

$$\leqslant \sum_{i=1}^{3} C\mathbb{E}(1+|p_i(T)|^2) + C(T-t)\sum_{i=1}^{3}\mathbb{E}\int_t^T |p_i(s)|^2 ds$$

$$+ C(T-t)\sum_{i=1}^{2}\mathbb{E}\int_t^T |q_i(s)|^2 ds + C(T-t)\sum_{i=1}^{2}\mathbb{E}\int_Y |r_i(v)|^2 dv.$$

由于

$$\sum_{i=1}^{3}\mathbb{E}\,|p_i(t)|^2 + \frac{1}{2}\sum_{i=1}^{2}\mathbb{E}\int_t^T |q_i(s)|^2 ds + \frac{1}{2}\sum_{i=1}^{2}\mathbb{E}\int_Y |r_i(v)|^2 dv$$

$$\leqslant \sum_{i=1}^{3} C\mathbb{E}(1+|p_i(T)|^2) + C(T-t)\sum_{i=1}^{3}\mathbb{E}\int_t^T |p_i(s)|^2 ds, \quad (4.73)$$

其中 $t \in [T-\epsilon, T]$ 且 $\epsilon = \dfrac{1}{2C}$. 利用 Gronwall 不等式和 (4.73) 可得

$$\sum_{i=1}^{3}\mathbb{E}\sup_{0\leqslant t\leqslant T} |p_i(t)|^2 \leqslant C, \quad \sum_{i=1}^{2}\mathbb{E}\int_t^T |q_i(s)|^2 ds \leqslant C,$$
$$(4.74)$$
$$\sum_{i=1}^{2}\mathbb{E}\int_Y |r_i(v)|^2 dv \leqslant C, \quad t \in [T-\epsilon, T].$$

在 $[T-\epsilon, T]$, 对 (4.70)—(4.72) 使用相同的方法, 对所有的 $t \in [T-2\epsilon, T]$, (4.73) 的估计值成立. 因此, 通过重复有限数量的步骤, 在 $t \in [0, T]$, 有 (4.74) 成立. 此外,

(4.70) 式可以重写如下:

$$p_1(t) = p_1(T) + \int_t^T b_1(x(s), u(s), p(s), q(s))ds - \int_0^T q_1(s)\, dB(s)$$

$$+ \int_0^t q_1(s)\, dB(s) - \int_0^T \int_Y r_1(v)\widetilde{N}(ds, dv)$$

$$+ \int_0^t \int_Y r_1(v)\widetilde{N}(ds, dv). \tag{4.75}$$

鉴于 (4.75), 我们得到

$$|p_1(t)|^2 \leqslant C\Bigg[1 + |p_1(T)|^2 + \int_0^T \left(\sum_{i=1}^3 |p_i(t)|^2 + \sum_{i=1}^2 |q_i(t)|^2 + \sum_{i=1}^2 \int_Y |r_i(v)|^2 dv\right) ds$$

$$+ \left(\int_0^T q_1(s)\, dB(s)\right)^2 + \left(\int_0^t q_1(s)\, dB(s)\right)^2$$

$$+ \left(\int_0^T \int_Y r_1(v)\widetilde{N}(ds, dv)\right)^2 + \left(\int_0^t \int_Y r_1(v)\widetilde{N}(ds, dv)\right)^2\Bigg]. \tag{4.76}$$

此外, 在 (4.75) 中使用相同的方法得到了上述不等式 (4.76) 的类似结果, 与 (4.76) 合并, 那么

$$\sum_{i=1}^3 |p_i(t)|^2$$

$$\leqslant C\Bigg[1 + \sum_{i=1}^3 |p_i(T)|^2 + \int_0^T \left(\sum_{i=1}^3 |p_i(s)|^2 + \sum_{i=1}^2 |q_i(s)|^2 + \sum_{i=1}^2 \int_Y |r_i(v)|^2 dv\right) ds$$

$$+ \sum_{i=1}^2 \left(\int_0^T q_i(s)\, dB(s)\right)^2 + \sum_{i=1}^2 \left(\int_0^t q_i(s)\, dB(s)\right)^2$$

$$+ \sum_{i=1}^2 \left(\int_0^T \int_Y r_i(v)\widetilde{N}(ds, dv)\right)^2 + \sum_{i=1}^2 \left(\int_0^t \int_Y r_i(v)\widetilde{N}(ds, dv)\right)^2\Bigg].$$

对两边取期望然后利用 Burkholder-Davis-Gundy 不等式可知

$$\sum_{i=1}^3 \mathbb{E}\sup_{0 \leqslant t \leqslant T} |p_i(t)|^2 \leqslant C\Bigg(\sum_{i=1}^3 \mathbb{E}|p_i(T)|^2 + \sum_{i=1}^3 \mathbb{E}\int_0^T |p_i(t)|^2 ds$$

$$+ \sum_{i=1}^2 \mathbb{E}\int_0^T |q_i(s)|^2\, ds + \sum_{i=1}^2 \mathbb{E}\int_Y |r_i(v)|^2 dv\Bigg).$$

在上述不等式中, 用 Gronwall 不等式很容易得到我们的结果 (4.69).　　　　□

对于任意的 $u(t)$ 和 $u'(t) \in \mathcal{U}_{ad}$, 定义以下关于容许控制域 $\mathcal{U}_{ad}[0, T]$ 的距离:

$$d(u(t), u'(t)) = \mathbb{E}[\text{mes}\{t \in [0; T] : u(t) \neq u'(t)\}], \tag{4.77}$$

其中 mes 表示 Lebesgue 测度. 因为 U 是闭集, 类似于文献 [146], 我们知道 $\mathcal{U}_{ad}$ 在 d 下是一个完备的度量空间.

引理 4.2.3　对于所有的 $\theta \geqslant 0$ 和 $0 < \kappa < 1$ 满足 $\kappa\theta < 1$, 而且 $u(t), u'(t) \in \mathcal{U}_{ad}$, 伴随着相应的轨迹 $x(t)$, $x'(t)$, 存在一个不确定参数 $C = C(\theta, \kappa)$ 使得

$$\sum_{i=1}^{3} \mathbb{E} \sup_{0 \leqslant t \leqslant T} |x_i(t) - x_i'(t)|^{2\theta} \leqslant C d(u(t), u'(t))^{\kappa\theta}. \tag{4.78}$$

证明　首先, 表示

$$G_1(t) = \int_0^T \frac{(\sigma_l')^{1-k}(\sigma_u')^k x_1(s) x_2(s)}{1 + x_2^2(s)} dB(s),$$

$$G_2(t) = \int_0^T \int_Y \frac{\eta'(v) x_1(s) x_2(s)}{1 + x_2^2(s)} \widetilde{N}(ds, dv).$$

对于 $p > 2$, 由 Burkholder-Davis-Gundy 不等式和 Hölder 不等式可得

$$\mathbb{E}\left[\sup_{0 \leqslant t \leqslant T} |G_1(t)|^{2p}\right] \leqslant C_p \mathbb{E}\left[\int_0^T \left(\frac{(\sigma_l')^{1-k}(\sigma_u')^k x_1(s) x_2(s)}{1 + x_2^2(s)}\right)^2 ds\right]^{\frac{p}{2}}$$

$$\leqslant C_p \left[\mathbb{E}\int_0^T \left(\frac{(\sigma_l')^{1-k}(\sigma_u')^k x_1(s) x_2(s)}{1 + x_2^2(s)}\right)^2 ds\right]^{\frac{p}{2}}$$

$$\leqslant C_p \left[\mathbb{E}\int_0^T \left|\left(\frac{(\sigma_l')^{1-k}(\sigma_u')^k x_1(s) x_2(s)}{1 + x_2^2(s)}\right)^2\right| ds\right]^{\frac{p}{2}},$$

$$\mathbb{E}\left[\sup_{0 \leqslant t \leqslant T} |G_2(t)|^{2p}\right] \leqslant C_p \mathbb{E}\left[\int_0^T \int_Y \left(\frac{\eta'(v) x_1(s) x_2(s)}{1 + x_2^2(s)}\right)^2 \widetilde{N}(ds, dv)\right]^{\frac{p}{2}}$$

$$\leqslant C_p \left(\int_Y \eta'^2(v) dv\right)^{\frac{p}{2}} \mathbb{E}\left(\int_0^T \left(\frac{x_1(s) x_2(s)}{1 + x_2^2(s)}\right)^2 \widetilde{N}(ds, dv)\right)^{\frac{p}{2}}$$

$$\leqslant C_p \left(\int_Y \eta'^2(v) dv\right)^{\frac{p}{2}} \left[\mathbb{E}\int_0^T \left|\left(\frac{x_1(s) x_2(s)}{1 + x_2^2(s)}\right)^2\right| ds\right]^{\frac{p}{2}},$$

其中 $C_p = \left[\dfrac{p^{p+1}}{2(p-1)(p-1)}\right]^{\frac{p}{2}}$ $(p>2)$ 是一个正的常数.

假设 $\theta \geqslant 1$, 令 $\vartheta = \displaystyle\int_Y \eta'(v)dv$, 利用基本不等式得到

$$\mathbb{E}\sup_{0\leqslant t\leqslant r}|x_1(t)-x_1'(t)|^{2\theta}$$

$$\leqslant C\mathbb{E}\int_0^r\bigg[\Big(\big((\beta_l')^{1-k}(\beta_u')^k\big)^{2\theta}+\big((\sigma_l')^{1-k}(\sigma_u')^k\big)^{2\theta}+\vartheta^{2\theta}\Big)$$

$$\times\left|\frac{x_1(t)x_2(t)}{1+x_2^2(t)}-\frac{x_1'(t)x_2'(t)}{1+x_2'^2(t)}\right|^{2\theta}+\big((\mu_l)^{1-k}(\mu_u)^k\big)^{2\theta}|x_1(t)-x_1'(t)|^{2\theta}$$

$$+\big((\gamma_l)^{1-k}(\gamma_u)^k\big)^{2\theta}|x_3(t)-x_3'(t)|^{2\theta}+|ux_1(t)-u'x_1'(t)|^{2\theta}\bigg]dt$$

$$\leqslant C\mathbb{E}\int_0^r\sum_{i=1}^3|x_i(t)-x_i'(t)|^{2\theta}dt+C\left[\mathbb{E}\int_0^r\chi_{u(t)\neq u'(t)}(t)dt\right]^{\kappa\theta}$$

$$\leqslant C\left[\mathbb{E}\int_0^r\sum_{i=1}^3|x_i(t)-x_i'(t)|^{2\theta}dt+d(u(t),u'(t))^{\kappa\theta}\right].$$

如果 $0<\kappa<1$, 那么 $\theta\geqslant 1$, 通过使用 Cauchy-Schwarz 不等式可知

$$\mathbb{E}\int_0^r\chi_{u(t)\neq u'(t)}(t)dt$$

$$\leqslant C\left(\mathbb{E}\int_0^r dt\right)^{1-\kappa\theta}\times\left(\mathbb{E}\int_0^r\chi_{u(t)\neq u'(t)}(t)dt\right)^{\kappa\theta}$$

$$\leqslant Cd(u(t),u'(t))^{\kappa\theta}.$$

接下来, 假设 $\theta\geqslant 1$. 对于 $\forall r>0$, 利用基本不等式得到

$$\mathbb{E}\sup_{0\leqslant t\leqslant r}|x_2(t)-x_2'(t)|^{2\theta}$$

$$\leqslant C\mathbb{E}\int_0^r\bigg[\Big(\big((\beta_l')^{1-k}(\beta_u')^k\big)^{2\theta}+\big((\sigma_l')^{1-k}(\sigma_u')^k\big)^{2\theta}+\vartheta^{2\theta}\Big)$$

$$\times\left|\frac{x_1(t)x_2(t)}{1+x_2^2(t)}-\frac{x_1'(t)x_2'(t)}{1+x_2'^2(t)}\right|^{2\theta}+\Big(\big((\mu_l)^{1-k}(\mu_u)^k\big)^{2\theta}$$

$$+\big((c_l)^{1-k}(c_u)^k\big)^{2\theta}+\big((\alpha_l)^{1-k}(\alpha_u)^k\big)^{2\theta}\Big)|x_2(t)-x_2'(t)|^{2\theta}\bigg]dt$$

$$\leqslant C\mathbb{E}\int_0^r\sum_{i=1}^2|x_i(t)-x_i'(t)|^{2\theta}dt$$

$$\leqslant C\mathbb{E}\int_0^r \sum_{i=1}^2 |x_i(t)-x_i'(t)|^{2\theta}dt. \tag{4.79}$$

同时, 对 $|x_3(t)-x_3'(t)|^{2\theta}$ 利用相同的方法进行估计

$$\mathbb{E}\sup_{0\leqslant t\leqslant r} |x_3(t)-x_3'(t)|^{2\theta}$$

$$\leqslant C\left[\mathbb{E}\int_0^r \sum_{i=2}^3 |x_i(t)-x_i'(t)|^{2\theta}dt + d(u(t),u'(t))^{\kappa\theta}\right]. \tag{4.80}$$

那么, 联立方程 (4.79) 和 (4.80) 可得

$$\sum_{i=1}^3 \mathbb{E}\sup_{0\leqslant t\leqslant r} |x_i(t)-x_i'(t)|^{2\theta} \leqslant C\left[\int_0^r \sum_{i=1}^3 \mathbb{E}\sup_{0\leqslant t\leqslant s} |x_i(t)-x_i'(t)|^{2\theta}ds + d(u(t),u'(t))^{\kappa\theta}\right].$$

因此, 利用 Gronwall 不等式可知结果正确. 现在考虑 $0\leqslant \theta < 1$, 由 Cauchy-Schwarz 不等式, 有

$$\sum_{i=1}^3 \mathbb{E}\sup_{0\leqslant t\leqslant r} |x_i(t)-x_i'(t)|^{2\theta} \leqslant \sum_{i=1}^3 [\mathbb{E}\sup_{0\leqslant t\leqslant r} |x_i(t)-x_i'(t)|^2]^{\theta}$$

$$\leqslant [Cd(u(t),u'(t))^{\kappa}]^{\theta} \leqslant C^{\theta}[d(u(t),u'(t))^{\kappa\theta}]. \qquad \square$$

引理 4.2.4 令假设 11 和假设 12 满足. 对于所有 $0 < \kappa < 1$ 和 $0 < \theta < 2$ 满足 $(1+\kappa)\theta < 2$, 且 $u(t)$, $u'(t) \in \mathcal{U}_{ad}$, 伴随着相应的轨迹 $x(t)$, $x'(t)$, 对应的伴随方程 $(p(t)$, $q(t)$, $r(t))$, $(p'(t)$, $q'(t)$, $r'(t))$ 的解, 存在一个不确定参数 $C = C(\kappa,\theta) > 0$ 使得

$$\sum_{i=1}^3 \mathbb{E}\int_0^T |p_i(t)-p_i'(t)|^{\theta}dt + \sum_{i=1}^2 \mathbb{E}\int_0^T |q_i(t)-q_i'(t)|^{\theta}dt$$

$$+ \sum_{i=1}^2 \mathbb{E}\int_Y |r_i(v)-r_i'(v)|^{\theta}dv \leqslant Cd(u(t),u'(t))^{\frac{\kappa\theta}{2}}. \tag{4.81}$$

证明 令 $\widehat{p}_i(t) \equiv p_i(t)-p_i'(t)$, $\widehat{q}_j(t) \equiv q_j(t)-q_j'(t)$, $\widehat{r}_n(t) \equiv r_n(t)-r_n'(t)(i=$

$1, 2, 3,\ j = 1, 2,\ n = 1, 2)$. 因此, 从伴随方程 (4.67) 可知

$$
\begin{cases}
d\widehat{p}_1(t) = -\bigg[-\bigg((\mu_l)^{1-k}(\mu_u)^k + \dfrac{(\beta_l')^{1-k}(\beta_u')^k x_2(t)}{1 + x_2^2(t)} + u \bigg) \widehat{p}_1(t) \\
\qquad\quad + \dfrac{(\beta_l')^{1-k}(\beta_u')^k x_2(t)}{1 + x_2^2(t)} \widehat{p}_2(t) - \dfrac{(\sigma_l')^{1-k}(\sigma_u')^k x_2(t) \widehat{q}_1(t)}{1 + x_2^2(t)} \\
\qquad\quad + \dfrac{(\sigma_l')^{1-k}(\sigma_u')^k x_2(t) \widehat{q}_2(t)}{1 + x_2^2(t)} - \displaystyle\int_Y \dfrac{\eta'(v) x_2(t)}{1 + x_2^2(t)} \widehat{r}_1(v)\lambda(dv) \\
\qquad\quad + \displaystyle\int_Y \dfrac{\eta'(v) x_2(t)}{1 + x_2^2(t)} \widehat{r}_2(v)\lambda(dv) + \widehat{f}_1(t) \bigg] dt + \widehat{q}_1(t)dB(t) + \displaystyle\int_Y \widehat{r}_1(v)\widetilde{N}(dt, dv), \\[2mm]
d\widehat{p}_2(t) = -\bigg[-\bigg(\dfrac{(\beta_l')^{1-k}(\beta_u')^k x_1(t)(1 - x_2^2(t))}{(1 + x_2^2(t))^2} \bigg) \widehat{p}_1(t) \\
\qquad\quad + \bigg(\dfrac{(\beta_l')^{1-k}(\beta_u')^k x_1(t)(1 - x_2^2(t))}{(1 + x_2^2(t))^2} - \big((\mu_l)^{1-k}(\mu_u)^k \\
\qquad\quad + (c_l)^{1-k}(c_u)^k + (\alpha_l)^{1-k}(\alpha_u)^k \big) \bigg) \widehat{p}_2(t) + (\alpha_l)^{1-k}(\alpha_u)^k \widehat{p}_3(t) \\
\qquad\quad + \dfrac{(\sigma_l')^{1-k}(\sigma_u')^k x_1(t)(x_2^2(t) - 1)}{(1 + x_2^2(t))^2} \widehat{q}_1(t) - \dfrac{(\sigma_l')^{1-k}(\sigma_u')^k x_1(t)(x_2^2(t) - 1)}{(1 + x_2^2(t))^2} \widehat{q}_2 \\
\qquad\quad - \displaystyle\int_Y \dfrac{\eta'(v) x_1(t)(1 - x_2^2(t))}{(1 + x_2^2(t))^2} \widehat{r}_1(v)\lambda(dv) + \displaystyle\int_Y \dfrac{\eta'(v) x_1(t)(1 - x_2^2(t))}{(1 + x_2^2(t))^2} \\
\qquad\quad \cdot \widehat{r}_2(v)\lambda(dv) + \widehat{f}_2(t) \bigg] dt + \widehat{q}_2(t)dB(t) + \displaystyle\int_Y \widehat{r}_2(v)\widetilde{N}(dt, dv), \\[2mm]
d\widehat{p}_3(t) = -\bigg[(\gamma_l)^{1-k}(\gamma_u)^k \widehat{p}_1(t) - \big((\mu_l)^{1-k}(\mu_u)^k + (\gamma_l)^{1-k}(\gamma_u)^k \big)\widehat{p}_3(t) \bigg] dt,
\end{cases}
$$
$$\tag{4.82}$$

其中

$$
\begin{aligned}
\widehat{f}_1(t) &= (\beta_l')^{1-k}(\beta_u')^k \bigg(\dfrac{x_2(t)}{1 + x_2^2(t)} - \dfrac{x_2'(t)}{1 + x_2'^2(t)} \bigg)(p_2'(t) - p_1'(t)) \\
&\quad + (\sigma_l')^{1-k}(\sigma_u')^k \bigg(\dfrac{x_2(t)}{1 + x_2^2(t)} - \dfrac{x_2'(t)}{1 + x_2'^2(t)} \bigg)(q_2'(t) - q_1'(t)) \\
&\quad + \int_Y \eta'(v) \bigg(\dfrac{x_2(t)}{1 + x_2^2(t)} - \dfrac{x_2'(t)}{1 + x_2'^2(t)} \bigg)(r_2'(v) - r_1'(v))\lambda(dv), \\
\widehat{f}_2(t) &= (\beta_l')^{1-k}(\beta_u')^k \bigg(\dfrac{x_1(t)(1 - x_2^2(t))}{(1 + x_2^2(t))^2} - \dfrac{x_1'(t)(1 - x_2'^2(t))}{(1 + x_2'^2(t))^2} \bigg)(p_2'(t) - p_1'(t)) \\
&\quad + (\sigma_l')^{1-k}(\sigma_u')^k \bigg(\dfrac{x_1(t)(x_2^2(t) - 1)}{(1 + x_2^2(t))^2} - \dfrac{x_1'(t)(x_2'^2(t) - 1)}{(1 + x_2'^2(t))^2} \bigg)(q_1'(t) - q_2'(t))
\end{aligned}
$$

$$+ \int_Y \eta'(v) \left(\frac{x_1(t)(1-x_2^2(t))}{(1+x_2^2(t))^2} - \frac{x_1'(t)(1-x_2'^2(t))}{(1+x_2'^2(t))^2} \right) (r_2'(v) - r_1'(v))\lambda(dv),$$

$$\widehat{f}_3(t) = 0.$$

现在假设 $\phi(t) = (\phi_1(t), \phi_2(t), \phi_3(t))^\top$ 是下列随机微分方程的解

$$\begin{cases}
d\phi_1(t) = \left[-\left((\mu_l)^{1-k}(\mu_u)^k + \frac{(\beta_l')^{1-k}(\beta_u')^k x_2(t)}{1+x_2^2(t)} + u \right) \phi_1(t) \right. \\
\qquad - \frac{(\beta_l')^{1-k}(\beta_u')^k x_1(t)(1-x_2^2(t))}{(1+x_2^2(t))^2}\phi_2(t) + (\gamma_l)^{1-k}(\gamma_u)^k \phi_3(t) + |\widehat{p}_1(t)|^{\theta-1} \\
\qquad \left. \times \mathrm{sgn}(\widehat{p}_1(t)) \right] dt + \left[- \frac{(\sigma_l')^{1-k}(\sigma_u')^k x_2(t)}{1+x_2^2(t)}\phi_1(t) \right. \\
\qquad - \frac{(\sigma_l')^{1-k}(\sigma_u')^k x_1(t)(x_2^2(t)-1)}{(1+x_2^2(t))^2}\phi_2(t) \\
\qquad \left. + |\widehat{q}_1(t)|^{\theta-1}\mathrm{sgn}(\widehat{q}_1(t)) \right] dB(t) - \int_Y \frac{\eta'(v)x_2(t)\phi_1(t)}{1+x_2^2(t)}\widetilde{N}(dt,dv) \\
\qquad - \int_Y \frac{\eta'(v)x_1(t)(1-x_2^2(t))\phi_2(t)}{(1+x_2^2(t))^2}\widetilde{N}(dt,dv) \\
\qquad + \int_Y |\widehat{r}_1(v)|^{\theta-1}\mathrm{sgn}(\widehat{r}_1(v))\widetilde{N}(dt,dv), \\
d\phi_2(t) = \left[\frac{(\beta_l')^{1-k}(\beta_u')^k x_2(t)}{1+x_2^2(t)}\phi_1(t) \right. \\
\qquad + \left(-\left((\mu_l)^{1-k}(\mu_u)^k + (c_l)^{1-k}(c_u)^k + (\alpha_l)^{1-k}(\alpha_u)^k \right) \right. \\
\qquad \left. + \frac{(\beta_l')^{1-k}(\beta_u')^k x_1(t)(1-x_2^2(t))}{(1+x_2^2(t))^2} \right) \phi_2(t) + |\widehat{p}_2(t)|^{\theta-1}\mathrm{sgn}(\widehat{p}_2(t)) \Big] dt \\
\qquad + \left[\frac{(\sigma_l')^{1-k}(\sigma_u')^k}{1+x_2^2(t)}x_2(t)\phi_1(t) - \frac{(\sigma_l')^{1-k}(\sigma_u')^k x_1(t)(x_2^2(t)-1)}{(1+x_2^2(t))^2}\phi_2(t) \right. \\
\qquad \left. + |\widehat{q}_2(t)|^{\theta-1}\mathrm{sgn}(\widehat{q}_2(t)) \right] dB(t) + \int_Y \frac{\eta'(v)x_2(t)\phi_1(t)}{1+x_2^2(t)}\widetilde{N}(dt,dv) \\
\qquad + \int_Y \frac{\eta'(v)x_1(t)(1-x_2^2(t))\phi_2(t)}{(1+x_2^2(t))^2}\widetilde{N}(dt,dv) \\
\qquad + \int_Y |\widehat{r}_2(v)|^{\theta-1}\mathrm{sgn}(\widehat{r}_2(v))\widetilde{N}(dt,dv), \\
d\phi_3(t) = [u\phi_1(t) + (\alpha_l)^{1-k}(\alpha_u)^k \phi_2(t) - \left((\mu_l)^{1-k}(\mu_u)^k + (\gamma_l)^{1-k}(\gamma_u)^k \right) \phi_3(t) \\
\qquad + |\widehat{p}_3(t)|^{\theta-1}\mathrm{sgn}(\widehat{p}_3(t))]dt,
\end{cases}$$

$$\tag{4.83}$$

其中 $\mathrm{sgn}(\cdot)$ 是一个符号函数. 由假设 10 和引理 4.2.3 表明上述方程只有唯一的一

个解. Cauchy-Schwarz 不等式表明

$$\sum_{i=1}^{3} \mathbb{E} \sup_{0 \leqslant t \leqslant T} |\phi_i(t)|^{\theta_1} \leqslant \sum_{i=1}^{3} \mathbb{E} \int_0^T |\widehat{p}_i(t)|^{\theta} dt$$

$$+ \sum_{i=1}^{2} \mathbb{E} \int_0^T |\widehat{q}_i(t)|^{\theta} dt + \sum_{i=1}^{2} \mathbb{E} \int_Y |\widehat{r}_i(v)|^{\theta} dv, \qquad (4.84)$$

其中 $\theta_1 > 2$ 和 $\dfrac{1}{\theta_1} + \dfrac{1}{\theta} = 1$.

为了得到上述不等式 (4.81), 定义函数

$$V(\widehat{p}, \phi) = \sum_{i=1}^{3} \widehat{p}_i(t) \phi_i(t).$$

利用 Itô 公式和 (4.84), 有

$$\sum_{i=1}^{3} \mathbb{E} \int_0^T |\widehat{p}_i(t)|^{\theta} dt + \sum_{i=1}^{2} \mathbb{E} \int_0^T |\widehat{q}_i(t)|^{\theta} dt + \sum_{i=1}^{2} \mathbb{E} \int_Y |\widehat{r}_i(v)|^{\theta} dv$$

$$= \sum_{i=1}^{2} \mathbb{E} \int_0^T \widehat{f}_i(t) \phi_i(t) dt + \sum_{i=1}^{3} \mathbb{E}[h_{x_i(t)}(x(T)) - h_{x_i'(t)}(x'(T))] \phi_i(T)$$

$$\leqslant C \sum_{i=1}^{2} \left(\mathbb{E} \int_0^T |\widehat{f}_i(t)|^{\theta} dt \right)^{\frac{1}{\theta}} \left(\mathbb{E} \int_0^T |\phi_i(t)|^{\theta_1} dt \right)^{\frac{1}{\theta_1}} + \sum_{i=1}^{3} \mathbb{E}[h_{x_i(t)}(x(T))$$

$$- h_{x_i'(t)}(x'(T))] \phi_i(T)$$

$$\leqslant C \left(\sum_{i=1}^{3} \mathbb{E} \int_0^T |\widehat{p}_i(t)|^{\theta} dt + \sum_{i=1}^{2} \mathbb{E} \int_0^T |\widehat{q}_i(t)|^{\theta} dt + \sum_{i=1}^{2} \mathbb{E} \int_Y |\widehat{r}_i(v)|^{\theta} dv \right)^{\frac{1}{\theta_1}}$$

$$\times \left[\sum_{i=1}^{2} \left(\mathbb{E} \int_0^T |\widehat{f}_i(t)|^{\theta} dt \right)^{\frac{1}{\theta}} + \sum_{i=1}^{3} \left(\mathbb{E}[h_{x_i(t)}(x(T)) - h_{x_i'(t)}(x'(T))]^{\theta} \right)^{\frac{1}{\theta}} \right].$$

因此, 由基本不等式不难得到下列结果

$$\sum_{i=1}^{3} \mathbb{E} \int_0^T |\widehat{p}_i(t)|^{\theta} dt + \sum_{i=1}^{2} \mathbb{E} \int_0^T |\widehat{q}_i(t)|^{\theta} dt + \sum_{i=1}^{2} \mathbb{E} \int_Y |\widehat{r}_i(v)|^{\theta} dv$$

$$\leqslant C \sum_{i=1}^{2} \mathbb{E} \int_0^T |\widehat{f}_i(t)|^{\theta} dt + \sum_{i=1}^{3} \mathbb{E}[h_{x_i(t)}(x(T)) - h_{x_i'(t)}(x'(T))]^{\theta}. \qquad (4.85)$$

继续估计 (4.85) 式的右侧. 根据假设 11 和引理 4.2.1, 得到

$$\sum_{i=1}^{3} \mathbb{E}|h_{x_i(t)}(x(T)) - h_{x_i'(t)}(x'(T))|^\theta \leqslant C^\theta \sum_{i=1}^{3} \mathbb{E}|x_i(T) - x_i'(T)|^\theta \leqslant Cd(u(t), u'(t))^{\frac{\kappa\theta}{2}}.$$
(4.86)

从另一个角度来看, 应用 Cauchy-Schwarz 不等式可得

$$\mathbb{E} \int_0^T |\widehat{f}_1(t)|^\theta dt$$

$$\leqslant C\mathbb{E} \int_0^T |x_2(t) - x_2'(t)|^\theta \Big(\sum_{i=1}^{2} |p_i'(t)|^\theta$$

$$+ \sum_{i=1}^{2} |q_i'(t)|^\theta + \sum_{i=1}^{2} \int_Y |r_i'(v)|^\theta dv \Big) dt$$

$$\leqslant C \Big(\mathbb{E} \int_0^T |x_2(t) - x_2'(t)|^{\frac{2\theta}{2-\theta}} dt \Big)^{1-\frac{\theta}{2}} \Big[\Big(\sum_{i=1}^{2} \mathbb{E} \int_0^T |p_i'(t)|^2 dt \Big)^{\frac{\theta}{2}}$$

$$+ \Big(\sum_{i=1}^{2} \mathbb{E} \int_0^T |q_i'(t)|^2 dt \Big)^{\frac{\theta}{2}} + \Big(\sum_{i=1}^{2} \mathbb{E} \int_Y |r_i'(v)|^2 dv \Big)^{\frac{\theta}{2}} \Big].$$
(4.87)

注意到 $\dfrac{2\theta}{1-\theta} < 1, 1 - \dfrac{1}{\theta} > \dfrac{\kappa\theta}{2}$ 和 $d(u(t), u'(t)) < 1$, 利用引理 4.2.2 和引理 4.2.3
可知

$$\mathbb{E} \int_0^T |\widehat{f}_1(t)|^\theta dt \leqslant Cd(u(t), u'(t))^{\frac{\kappa\theta}{2}}.$$

利用相同的方法, 可以得到类似的结果, 即

$$\sum_{i=2}^{3} \mathbb{E} \int_0^T |\widehat{f}_i(t)|^\theta dt \leqslant Cd(u(t), u'(t))^{\frac{\kappa\theta}{2}}.$$

把 (4.85) 和上述两个估计合并, 然后立即得到预期的结果. $\qquad\square$

4.2.3 拟最优控制存在的充分和必要条件

定义哈密顿函数 $H(t, x(t), u(t), p(t), q(t), r(v)) : [0, T] \times \mathbb{R}_+^3 \times \mathcal{U}_{ad} \times \mathbb{R}_+^3 \times \mathbb{R}_+^2 \times \mathbb{R}_+^2 \to \mathbb{R}$ 如下所示:

$$H(t, x(t), u(t), p(t), q(t), r(v))$$

$$= f^\top(x(t), u(t))p(t) + \sigma_*^\top(x(t))q(t)$$

$$+ \int_Y g^\top(x(t), v)r(v)\lambda(dv) + L(x(t), u(t)), \tag{4.88}$$

其中

$$f(x(t), u(t)) = \begin{pmatrix} f_1(x(t), u(t)) \\ f_2(x(t)) \\ f_3(x(t), u(t)) \end{pmatrix},$$

$$\sigma_*(x(t)) = \begin{pmatrix} \sigma_1'(x(t)) \\ \sigma_2'(x(t)) \end{pmatrix} \quad \text{和} \quad g(x(t), v) = \begin{pmatrix} g_1(x(t), v) \\ g_2(x(t), v) \end{pmatrix},$$

$f_i(i = 1, 2, 3)$, $\sigma_j'(x(t))$ 和 $g_j(x(t), v)(j = 1, 2)$ 被定义在 (4.65) 中, $L(x(t), u(t))$ 定义在 (4.62) 中.

定理 4.2.1　令假设 10 假设和 12 满足. 令 $(x^\varepsilon(t), u^\varepsilon(t))$ 是允许对序列而且 $(p^\varepsilon(t), q^\varepsilon(t), r^\varepsilon(v))$ 是伴随方程 (4.67) 关于 $(x^\varepsilon(t), u^\varepsilon(t))$ 的解. 假设 $H(t, x(t), u(t), p(t), q(t), r(v))$ 是凸的, 如果对一些 $\varepsilon > 0$,

$$\min_{u(t) \in \mathcal{U}_{ad}[0,T]} \mathbb{E} \int_0^T \left(u(t)x_1^\varepsilon(t)(p_3^\varepsilon(t) - p_1^\varepsilon(t)) + \frac{1}{2}\tau u^2(t) \right) dt$$

$$\geqslant \mathbb{E} \int_0^T \left(u^\varepsilon(t)x_1^\varepsilon(t)(p_3^\varepsilon(t) - p_1^\varepsilon(t)) + \frac{1}{2}\tau(u^\varepsilon(t))^2 \right) dt - \varepsilon, \tag{4.89}$$

那么

$$J(0, x_0; u^\varepsilon(t)) \leqslant \inf_{u(t) \in \mathcal{U}_{ad}[0,T]} J(0, x_0; u(t)) + C\varepsilon^{\frac{1}{2}}.$$

证明　为了估计 $H_{u(t)}(t, x^\varepsilon(t), u^\varepsilon(t), p^\varepsilon(t), q^\varepsilon(t), r^\varepsilon(v))$, 在 $\mathcal{U}_{ad}$ 上定义一个新的距离 $\tilde{d}$: 对任意的 $\varepsilon > 0$, $u(t)$ 和 $u'(t) \in \mathcal{U}_{ad}$,

$$\tilde{d}(u(t), u'(t)) = \mathbb{E} \int_0^T y^\varepsilon(t)|u(t) - u'(t)|dt, \tag{4.90}$$

其中

$$y^\varepsilon(t) = 1 + \sum_{i=1}^3 |p_i^\varepsilon(t)| + \sum_{i=1}^2 |q_i^\varepsilon(t)| + \sum_{i=1}^2 |r_i^\varepsilon(v)|.$$

不难看到 $\tilde{d}$ 关于加权 L^1 的范数是一个完备的度量.

从 (4.62) 和哈密顿函数的定义 $H(t, x(t), u(t), p(t), q(t), r(v))$ 可知

$$J(0, x_0; u^\varepsilon(t)) - J(0, x_0; u(t)) = I_1 + I_2 - I_3,$$

其中

$$I_1 = \mathbb{E} \int_0^T \left[H(t, x^\varepsilon(t), u^\varepsilon(t), p^\varepsilon(t), q^\varepsilon(t), r^\varepsilon(v)) \right.$$
$$\left. - H(t, x(t), u(t), p^\varepsilon(t), q^\varepsilon(t), r^\varepsilon(v)) \right] dt,$$

$$I_2 = \mathbb{E} \left[h(x^\varepsilon(T)) - h(x(T)) \right],$$

$$I_3 = \mathbb{E} \int_0^T \left[[f^\top(x^\varepsilon(t), u^\varepsilon(t)) - f^\top(x(t), u(t))] p^\varepsilon(t) + [\sigma_*^\top(x^\varepsilon(t)) - \sigma_*^\top(x(t))] q^\varepsilon(t) \right.$$
$$\left. + \int_Y (g^\top(x^\varepsilon(t), v) - g^\top(x(t), v)) r^\varepsilon(v) \lambda(dv) \right] dt. \tag{4.91}$$

根据 $H(t, x^\varepsilon(t), u^\varepsilon(t), p^\varepsilon(t), q^\varepsilon(t), r^\varepsilon(v))$ 的凸性, 有

$$I_1 \leqslant \sum_{i=1}^3 \mathbb{E} \int_0^T H_{x_i(t)}(t, x^\varepsilon(t), u^\varepsilon(t), p^\varepsilon(t), q^\varepsilon(t), r^\varepsilon(v))(x_i^\varepsilon(t) - x_i(t)) dt$$
$$+ \mathbb{E} \int_0^T H_{u(t)}(t, x(t), u(t), p^\varepsilon(t), q^\varepsilon(t), r^\varepsilon(v))(u^\varepsilon(t) - u(t)) dt. \tag{4.92}$$

类似地,

$$I_2 \leqslant \sum_{i=1}^3 \mathbb{E} \left[h_{x_i(t)}(x^\varepsilon(T))(x_i^\varepsilon(T) - x_i(T)) \right]. \tag{4.93}$$

对 $\sum\limits_{i=1}^3 p_i^\varepsilon(t)(x_i^\varepsilon(t) - x_i(t))$ 利用 Itô 公式可得

$$\sum_{i=1}^3 \mathbb{E} \left[h_{x_i(t)}(x^\varepsilon(T))(x_i^\varepsilon(T) - x_i(T)) \right]$$
$$= -\sum_{i=1}^3 \mathbb{E} \int_0^T H_{x_i(t)}(t, x^\varepsilon(t), u^\varepsilon(t), p^\varepsilon(t), q^\varepsilon(t), r^\varepsilon(v))(x_i^\varepsilon(t) - x_i(t)) ds$$
$$+ \sum_{i=1}^3 \mathbb{E} \int_0^T p_i^\varepsilon(t) |f_i(x^\varepsilon(t), u^\varepsilon(t)) - f_i(x(t), u(t))| ds$$

$$+ \sum_{i=1}^{2} \mathbb{E} \int_0^T q_i^\varepsilon(t) |\sigma_i(x^\varepsilon(t)) - \sigma_i(x(t))| ds$$

$$+ \sum_{i=1}^{2} \mathbb{E} \int_0^T \int_Y r_i^\varepsilon(v) |g_i(x^\varepsilon(t), v) - g_i(x(t), v)| \lambda(dv) ds,$$

所以

$$
\begin{aligned}
I_3 = & \sum_{i=1}^{3} \mathbb{E}\left[h_{x_i(t)}(x^\varepsilon(T))(x_i^\varepsilon(T) - x_i(T)) \right] \\
& + \sum_{i=1}^{3} \mathbb{E} \int_0^T H_{x_i(t)}(t, x^\varepsilon(t), u^\varepsilon(t), p^\varepsilon(t), q^\varepsilon(t), r^\varepsilon(v))(x_i^\varepsilon(t) - x_i(t)) ds.
\end{aligned}
\tag{4.94}
$$

将 (4.92) 和 (4.94) 替换为 (4.91), 有

$$J(0, x_0; u^\varepsilon(t)) - J(0, x_0; u(t)) \leqslant \mathbb{E} \int_0^T \tau u^\varepsilon(t)(u^\varepsilon(t) - u(t)) dt. \tag{4.95}$$

从上述不等式 (4.95) 和哈密顿函数 (4.88) 可知

$$
\begin{aligned}
& \min_{u(t) \in \mathcal{U}_{ad}[0,T]} \mathbb{E} \int_0^T \left(u(t) x_1^\varepsilon(t)(p_3^\varepsilon(t) - p_1^\varepsilon(t)) + \frac{1}{2} \tau u^2(t) \right) dt \\
& \geqslant \mathbb{E} \int_0^T \left(u^\varepsilon(t) x_1^\varepsilon(t)(p_3^\varepsilon(t) - p_1^\varepsilon(t)) + \frac{1}{2} \tau (u^\varepsilon(t))^2 \right) dt - \varepsilon,
\end{aligned}
\tag{4.96}
$$

定义一个函数 $F(\cdot) : \mathcal{U}_{ad} \to \mathbb{R}$,

$$F(u(t)) = \mathbb{E} \int_0^T H(t, x^\varepsilon(t), u(t), p^\varepsilon(t), q^\varepsilon(t), r^\varepsilon(v)) dt.$$

从假设 11, 在 $\mathcal{U}_{ad}$ 上, 我们知道关于距离 $\widetilde{d}$ 的 $F(\cdot)$ 是连续的. 因此, 从 (4.96) 和 [136, 第三章] 中引理 3.2 可知, 存在 $\widetilde{u}^\varepsilon(t) \in \mathcal{U}_{ad}$ 使得

$$\widetilde{d}(u^\varepsilon(t), \widetilde{u}^\varepsilon(t)) \leqslant \varepsilon^{\frac{1}{2}} \quad \text{和} \quad F(\widetilde{u}^\varepsilon(t)) \leqslant F(u(t)) + \varepsilon^{\frac{1}{2}} \widetilde{d}(u(t), \widetilde{u}^\varepsilon(t)), \quad \forall u(t) \in \mathcal{U}_{ad}.$$

这表明

$$
\begin{aligned}
& H(t, x^\varepsilon(t), \widetilde{u}^\varepsilon(t), p^\varepsilon(t), q^\varepsilon(t), r^\varepsilon(v)) \\
& = \min_{u(t) \in \mathcal{U}_{ad}} \left[H(t, x^\varepsilon(t), u(t), p^\varepsilon(t), q^\varepsilon(t), r^\varepsilon(v)) + \varepsilon^{\frac{1}{2}} y^\varepsilon(t) |u(t) - \widetilde{u}^\varepsilon(t)| \right].
\end{aligned}
\tag{4.97}
$$

利用文献 [150] 的引理 2.1, 我们有

$$0 \in \partial_{u(t)} H(t, x^\varepsilon(t), \widetilde{u}^\varepsilon(t), p^\varepsilon(t), q^\varepsilon(t), r^\varepsilon(v))$$

$$\subset \partial_{u(t)} H(t, x^\varepsilon(t), \widetilde{u}^\varepsilon(t), p^\varepsilon(t), q^\varepsilon(t), r^\varepsilon(v)) + [-\varepsilon^{\frac{1}{2}} y^\varepsilon(t), \varepsilon^{\frac{1}{2}} y^\varepsilon(t)]. \tag{4.98}$$

由假设 11 可知, 哈密顿函数 H 关于 $u(t)$ 是可微的, (4.98) 表明存在一个

$$\lambda_1^\varepsilon(t) \in [-\varepsilon^{\frac{1}{2}} y^\varepsilon(t), \varepsilon^{\frac{1}{2}} y^\varepsilon(t)],$$

使得

$$\tau u^\varepsilon(t) + \lambda_1^\varepsilon(t) = 0.$$

因此, 由 (4.99) 和假设 11, 可以得到

$$|H_{u(t)}(t, x^\varepsilon(t), u^\varepsilon(t), p^\varepsilon(t), q^\varepsilon(t), r^\varepsilon(v))|$$

$$\leqslant |H_{u(t)}(t, x^\varepsilon(t), u^\varepsilon(t), p^\varepsilon(t), q^\varepsilon(t), r^\varepsilon(v))$$

$$- H_{u(t)}(t, x^\varepsilon(t), \widetilde{u}^\varepsilon(t), p^\varepsilon(t), q^\varepsilon(t), r^\varepsilon(v))|$$

$$+ |H_{u(t)}(t, x^\varepsilon(t), \widetilde{u}^\varepsilon(t), p^\varepsilon(t), q^\varepsilon(t), r^\varepsilon(v))|$$

$$\leqslant C y^\varepsilon(t) |u^\varepsilon(t) - \widetilde{u}^\varepsilon(t)| + \lambda_1^\varepsilon(t)$$

$$\leqslant C y^\varepsilon(t) |u^\varepsilon(t) - \widetilde{u}^\varepsilon(t)| + 2\varepsilon^{\frac{1}{2}} y^\varepsilon(t). \tag{4.99}$$

根据引理 4.2.2 和 $\widetilde{d}$ 的定义, 可以从 (4.95), (4.99) 和 Hölder 不等式得到期望的结论. □

定理 4.2.2 令假设 10 和假设 11 满足. $(p^\varepsilon(t), q^\varepsilon(t), r^\varepsilon(v))$ 是在控制 $u^\varepsilon(t)$ 下伴随方程 (4.67) 的解. 存在一个不确定参数 C 使得任意的 $\theta \in [0, 1)$, $\varepsilon > 0$ 和任意的 ε 最优控制对 $(x^\varepsilon(t), u^\varepsilon(t))$, 满足

$$\min_{u(t) \in \mathcal{U}_{ad}} \mathbb{E} \int_0^T \left(u(t) x_1^\varepsilon(t) (p_3^\varepsilon(t) - p_1^\varepsilon(t)) + \frac{1}{2} \tau u^2(t) \right) dt$$

$$\geqslant \mathbb{E} \int_0^T \left(u^\varepsilon(t) x_1^\varepsilon(t) (p_3^\varepsilon(t) - p_1^\varepsilon(t)) + \frac{1}{2} \tau u^{2\varepsilon}(t) \right) dt - C \varepsilon^{\frac{\theta}{3}}. \tag{4.100}$$

证明 证明的关键步骤是为了表明 $H_{u(t)}(t, x^\varepsilon, u^\varepsilon(t), p^\varepsilon(t), q^\varepsilon(t), r^\varepsilon(v))$ 是非常小而且用 ε 来估计它. 固定一个 $\varepsilon > 0$. 定义一个新的距离 d:

$$d(u^\varepsilon(t), \widetilde{u}^\varepsilon(t)) \leqslant \varepsilon^{\frac{2}{3}}, \tag{4.101}$$

而且

$$\widetilde{J}(0, x_0; \widetilde{u}^\varepsilon(t)) \leqslant \widetilde{J}(0, x_0; u(t)), \quad \forall u(t) \in \mathcal{U}_{ad}[0, T], \tag{4.102}$$

其中目标函数

$$\widetilde{J}(0, x_0; u(t)) = J(0, x_0; u(t)) + \varepsilon^{\frac{1}{2}} d(u(t), \widetilde{u}^\varepsilon(t)). \tag{4.103}$$

这表明对系统 (4.65) 在目标函数 (4.103) 下, $(\widetilde{x}^\varepsilon(t), \widetilde{u}^\varepsilon(t))$ 是最优的. 接下来, 对于 $(\widetilde{x}^\varepsilon(t), \widetilde{u}^\varepsilon(t))$, 我们将得到一个必要条件. 固定一个 $\rho > 0$ 和 $u(t) \in \mathcal{U}_{ad}[0, T]$. 定义一个最优控制 $u^\rho(t) \in \mathcal{U}_{ad}[0, T]$:

$$u^\rho(t) = \begin{cases} u(t), & t \in [\widetilde{t}, \widetilde{t} + \rho], \\ \widetilde{u}^\varepsilon(t), & t \in [0, T] \setminus [\widetilde{t}, \widetilde{t} + \rho]. \end{cases}$$

用 $(x^\rho(t), u^\rho(t))$ 来表示 (4.65) 的解. 由 (4.101) 和 (4.102) 可知

$$\widetilde{J}(0, x_0; \widetilde{u}^\varepsilon(t)) \leqslant \widetilde{J}(0, x_0; u^\rho(t)) \tag{4.104}$$

和

$$d(u^\rho(t), \widetilde{u}^\varepsilon(t)) \leqslant \rho.$$

由 (4.104), 引理 4.2.3 和 Taylor 展式可以得到

$$-\rho \varepsilon^{\frac{1}{3}} \leqslant J(0, x_0; u^\rho(t)) - J(0, x_0; \widetilde{u}^\varepsilon(t))$$

$$= \mathbb{E} \int_0^T [L(t, x^\rho(t), u^\rho(t)) - L(t, \widetilde{x}^\varepsilon(t), \widetilde{u}^\varepsilon(t))] dt$$

$$\leqslant \sum_{i=1}^3 \mathbb{E} \int_0^T L_{x_i(t)}(t, \widetilde{x}^\varepsilon(t), u^\rho(t))(x_i^\rho(t) - \widetilde{x}_i^\varepsilon) dt$$

$$+ \sum_{i=1}^3 \mathbb{E} \int_{\widetilde{t}}^{\widetilde{t}+\rho} [L(t, \widetilde{x}^\varepsilon(t), u(t)) - L(t, \widetilde{x}^\varepsilon(t), \widetilde{u}^\varepsilon(t))] dt$$

$$+ \sum_{i=1}^3 \mathbb{E}[h_{x_i}(\widetilde{x}^\rho(T))(x_i^\rho(T) - \widetilde{x}^\varepsilon(T))] + o(\rho). \tag{4.105}$$

对 $\sum\limits_{i=1}^3 \widetilde{p}_i^\varepsilon(t)(x_i^\rho(t) - \widetilde{x}_i^\varepsilon(t))$ 利用 Itô 公式可得

$$\sum_{i=1}^3 \mathbb{E}\left[h_{x_i}(x^\rho(T))(x_i^\rho(T) - \widetilde{x}^\varepsilon(T))\right]$$

$$\leqslant \mathbb{E} \int_{\widetilde{t}}^{\widetilde{t}+\rho} [(u^\rho(t) - \widetilde{u}^\varepsilon(t))(\widetilde{p}_3^\varepsilon(t) - \widetilde{p}_1^\varepsilon(t))$$

$$+ (x_1^\rho(t) - \widetilde{x}_1^\varepsilon(t))(u^\rho(t) - \widetilde{u}^\varepsilon(t))(\widetilde{p}_1^\varepsilon(t) - \widetilde{p}_3^\varepsilon(t))]dt$$

$$- \sum_{i=1}^3 \mathbb{E} \int_0^T [L_{x_i(t)}(t, \widetilde{x}^\varepsilon(t), u^\rho(t))(x_i^\rho(t) - \widetilde{x}_i^\varepsilon(t))]dt.$$

根据假设 10 和引理 4.2.1, 不等式 (4.105) 变成

$$-\rho \varepsilon^{\frac{1}{3}} \leqslant J(0, x_0; u^\rho(t)) - J(0, x_0; \widetilde{u}^\varepsilon(t))$$

$$\leqslant \mathbb{E} \int_{\widetilde{t}}^{\widetilde{t}+\rho} [L(\widetilde{x}^\varepsilon(t), u(t)) - L(\widetilde{x}^\varepsilon(t), \widetilde{u}^\varepsilon(t))]dt$$

$$+ \mathbb{E} \int_{\widetilde{t}}^{\widetilde{t}+\rho} [(u^\rho(t) - \widetilde{u}^\varepsilon(t))(\widetilde{p}_3^\varepsilon(t) - \widetilde{p}_1^\varepsilon(t))$$

$$+ (x_1^\rho(t) - \widetilde{x}_1^\varepsilon(t))(u^\rho(t) - \widetilde{u}^\varepsilon(t))(\widetilde{p}_1^\varepsilon(t) - \widetilde{p}_3^\varepsilon(t))]dt + o(\rho). \qquad (4.106)$$

令 $\rho \to 0$, 则有

$$-\varepsilon^{\frac{1}{3}} \leqslant \mathbb{E}[L(t, \widetilde{x}^\varepsilon(t), u(\widetilde{t})) - L(t, \widetilde{x}^\varepsilon(t), u^\varepsilon(\widetilde{t}))]$$

$$+ \mathbb{E}[(u^\rho(t) - \widetilde{u}^\varepsilon(t))(\widetilde{p}_3^\varepsilon(t) - \widetilde{p}_1^\varepsilon(t))$$

$$+ (x_1^\rho(t) - \widetilde{x}_1^\varepsilon(t))(u^\rho(t) - \widetilde{u}^\varepsilon(t))(\widetilde{p}_1^\varepsilon(t) - \widetilde{p}_3^\varepsilon(t))]. \qquad (4.107)$$

用 $(x^\varepsilon(t), u^\varepsilon(t))$ 代替 $(\widetilde{x}^\varepsilon(t), \widetilde{u}^\varepsilon(t))$, 得到对 (4.107) 的右侧估计. 接下来, 估计

$$\mathbb{E} \int_0^T [(u^\rho(t) - \widetilde{u}^\varepsilon(t))\widetilde{p}_3^\varepsilon(t) - (u^\rho(t) - u^\varepsilon(t))p_3^\varepsilon(t)]dt$$

$$= \mathbb{E} \int_0^T (\widetilde{p}_3^\varepsilon(t) - p_3^\varepsilon(t))(u^\rho(t) - u^\varepsilon(t))dt + \mathbb{E} \int_0^T p_3^\varepsilon(t)(u^\varepsilon(t) - \widetilde{u}^\varepsilon(t))dt$$

$$\equiv W_1 + W_2,$$

其中

$$W_1 = \mathbb{E} \int_0^T (\widetilde{p}_3^\varepsilon(t) - p_3^\varepsilon(t))(u^\rho(t) - u^\varepsilon(t))dt,$$

$$W_2 = \mathbb{E} \int_0^T p_3^\varepsilon(t)(u^\varepsilon(t) - \widetilde{u}^\varepsilon(t))dt.$$

由引理 4.2.4 和 (4.101), 对于任意的 $1 < \kappa < 2$ 和 $0 < \theta < 1$ 满足 $(1+\kappa)\theta < 2$, 存在一个不确定参数 C 使得

$$
\begin{aligned}
W_1 &\leqslant \left(\mathbb{E}\int_0^T |\widetilde{p_3^\varepsilon}(t) - p_3^\varepsilon(t)|^\theta dt\right)^{\frac{1}{\theta}} \left(\mathbb{E}\int_0^T |u^\rho(t) - u^\varepsilon(t)|^{\frac{\theta}{\theta-1}} dt\right)^{\frac{\theta-1}{\theta}} \\
&\leqslant C\left(d(u^\varepsilon(t), \widetilde{u}^\varepsilon(t))^{\frac{\kappa\theta}{2}}\right)^{\frac{1}{\theta}} \left(\mathbb{E}\int_0^T |u^\rho(t)|^{\frac{\theta}{\theta-1}} + |u^\varepsilon(t)|^{\frac{\theta}{\theta-1}} dt\right)^{\frac{\theta-1}{\theta}} \\
&\leqslant C\varepsilon^{\frac{\kappa}{3}},
\end{aligned}
$$

而且

$$
\begin{aligned}
W_2 &\leqslant C\left(\mathbb{E}\int_0^T |p_3^\varepsilon(t)| dt\right)^{\frac{1}{2}} \left(\mathbb{E}\int_0^T |u^\varepsilon(t) - \widetilde{u}^\varepsilon(t)|^2 \chi_{u^\varepsilon(t) \neq \widetilde{u}^\varepsilon(t)}(t) dt\right)^{\frac{1}{2}} \\
&\leqslant C\left(\mathbb{E}\int_0^T |u^\varepsilon(t)|^4 + |\widetilde{u}^\varepsilon(t)|^4 dt\right)^{\frac{1}{4}} \left(\mathbb{E}\int_0^T \chi_{u^\varepsilon(t) \neq \widetilde{u}^\varepsilon(t)}(t) dt\right)^{\frac{1}{4}} \\
&\leqslant Cd(u^\varepsilon(t), \widetilde{u}^\varepsilon(t))^{\frac{1}{4}} \\
&\leqslant C\varepsilon^{\frac{\kappa}{3}}.
\end{aligned}
$$

因此 $\varepsilon > 0$ 是任意的, 我们得到 W_2 的最后一个不等式. 根据 (4.107) 和哈密顿函数 (4.88) 的定义可知

$$
\begin{aligned}
&\min_{u(t) \in \mathcal{U}_{ad}} \mathbb{E}\int_0^T H(t, x^\varepsilon(t), u(t), p^\varepsilon(t), q^\varepsilon(t), r^\varepsilon(v)) dt \\
&\geqslant \mathbb{E}\int_0^T H(t, x^\varepsilon(t), u^\varepsilon(t), p^\varepsilon(t), q^\varepsilon(t), r^\varepsilon(v)) dt - C\varepsilon^{\frac{\theta}{3}}.
\end{aligned}
\tag{4.108}
$$

由 (4.108) 可得到期待的结果, 即

$$
\begin{aligned}
&\min_{u(t) \in \mathcal{U}_{ad}} \mathbb{E}\int_0^T \left(u(t) x_1^\varepsilon(t)(p_3^\varepsilon(t) - p_1^\varepsilon(t)) + \frac{1}{2}\tau u^2(t)\right) dt \\
&\geqslant \mathbb{E}\int_0^T \left(u^\varepsilon(t) x_1^\varepsilon(t)(p_3^\varepsilon(t) - p_1^\varepsilon(t)) + \frac{1}{2}\tau u^{2\varepsilon}(t)\right) dt - C\varepsilon^{\frac{\theta}{3}}. \qquad \square
\end{aligned}
$$

4.2.4　数值算例

利用 Milstein 的方法[33], 得到状态方程 (4.64) 和伴随方程 (4.67) 相应的离散方程:

$$\begin{cases} S_{i+1} = S_i + \left[\left(1 - (p_l)^{1-k}(p_u)^k\right)(b_l)^{1-k}(b_u)^k - \dfrac{(\beta_l)^{1-k}(\beta_u)^k S_i I_i}{(1+I_i^2)} \right. \\ \qquad \left. - (\mu_l)^{1-k}(\mu_u)^k S_i - u S_i + (\gamma_l)^{1-k}(\gamma_u)^k R_i \right] \Delta t - \dfrac{(\sigma_l)^{1-k}(\sigma_u)^k S_i I_i}{(1+I_i^2)}\sqrt{\Delta t}\xi_i \\ \qquad - \dfrac{(\sigma_l)^{2(1-k)}(\sigma_u)^{2k} S_i I_i^2}{2(1+I_i^2)^2}(\xi_i^2-1)\Delta t - \sum\limits_{j=1}^{\infty} V_j \dfrac{(\eta_l)^{1-k}(\eta_u)^k v S_i I_i}{1+I_i^2}(a(i))^{-\frac{1}{d}}, \\[2mm] I_{i+1} = I_i + \left[\dfrac{(\beta_l)^{1-k}(\beta_u)^k S_i I_i}{(1+I_i^2)} - \left((\mu_l)^{1-k}(\mu_u)^k + (c_l)^{1-k}(c_u)^k + (\alpha_l)^{1-k}(\alpha_u)^k\right) I_i \right] \\ \qquad \times \Delta t + \dfrac{(\sigma_l)^{1-k}(\sigma_u)^k S_i I_i}{(1+I_i^2)}\sqrt{\Delta t}\xi_i + \dfrac{(\sigma_l)^{2(1-k)}(\sigma_u)^{2k} S_i^2 I_i(1-I_i^2)}{2(1+I_i^2)^3}(\xi_i^2-1) \\ \qquad \times \Delta t + \sum\limits_{j=1}^{\infty} V_j \dfrac{(\eta_l)^{1-k}(\eta_u)^k v S_i I_i}{1+I_i^2}(a(i))^{-\frac{1}{d}}, \\[2mm] R_{i+1} = R_i + [(p_l)^{1-k}(p_u)^k(b_l)^{1-k}(b_u)^k + (\alpha_l)^{1-k}(\alpha_u)^k I_i - ((\mu_l)^{1-k}(\mu_u)^k \\ \qquad + (\gamma_l)^{1-k}(\gamma_u)^k) R_i + u S_i] \Delta t, \end{cases}$$

$$(4.109)$$

$$\begin{cases} p_{1_i} = p_{1_{i+1}} - \left[\left((\mu_l)^{1-k}(\mu_u)^k + \dfrac{(\beta_l)^{1-k}(\beta_u)^k I_{i+1}}{1+I_{i+1}^2} \right) p_{1_{i+1}} - \dfrac{(\beta_l)^{1-k}(\beta_u)^k I_{i+1}}{1+I_{i+1}^2} p_{2_{i+1}} \right. \\ \qquad + \dfrac{(\sigma_l)^{1-k}(\sigma_u)^k I_{i+1}}{1+I_{i+1}^2} q_{1_{i+1}} - \dfrac{(\sigma_l)^{1-k}(\sigma_u)^k I_{i+1}}{1+I_{i+1}^2} q_{2_{i+1}} - \sum\limits_{j=1}^{\infty} V_j \dfrac{(\eta_l)^{1-k}(\eta_u)^k v I_{i+1}}{1+I_{i+1}^2} \\ \qquad \left. \times (a(i+1))^{-\frac{1}{d}} r_{1_{i+1}} + \sum\limits_{j=1}^{\infty} V_j \dfrac{(\eta_l)^{1-k}(\eta_u)^k v I_{i+1}}{1+I_{i+1}^2}(a(i+1))^{-\frac{1}{d}} r_{2_{i+1}} \right] \Delta t \\ \qquad - q_{1_{i+1}}\sqrt{\Delta t}\xi_{i+1} - \dfrac{q_{1_{i+1}}^2}{2}(\xi_{i+1}^2-1)\Delta t + \sum\limits_{j=1}^{\infty} V_j (a(i+1))^{-\frac{1}{d}} r_{1_{i+1}}, \\[2mm] p_{2_i} = p_{2_{i+1}} - \left[\dfrac{(\beta_l)^{1-k}(\beta_u)^k S_{i+1}(1-I_{i+1}^2)}{(1+I_{i+1}^2)^2} p_{1_{i+1}} - \left(\dfrac{(\beta_l)^{1-k}(\beta_u)^k S_{i+1}(1-I_{i+1}^2)}{(1+I_{i+1}^2)^2} \right. \right. \\ \qquad + \left((\mu_l)^{1-k}(\mu_u)^k + (c_l)^{1-k}(c_u)^k + (\alpha_l)^{1-k}(\alpha_u)^k \right) + \dfrac{(m_l)^{1-k}(m_u)^k u}{1+(\eta_l)^{1-k}(\eta_u)^k I_{i+1}} \bigg) p_{2_{i+1}} \\ \qquad - \left((\alpha_l)^{1-k}(\alpha_u)^k + \dfrac{(m_l)^{1-k}(m_u)^k u}{1+(\eta_l)^{1-k}(\eta_u)^k I_{i+1}^2} \right) p_{3_{i+1}} + \dfrac{(\sigma_l)^{1-k}(\sigma_u)^k S_{i+1}}{(1+I_{i+1}^2)^2} q_{1_{i+1}} \\ \qquad - \dfrac{(\sigma_l)^{1-k}(\sigma_u)^k S_{i+1}}{(1+I_{i+1}^2)^2} q_{2_{i+1}} - \sum\limits_{j=1}^{\infty} V_j \dfrac{(\eta_l)^{1-k}(\eta_u)^k v S_{i+1}(1-I_{i+1}^2)}{(1+I_{i+1}^2)^2}(a(i+1))^{-\frac{1}{d}} \\ \qquad \left. \cdot r_{1_{i+1}} + \sum\limits_{j=1}^{\infty} V_j \dfrac{(\eta_l)^{1-k}(\eta_u)^k v S_{i+1}(1-I_{i+1}^2)}{(1+I_{i+1}^2)^2}(a(i+1))^{-\frac{1}{d}} r_{2_{i+1}} - A_1 \right] \\ \qquad \cdot \Delta t - q_{2_{i+1}}\sqrt{\Delta t}\xi_{i+1} - \dfrac{q_{2_{i+1}}^2}{2}(\xi_{i+1}^2-1)\Delta t + \sum\limits_{j=1}^{\infty} V_j(a(i+1))^{-\frac{1}{d}} r_{2_{i+1}}, \\[2mm] p_{3_i} = p_{3_{i+1}} + \left((\gamma_l)^{1-k}(\gamma_u)^k p_{1_{i+1}} - (\mu_l)^{1-k}(\mu_u)^k + (\gamma_l)^{1-k}(\gamma_u)^k) p_{3_{i+1}} \right) \Delta t. \end{cases}$$

$$(4.110)$$

其中 ξ_i^2 $(i=1,2,\cdots)$ 是相互独立的高斯随机变量 $N(0,1)$.

给出下列非线性共轭梯度算法[151-153].

初值　选择初始值 u_0, 一个初始步长 s_0 而且终止准则 Tol_1 和 Tol_2. 我们计算

- 通过解 (4.109), 得到初始状态 $(S(0), I(0), R(0)) = (S_{u_0}, I_{u_0}, R_{u_0})$;
- 通过解 (4.110), 得到初始伴随 $(p_0, q_0, r_0) = (p_{S(0),I(0),R(0)}, q_{S(0),I(0),R(0)}, r_{S(0),I(0),R(0)})$, 其中 $p_0 = (p_1(0), p_2(0), p_3(0))$, $q_0 = (q_1(0), q_2(0))$, $r_0 = (r_1(0), r_2(0))$;
- J 的梯度 $g_0 = \tau u_0 + S(0)(p_3(0) - p_1(0))$;
- J 的反梯度 $d_0 = -g_0$.

设置 $k := 0$.

步骤 1 (新梯度)　更新

- 控制: $u_{k+1} = u_k + s_k d_k$;
- 状态: 通过求解 (4.109) 得到 $(S_{k+1}, I_{k+1}, R_{k+1}) = (S_{u_{k+1}}, I_{u_{k+1}}, R_{u_{k+1}})$;
- 伴随: 通过求解 (4.110) 得到

$$(p_{k+1}, q_{k+1}, r_{k+1}) = (p_{S_{k+1}, I_{k+1}, R_{k+1}}, q_{S_{k+1}, I_{k+1}, R_{k+1}}, r_{S_{k+1}, I_{k+1}, R_{k+1}});$$

- J 的梯度 $g_{k+1} = \tau u_{k+1} + S_{k+1}(p_{3_{k+1}} - p_{1_{k+1}})$.

步骤 2 (停止准则)　如果 $\|g_{k+1}\| < \text{Tol}_1$ 或 $\|J_{k+1} - J_k\| \leqslant \text{Tol}_2$, 则停止.

步骤 3 (下降方向)　根据一个更新公式计算共轭方向 ϖ_{k+1}, 例如 Hager-Zhang[152, 153].

$$d_{k+1} = -g_{k+1} + \varpi_{k+1} d_k.$$

步骤 4 (步长)　根据一些选择的标准, 选择步长 s_{k+1}, 例如二等分和强 Wolfed-Powell[154]. 令 $k =: k + 1$ 且跳到步骤 1.

设置时间区间 $[0, 100]$, 易感者、感染者、恢复者的初值分别为 120.0, 1.0 和 1.0[30]. 所有的参数值如表 4.2 所示.

表 4.2　随机 SIRS 模型 (4.64) 数值试验的参数取值

参数	数值	参数	数值	参数	数值	参数	数值
p_l	0.5	p_u	0.6	b_l	4.0	b_u	5.0
β_l	0.02	β_u	0.04	μ_l	0.04	μ_u	0.05
η_l	1.09	η_u	1.10	c_l	0.01	c_u	0.02
γ_l	0.001	γ_u	0.002	α_l	0.8	α_u	0.9
a_l	0.03	a_u	0.04	σ_l	0.005	σ_u	0.006

利用上述参数和初始值, 将控制结果与未控制的情况进行比较. 接种疫苗可能会影响疾病传播的行为 (减少或增加). 我们认为接种疫苗的人减少暴露于感染

的情况. 在图 4.3(a) 和 (b) 中, 曲线分别表示与时间有关的易感者、感染者和恢复者的函数. 接种疫苗的易感人群和感染人群的数量比没有接种疫苗的减少得更快, 而恢复者的数量在接种疫苗控制下大大增加. k 值可能对疾病的预测有一定的影响. 比较图 4.3(a) ($k = 0.00$) 和 (b) ($k = 0.50$), 我们可以看到感染者、易感者和恢复者随着 k 的增加而降低.

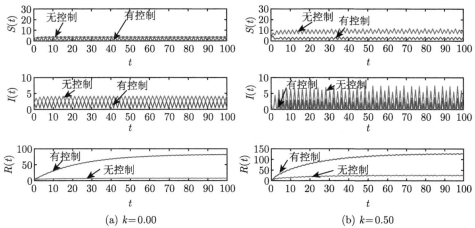

(a) $k = 0.00$ (b) $k = 0.50$

图 4.3   在不确定参数 $k = 0.00$ 和 $k = 0.50$ 下, 模型 (4.64) 的解 $S(t), I(t), R(t)$ 的时间序列图

考虑 Lévy 噪声的影响. 从图 4.4 (a)—(c) 可以看出, 随着 $u(t)$ 的增加, $I(t)$ 的值在减小. 比较图 4.4 (a) ($r(v) = 0.0000$), (b) ($r(v) = 0.0030$) 和 (c) ($r(v) = 0.0060$), 我们发现 $r(v)$ 越大, $I(t)$ 减小得越快.

从图 4.5 可以看出, p_1, p_2 和 p_3 最终是趋近于 0. 因此目标函数存在最小值.

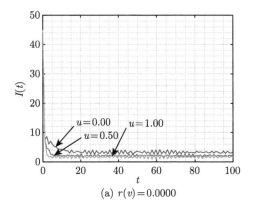 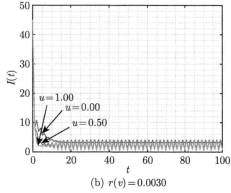

(a) $r(v) = 0.0000$ (b) $r(v) = 0.0030$

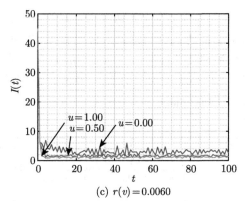

(c) $r(v) = 0.0060$

图 4.4　在不同的反应强度 $r(v) = 0.0000$, $r(v) = 0.0030$ 和 $r(v) = 0.0060$ 下, 模型 (4.64) 的解 $I(t)$ 的时间序列图

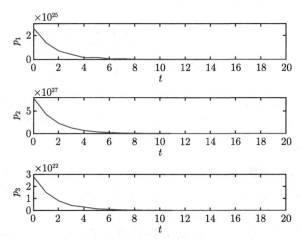

图 4.5　随机 SIRS 模型 (4.64) 的伴随方程 p_1, p_2 和 p_3 轨道图

4.2.5　小结

由于接种疫苗的时间、周期和剂量的不确定性, 接种疫苗作为控制变量, 其可以视为 Lévy 过程. 它能够影响易感者和感染者之间的传播率. 在传染病模型中, 许多学者把参数看成是精确的, 然而由于许多不确定性, 在现实中参数值是不确定的. 本节研究了带有 Lévy 噪声和不确定参数的随机 SIRS 模型的拟最优控制问题. 利用最大值原则得到拟最优控制问题存在的充分和必要条件. 得到的主要结论如下所示:

(i) 拟最优控制问题存在的充分条件.

对于 $\varepsilon > 0$, 有

$$\min_{u(t)\in\mathcal{U}_{ad}[0,T]} \mathbb{E}\int_0^T \left(u^\varepsilon(t)x_1^\varepsilon(t)(p_3^\varepsilon(t)-p_1^\varepsilon(t)) + \frac{1}{2}\tau(u^\varepsilon(t))^2 \right)dt$$

$$\geqslant \mathbb{E}\int_0^T \left(u(t)x_1^\varepsilon(t)(p_3^\varepsilon(t)-p_1^\varepsilon(t)) + \frac{1}{2}\tau u^2(t) \right)dt - \varepsilon.$$

(ii) 拟最优控制问题存在的必要条件

$$\min_{u(t)\in\mathcal{U}_{ad}} \mathbb{E}\int_0^T \left(u(t)x_1^\varepsilon(t)(p_3^\varepsilon(t)-p_1^\varepsilon(t)) + \frac{1}{2}\tau u^2(t) \right)dt$$

$$\geqslant \mathbb{E}\int_0^T \left(u^\varepsilon(t)x_1^\varepsilon(t)(p_3^\varepsilon(t)-p_1^\varepsilon(t)) + \frac{1}{2}\tau u^{2\varepsilon}(t) \right)dt - C\varepsilon^{\frac{\theta}{3}}.$$

(iii) 从图 4.4 可以看出 Lévy 噪声能够影响疾病的影响.

4.3 随机变时滞年龄结构 HIV 模型的有限时间稳定性及最优脉冲控制

4.3.1 引言

现有关于年龄结构 HIV 模型的研究大多集中在模型的长期动力学方面, 例如, Xu 等[96] 研究了具有病毒—细胞传播和细胞—细胞转移两种传播模式的带年龄结构 HIV 模型的动力学的影响. Rong 等[155] 通过年龄结构 HIV 系统进一步研究药物对病毒动力学的影响. 然而, 这些研究都没有考虑模型在有限时间内的稳定性. 如果 HIV 的传播能够在有限的时间内得到控制, 对于社会具有重大的实际意义.

在细胞最初感染病毒到随后产生游离病毒颗粒之间有一个潜伏期, 即时滞现象, 广泛存在于病毒传播过程中. Herz 等[156] 建立了一个时滞 HIV 感染模型, 研究了病毒在体内复制的动力学和抗病毒药物治疗的药效. 在此基础上, 带离散时滞和分布时滞的 HIV 模型得到了广泛的研究[78,157-159]. 虽然用常数时滞或一个遵循伽马分布的时滞函数可以很好地描述细胞内潜伏期, 但不能描述病毒在传播过程中的连续可变性. 使用变时滞函数能更好地突出这一特点. 因此, 研究时变时滞对 HIV 模型有限时间稳定性的影响更具实际意义.

由于没有预防 HIV 感染的有效疫苗, 药物治疗是控制 HIV 传播最可行的方法[123]. 一般来说, 高效活性药物治疗可以在短时间内降低病毒载量, 或增加 CD4+T 细胞数量[160]. 脉冲疗法也是一种常用的方法, 即在特定的离散时间点即刻进行干预, 如定期对 HIV 进行宣传、心理咨询、在特定时间对 HIV 患者进行药物治疗等[161]. 关于脉冲治疗对 HIV 模型的影响, 已经有一些深入的研究. 例如, Yan[123] 研究了脉冲 HIV 模型的动态行为, 结果表明采用脉冲疗法理论上可以根除 HIV. Liu 等[124] 给出了脉冲药物治疗策略对 HIV 模型动力学的影响. 然而, 无论是药物治疗还是脉冲治疗, 控制艾滋病的费用都给社会带来巨大的经济负担. 因此, 如何找到控制 HIV 传播的最优控制策略是一个有意义的问题.

事实上, 还应考虑突然的环境冲击对 HIV 模型的影响, 如医疗质量和药物水平的变化, 可能会导致细胞增殖和死亡、病毒繁殖、免疫系统激活和感染过程中耐药性的变化等[80]. 这些不连续的跳跃现象不能用连续的随机过程 (白噪声) 来解释. 因此, 在流行病模型中引入跳跃过程更具现实意义[68]. 另外, 现有研究主要考虑 HIV 的长期动力学行为, 不能够捕获随机动力学的有限时间特性. 研究 Lévy 噪声、脉冲和时变时滞的共存对年龄结构 HIV 模型有限时间的稳定性更具挑战性.

本节提出一个具有时变时滞和脉冲控制的随机年龄结构 HIV 模型, 旨在探索其有限时间稳定性并寻求最优控制策略.

4.3.2 模型建立和正解的存在唯一性

令 $L^2((0,A) \times [-\bar{\tau}, 0], \mathbb{R}_+)$ 是从 $(0,A) \times [-\bar{\tau}, 0]$ 到 $\mathbb{R}_+$ 上的一族平方可积函数. $w(t) = (x(t), y(\cdot, t), v(t)) \in \mathbb{R}_+ \times L^2(0,A) \times \mathbb{R}_+ := \mathscr{X}$, 且它的范数为

$$\|w(t)\| = \sqrt{x^2(t) + \int_0^A y^2(\cdot, t)da + v^2(t)}.$$

4.3.2.1 模型建立

在模型 (3.19) 的基础上, 考虑下列三种时滞:

(i) 时滞变量 $\tau_1(t)$ 表示未感染的靶细胞被游离病毒感染而成为新激活的感染细胞的细胞到病毒的潜伏期. m_1 表示未产生病毒的感染细胞的恒定死亡率, $e^{-m_1\tau_1(t)}$ 表示感染细胞的存活率.

(ii) 时滞变量 $\tau_2(t)$ 表示未感染靶细胞被感染细胞感染的细胞间潜伏期, 存活率为 $e^{-m_1\tau_2(t)}$.

(iii) 时滞变量 $\tau_3(t)$ 表示病毒从 RNA 转录到被激活的感染细胞释放之间的时间. $e^{-m_2\tau_3(t)}$ 是被激活的感染细胞在 t 时刻开始释放病毒, 且在 $\tau_3(t)$ 后萌芽的病毒成为成熟的自由病毒颗粒时的细胞存活率.

注意到 $\tau_1(t)$, $\tau_2(t)$ 和 $\tau_3(t)$ 都是时变连续函数, 不失一般性, 统一使用 $\tau(t)$ 表示. 因此, 得到以下时滞 HIV 模型:

$$\begin{cases} \dfrac{dx(t)}{dt} = \lambda - dx(t) - \beta_1 x(t)v(t) - x(t)\displaystyle\int_0^A \beta(a)y(a,t)da, \\ \dfrac{\partial y(a,t)}{\partial t} + \dfrac{\partial y(a,t)}{\partial a} = -\mu(a)y(a,t), \\ \dfrac{dv(t)}{dt} = \displaystyle\int_0^A k(a)e^{-m_2\tau(t)}y(a,t-\tau(t))da - cv(t), \end{cases} \tag{4.111}$$

对于 $t > 0$, 边界条件为

$$y(0,t) = \beta_1 e^{-m_1\tau(t)}x(t-\tau(t))v(t-\tau(t))$$

$$+ x(t-\tau(t))\int_0^A \beta(a)e^{-m_1\tau(t)}y(a,t-\tau(t))da. \tag{4.112}$$

时滞函数 $\tau(t)$ 满足

$$0 \leqslant \tau(t) \leqslant \bar{\tau}, \quad \dot{\tau}(t) \leqslant \zeta < 1, \tag{4.113}$$

其中 $\bar{\tau}$ 和 ζ 是常数. 初始条件为

$$\phi := \big(x(\theta), y(\cdot,\theta), v(\theta)\big) \in \mathcal{H}', \quad \theta \in [-\bar{\tau}, 0], \tag{4.114}$$

其中 $x(\theta)$ 和 $v(\theta)$ 在 $[-\bar{\tau}, 0]$ 上有界, 且 $y(\cdot,\theta)$ 在 $(0,A) \times [-\bar{\tau}, 0]$ 上有界并连续, 且

$$\mathcal{H}' = C\big([-\bar{\tau},0),\mathbb{R}_+\big) \times L^2\big((0,A)\times[-\bar{\tau},0),\mathbb{R}_+\big) \times C\big([-\bar{\tau},0),\mathbb{R}_+\big).$$

为考虑脉冲的影响, 将定期对 HIV 进行宣传, 或在固定时间对 HIV 患者进行心理咨询和治疗视为一种脉冲扰动, 并将其纳入方程, 得到下列脉冲 HIV 系统:

$$\begin{cases} \left.\begin{aligned} &\dfrac{dx(t)}{dt} = \lambda - dx(t) - \beta_1 x(t)v(t) - x(t)\int_0^A \beta(a)y(a,t)da, \\ &\dfrac{\partial y(a,t)}{\partial t} + \dfrac{\partial y(a,t)}{\partial a} = -\mu(a)y(a,t), \\ &\dfrac{dv(t)}{dt} = \int_0^A k(a)e^{-m_2\tau(t)}y(a,t-\tau(t))da - cv(t), \end{aligned}\right\} t \neq t_k,\ t > 0, \\ \left.\begin{aligned} &x(t_k^+) = (1+I_{1k})x(t_k), \\ &y(\cdot,t_k^+) = (1+I_{2k})y(\cdot,t_k), \\ &v(t_k^+) = (1+I_{3k})v(t_k). \end{aligned}\right\} t = t_k. \end{cases}$$

$$\tag{4.115}$$

脉冲时间序列 $\{t_k\}$ $(k \in \mathbb{N})$ 满足 $0 = t_0 < t_1 < t_2 < \cdots < t_i < \cdots$ 且 $\lim\limits_{k\to\infty} t_k = \infty$. $x(t_k^+)$, $y(a, t_k^+)$ 和 $v(t_k^+)$ 是 t_k 的右极限, 即 $x(t_k^+) = \lim\limits_{t\to t_k^+} x(t)$, $y(\cdot, t_k^+) = \lim\limits_{t\to t_k^+} y(\cdot, t)$, $v(t_k^+) = \lim\limits_{t\to t_k^+} v(t)$. I_{ik} $(i = 1, 2, 3)$ 是脉冲强度.

下面考虑 Lévy 噪声对系数的影响. 令 $\mu(a, t) = \mu_1(t)\mu_2(a)$. 假设未感染细胞的死亡率 d, 感染细胞的死亡率 μ_1 和病毒清除率 c 可以用 Lévy 噪声扰动, 即 $d\,dt \to d\,dt + \gamma_1 dL_1(t)$, $\mu_1 dt \to \mu_1 dt + \gamma_2 dL_2(t)$, $c\,dt \to c\,dt + \gamma_3 dL_3(t)$, 其中 γ_1, γ_2 和 γ_3 为噪声强度. 根据 Lévy-Itô 分解定理[65,162] 可知, Lévy 过程 $L_i(t)$ 能分解成以下形式:

$$L_i(t) = a_i t + \sigma_i B_i(t) + \int_{\mathbb{Y}} \nu \tilde{N}(t, d\nu), \qquad i = 1, 2, \cdots, n,$$

其中 $a_i t$ $(a_i \in \mathbb{R})$ 是线性漂移项, $B_i(t)$ 是标准且独立的 Brown 运动, 具有强度 $\sigma_i \geqslant 0$; $\tilde{N}(t, d\nu) = N(t, d\nu) - \eta(d\nu)t$ 是补偿泊松过程, 其中 $\eta(d\nu)$ 为泊松过程的到达率 (强度), 跳跃大小为 ν, 且 N 是一个具有特征测度 η 的泊松计数测度, 且 η 在 $(0, +\infty)$ 的测度子集 $\mathbb{Y}$ 上满足 $\eta(\mathbb{Y}) < \infty$. 因此, 得到以下具有 Lévy 噪声的随机年龄结构 HIV 系统

$$
\left\{
\begin{aligned}
&dx(t) = \left[\lambda - d'x(t) - \beta_1 x(t)v(t) - x(t)\int_0^A \beta(a)y(a, t)da\right]dt \\
&\qquad\quad - \sigma_1' x(t)dB_1(t) - x(t^-)\int_{\mathbb{Y}} \gamma_1(\nu)\tilde{N}(dt, d\nu), \\
&d_t y(a, t) = \left[-\frac{\partial y(a, t)}{\partial a} - \mu_1'\mu_2(a)y(a, t)\right]dt \\
&\qquad\quad - \sigma_2'\mu_2(a)y(a, t)dB_2(t) - \mu_2(a)y(a, t^-)\int_{\mathbb{Y}} \gamma_2(\nu)\tilde{N}(dt, d\nu), \\
&dv(t) = \left[\int_0^A k(a)e^{-m_2\tau(t)}y(a, t - \tau(t))da - c'v(t)\right]dt \\
&\qquad\quad - \sigma_3' v(t)dB_3(t) - v(t^-)\int_{\mathbb{Y}} \gamma_3(\nu)\tilde{N}(dt, d\nu), \\
&x(t_k^+) = (1 + I_{1k})x(t_k), \\
&y(\cdot, t_k^+) = (1 + I_{2k})y(\cdot, t_k), \\
&v(t_k^+) = (1 + I_{3k})v(t_k),
\end{aligned}
\right\}
\begin{aligned}
t \neq t_k, \\
\\
\\
\\
\\
\\
\\
t = t_k,
\end{aligned}
$$

$$\tag{4.116}$$

其中 $d' = d + \gamma_1 a_1$, $\mu_1' = \mu_1 + \gamma_2 a_2$, $c' = c + \gamma_3 a_3$, $\sigma_i' = \gamma_i \sigma_i$, $\gamma_i(\nu) = \gamma_i \nu$ $(i = 1, 2, 3)$. $x(t^-)$, $y(a, t^-)$, $v(t^-)$ 分别是 $x(t)$, $y(a, t)$, $v(t)$ 的左极限.

为了便于进一步分析, 首先给出系统 (4.116) 的全局正解的存在唯一性.

4.3.2.2 正解的存在唯一性

在本小节, 给出下列假设和引理, 证明系统 (4.116) 的全局正解的存在唯一性.

假设 13 下列条件分别给出了关于脉冲强度、系统系数和噪声强度的一些假设:

(1) 假设脉冲强度满足

$$1 + I_{ik} > 0, \quad i = 1, 2, 3.$$

(2) $k(a), \beta(a), \mu_2(a) \in L^1_+(0, A)$, 假设 $\bar{k}, \bar{\beta}$ 和 $\bar{\mu}_2$ 分别是 k, β 和 μ_2 的本性上确界; $\underline{\mu}_2$ 是 μ_2 的下界; $\bar{\mu}_2 < 1$ 且 $\hat{\sigma}' = \max\{\sigma'_1, \sigma'_2, \sigma'_3\}$.

(3) 假设存在一个正常数 C_0 使得

$$\int_{\mathbb{Y}} \gamma_i^2(\nu)\eta(d\nu) \leqslant C_0, \quad i = 1, 2, 3.$$

附注 4.3.1 假设 13 的 (1) 意味着脉冲治疗不能完全消除病毒和被感染的细胞; (2) 说明与年龄相关的系数虽然随年龄而变化, 但都是有界的; (3) 表示 Lévy 噪声的强度不能太大, 否则, 模型 (4.116) 的解可能在有限时间内爆破.

给出下列随机微分方程

$$
\begin{cases}
dX(t) = \left[\lambda A_1^{-1}(t) - (d' - \ln(1 + I_{1k}))X(t) - \beta_1 X(t) A_3(t) V(t) \right. \\
\qquad\qquad \left. - X(t) \int_0^A \beta(a) A_2(t) Y(a, t) da\right] dt \\
\qquad - \sigma'_1 X(t) dB_1(t) - X(t^-) \int_{\mathbb{Y}} \gamma_1(\nu) \tilde{N}(dt, d\nu), \\[2mm]
d_t Y(a, t) = \left[-\dfrac{\partial Y(a, t)}{\partial a} - (\mu'_1 \mu_2(a) - \ln(1 + I_{2k})) Y(a, t)\right] dt \\
\qquad - \sigma'_2 \mu_2(a) Y(a, t) dB_2(t) - \mu_2(a) Y(a, t^-) \int_{\mathbb{Y}} \gamma_2(\nu) \tilde{N}(dt, d\nu), \\[2mm]
dV(t) = \left[\int_0^A k(a) e^{-m_2 \tau(t)} A_3^{-1}(t) A_2(t - \tau(t)) Y(a, t - \tau(t)) da \right. \\
\qquad\qquad \left. - (c' - \ln(1 + I_{3k})) V(t)\right] dt \\
\qquad - \sigma'_3 V(t) dB_3(t) - V(t^-) \int_{\mathbb{Y}} \gamma_3(\nu) \tilde{N}(dt, d\nu),
\end{cases}
$$

$$(4.117)$$

初始值为 $\Psi = (X(\theta), Y(\cdot,\theta), V(\theta))$, 边界条件为

$$Y(0,t) = \beta_1 e^{-m_1\tau(t)} X(t-\tau(t)) V(t-\tau(t))$$
$$+ X(t-\tau(t)) \int_0^A \beta(a) e^{-m_1\tau(t)} Y(a,t-\tau(t)) da, \tag{4.118}$$

其中

$$A_i(t) = \begin{cases} 1, & t \in [-\bar\tau, 0], \\ (1+I_{ik})^{[t]-t}, & t \neq t_k, \ t > 0, \\ (1+I_{ik})^{-1}, & t = t_k, \ t > 0, \end{cases} \tag{4.119}$$

且 $A_i(t)$ 是左连续的.

下列引理说明脉冲系统可以转化为一个等价的无脉冲系统.

引理 4.3.1　若初始值 $(X(\theta), Y(\cdot,\theta), V(\theta)) = (x(\theta), y(\cdot,\theta), v(\theta))$, 边界条件 (4.118) 等于 (4.112), 则系统 (4.117) 等价于系统 (4.116).

证明　令 $(x(t), y(\cdot,t), v(t)) = (A_1(t)X(t), A_2(t)Y(\cdot,t), A_3(t)V(t))$, 其中 $(X(t), Y(\cdot,t), V(t))$ 是系统 (4.117) 的解. 对任意 $t \neq t_k$, 有

$$dx(t) = A_1'(t)X(t)dt + A_1(t)dX(t)$$
$$= -A_1(t)\ln(1+I_{1k})X(t)dt + A_1(t)\bigg[\lambda A_1^{-1}(t) - (d' - \ln(1+I_{1k}))X(t)$$
$$- \beta_1 X(t)A_3(t)V(t) - X(t)\int_0^A \beta(a)A_2(t)Y(a,t)da\bigg]dt$$
$$- \sigma_1' A_1(t)X(t)dB_1(t) - A_1(t)X(t^-)\int_{\mathbb{Y}} \gamma_1(\nu)\tilde{N}(dt,d\nu)$$
$$= A_1(t)\bigg[\lambda A_1^{-1}(t) - d'X(t) - \beta_1 X(t)A_3(t)V(t)$$
$$- X(t)\int_0^A \beta(a)A_2(t)Y(a,t)da\bigg]dt$$
$$- \sigma_1' A_1(t)X(t)dB_1(t) - A_1(t)X(t^-)\int_{\mathbb{Y}} \gamma_1(\nu)\tilde{N}(dt,d\nu)$$
$$= \bigg[\lambda - d'x(t) - \beta_1 x(t)v(t) - x(t)\int_0^A \beta(a)y(a,t)da\bigg]dt$$
$$- \sigma_1' x(t)dB_1(t) - x(t^-)\int_{\mathbb{Y}} \gamma_1(\nu)\tilde{N}(dt,d\nu).$$

对于 $t = t_k$, 有

$$x(t_k^-) = \lim_{t \to t_k^-} A_1(t)X(t) = (1 + I_{1k})^{(t_k-1)-t_k}X(t_k) = (1 + I_{1k})^{-1}X(t_k) = x(t_k),$$

$$x(t_k^+) = \lim_{t \to t_k^+} A_1(t)X(t) = (1 + I_{1k})^{t_k-t_k}X(t_k) = X(t_k).$$

故而得 $x(t_k^+) = (1 + I_{1k})x(t_k)$.

类似地, 对于系统 (4.117) 的第二个方程有

$$\begin{aligned}
dy(a,t) &= A_2'(t)Y(a,t)dt + A_2(t)dY(a,t) \\
&= -A_2(t)\ln(1 + I_{2k})Y(a,t)dt - \frac{\partial A_2(t)Y(a,t)}{\partial a}dt \\
&\quad + A_2(t)[-\mu_1'\mu_2(a)Y(a,t) + Y(a,t)\ln(1 + I_{2k})]dt \\
&\quad - \sigma_2'\mu_2(a)A_2(t)Y(a,t)dB_2(t) - \mu_2(a)A_2(t)Y(a,t^-)\int_{\mathbb{Y}}\gamma_2(\nu)\tilde{N}(dt,d\nu) \\
&= \left[-\frac{\partial y(a,t)}{\partial a} - \mu_1'\mu_2(a)y(a,t)\right]dt - \sigma_2'\mu_2(a)y(a,t)dB_2(t) \\
&\quad - \mu_2(a)y(a,t^-)\int_{\mathbb{Y}}\gamma_2(\nu)\tilde{N}(dt,d\nu),
\end{aligned}$$

并且

$$\begin{aligned}
dv(t) &= A_3'(t)V(t)dt + A_3(t)dV(t) \\
&= \left[\int_0^A k(a)e^{-m_2\tau(t)}y(a, t - \tau(t))da - c'v(t)\right]dt \\
&\quad - \sigma_3'v(t)dB_3(t) - v(t^-)\int_{\mathbb{Y}}\gamma_3(\nu)\tilde{N}(dt,d\nu). \qquad \square
\end{aligned}$$

只要证明系统 (4.117) 全局正解 $(X(t), Y(\cdot, t), V(t))$ 的存在唯一性, 就可以保证原系统 (4.116) 全局正解 $(x(t), y(\cdot, t), v(t))$ 的存在唯一性.

定理 4.3.1 对于任意给定初始值 $\Phi = (X(\theta), Y(\cdot, \theta), V(\theta))$ $(\theta \in [-\bar{\tau}, 0])$ 和边界条件 (4.112), 系统 (4.117) 在 $t \in [-\bar{\tau}, \infty)$ 上存在唯一的全局正解 $(X(t), Y(\cdot, t), V(t)) \in \mathscr{X}$ 满足以下性质:

$$X(t) + \int_0^A Y(a,t)da + V(t) < \infty \text{ a.s..}$$

证明   由于系统 (4.117) 的系数是局部 Lipschitz 连续的, 对于任意给定的初值 $\{\Phi(t) : -\bar{\tau} \leqslant t \leqslant 0\} \in \mathcal{H}$, 在 $t \in [-\bar{\tau}, \tau_e]$ 上存在唯一的极大局部解 $(X(t), Y(\cdot, t), V(t))$, 其中 τ_e 是爆炸时间 (见文献 [89]). 令 $n_0 > 0$ 足够大且满足

$$\frac{1}{n_0} < \min_{-\bar{\tau} \leqslant t \leqslant 0} |\Phi(t)| < \max_{-\bar{\tau} \leqslant t \leqslant 0} |\Phi(t)| < n_0.$$

对于每个 $n \geqslant n_0$ 的整数, 定义以下停时

$$\tau_n = \inf\{t \in [0, \tau_e] : \min\{X(t), Y(\cdot, t), V(t)\} \leqslant \frac{1}{n} \text{ 或 } \max\{X(t), Y(\cdot, t), V(t)\} \geqslant n\}.$$

令 $\inf \varnothing = \infty$ ($\varnothing$ 表示空集). τ_n 随着 $n \to \infty$ 而增大. 令 $\tau_\infty = \lim\limits_{n \to \infty} \tau_n$, 则 $\tau_\infty \leqslant \tau_e$ a.s.. 如果能证明 $\tau_\infty = \infty$ a.s., 则 $\tau_e = \infty$ a.s. 且 $(X(t), Y(\cdot, t), V(t)) \in \mathscr{X}$ a.s.. 在此之前, 首先证明全局解的有界性. 因为 $(X(t), Y(\cdot, t), V(t))$ 在 $[0, \tau_n)$ 上是正的, 且

$$(x(t), y(a, t), v(t)) = (A_1(t)X(t), A_2(t)Y(a, t), A_3(t)V(t)),$$

根据假设 13 的 (1) 和公式 (4.119) 给出的 $A_i(t)$, 显然可知 $A_i(t)$ 是正的且有界的. 从而, $(x(t), y(\cdot, t), v(t))$ 在 $[0, \tau_n)$ 上也是正的. 对任意 $t \neq t_k$, 将系统 (4.116) 的第一个方程和第二个方程相加, 且利用假设 13 的 (2) 可得

$$d\left(x(t) + \int_0^A y(a, t + \tau(t))da\right)$$

$$= \left[\lambda - d'x(t) - \beta_1 x(t)v(t) - x(t)\int_0^A \beta(a)y(a, t)da\right.$$

$$\left. - \int_0^A \frac{\partial y(a, t + \tau(t))}{\partial a}da - \int_0^A \mu_1' \mu_2(a)y(a, t + \tau(t))da\right]dt$$

$$- \sigma_1' x(t)dB_1(t) - \sigma_2' \int_0^A \mu_2(a)y(a, t + \tau(t))dadB_2(t)$$

$$- x(t^-)\int_{\mathbb{Y}} \gamma_1(\nu)\tilde{N}(dt, d\nu) - \int_0^A \int_{\mathbb{Y}} \gamma_2(\nu)\tilde{N}(dt, d\nu)\mu_2(a)y(a, t^- + \tau(t))da$$

$$= \left[\lambda - d'x(t) - \beta_1 x(t)v(t) - x(t)\int_0^A \beta(a)y(a, t)da - y(a, t + \tau(t))|_0^A\right.$$

$$\left. - \int_0^A \mu_1' \mu_2(a)y(a, t + \tau(t))da\right]dt - \sigma_1' x(t)dB_1(t)$$

$$- \sigma_2' \int_0^A \mu_2(a)y(a, t + \tau(t))dadB_2(t) - x(t^-)\int_{\mathbb{Y}} \gamma_1(\nu)\tilde{N}(dt, d\nu)$$

$$- \int_0^A \int_{\mathbb{Y}} \gamma_2(\nu) \tilde{N}(dt, d\nu) \mu_2(a) y(a, t^- + \tau(t)) da$$

$$\leqslant \left[\lambda - d' x(t) - \mu_1' \underline{\mu}_2 \int_0^A y(a, t + \tau(t)) da \right] dt$$

$$- \sigma_1' x(t) dB_1(t) - x(t^-) \int_{\mathbb{Y}} \gamma_1(\nu) \tilde{N}(dt, d\nu)$$

$$- \sigma_2' \underline{\mu}_2 \int_0^A y(a, t + \tau(t)) da dB_2(t) - \underline{\mu}_2 \int_0^A \int_{\mathbb{Y}} \gamma_2(\nu) \tilde{N}(dt, d\nu) y(a, t^- + \tau(t)) da$$

$$= \left[\lambda - \alpha \left(x(t) + \int_0^A y(a, t + \tau(t)) da \right) \right] dt + M(t),$$

其中 $\alpha = \min\{d', \mu_1' \underline{\mu}_2\}$ 且

$$M(t) = -\sigma_1' x(t) dB_1(t) - x(t^-) \int_{\mathbb{Y}} \gamma_1(\nu) \tilde{N}(dt, d\nu)$$

$$- \sigma_2' \underline{\mu}_2 \int_0^A y(a, t + \tau(t)) da dB_2(t)$$

$$- \underline{\mu}_2 \int_0^A \int_{\mathbb{Y}} \gamma_2(\nu) \tilde{N}(dt, d\nu) y(a, t^- + \tau(t)) da.$$

利用随机比较定理[92] 和常数变易法可知, 存在正常数 K' 使得

$$x(t) + \int_0^A y(a, t + \tau) da \leqslant K' \quad \text{a.s.}.$$

对于系统 (4.116) 的第三个方程, 有

$$dv(t + \tau(t))$$

$$= \left[\int_0^A k(a) e^{-m_2 \tau(t)} y(a, t) da - c' v(t + \tau(t)) \right] dt$$

$$- \sigma_3' v(t + \tau(t)) dB_3(t) - v(t^- + \tau(t)) \int_{\mathbb{Y}} \gamma_3(\nu) \tilde{N}(dt, d\nu)$$

$$\leqslant \left[\bar{k} \int_0^A y(a, t) da - c' v(t + \tau(t)) \right] dt - \sigma_3' v(t + \tau(t)) dB_3(t)$$

$$- v(t^- + \tau(t)) \int_{\mathbb{Y}} \gamma_3(\nu) \tilde{N}(dt, d\nu)$$

$$\leqslant [\bar{k} K' - c' v(t + \tau(t))] dt - \sigma_3' v(t + \tau(t)) dB_3(t)$$

$$- v(t^- + \tau(t)) \int_{\mathbb{Y}} \gamma_3(\nu) \tilde{N}(dt, d\nu).$$

再次使用随机比较定理可得

$$x(t) + \int_0^A y(a,t)da + v(t) < \infty \quad \text{a.s.},$$

对于 $t = t_k$, 根据假设 13 的 (1), 可以得到同样的结果. 因此, 存在正常数 K 使得

$$X(t) + \int_0^A Y(a,t)da + V(t) \leqslant K \quad \text{a.s..} \tag{4.120}$$

下面证明 $\tau_\infty = \lim\limits_{n \to \infty} \tau_n = \infty$ a.s.. 令 $W(t) = (X(t), Y(\cdot, t), V(t))$, 定义一个 Lyapunov 函数

$$V(W(t)) = X^2(t) + \int_0^A Y^2(a,t)da + V^2(t),$$

对于 $T > 0$ 和任意 $0 \leqslant t \leqslant \tau_n \wedge T$, 使用 Itô 公式可得

$$dV(W(t))$$
$$= 2X(t)\left[\lambda A_1^{-1}(t) - (d' - \ln(1 + I_{1k}))X(t) - \beta_1 X(t)A_3(t)V(t)\right.$$

$$\left. - X(t)\int_0^A \beta(a)A_2(t)Y(a,t)da\right]dt + (\sigma_1')^2 X^2(t)dt - 2\sigma_1' X^2(t)dB_1(t)$$

$$+ \int_{\mathbb{Y}} \left\{(X(t) - X(t)\gamma_1(\nu))^2 - X^2(t)\right\}\tilde{N}(dt, d\nu)$$

$$+ \int_{\mathbb{Y}} \left\{(X(t) - X(t)\gamma_1(\nu))^2 - X^2(t) + 2X^2(t)\gamma_1(\nu)\right\}\eta(d\nu)dt$$

$$+ 2\int_0^A Y(a,t)\left[-\frac{\partial Y(a,t)}{\partial a} - (\mu_1'\mu_2(a) - \ln(1 + I_{2k}))Y(a,t)\right]dadt$$

$$+ \int_0^A (\sigma_2'\mu_2(a))^2 Y^2(a,t)dadt - 2\int_0^A \sigma_2'\mu_2(a)Y^2(a,t)dadB_2(t)$$

$$+ \int_{\mathbb{Y}} \left\{\int_0^A (Y(a,t) - \mu_2(a)Y(a,t)\gamma_2(\nu))^2 da - \int_0^A Y^2(a,t)da\right\}\tilde{N}(dt, d\nu)$$

$$+ \int_{\mathbb{Y}} \left\{\int_0^A (Y(a,t) - \mu_2(a)Y(a,t)\gamma_2(\nu))^2 da - \int_0^A Y^2(a,t)da\right.$$

$$+ 2 \int_0^A Y(a,t)da\mu_2(a)Y(a,t)\gamma_2(\nu) \Big\} \eta(d\nu)dt$$

$$+ 2V(t)\Big[\int_0^A k(a)e^{-m_2\tau(t)}A_3^{-1}(t)A_2(t)Y(a,t-\tau(t))da$$

$$- (c' - \ln(1+I_{3k}))V(t)\Big]dt$$

$$+ (\sigma_3')^2 V^3(t)dt - 2\sigma_3' V^2(t)dB_3(t)$$

$$+ \int_{\mathbb{Y}} \Big\{ \big(V(t) - V(t)\gamma_3(\nu)\big)^2 - V^2(t) \Big\} \tilde{N}(dt,d\nu)$$

$$+ \int_{\mathbb{Y}} \Big\{ \big(V(t) - V(t)\gamma_3(\nu)\big)^2 - V^2(t) + 2V^2(t)\gamma_3(\nu) \Big\} \eta(d\nu)dt$$

$$:= \mathcal{L}Vdt - 2\sigma_1' X^2(t)dB_1(t) - 2\int_0^A \sigma_2'\mu_2(a)Y^2(a,t)dadB_2(t) - 2\sigma_3' V^2(t)dB_3(t)$$

$$+ \int_{\mathbb{Y}} \Big\{ \big(X(t) - X(t)\gamma_1(\nu)\big)^2 - X^2(t) \Big\} \tilde{N}(dt,d\nu)$$

$$+ \int_{\mathbb{Y}} \Big\{ \big(V(t) - V(t)\gamma_3(\nu)\big)^2 - V^2(t) \Big\} \tilde{N}(dt,d\nu)$$

$$+ \int_{\mathbb{Y}} \Big\{ \int_0^A \big(Y(a,t) - \mu_2(a)Y(a,t)\gamma_2(\nu)\big)^2 da$$

$$- \int_0^A Y^2(a,t)da \Big\} \tilde{N}(dt,d\nu), \tag{4.121}$$

其中 $\mathcal{L}V = J_1 + J_2 + J_3$ 且有

$$J_1 = 2X(t)\Big[\lambda A_1^{-1}(t) - (d' - \ln(1+I_{1k}))X(t) - \beta_1 X(t)A_3(t)V(t)$$

$$- X(t)\int_0^A \beta(a)A_2(t)Y(a,t)da \Big] + (\sigma_1')^2 X^2(t)$$

$$+ \int_{\mathbb{Y}} \Big\{ \big(X(t) - X(t)\gamma_1(\nu)\big)^2 - X^2(t) + 2X^2(t)\gamma_1(\nu) \Big\} \eta(d\nu),$$

$$J_2 = 2\int_0^A Y(a,t)\Big[-\frac{\partial Y(a,t)}{\partial a} - \big(\mu_1'\mu_2(a) - \ln(1+I_{2k})\big)Y(a,t) \Big]da$$

$$+ \int_0^A (\sigma_2'\mu_2(a))^2 Y^2(a,t)da + \int_{\mathbb{Y}} \Big\{ \int_0^A \big(Y(a,t) - \mu_2(a)Y(a,t)\gamma_2(\nu)\big)^2 da$$

$$- \int_0^A Y^2(a,t)da + 2\int_0^A Y(a,t)da\mu_2(a)Y(a,t)\gamma_2(\nu)\Big\}\eta(d\nu),$$

$$J_3 = 2V(t)\bigg[\int_0^A k(a)e^{-m_2\tau(t)}A_3^{-1}(t)A_2(t-\tau(t))Y(a,t-\tau(t))da$$

$$- (c' - \ln(1 + I_{3k}))V(t)\bigg] + (\sigma_3')^2V^2(t)$$

$$+ \int_{\mathbb{Y}}\Big\{\big(V(t) - V(t)\gamma_3(\nu)\big)^2 - V^2(t) + 2V^2(t)\gamma_3(\nu)\Big\}\eta(d\nu).$$

根据假设 13 和公式 (4.120) 可得

$$J_1 \leqslant 2X(t)\lambda A_1^{-1}(t) + 2X^2(t)\ln(1 + I_{1k}) + (\sigma_1')^2X^2(t) + X^2(t)\int_{\mathbb{Y}}\gamma_1^2(\nu)\eta(d\nu)$$

$$\leqslant \lambda^2\underline{A}_1^{-2} + X^2(t)[1 + 2\ln(1 + I_{1k}) + (\sigma_1')^2 + C_0],$$

$$J_2 \leqslant -Y^2(a,t)\Big|_0^A + 2\ln(1 + I_{2k})\int_0^A Y^2(a,t)da + (\sigma_2'\bar{\mu}_2)^2\int_0^A Y^2(a,t)da$$

$$+ \bar{\mu}_2^2\int_{\mathbb{Y}}\gamma_2^2(\nu)\eta(d\nu)\int_0^A Y^2(a,t)da$$

$$\leqslant \beta_1^2X^2(t-\tau(t))V^2(t-\tau(t)) + \bar{\beta}^2X^2(t-\tau(t))\int_0^A Y^2(a,t-\tau(t))da$$

$$+ [2\ln(1 + I_{2k}) + (\sigma_2'\bar{\mu}_2)^2 + \bar{\mu}_2^2C_0]\int_0^A Y^2(a,t)da,$$

$$J_3 \leqslant V^2(t) + \bar{k}^2A_3^{-2}(t)\bigg[\int_0^A A_2(t-\tau(t))Y(a,t-\tau(t))da\bigg]^2$$

$$+ V^2(t)2\ln(1 + I_{3k}) + (\sigma_3')^2X^2(t) + C_0V^2(t)$$

$$\leqslant \bar{k}^2\underline{A}_3^{-2}\bigg[\int_0^A A_2(t-\tau(t))Y(a,t-\tau(t))da\bigg]^2$$

$$+ V^2(t)[1 + 2\ln(1 + I_{3k}) + (\sigma_3')^2 + C_0].$$

对于任意 $n \geqslant n_0$, 从 0 到 $\tau_n \wedge T$ 对式 (4.121) 进行两边积分并取期望得

$$\mathbb{E}V(W(\tau_n \wedge T)) \leqslant V(W(0)) + \lambda^2\underline{A}_1^{-2}(\tau_n \wedge T)$$

$$+ [1 + 2\check{b} + (\sigma_1')^2 + C_0]\int_0^{\tau_n \wedge T} X^2(t)dt$$

$$+ \beta_1^2 \int_0^{\tau_n \wedge T} X^2(t - \tau(t)) V^2(t - \tau(t)) dt$$

$$+ \bar{\beta}^2 \int_0^{\tau_n \wedge T} \int_0^A X^2(t - \tau(t)) Y^2(a, t - \tau(t)) da dt$$

$$+ [2\check{b} + (\sigma_2' \bar{\mu}_2)^2 + \bar{\mu}_2^2 C_0] \int_0^{\tau_n \wedge T} \int_0^A Y^2(a, t) da dt$$

$$+ \bar{k}^2 \underline{A}_3^{-2} \int_0^{\tau_n \wedge T} \left[\int_0^A A_2(t - \tau(t)) Y(a, t - \tau(t)) da \right]^2 dt$$

$$+ [1 + 2\check{b} + (\sigma_3')^2 + C_0] \int_0^{\tau_n \wedge T} V^2(t) dt,$$

其中 $\check{b} = \sup\{\ln(1 + I_{ik})\}$ $(i = 1, 2, 3)$. 由于

$$\beta_1^2 \int_0^{\tau_n \wedge T} X^2(t - \tau(t)) V^2(t - \tau(t)) dt$$

$$\leqslant \beta_1^2 \frac{1}{1 - \zeta} \int_{-\tau(t)}^{\tau_n \wedge T - \tau(t)} X^2(t) V^2(t) dt \leqslant \frac{\beta_1^2}{1 - \zeta} K^4 (\tau_n \wedge T),$$

类似地有

$$\bar{\beta}^2 \int_0^{\tau_n \wedge T} \int_0^A X^2(t - \tau(t)) Y^2(a, t - \tau(t)) da dt$$

$$= \bar{\beta}^2 \frac{1}{1 - \zeta} \int_{-\tau(t)}^{\tau_n \wedge T - \tau(t)} \int_0^A X^2(t) Y^2(a, t) da dt$$

$$\leqslant \frac{\bar{\beta}^2 K^2}{1 - \zeta} \int_{-\bar{\tau}}^0 \int_0^A Y^2(a, t) da dt + \frac{\bar{\beta}^2 K^2}{1 - \zeta} \int_0^{\tau_n \wedge T} \int_0^A Y^2(a, t) da dt$$

和

$$\bar{k}^2 \underline{A}_3^{-2} \int_0^{\tau_n \wedge T} \left[\int_0^A A_2(t - \tau(t)) Y(a, t - \tau(t)) da \right]^2 dt$$

$$\leqslant \frac{1}{1 - \zeta} \bar{k}^2 \underline{A}_3^{-2} \bar{A}_2^2 \int_{-\bar{\tau}}^{\tau_n \wedge T - \tau(t)} \left[\int_0^A Y(a, t) da \right]^2 dt$$

$$\leqslant \frac{\bar{k}^2 \underline{A}_3^{-2} \bar{A}_2^2 K^2}{1 - \zeta} (\tau_n \wedge T).$$

那么

$$\mathbb{E} V(W(\tau_n \wedge T))$$

$$\leqslant V(W(0)) + \lambda^2 \underline{A}_1^{-2}(\tau_n \wedge T) + [1 + 2\check{b} + (\sigma_1')^2 + C_0] \int_0^{\tau_n \wedge T} X^2(t)dt$$

$$+ \frac{1}{1-\zeta}\beta_1^2 K^4(\tau_n \wedge T) + \frac{1}{1-\zeta}\bar{k}^2 \underline{A}_3^{-2}\bar{A}_2^2 K^2(\tau_n \wedge T)$$

$$+ \frac{1}{1-\zeta}\bar{\beta}^2 K^2 \int_{-\bar{\tau}}^0 \int_0^A Y^2(a,t)dadt$$

$$+ \frac{1}{1-\zeta}\bar{\beta}^2 K^2 \int_0^{\tau_n \wedge T} \int_0^A Y^2(a,t)dadt$$

$$+ [2\check{b} + (\sigma_2'\bar{\mu}_2)^2 + \bar{\mu}_2^2 C_0] \int_0^{\tau_n \wedge T} \int_0^A Y^2(a,t)dadt$$

$$+ [1 + 2\check{b} + (\sigma_3')^2 + C_0] \int_0^{\tau_n \wedge T} V^2(t)dt$$

$$\leqslant C_1 + C_2 \int_0^{\tau_n \wedge T} \left(X^2(t) + \int_0^A Y^2(a,t)da + V^2(t) \right) dt$$

$$= C_1 + C_2 \int_0^{\tau_n \wedge T} V(Z(t))dt,$$

其中

$$C_1 = V(W(0)) + \lambda^2 \underline{A}_1^{-2}(\tau_n \wedge T) + \frac{1}{1-\zeta}\beta_1^2 K^4(\tau_n \wedge T)$$

$$\times \frac{1}{1-\zeta}\bar{k}^2 \underline{A}_3^{-2}\bar{A}_2^2 K^2(\tau_n \wedge T) + \frac{1}{1-\zeta}\bar{\beta}^2 K^2 \int_{-\bar{\tau}}^0 \int_0^A Y^2(a,t)dadt$$

$$< \infty,$$

根据假设 13 的 (2), 选取

$$C_2 = 1 + 2\check{b} + (\hat{\sigma}')^2 + C_0 + \frac{1}{1-\zeta}\bar{\beta}^2 K^2.$$

利用 Gronwall 不等式可得

$$\mathbb{E}V(W(\tau_n \wedge T)) \leqslant C_1 e^{C_2 T}, \quad \forall\, n \geqslant n_0. \tag{4.122}$$

对任意 $n \geqslant n_0$, 定义

$$\mu_n = \inf_{|W| \geqslant n, 0 \leqslant t < \infty} V(W(t)).$$

由式子 (4.122) 可知

$$\mu_n \mathbb{P}(\tau_n \leqslant T) \leqslant C_1 e^{C_2 T}. \tag{4.123}$$

这样就可得到 $\lim\limits_{|Z| \to \infty} \inf\limits_{0 \leqslant t < \infty} V(W(t)) = \infty$, 那么 $\lim\limits_{n \to \infty} \mu_n = \infty$. 在不等式 (4.123) 中令 $n \to \infty$, 可知 $\mathbb{P}(\tau_n \leqslant T) = 0$, 即

$$\mathbb{P}(\tau_n > T) = 1. \qquad \square$$

附注 4.3.2 由于系统 (4.117) 等价于系统 (4.116), 定理 4.3.1 说明系统 (4.116) 的解存在于下列正不变可行域内, 即

$$\Gamma = \left\{ (x(t), y(\cdot, t), v(t)) \in \mathscr{X} : 0 < x(t) + \int_0^A y(a, t) da + v(t) \leqslant K \right\}, \tag{4.124}$$

其中 K 是正的常数.

4.3.3 有限时间稳定

在本小节中, 利用有界脉冲区间法研究系统 (4.116) 有限时间稳定性的充分条件. 令 $\tau_M = \max\limits_{k \in N}(t_k - t_{k-1})$, $\tau_m = \min\limits_{k \in N}(t_k - t_{k-1})$, $k \in N = \{1, 2, \cdots, N(0, T)\}$. $N(s, t)$ 表示 $(s, t]$ 上时间序列为 $t_k (k \in \mathbb{N})$ 的脉冲数量.

根据文献 [163], 给出下列随机系统有限时间稳定性的定义.

定义 4.3.1 对于任意给定的正常数 T, B_1, B_2 且 $B_2 > B_1$, 若对于任意 $t \in [0, T]$, 有

$$\sup_{-\bar{\tau} \leqslant \theta \leqslant 0} \left(x^2(\theta) + \int_0^A y^2(\cdot, \theta) da + v^2(\theta) \right) \leqslant B_1$$

$$\Rightarrow \mathbb{E} \left(x^2(t) + \int_0^A y^2(\cdot, t) da + v^2(t) \right) \leqslant B_2,$$

则说明系统 (4.116) 关于 (T, B_1, B_2) 是有限时间稳定的.

接下来证明系统 (4.116) 有限时间稳定性的充分条件.

定理 4.3.2 系统 (4.116) 关于 (T, B_1, B_2) 是有限时间稳定的, 若存在 $\check{y} = \sup\limits_{0 \leqslant a \leqslant A} y(a, t)$ 满足下列条件之一:

C-1. $0 < \check{a} < 1$, $k_1 \leqslant -\dfrac{c_2}{\check{a}} e^{-k_1 \bar{\tau}}$, $-\ln \check{a} \leqslant \kappa$;

C-2. $0 < \breve{a} < 1$, $-\dfrac{c_2}{\breve{a}}e^{-k_1\bar{\tau}} < k_1 \leqslant 0$, 且

$$\begin{cases} \left(\dfrac{c_2}{\breve{a}(1-\zeta)}e^{-k_1\bar{\tau}} + k_1\right)T + \dfrac{c_2\bar{\tau}}{\breve{a}(1-\zeta)}e^{-k_1\bar{\tau}} - \ln\breve{a} \leqslant \kappa, & 0 < \zeta < 1, \\[3mm] \left(\dfrac{c_2}{\breve{a}}e^{-k_1\bar{\tau}} + k_1\right)T + \dfrac{c_2\bar{\tau}}{\breve{a}}e^{-k_1\bar{\tau}} - \ln\breve{a} \leqslant \kappa, & \zeta \leqslant 0; \end{cases} \tag{4.125}$$

C-3. $0 < \breve{a} < 1$, $k_1 > 0$, $\left(k_1 + \dfrac{c_2}{\breve{a}}\right)T - \ln\breve{a} \leqslant \kappa$;

C-4. $\breve{a} \geqslant 1$, $k_2 > 0$, $(k_2 + c_2)T - \ln\breve{a} \leqslant \kappa$,

其中

$$\breve{a} = (1 + I_{1k})^2 \vee (1 + I_{2k})^2 \vee (1 + I_{3k})^2, \quad k_1 = \frac{\ln\breve{a}}{\tau_M} + c_1,$$

$$c_1 = \max\left\{1 + (\sigma_1')^2 + C_0, \bar{\mu}_2^2[C_0 + (\sigma_2')^2], \bar{k} + (\sigma_3')^2 + C_0\right\},$$

$$c_2 = \max\left\{\breve{y}[\bar{\beta} + \beta_1], \bar{\beta}\breve{y} + \bar{k}, \beta_1\breve{y}\right\},$$

$$\kappa = \ln B_2 - \ln\left(B_1 + \frac{\lambda^2}{c_1}\right), \quad k_2 = \frac{\ln\breve{a}}{\tau_m} + c_1.$$

证明　令

$$\sup_{-\bar{\tau}\leqslant\theta\leqslant 0}\left(x^2(\theta) + \int_0^A y^2(\cdot,\theta)da + v^2(\theta)\right) \leqslant B_1, \quad \theta \in [-\bar{\tau}, 0].$$

对于任意 $t \in [0, T]$, 若能证明

$$\mathbb{E}\left(x^2(t) + \int_0^A y^2(\cdot,t)da + v^2(t)\right) \leqslant B_2 \tag{4.126}$$

成立, 根据定义 4.3.1, 可以得到系统 (4.116) 有限时间稳定性的充分条件. 取

$$\tilde{V}(t) = x^2(t) + \int_0^A y^2(a,t)da + v^2(t).$$

对于 $t \neq t_k$, 利用 Itô 公式有

$$d\tilde{V}(t)$$

$$= 2x(t)\left[\lambda - d'x(t) - \beta_1 x(t)v(t) - x(t)\int_0^A \beta(a)y(a,t)da\right]dt + (\sigma_1')^2 x^2(t)dt$$

$$- 2\sigma_1' x^2(t) dB_1(t) + \int_{\mathbb{Y}} \left\{ \left(x(t) - x(t)\gamma_1(\nu) \right)^2 - x^2(t) \right\} \tilde{N}(dt, d\nu)$$

$$+ \int_{\mathbb{Y}} \left\{ \left(x(t) - x(t)\gamma_1(\nu) \right)^2 - x^2(t) + 2x^2(t)\gamma_1(\nu) \right\} \eta(d\nu) dt$$

$$+ 2 \int_0^A y(a,t) \left[- \frac{\partial y(a,t)}{\partial a} - \mu_1' \mu_2(a) y(a,t) \right] da dt + \int_0^A (\sigma_2' \mu_2(a))^2 y^2(a,t) da dt$$

$$+ \int_{\mathbb{Y}} \left\{ \int_0^A \left(y(a,t) - \mu_2(a) y(a,t)\gamma_2(\nu) \right)^2 da - \int_0^A y^2(a,t) da \right\} \tilde{N}(dt, d\nu)$$

$$+ \int_{\mathbb{Y}} \left\{ \int_0^A \left(y(a,t) - \mu_2(a) y(a,t)\gamma_2(\nu) \right)^2 da - \int_0^A y^2(a,t) da \right.$$

$$\left. + 2 \int_0^A y(a,t) da \mu_2(a) y(a,t)\gamma_2(\nu) \right\} \eta(d\nu) dt - 2 \int_0^A \sigma_2' \mu_2(a) y^2(a,t) da dB_2(t)$$

$$+ 2v(t) \left[\int_0^A k(a) e^{-m_2 \tau(t)} y(a, t - \tau(t)) da - c' v(t) \right] dt + (\sigma_3')^2 v^2(t) dt$$

$$- 2\sigma_3' v^2(t) dB_3(t) + \int_{\mathbb{Y}} \left\{ \left(v(t) - v(t)\gamma_3(\nu) \right)^2 - v^2(t) \right\} \tilde{N}(dt, d\nu)$$

$$+ \int_{\mathbb{Y}} \left\{ \left(v(t) - v(t)\gamma_3(\nu) \right)^2 - v^2(t) + 2v^2(t)\gamma_3(\nu) \right\} \eta(d\nu) dt,$$

再结合假设 13 的 (2), (3) 和附注 4.3.2 可得

$$d\tilde{V}(t)$$

$$\leqslant \left[2x(t)\lambda + (\sigma_1')^2 x^2(t) + x^2(t) \int_{\mathbb{Y}} \gamma_1^2(\nu)\eta(d\nu) + 2 \sup_{0 \leqslant a \leqslant A} y(a,t) \int_0^A - \frac{\partial y(a,t)}{\partial a} da \right.$$

$$+ \bar{\mu}_2^2 \int_0^A y^2(a,t) da \int_{\mathbb{Y}} \gamma_2^2(\nu)\eta(d\nu) + \bar{\mu}_2^2(\sigma_2')^2 \int_0^A y^2(a,t) da + (\sigma_3')^2 v^2(t)$$

$$\left. + 2\bar{k} v(t) \int_0^A y(a, t - \tau(t)) da + v^2(t) \int_{\mathbb{Y}} \gamma_3^2(\nu)\eta(d\nu) \right] dt - 2\sigma_1' x^2(t) dB_1(t)$$

$$+ \int_{\mathbb{Y}} \left\{ \left(x(t) - x(t)\gamma_1(\nu) \right)^2 - x^2(t) \right\} \tilde{N}(dt, d\nu) - 2 \int_0^A \sigma_2' \mu_2(a) y^2(a,t) da dB_2(t)$$

$$- 2\sigma_3' v^2(t) dB_3(t) + \int_{\mathbb{Y}} \left\{ \left(v(t) - v(t)\gamma_3(\nu) \right)^2 - v^2(t) \right\} \tilde{N}(dt, d\nu)$$

$$+ \int_{\mathbb{Y}} \left\{ \int_0^A \left(y(a,t) - \mu_2(a) y(a,t)\gamma_2(\nu) \right)^2 da - \int_0^A y^2(a,t) da \right\} \tilde{N}(dt, d\nu)$$

$$\leqslant \left\{ \lambda^2 + [1 + (\sigma_1')^2 + C_0]x^2(t) + 2\breve{y}y(0,t) + \bar{\mu}_2^2[C_0 + (\sigma_2')^2] \int_0^A y^2(a,t)da \right.$$

$$\left. + \bar{k}\left(\int_0^A y(a, t-\tau(t))da \right)^2 + \left[\bar{k} + (\sigma_3')^2 + C_0 \right]v^2(t) \right\}dt$$

$$- 2\sigma_1'x^2(t)dB_1(t) + \int_{\mathbb{Y}} x^2(t)\gamma_1(\nu)\big(\gamma_1(\nu) - 2\big)\tilde{N}(dt,d\nu)$$

$$- 2\sigma_2' \int_0^A \mu_2(a)y^2(a,t)dadB_2(t)$$

$$+ \int_{\mathbb{Y}} \int_0^A \mu_2(a)y^2(a,t)\gamma_2(\nu)\big(\mu_2(a)\gamma_2(\nu) - 2\big)da\tilde{N}(dt,d\nu)$$

$$- 2\sigma_3'v^2(t)dB_3(t) \int_{\mathbb{Y}} v^2(t)\gamma_3(\nu)\big(\gamma_3(\nu) - 2\big)\tilde{N}(dt,d\nu)$$

$$\leqslant \left\{ \lambda^2 + [1 + (\sigma_1')^2 + C_0]x^2(t) + \bar{\mu}_2^2[C_0 + (\sigma_2')^2] \int_0^A y^2(a,t)da \right.$$

$$+ \breve{y}[\bar{\beta} + \beta_1]x^2(t - \tau(t)) + [\bar{\beta}\breve{y} + \bar{k}] \int_0^A y^2(a, t - \tau(t))da$$

$$\left. + [\bar{k} + (\sigma_3')^2 + C_0]v^2(t) + \beta_1\breve{y}v^2(t - \tau(t)) \right\}dt + \tilde{B}(t)$$

$$\leqslant [\lambda^2 + c_1\tilde{V}(w(t)) + c_2\tilde{V}(w(t - \tau(t)))]dt + \tilde{B}(t),$$

其中

$$\tilde{B}(t) = - 2\sigma_1'x^2(t)dB_1(t) + \int_{\mathbb{Y}} x^2(t)\gamma_1(\nu)\big(\gamma_1(\nu) - 2\big)\tilde{N}(dt,d\nu) - 2\sigma_3'v^2(t)dB_3(t)$$

$$- 2\sigma_2' \int_0^A \mu_2(a)y^2(a,t)dadB_2(t) + \int_{\mathbb{Y}} v^2(t)\gamma_3(\nu)\big(\gamma_3(\nu) - 2\big)\tilde{N}(dt,d\nu)$$

$$+ \int_{\mathbb{Y}} \int_0^A \mu_2(a)y^2(a,t)\gamma_2(\nu)\big(\mu_2(a)\gamma_2(\nu) - 2\big)da\tilde{N}(dt,d\nu).$$

而对 $t = t_k$, 有

$$\tilde{V}(t_k^+) = (1 + I_{1k})^2x^2(t_k) + (1 + I_{2k})^2 \int_0^A y^2(a, t_k)da + (1 + I_{3k})^2v^2(t_k) \leqslant \breve{a}\tilde{V}(t_k).$$

令 $\tilde{Y}(t)$ 是下列随机系统的解, 则有

$$\begin{cases} d\tilde{Y}(t) = [\lambda^2 + c_1\tilde{Y}(t) + c_2\tilde{Y}(t-\tau(t))]dt + \tilde{B}(t), & t \neq t_k, \\ \tilde{Y}(t_k^+) = \breve{a}Y(t_k), & t = t_k, \\ \tilde{Y}(\theta) = x^2(\theta) + \int_0^A y^2(a,\theta)da + v^2(\theta), & -\bar{\tau} \leqslant \theta \leqslant 0. \end{cases} \quad (4.127)$$

对于 $-\bar{\tau} \leqslant \theta \leqslant 0$, 有 $\tilde{V}(\theta) = \tilde{Y}(\theta)$, 根据文献 [164] 中脉冲系统的比较引理 3.2 可知

$$\tilde{V}(t) \leqslant \tilde{Y}(t). \quad (4.128)$$

对不等式 (4.127) 采用常数变易法得

$$\tilde{Y}(t) = q(0,t)\left[\tilde{Y}(0) + \frac{\lambda^2}{c_1}\right] - \frac{\lambda^2}{c_1}\breve{a}^{N(0,t)} + c_2\int_0^t q(t,s)\tilde{Y}(s-\tau(s))ds + M(s), \quad (4.129)$$

其中

$$q(s,t) = \breve{a}^{N(s,t)}e^{c_1(t-s)} = \exp\{N(s,t)\ln\breve{a} + c_1(t-s)\}, \quad 0 < s \leqslant t \in [0,T], \quad (4.130)$$

且

$$M(s) = -2\sigma_1'\int_0^t q(s,t)x^2(s)dB_1(s)$$

$$+ \int_0^t\int_{\mathbb{Y}} q(s,t)x^2(s)\gamma_1(\nu)\big(\gamma_1(\nu) - 2\big)\tilde{N}(ds,d\nu)$$

$$- 2\sigma_3'\int_0^t q(s,t)v^2(s)dB_3(s) - 2\sigma_2'\int_0^t q(s,t)\int_0^A \mu_2(a)y^2(a,s)dadB_2(s)$$

$$+ \int_0^t\int_{\mathbb{Y}}\int_0^A q(s,t)\mu_2(a)y^2(a,s)\gamma_2(\nu)\big(\mu_2(a)\gamma_2(\nu) - 2\big)da\tilde{N}(ds,d\nu)$$

$$+ \int_0^t\int_{\mathbb{Y}} q(s,t)v^2(s)\gamma_3(\nu)\big(\gamma_3(\nu) - 2\big)\tilde{N}(ds,d\nu).$$

注意到脉冲次数 $N(s,t)$ 满足

$$\frac{t-s-\tau_M}{\tau_M} \leqslant N(s,t) \leqslant \frac{t-s}{\tau_m}, \quad (4.131)$$

分两种情形进行讨论.

情形 1 $0 < \breve{a} < 1$. 根据式 (4.131) 可知

$$\exp\{N(s,t)\ln\breve{a} + c_1(t-s)\} \leqslant \exp\left\{\frac{t-s-\tau_M}{\tau_M}\ln\breve{a} + c_1(t-s)\right\}$$

$$= \exp\left\{ \left(\frac{\ln \breve{a}}{\tau_M} + c_1 \right)(t - s) - \ln \breve{a} \right\},$$

结合 (4.129) 可得

$$\tilde{Y}(t) = \frac{1}{\breve{a}} \exp\left\{ \left(\frac{\ln \breve{a}}{\tau_M} + c_1 \right) t \right\} \left[\tilde{Y}(0) + \frac{\lambda^2}{c_1} \right] - \frac{\lambda^2}{c_1} \breve{a}^{N(0,t)}$$

$$+ \frac{c_2}{\breve{a}} \int_0^t \exp\left\{ \left(\frac{\ln \breve{a}}{\tau_M} + c_1 \right)(t - s) \right\} \tilde{Y}(s - \tau(s)) ds + M(s), \qquad (4.132)$$

(1) $\dfrac{\ln \breve{a}}{\tau_M} + c_1 = k_1 \leqslant 0$.

(i) 若 $k_1 \leqslant -\dfrac{c_2}{\breve{a}} e^{-k_1 \bar{\tau}} < 0$, 则 $k_1 < -\dfrac{c_2}{\breve{a}} < 0$. 定义 $h(\alpha) = -\alpha + \dfrac{c_2}{\breve{a}} e^{-\alpha \bar{\tau}} + k_1$,

那么 $h(0) = \dfrac{c_2}{\breve{a}} + k_1 < 0$ 且 $h(-\infty) = +\infty$. 由于 $h'(\alpha) = -1 - \dfrac{c_2}{\breve{a}} \bar{\tau} e^{-\alpha \bar{\tau}} < 0$, 存在常数 $\delta < 0$ 使得 $h(\delta) = 0$, 也就是说

$$\delta - k_1 = \frac{c_2}{\breve{a}} e^{-\delta \bar{\tau}}. \qquad (4.133)$$

由于 $\dfrac{1}{\breve{a}} > 1$ 且 $\delta < 0$, 当 $-\bar{\tau} \leqslant t \leqslant 0$ 时, 有

$$\mathbb{E}\tilde{Y}(t) \leqslant \frac{1}{\breve{a}} \left[\sup_{-\bar{\tau} \leqslant \theta \leqslant 0} \tilde{Y}(\theta) + \frac{\lambda^2}{c_1} \right] \leqslant \frac{1}{\breve{a}} \left[\sup_{-\bar{\tau} \leqslant \theta \leqslant 0} \tilde{Y}(\theta) + \frac{\lambda^2}{c_1} \right] e^{\delta t}. \qquad (4.134)$$

使用反证法证明不等式 (4.134) 对于 $0 \leqslant t \leqslant T$ 成立, 假设存在最早的时刻 $t^* \leqslant T$ 使得

$$\mathbb{E}\tilde{Y}(t^*) > \frac{1}{\breve{a}} \left[\sup_{-\bar{\tau} \leqslant \theta \leqslant 0} \tilde{Y}(\theta) + \frac{\lambda^2}{c_1} \right] e^{\delta t^*}, \qquad (4.135)$$

且当 $t < t^*$ 时, 有

$$\mathbb{E}\tilde{Y}(t) \leqslant \frac{1}{\breve{a}} \left[\sup_{-\bar{\tau} \leqslant \theta \leqslant 0} \tilde{Y}(\theta) + \frac{\lambda^2}{c_1} \right] e^{\delta t}.$$

根据不等式 (4.132) 和 (4.133) 可知

$$\mathbb{E}\tilde{Y}(t^*)$$

$$\leqslant \frac{1}{\breve{a}} \exp\left\{ \left(\frac{\ln \breve{a}}{\tau_M} + c_1 \right) t^* \right\} \left[\tilde{Y}(0) + \frac{\lambda^2}{c_1} \right]$$

$$+ \frac{c_2}{\check{a}} \int_0^{t^*} \exp \left\{ \left(\frac{\ln \check{a}}{\tau_M} + c_1 \right)(t^* - s) \right\} \tilde{Y}(s - \tau(s)) ds$$

$$\leqslant \frac{1}{\check{a}} e^{k_1 t^*} \left[\sup_{-\bar{\tau} \leqslant \theta \leqslant 0} \tilde{Y}(\theta) + \frac{\lambda^2}{c_1} \right] + \frac{c_2}{\check{a}} \int_0^{t^*} e^{k_1(t^* - s)} \frac{1}{\check{a}} \left[\sup_{-\bar{\tau} \leqslant \theta \leqslant 0} \tilde{Y}(\theta) + \frac{\lambda^2}{c_1} \right] e^{\delta(s - \tau(s))} ds$$

$$= \frac{1}{\check{a}} e^{k_1 t^*} \left[\sup_{-\bar{\tau} \leqslant \theta \leqslant 0} \tilde{Y}(\theta) + \frac{\lambda^2}{c_1} \right] + \frac{c_2}{\check{a}} \frac{1}{\check{a}} e^{k_1 t^*} \left[\sup_{-\bar{\tau} \leqslant \theta \leqslant 0} \tilde{Y}(\theta) + \frac{\lambda^2}{c_1} \right] \int_0^{t^*} e^{(\delta - k_1)s} e^{-\delta \bar{\tau}} ds$$

$$\leqslant \frac{1}{\check{a}} e^{k_1 t^*} \left\{ \left[\sup_{-\bar{\tau} \leqslant \theta \leqslant 0} \tilde{Y}(\theta) + \frac{\lambda^2}{c_1} \right] + \frac{\frac{c_2}{\check{a}} e^{-\delta \bar{\tau}}}{\delta - k_1} \left[\sup_{-\bar{\tau} \leqslant \theta \leqslant 0} \tilde{Y}(\theta) + \frac{\lambda^2}{c_1} \right] \left(e^{(\delta - k_1)t^*} - 1 \right) \right\}$$

$$= \frac{1}{\check{a}} e^{\delta t^*} \left[\sup_{-\bar{\tau} \leqslant \theta \leqslant 0} \tilde{Y}(\theta) + \frac{\lambda^2}{c_1} \right],$$

这与不等式 (4.135) 矛盾. 即不等式 (4.134) 对于 $0 \leqslant t \leqslant T$ 成立. 因此, 根据不等式 (4.128) 可知

$$\mathbb{E}\tilde{V}(t) \leqslant \mathbb{E}\tilde{Y}(t) \leqslant \frac{1}{\check{a}} e^{\delta t} \left[\sup_{-\bar{\tau} \leqslant \theta \leqslant 0} \tilde{Y}(\theta) + \frac{\lambda^2}{c_1} \right] \leqslant \frac{1}{\check{a}} \left[B_1 + \frac{\lambda^2}{c_1} \right].$$

利用条件 C-1, $\mathbb{E}\tilde{V}(t) \leqslant B_2$ 得证.

(ii) 若 $-\frac{c_2}{\check{a}} e^{-k_1 \bar{\tau}} < k_1 \leqslant 0$. 根据 (4.132) 可得

$$\mathbb{E}\left[\tilde{Y}(t) e^{-k_1 t} \right] \leqslant \frac{1}{\check{a}} \left[\tilde{Y}(0) + \frac{\lambda^2}{c_1} \right] + \frac{c_2}{\check{a}} \int_0^t \tilde{Y}(s - \tau(s)) e^{-k_1 s} ds$$

$$\leqslant \frac{1}{\check{a}} \left[\tilde{Y}(0) + \frac{\lambda^2}{c_1} \right] + \frac{c_2}{\check{a}} e^{-k_1 \bar{\tau}} \int_0^t \tilde{Y}(s - \tau(s)) e^{-k_1(s - \tau(s))} ds$$

$$\leqslant \frac{1}{\check{a}} \left[\tilde{Y}(0) + \frac{\lambda^2}{c_1} \right] + \frac{c_2}{\check{a}} e^{-k_1 \bar{\tau}} \frac{1}{1 - \zeta} \int_{-\tau(s)}^{t - \tau(s)} \tilde{Y}(s) e^{-k_1 s} ds$$

$$\leqslant \frac{1}{\check{a}} \left[\tilde{Y}(0) + \frac{\lambda^2}{c_1} \right] + \frac{c_2}{\check{a}} e^{-k_1 \bar{\tau}} \frac{1}{1 - \zeta} \int_{-\bar{\tau}}^{t} \tilde{Y}(s) e^{-k_1 s} ds.$$

使用 Gronwall 不等式得

$$\mathbb{E}\left[\tilde{Y}(t) e^{-k_1 t} \right] \leqslant \frac{1}{\check{a}} \left[\tilde{Y}(0) + \frac{\lambda^2}{c_1} \right] \exp \left\{ \frac{c_2}{\check{a}} e^{-k_1 \bar{\tau}} \frac{1}{1 - \zeta} (t + \bar{\tau}) \right\}.$$

然后得到

$$\mathbb{E}\tilde{V}(t) \leqslant \mathbb{E}\tilde{Y}(t) = \mathbb{E}\left[\tilde{Y}(t) e^{-k_1 t} \right] e^{k_1 t}$$

$$\leqslant \frac{1}{\check{a}}\Big[\sup_{-\bar{\tau}\leqslant\theta\leqslant 0}\tilde{Y}(\theta)+\frac{\lambda^2}{c_1}\Big]\exp\Big\{\frac{c_2}{\check{a}}e^{-k_1\bar{\tau}}\frac{1}{1-\zeta}(t+\bar{\tau})+k_1t\Big\}.$$

由于

$$\exp\Big\{\frac{c_2}{\check{a}}e^{-k_1\bar{\tau}}\frac{1}{1-\zeta}(t+\bar{\tau})+k_1t\Big\}$$

$$\leqslant \begin{cases}\exp\Big\{\Big(\dfrac{c_2}{\check{a}(1-\zeta)}e^{-k_1\bar{\tau}}+k_1\Big)t+\dfrac{c_2\bar{\tau}}{\check{a}(1-\zeta)}e^{-k_1\bar{\tau}}\Big\}, & 0<\zeta<1,\\[4mm] \exp\Big\{\Big(\dfrac{c_2}{\check{a}}e^{-k_1\bar{\tau}}+k_1\Big)t+\dfrac{c_2\bar{\tau}}{\check{a}}e^{-k_1\bar{\tau}}\Big\}, & \zeta\leqslant 0.\end{cases} \tag{4.136}$$

利用条件 C-2, 得到 $\mathbb{E}\tilde{V}(t)\leqslant B_2$.

(2) $\dfrac{\ln\check{a}}{\tau_M}+c_1=k_1>0$. 根据 (4.132) 可知

$$\mathbb{E}\tilde{Y}(t)\leqslant \frac{1}{\check{a}}\exp\Big\{\Big(\frac{\ln\check{a}}{\tau_M}+c_1\Big)t\Big\}\Big[\sup_{-\bar{\tau}\leqslant\theta\leqslant 0}\tilde{Y}(\theta)+\frac{\lambda^2}{c_1}\Big]$$

$$+\frac{c_2}{\check{a}}\int_0^t\exp\Big\{\Big(\frac{\ln\check{a}}{\tau_M}+c_1\Big)(t-s)\Big\}\tilde{Y}(s-\tau(s))ds. \tag{4.137}$$

令 $\omega(t)$ 是下列方程的解

$$\begin{cases}\omega(t)=\dfrac{1}{\check{a}}e^{k_1t}\Big[\sup_{-\bar{\tau}\leqslant\theta\leqslant 0}\omega(\theta)+\dfrac{\lambda^2}{c_1}\Big]+\dfrac{c_2}{\check{a}}\displaystyle\int_0^t e^{k_1(t-s)}w(s-\tau(s))ds, & t>0,\\[4mm] \omega(\theta)=x^2(\theta)+\displaystyle\int_0^A y^2(a,\theta)da+v^2(\theta), & -\bar{\tau}\leqslant\theta\leqslant 0.\end{cases}$$
$$\tag{4.138}$$

结合 (4.137) 和 (4.138) 可知, 对于 $t>-\bar{\tau}$ 有 $0\leqslant\mathbb{E}\tilde{Y}(t)\leqslant\omega(t)$.

当 $0<t\leqslant\tau(t)\leqslant\bar{\tau}$ 时, 有

$$\omega(t)-\omega(t-\tau(t))\geqslant\omega(t)-\frac{1}{\check{a}}\Big[\sup_{-\bar{\tau}\leqslant\theta\leqslant 0}\omega(\theta)+\frac{\lambda^2}{c_1}\Big]$$

$$=\frac{1}{\check{a}}\Big[\sup_{-\bar{\tau}\leqslant\theta\leqslant 0}\omega(\theta)+\frac{\lambda^2}{c_1}\Big](e^{k_1t}-1)$$

$$+\frac{c_2}{\check{a}}\int_0^t e^{k_1(t-s)}\omega(s-\tau(s))ds\geqslant 0.$$

当 $t>\bar{\tau}\geqslant\tau(t)$ 时,

$$\omega(t)-\omega(t-\tau(t))\geqslant\frac{1}{\check{a}}\Big[\sup_{-\bar{\tau}\leqslant\theta\leqslant 0}\omega(\theta)+\frac{\lambda^2}{c_1}\Big](e^{k_1t}-e^{k_1(t-\tau(t))})$$

$$+ \frac{c_2}{\check{a}} e^{k_1(t-\tau(t))} \int_{t-\tau(t)}^{t} e^{-k_1 s} \omega(s - \tau(s)) ds \geqslant 0.$$

对于 $t > 0$, 有 $\omega(t) \geqslant \omega(t - \tau(t))$ 成立. 根据 (4.138) 可得

$$\omega(t) \leqslant \frac{1}{\check{a}} e^{k_1 t} \Big[\sup_{-\bar{\tau} \leqslant \theta \leqslant 0} \omega(\theta) + \frac{\lambda^2}{c_1} \Big] + \frac{c_2}{\check{a}} \int_0^t e^{k_1(t-s)} \omega(s) ds.$$

利用 Gronwall 不等式得

$$\omega(t) e^{-k_1 t} \leqslant \frac{1}{\check{a}} \Big[\sup_{-\bar{\tau} \leqslant \theta \leqslant 0} \omega(\theta) + \frac{\lambda^2}{c_1} \Big] \exp\Big\{ \frac{c_2}{\check{a}} t \Big\}.$$

那么, 由 (4.128) 和条件 C-3 可知

$$\mathbb{E}\tilde{V}(t) \leqslant \mathbb{E}\tilde{Y}(t) \leqslant \omega(t) \leqslant \frac{1}{\check{a}} \Big[B_1 + \frac{\lambda^2}{c_1} \Big] \exp\Big\{ \Big(k_1 + \frac{c_2}{\check{a}} \Big) t \Big\}$$

$$\leqslant \frac{1}{\check{a}} \Big[B_1 + \frac{\lambda^2}{c_1} \Big] \exp\Big\{ \Big(k_1 + \frac{c_2}{\check{a}} \Big) T \Big\} \leqslant B_2,$$

得证.

情形 2 $\check{a} \geqslant 1$. 在这种情形下, 由于

$$\exp\{N(s,t) \ln \check{a} + c_1(t-s)\} \leqslant \exp\Big\{ \frac{t-s}{\tau_m} \ln \check{a} + c_1(t-s) \Big\}$$

$$= \exp\Big\{ \Big(\frac{\ln \check{a}}{\tau_m} + c_1 \Big)(t-s) \Big\},$$

且

$$\mathbb{E}\tilde{Y}(t) \leqslant \exp\Big\{ \Big(\frac{\ln \check{a}}{\tau_m} + c_1 \Big) t \Big\} \Big[\tilde{Y}(0) + \frac{\lambda^2}{c_1} \Big]$$

$$+ c_2 \int_0^t \exp\Big\{ \Big(\frac{\ln \check{a}}{\tau_m} + c_1 \Big)(t-s) \Big\} \tilde{Y}(s - \tau(s)) ds.$$

令 $k_2 = \frac{\ln \check{a}}{\tau_m} + c_1$, 显然有 $k_2 > 0$. 类似于情形 1 中 (2) 的讨论, 根据条件 C-4, 可以得到预期的结果. □

根据不等式 (4.134) 可知, 若存在正的常数 $M = \frac{1}{\check{a}} \Big[\sup_{-\bar{\tau} \leqslant \theta \leqslant 0} \tilde{Y}(\theta) + \frac{\lambda^2}{c_1} \Big]$ 使得

$$\mathbb{E}\tilde{V}(t) \leqslant M e^{-\delta t}, \quad \forall\, t > 0$$

成立, 则称系统 (4.116) 为指数稳定的. 因此, 得出以下推论.

推论 4.3.1 如果由定理 4.3.2 定义的符号满足以下条件:

$$0 < \check{a} < 1 \quad \text{且} \quad k_1 \leqslant -\frac{c_2}{\check{a}} e^{-k_1 \bar{\tau}}.$$

那么, 系统 (4.116) 是指数稳定的.

附注 4.3.3 结合定理 4.3.2 和推论 4.3.1, 注意到系统的指数稳定不同于有限时间稳定. 只有在条件 C-1 下, 若系统 (4.116) 是有限时间稳定的, 则系统 (4.116) 是指数稳定的. 否则不成立.

4.3.4 最优控制策略

最优控制方法的目标是找到一种具有成本效益的 HIV 治疗策略, 使得整个感染期间的病毒和药物治疗费用降到最低. 治疗 HIV 的两大类抗逆转录病毒药物是逆转录酶抑制剂 (RTIs) 和蛋白酶抑制剂 (PIs)[165]. RTIs 通过阻断 T 细胞中病毒 RNA 转化为 DNA 来防止新的 HIV 感染. PIs 减少活跃的感染 T 细胞产生病毒颗粒的数量[166]. 用 $u_1(t)$ 表示 RTIs 控制变量, $u_2(t)$ 表示 PIs 控制变量, 给出下列控制系统:

$$\begin{cases} dx(t) = \left[\lambda - d'x(t) - (1-u_1(t))\beta_1 x(t)v(t) - x(t)\int_0^A \beta(a)y(a,t)da\right]dt \\ \qquad\qquad - \sigma_1' x(t)dB_1(t) - x(t^-)\int_{\mathbb{Y}} \gamma_1(\nu)\tilde{N}(dt,d\nu), \\ d_t y(a,t) = \left[-\dfrac{\partial y(a,t)}{\partial a} - \mu_1'\mu_2(a)y(a,t)\right]dt - \sigma_2'\mu_2(a)y(a,t)dB_2(t) \\ \qquad\qquad - \mu_2(a)y(a,t^-)\int_{\mathbb{Y}} \gamma_2(\nu)\tilde{N}(dt,d\nu), \\ dv(t) = \left[(1-u_2(t))\int_0^A k(a)e^{-m_2\tau(t)}y(a,t-\tau(t))da - c'v(t)\right]dt \\ \qquad\qquad - \sigma_3'v(t)dB_3(t) - v(t^-)\int_{\mathbb{Y}} \gamma_3(\nu)\tilde{N}(dt,d\nu), \\ x(t_k^+) = (1+I_{1k}(\tilde{u}_1(t_k)))x(t_k), \\ y(\cdot,t_k^+) = (1+I_{2k}(\tilde{u}_2(t_k)))y(\cdot,t_k), \\ v(t_k^+) = (1+I_{3k}(\tilde{u}_3(t_k)))v(t_k), \end{cases}$$

$$\left.\begin{matrix}\\\\\\\\\\\\\\\\\end{matrix}\right\} t \neq t_k, \qquad \left.\begin{matrix}\\\\\\\end{matrix}\right\} t = t_k, \quad k \in \{1,2,\cdots,N\},$$

$$(4.139)$$

边界条件为

$$y(0,t) = (1-u_1(t))\beta_1 e^{-m_1\tau(t)}x(t-\tau(t))v(t-\tau(t))$$

$$+ x(t-\tau(t))\int_0^A \beta(a)e^{-m_1\tau(t)}y(a,t-\tau(t))da, \quad t > 0. \qquad (4.140)$$

初值为 (4.114). 在控制集 $\mathcal{U}[0,T]$ 上定义控制变量 $u_i\ (i=1,2)$ 为

$$\mathcal{U}[0,T] = \big\{ u=(u_1,u_2): u_i \text{ 是可测的且 } \{\mathcal{F}_t\}_{t\geqslant 0}\text{-适应的}, \ 0\leqslant u_i(t)\leqslant 1, \ t\in[0,T] \big\}.$$

脉冲控制变量 $\tilde{u}_i\ (i=1,2,3)$ 为

$$\mathcal{U}_{t_k} = \big\{ \tilde{u}=(\tilde{u}_1,\tilde{u}_2,\tilde{u}_3): \ 0\leqslant \tilde{u}_i(t) \leqslant \tilde{u}_{\max}, \ t=t_k \big\},$$

其中 $\tilde{u}_{\max}$ 是正的常数, 且 $I_{ik}(\tilde{u}_i) = \tilde{u}_i(t_k)I_{ik}\ (i=1,2,3)$. 定义目标函数为

$$J(u,\tilde{u}) = \mathbb{E}\bigg\{ \int_0^T F\big(w(t),u(t)\big)dt + \sum_{k=1}^N G\big(w(t_k),\tilde{u}(t_k)\big) + h(w(T)) \bigg\}, \quad (4.141)$$

其中 $F\big(w(t),u(t)\big)$ 表示在跳跃点之间投入药物治疗 (即 u_1 和 u_2), 且使病毒数量最少的成本; $G\big(w(t_k),\tilde{u}(t_k)\big)$ 是在第 k 个跳跃点时的成本[167].

令

$$F\big(w(t),u(t)\big) = F_2 v(t) + \frac{A_1}{2}u_1^2(t) + \frac{A_2}{2}u_2^2(t) - F_1 x(t),$$

$$G\big(w(t_k),u(t_k)\big) = G_2 v(t_k) + \frac{D_1}{2}\tilde{u}_1^2(t_k) + \frac{D_2}{2}\tilde{u}_2^2(t_k)$$

$$+ \frac{D_3}{2}\tilde{u}_3^2(t_k) - G_1 x(t_k), \quad (4.142)$$

其中正的常数 F_1, F_2, A_1 和 A_2 分别是未感染的靶细胞, 病毒粒子和控制策略的权重系数; G_1, G_2, D_1, D_2, D_3 分别是未感染的靶细胞, 病毒粒子, 在第 k 个跳跃点的脉冲控制的正的权重系数. $u_i^2(i=1,2)$ 和 $\tilde{u}_i^2(i=1,2,3)$ 表示控制策略副作用的严重程度[168]. 此外, $h(w(T)) = hv(T)$ 是在 T 时刻存在的病毒的预期累计成本. 最优控制策略的目标是寻找最优控制对 $(u_1^*,u_2^*;\tilde{u}_1^*,\tilde{u}_2^*,\tilde{u}_3^*)$ 使得

$$J(u_1^*,u_2^*;\tilde{u}_1^*,\tilde{u}_2^*,\tilde{u}_3^*) = \min\{J(u_1,u_2;\tilde{u}_1,\tilde{u}_2,\tilde{u}_3): (u_1,u_2)\in\mathcal{U}[0,T] \text{ 且 } \tilde{u}_i\in\mathcal{U}_{t_k}\}.$$
$$(4.143)$$

由于目标函数 $J(u,\tilde{u})$ 关于控制变量是凸的, 且系统 (4.139) 是正则的, 那么可以得到最优控制对的存在性, 详细的证明可以参考文献 [146,169,170].

利用脉冲控制最大值原理[171,172], 若对于终端时间为 T 的脉冲控制问题 (4.143), $(u_1^*,u_2^*;\tilde{u}_1^*,\tilde{u}_2^*,\tilde{u}_3^*)$ 是最优的, 则存在伴随向量 $p(t) = (p_1(t),p_2(\cdot,t),p_3(t))$, $q(t) = (q_1(t),q_2(\cdot,t),q_3(t))$ 和 $r(\nu) = (r_1(\nu),r_2(\nu),r_3(\nu))$ 使得下列伴随方程成立:

$$dp_1(t) = \bigg[p_1(t)\bigg(d' + (1-u_1(t))\beta_1 v(t) + \int_0^A \beta(a)y(a,t)da \bigg) + \int_{\mathbb{Y}} \gamma_1(\nu)r_1(\nu)\eta(d\nu)$$

$$+ q_1(t)\sigma_1' + F_1 - \chi_{[0,T-\tau(T)]}\bigg((1-u_1(t+\rho(t)))\beta_1 v(t-\tau(t)+\rho(t))$$

$$+ \int_0^A \beta(a)y(a,t-\tau(t)+\rho(t))da\bigg)e^{-m_1(\tau(t)-\rho(t))}\frac{p_2(0,t+\rho(t))}{1-\dot\tau(t+\rho(t))}\bigg]dt$$

$$+ q_1(t)dB_1(t) + \int_{\mathbb{Y}} r_1(\nu)\tilde N(dt,d\nu),$$

$$dp_2(\cdot,t) = \bigg[-\frac{\partial p_2(a,t)}{\partial a} - \chi_{[0,T-\tau(T)]}x(t-\tau(t)$$

$$+ \rho(t))e^{-m_1(\tau(t)-\rho(t))}\beta(a)\frac{p_2(0,t+\rho(t))}{1-\dot\tau(t+\rho(t))}$$

$$+ p_1(t)x(t)\beta(a) + p_2(a,t)\mu_1'\mu_2(a)$$

$$+ \mu_2(a)\int_{\mathbb{Y}}\gamma_2(\nu)r_2(\nu)\eta(d\nu) + q_2(a,t)\sigma_2'\mu_2(a)$$

$$- \chi_{[0,T-\tau(T)]}(1-u_2(t+\rho(t)))e^{-m_2(\tau(t)-\rho(t))}\frac{p_3(t+\rho(t))}{1-\dot\tau(t+\rho(t))}k(a)\bigg]dt$$

$$+ q_2(\cdot,t)dB_2(t) + \int_{\mathbb{Y}} r_2(\nu)\tilde N(dt,d\nu),$$

$$dp_3(t) = \bigg[p_1(t)(1-u_1(t))\beta_1 x(t) + c'p_3(t) + q_3(t)\sigma_3' + \int_{\mathbb{Y}}\gamma_3(\nu)r_3(\nu)\eta(d\nu) - F_2$$

$$- \chi_{[0,T-\tau(T)]}(1-u_1(t+\rho(t)))\beta_1 x(t-\tau(t)$$

$$+ \rho(t))e^{-m_1(\tau(t)-\rho(t))}\frac{p_2(0,t+\rho(t))}{1-\dot\tau(t+\rho(t))}\bigg]dt$$

$$+ q_3(t)dB_3(t) + \int_{\mathbb{Y}} r_3(\nu)\tilde N(dt,d\nu), \tag{4.144}$$

其中时间向前函数 $\rho(\cdot)$ 考虑了时滞 $\tau(\cdot)$ 对时间的依赖性. 若在 $0 \leqslant t \leqslant T$ 上令 $s = t - \tau(t)$, 通过求解 $t = s + \rho(s)$ 可以得到 $\rho(s)$ (见文献 [173]). 在脉冲跳跃点 t_k 有

$$p_1(t_k^+) = p_1(t_k)(1-\tilde u_1(t_k)I_{1k}) + G_1,$$

$$p_2(\cdot,t_k^+) = p_2(\cdot,t_k)(1-\tilde u_2(t_k)I_{2k}),$$

$$p_3(t_k^+) = p_3(t_k)(1-\tilde u_3(t_k)I_{3k}) - G_2. \tag{4.145}$$

截面条件如下所示:

$$p_1(T) = 0, \quad p_2(a,T) = p_2(A,t) = 0, \quad p_3(T) = -h_v(v(T)) = -h,$$

$$p_i(T^+) = 0, \quad i = 1,2,3.$$

定义该问题的哈密顿方程为

$$H(t, w(t), u(t), p(t), q(t), r(\nu))$$

$$= F_2 v(t) + \frac{A_1}{2} u_1^2(t) + \frac{A_2}{2} u_2^2(t) - F_1 x(t)$$

$$+ p_1(t) \left[\lambda - d'x(t) - (1 - u_1(t))\beta_1 x(t) v(t) - x(t) \int_0^A \beta(a) y(a,t) da \right]$$

$$+ p_2(a,t) \left[-\frac{\partial y(a,t)}{\partial a} - \mu_1' \mu_2(a) y(a,t) \right]$$

$$+ p_3(t) \left[(1 - u_2(t)) \int_0^A k(a) e^{-m_2 \tau(t)} y(a, t - \tau(t)) da - c'v(t) \right]$$

$$- q_1(t)\sigma_1' x(t) - q_2(a,t)\sigma_2' \mu_2(a) y(a,t)$$

$$- q_3(t)\sigma_3' v(t) - x(t^-) \int_{\mathbb{Y}} \gamma_1(\nu) r_1(\nu) \eta(d\nu)$$

$$- \mu_2(a) y(a,t^-) \int_{\mathbb{Y}} \gamma_2(\nu) r_2(\nu) \eta(d\nu) - v(t^-) \int_{\mathbb{Y}} \gamma_3(\nu) r_3(\nu) \eta(d\nu),$$

脉冲哈密顿方程为[174]

$$\tilde{H}(t_k, w(t_k), \tilde{u}(t_k))$$

$$= G_2 v(t_k) + \frac{D_1}{2} \tilde{u}_1^2(t_k) + \frac{D_2}{2} \tilde{u}_2^2(t_k) + \frac{D_3}{2} \tilde{u}_3^2(t_k) - G_1 x(t_k)$$

$$+ p_1(t_k) I_{1k}(\tilde{u}_1(t_k)) x(t_k) + p_2(\cdot, t_k) I_{2k}(\tilde{u}_2(t_k)) y(\cdot, t_k)$$

$$+ p_3(t_k) I_{3k}(\tilde{u}_3(t_k)) v(t_k).$$

下面定理给出了脉冲控制系统 (4.141) 最优控制的必要条件.

定理 4.3.3 最优脉冲控制问题 (4.143) 关于最优控制变量 $(u_1^*, u_2^*; \tilde{u}_1^*, \tilde{u}_2^*, \tilde{u}_3^*)$ 在 $t \in [0,T]$ 上存在唯一的最优解 $(x^*, y^*(\cdot), v^*)$, 且存在伴随向量 p_i^*, q_i^*, r_i^* 满足截面条件为

$$p_1^*(T) = 0, \quad p_2^*(a,T) = p_2^*(A,t) = 0, \quad p_3^*(T) = -h, \quad p_i(T^+) = 0, \quad i = 1,2,3$$

的伴随方程 (4.144) 和 (4.145), 其中 T 为终端时间. 并且, 相应的最优控制表达

式如下所示:

$$u_1^* = \max\left\{0, \min\left\{\frac{p_2^*(0)\beta_1 e^{-m_1\tau(t)}x^*(t-\tau(t))v^*(t-\tau(t)) - p_1^*\beta_1 x^* v^*}{A_1}, 1\right\}\right\},$$

$$u_2^* = \max\left\{0, \min\left\{\frac{p_3^* \int_0^A k(a)e^{-m_2\tau(t)}y^*(a, t-\tau(t))da}{A_2}, 1\right\}\right\},$$

$$\tilde{u}_1^* = \max\left\{0, \min\left\{\frac{-p_1^*(t_k)I_{1k}x^*(t_k)}{D_1}, \tilde{u}_{\max}\right\}\right\},$$

$$\tilde{u}_2^* = \max\left\{0, \min\left\{\frac{-p_2^*(\cdot, t_k)I_{2k}y^*(\cdot, t_k)}{D_2}, \tilde{u}_{\max}\right\}\right\},$$

$$\tilde{u}_3^* = \max\left\{0, \min\left\{\frac{-p_3^*(t_k)I_{3k}v^*(t_k)}{D_3}, \tilde{u}_{\max}\right\}\right\}. \tag{4.146}$$

4.3.5 数值分析

在本小节中, 使用数值模拟来验证理论结果. 此外, 还得到了最优控制解, 并给出了受感染细胞和病毒在有无控制时的状态轨迹比较图.

4.3.5.1 系统的有限时间稳定

在下面的模拟中, 令 $\mathbb{Y} = (0, +\infty)$ 且 $\eta(\mathbb{Y}) = 1$. 对于边界条件 (4.112) 和初始值

$$\phi = \left(0.6\cos(1.4t), 10^{-4}\cos(0.5\pi t)\exp\left(-\frac{\pi}{6}a\right), \sin(0.2t) + 0.3\right), \quad t \in [-\bar{\tau}, 0],$$

取 $T = 3$, $B_1 = 0.5$, $B_2 = 12$. 选取病毒产生率和受感染细胞的死亡率为

$$k(a) = \begin{cases} 0, & a < a_0, \\ k^*\left(1 - e^{-m^*(a-a_0)}\right), & a \geqslant a_0. \end{cases}$$

选取 $a_0 = 0.1$ day, $k^* = 0.02$ day^{-1}, $m^* = 1$, 且

$$\mu_2(a) = \begin{cases} \delta_0, & a < a^*, \\ \delta_0 + \delta^*\left(1 - e^{-\gamma^*(a-a^*)}\right), & a \geqslant a^*. \end{cases}$$

其中 $a^* = 0.3$ day, $\delta_0 = 0.05$ day^{-1}, $\delta^* = 0.35$ day^{-1}, $\gamma^* = 0.5$. 其他参数如下: $A = 1$ day, $\lambda = 3$ ml $\cdot$ day^{-1}, $d' = 0.1$ day^{-1}, $\mu_1' = 0.02$ day^{-1}, $c' = $

0.0023 day^{-1}, $\beta_1 = 2.4 \times 10^{-3} \text{ ml} \cdot \text{day}^{-1}$, $\beta(a) = 10^{-3} \text{ ml} \cdot \text{day}^{-1}$, $m_1 = m_2 = 0.03$, $\sigma_1' = 0.2$, $\sigma_2' = 0.3$, $\sigma_3' = 0.4$, $\gamma_1(\nu) = 0.2, \gamma_2(\nu) = 0.3$, $\gamma_3(\nu) = 0.3$. 取脉冲序列为

$$\{t_k\} = \{0.20, 0.41, 0.63, 0.86, 1.10, 1.35, 1.61, 1.88, 2.29, 2.53, 2.76\},$$

因此有 $\tau_M = 0.27, \tau_m = 0.21$. 令 $I_{1k} = -0.16$, $I_{2k} = -0.2$, $I_{3k} = -0.3$. 选择时变时滞函数为 $\tau(t) = 0.5(1 - \exp(-t))$ 且 $\bar{\tau} = 0.5$, 那么 $\check{a} = 0.7056 < 1$, $c_1 = 1.13$, $c_2 = 0.1020$. 因此, $k_1 = \dfrac{\ln \check{a}}{\tau_M} + c_1 = -0.1615 \leqslant -\dfrac{c_2}{\check{a}} e^{-k_1 \bar{\tau}} = -0.1567$. 根据定理 4.3.2 的条件 C-1, 系统 (4.116) 关于 $(3, 0.5, 12)$ 是有限时间稳定的. 图 4.6 展示了系统 (4.116) 的解 $x(t), y(a, t), v(t)$ 的轨迹及范数 $\|w(t)\|$ 的平方.

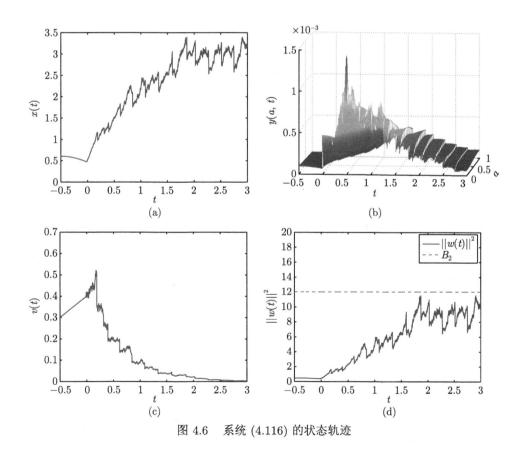

图 4.6 系统 (4.116) 的状态轨迹

4.3.5.2　脉冲、Lévy 噪声和时变时滞对有限时间稳定的影响

在本小节中, 通过与图 4.6 的比较, 说明脉冲、Lévy 噪声和时变时滞对有限时间稳定性的影响.

(1) 脉冲对有限时间稳定性的影响. 为了显示脉冲对系统 (4.116) 的影响, 对于 $i = 1, 2, 3$, 令 $I_{ik} = 0$, 其他参数与图 4.6 的参数相同. 通过计算发现无脉冲系统对于 $(3, 0.5, 12)$ 不是有限时间稳定的. 图 4.7 给出了对应于系统 (4.116) 的无脉冲系统的状态轨迹. 与图 4.6 比较发现, 脉冲可以使得有限时间内不稳定的系统变得稳定. 也就是说, 脉冲治疗可以在有限时间内抑制病毒的复制, 从而导致病毒数量的减少.

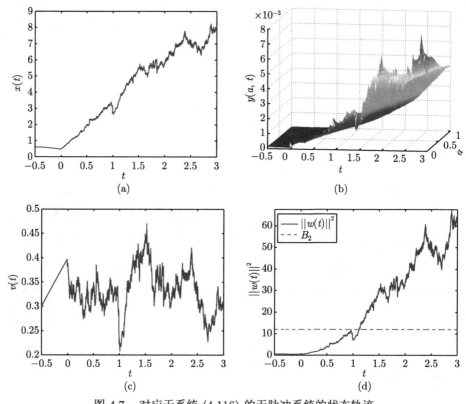

图 4.7　对应于系统 (4.116) 的无脉冲系统的状态轨迹

(2) Lévy 噪声对有限时间稳定性的影响. 对于 $i = 1, 2, 3$, 令 $\sigma_i' = \gamma_i = 0$, 其他参数与图 4.6 的参数相同. 通过计算, 可以知道没有 Lévy 噪声的系统不能满足有限时间稳定的条件. 无 Lévy 噪声时系统的状态轨迹如图 4.8 所示. 通过与图 4.6 比较可以看出, 当非噪声系统在有限时间内不稳定时, Lévy 噪声可以使系统在同样的有限时间内稳定. 这表明, 适当的噪声可能有助于控制 HIV 感染.

(3) 时变时滞对有限时间稳定性的影响. 选取变时滞函数 $\tau(t) = 0.9(1 - \exp(-t))$, 那么 $\bar{\tau} = 0.9$, 其他参数与图 4.6 的参数相同. 经过计算发现不满足定理 4.3.2 的条件. 这说明系统 (4.116) 关于 $(3, 0.5, 12)$ 不是有限时间稳定的, 如图 4.9 所示. 这也说明, 较大的时滞不利于有限时间稳定性.

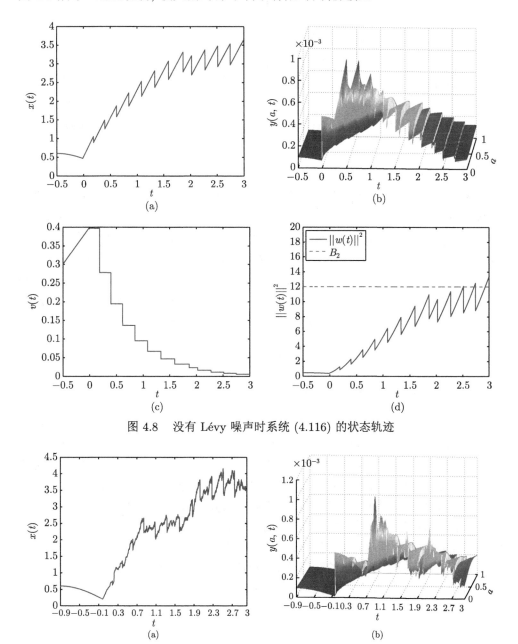

图 4.8 没有 Lévy 噪声时系统 (4.116) 的状态轨迹

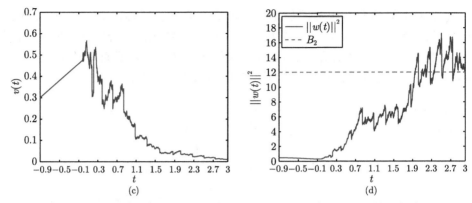

图 4.9   具有时滞函数 $\tau(t) = 0.9(1 - \exp(-t))$ 的系统 (4.116) 的状态轨迹

4.3.5.3   最优控制

在本小节中, 给出最优控制的数值模拟. 选取 $\beta_1 = 2.4 \times 10^{-6}$ ml·day^{-1}, $k^* = 1000$ day^{-1}, $\lambda = 10$ ml · day^{-1}, 变时滞函数 $\tau(t) = \tau = 10$, 脉冲增量 $I_{1k} = -0.16$, $I_{2k} = -0.3$, $I_{3k} = 0.2$, 权重系数 $A_1 = 0.2$, $A_2 = 0.1$, $F_1 = 0.1$, $F_2 = 0.03$, $D_1 = 0.7$, $D_2 = 0.05$, $D_3 = 0.4$, $G_1 = 0.6$, $G_2 = 0.4$, 并且对于 $i = 1, 2, 3$, $r_1(\nu) = 0.1$, $r_2(\nu) = r_3(\nu) = 0.001$, $q_i(t) = 0.1$. 其他参数与上述模拟中的参数相同. 令时间步长 $\Delta t = 0.01$, 年龄步长 $\Delta a = 0.1$, 则 $T = M\Delta t$, $\tau = m\Delta t$, $A = N\Delta a$. 将时间区间 $[-\tau, T + \tau]$ 和年龄区间 $[0, A]$ 划分为

$$t_{-m} < \cdots < t_0 = 0 < t_1 < \cdots < t_n = T < t_{n+1} < \cdots < t_{n+m},$$

$$0 = a_0 < \cdots < a_N = A.$$

如此, 定义 $x(t)$, $y(a, t)$, $v(t)$, $p_1(t)$, $p_2(a, t)$, $p_3(t)$ 和 $u_\iota(t)$ 在节点的值分别为 x_j, $y_{i,j}$, v_j, p_j^1, $p_{i,j}^2$, p_j^3 和 u_j^ι, 其中 $\iota = 1, 2$, $-m \leqslant j \leqslant m + n$, $0 \leqslant i \leqslant N$. 固定 $\tilde{u}_{\max} = 2$ 为脉冲治疗的最大增量. 采用向前差分格式逼近状态方程, 向后差分格式逼近伴随方程, 然后根据附录中的数值算法 2, 可以得到最优控制解.

图 4.10 (a) 说明单一使用蛋白酶抑制剂 $u_2(t)$ 来控制 HIV 并不理想. 然而, 逆转录酶抑制剂 $u_1(t)$, 不需要持续使用, 并且可以逐渐停用. 图 4.10 (b) 给出了离散点的脉冲控制策略, 说明控制的输入与脉冲强度有关.

图 4.11 比较了未感染的靶细胞和病毒粒子在有控制和没有控制下的样本路径. 结果表明, 控制策略使未感染的靶细胞数量增加, 而病毒减少. 这表明控制策略是有效的.

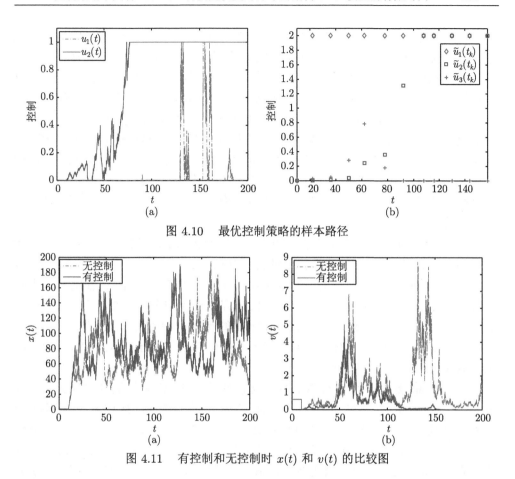

图 4.10 最优控制策略的样本路径

图 4.11 有控制和无控制时 $x(t)$ 和 $v(t)$ 的比较图

4.3.6 小结

本节研究了具有时变时滞和脉冲随机年龄结构 HIV 模型的有限时间稳定性. 利用随机比较原理和有界脉冲区间法, 得到了 HIV 模型有限时间稳定性的充分条件. 揭示了时滞、脉冲和 Lévy 噪声等因素对系统有限时间稳定性的影响. 此外, 还得到了具有脉冲控制的随机年龄结构 HIV 模型的最优控制. 结果表明, 药物和脉冲治疗在病毒传播过程中起着重要作用.

4.4 控制策略下具有 Markov 切换随机变时滞年龄结构 HIV 模型的有限时间收缩稳定性

4.4.1 引言

众所周知, 传统的有限时间稳定性描述的是在固定时间内状态的界不超过某一阈值的现象, 这本质上是有限时间内的有界性特征. 事实上, 在一些控制系统中, 如飞机系统和机器人控制, 不仅需要满足有界性, 而且还需要刻画有限时间区间内的收缩特性. 为了描述这一特点, 一些学者提出有限时间收缩稳定性的概念[175]. 有限时间收缩稳定是指状态不仅在有限时间内处于一个固定的阈值范围内, 在到达终端时间之前会处于一个比初始状态的界更小的特定范围内[176]. 有限时间收缩稳定比有限时间稳定需要满足的条件更严格. 近年来, Onori 等[177] 利用 Lyapunov 理论对固定时间的有限时间收缩稳定性进行了研究. Cheng 等[178] 讨论了具有 Markov 切换的线性系统的有限时间收缩稳定性. 这些结果表明, 有限时间收缩稳定在实际应用中得到了良好的发展. 然而, 尚未涉及流行病模型有限时间的收缩稳定.

实际上, 对于一些传染性疾病, 如 HIV, 是无法完全清除的. 因此考虑控制策略下 HIV 系统的有限时间收缩稳定性将是有意义的. 在过去的几十年里, 利用数学模型, 包括常微分方程 (ODEs) 和偏微分方程 (PDEs), 对 HIV 在宿主体内的动力学进行了广泛的研究. 有关 PDEs 的研究主要集中在年龄结构 HIV 模型上, 这表明病毒粒子的产生速率随着被感染细胞的年龄增加而增加. 此外, 从病毒感染细胞到被感染细胞成为有效感染细胞之间存在延迟现象, 建立时滞 HIV 模型能更好地反映病毒传播的实质.

另一方面, 建立一个具有 Markov 切换的随机 HIV 系统更具实际意义. 令 $\mu(a,t) = \mu_1(t)\mu_2(a)$, 假设未感染细胞的死亡率 d, 感染细胞的死亡率 μ_1 和病毒清除率 c 受到随机扰动的影响, 即 $ddt \to ddt + \sigma_1 dB_1(t)$, $\mu_1 dt \to \mu_1 dt + \sigma_2 dB_2(t)$, $cdt \to cdt + \sigma_3 dB_3(t)$, 其中 $B_\iota(t)$ 是强度为 $\sigma_\iota \geqslant 0$, $\iota = 1,2,3$ 的标准且相互独立的 Brown 运动. 为了描述不同状态下环境的瞬时突变, 在 HIV 模型中引入了 Markov 链, 得到以下具有时变时滞和 Markov 切换的随机年龄结构的 HIV 模型:

$$
\begin{cases}
dx(t) = \left[\lambda(r(t)) - d(r(t))x(t) - \beta_1(r(t))x(t)v(t) \right. \\
\qquad\qquad \left. - x(t)\int_0^A \beta(a, r(t))y(a,t)da\right]dt - \sigma_1(r(t))x(t)dB_1(t), \\
d_t y(a,t) = \left[-\dfrac{\partial y(a,t)}{\partial a} - \mu_1(r(t))\mu_2(a)y(a,t)\right]dt - \sigma_2(r(t))\mu_2(a)y(a,t)dB_2(t), \\
dv(t) = \left[\int_0^A k(a, r(t))e^{-m_2\tau(t)}y(a, t-\tau(t))da - c(r(t))v(t)\right]dt \\
\qquad\qquad - \sigma_3(r(t))v(t)dB_3(t),
\end{cases}
$$

初始条件为 $(x(\theta, \ell), y(\cdot, \theta, \ell), v(\theta, \ell)) \in \mathcal{H} \times \mathbb{S}$, 边界条件为

$$y(0,t) = \beta_1(r(t))e^{-m_1\tau(t)}x(t-\tau(t))v(t-\tau(t))$$

$$+ x(t-\tau(t))\int_0^A \beta(a,r(t))e^{-m_1\tau(t)}y(a,t-\tau(t))da, \quad t>0.$$

用 $u_1(t)$ 表示逆转录酶抑制剂 (RTIs), $u_2(t)$ 表示蛋白酶抑制剂 (PIs). 然后给出以下具有控制的模型:

$$\begin{cases} dx(t) = \left[\lambda(r(t)) - d(r(t))x(t) - (1-u_1(r(t)))\beta_1(r(t))x(t)v(t) \right. \\ \qquad\qquad \left. - x(t)\int_0^A \beta(a,r(t))y(a,t)da\right]dt - \sigma_1(r(t))x(t)dB_1(t), \\ d_t y(a,t) = \left[-\dfrac{\partial y(a,t)}{\partial a} - \mu_1(r(t))\mu_2(a)y(a,t)\right]dt - \sigma_2(r(t))\mu_2(a)y(a,t)dB_2(t), \\ dv(t) = \left[(1-u_2(r(t)))\int_0^A k(a,r(t))e^{-m_2\tau(t)}y(a,t-\tau(t))da - c(r(t))v(t)\right]dt \\ \qquad\qquad - \sigma_3(r(t))v(t)dB_3(t), \end{cases}$$

$$\text{(4.147)}$$

初始条件为 $(x(\theta,\ell), y(\cdot,\theta,\ell), v(\theta,\ell)) \in \mathcal{H}\times\mathbb{S}$, 边界条件为

$$y(0,t) = (1-u_1(r(t)))\beta_1(r(t))e^{-m_1\tau(t)}x(t-\tau(t))v(t-\tau(t))$$

$$+ x(t-\tau(t))\int_0^A \beta(a,r(t))e^{-m_1\tau(t)}y(a,t-\tau(t))da, \quad t>0, \quad \text{(4.148)}$$

其中, u_ι $(\iota=1,2) \in \mathcal{U}[0,T]$.

为了下一步分析, 需要给出系统 (4.147) 全局正解的存在唯一性. 首先给出一些假设:

假设 14 对任意 $i\in\mathbb{S}$, 假设

$$\check{\lambda} = \max_{i\in\mathbb{S}}\{\lambda(i)\}, \quad \check{\beta}_1 = \max_{i\in\mathbb{S}}\{\beta_1(i)\}, \quad \check{\sigma}_\iota = \max_{i\in\mathbb{S}}\{\sigma_\iota(i)\}, \quad \text{对于 } \iota=1,2,3.$$

$$\hat{d} = \min_{i\in\mathbb{S}}\{d(i)\}, \quad \hat{c} = \min_{i\in\mathbb{S}}\{c(i)\}, \quad \hat{\mu}_1 = \min_{i\in\mathbb{S}}\{\mu_1(i)\}, \quad \hat{k} = \min_{i\in\mathbb{S}}\{k(a,i)\}.$$

$$\check{u}_\iota = \max_{i\in\mathbb{S}}\{u_\iota(i)\}, \quad \hat{u}_\iota = \min_{i\in\mathbb{S}}\{u_\iota(i)\}, \quad \text{对于 } \iota=1,2.$$

假设 15 $k(a,i), \beta(a,i) \in L^1_+(0,A)\times\mathbb{S}$, 令 $\bar{k}, \bar{\beta}$ 和 $\bar{\mu}_2(<1)$ 分别是 $k(a,i)$, $\beta(a,i)$ 和 $\mu_2(a)$ 的本性上界; $\underline{\mu}_2$ 是 $\mu_2(a)$ 的下界.

接下来给出系统 (4.147) 的全局正解 $(x(t), y(\cdot,t), v(t))$ 的存在唯一性.

定理 4.4.1　对于任意给定的初始值 $(x(\theta,\ell),y(\cdot,\theta,\ell),v(\theta,\ell)) \in \mathcal{H} \times \mathbb{S}$ ($\theta \in [-\bar{\tau},0]$) 和边界条件 (4.148), 系统 (4.147) 在 $t \in [-\bar{\tau},\infty)$ 上存在唯一的全局正解 $(x(t),y(\cdot,t),v(t)) \in \mathcal{X} \times \mathbb{S}$ 满足以下性质:

$$x(t) + \int_0^A y(a,t)da + v(t) < K \text{ a.s..}$$

定理 4.4.1 的证明与文献 [179] 中引理 2.3 相似, 因此省略证明过程.

4.4.2　有限时间收缩稳定

在这一小节中, 利用 Lyapunov 方法和随机比较定理考虑系统 (4.147) 有限时间收缩稳定性的充分条件. 为便于理解, 首先给出有限时间收缩稳定性的定义.

定义 4.4.1[176]　对于任意 $\ell \in \mathbb{S}$, 给定正常数 T,B_1,B_2,B_0,η, 其中 $B_2 > B_1 > B_0$, 并且 $\eta \in (0,T)$, 若下列不等式

$$\sup_{-\bar{\tau} \leqslant \theta \leqslant 0} \left(x^2(\theta,\ell) + \int_0^A y^2(\cdot,\theta,\ell)da + v^2(\theta,\ell) \right) \leqslant B_1$$

$$\Rightarrow \mathbb{E}\left(x^2(t) + \int_0^A y^2(\cdot,t)da + v^2(t) \right) \leqslant B_2, \quad \forall\, t \in [0,T]$$

成立, 且还满足

$$\mathbb{E}\left(x^2(t) + \int_0^A y^2(\cdot,t)da + v^2(t) \right) \leqslant B_0, \quad \forall\, t \in [T-\eta,T],$$

则系统 (4.147) 关于 (T,B_1,B_2,B_0,η) 是有限时间收缩稳定的.

给出下列定理证明系统 (4.147) 有限时间收缩稳定性的充分条件.

定理 4.4.2　系统 (4.147) 关于 (T,B_1,B_2,B_0,η) 是有限时间收缩稳定的, 如果存在 $\check{y} = \sup_{0 \leqslant a \leqslant A} y(a,t)$ 满足下列条件之一:

C-1. $c_1 \leqslant 0$,

(i) $\begin{cases} \left(\dfrac{c_2}{1-\zeta}e^{-c_1\bar{\tau}} + c_1 \right)T + \dfrac{c_2\bar{\tau}}{1-\zeta}e^{-c_1\bar{\tau}} \leqslant \hbar, & 0 < \zeta < 1, \\ (c_2e^{-c_1\bar{\tau}} + c_1)T + c_2\bar{\tau}e^{-c_1\bar{\tau}} \leqslant \hbar; & \zeta \leqslant 0; \end{cases}$

此外,

(ii) $\begin{cases} \left(\dfrac{c_2}{1-\zeta}e^{-c_1\bar{\tau}} + c_1 \right)T + \dfrac{c_2\bar{\tau}}{1-\zeta}e^{-c_1\bar{\tau}} \leqslant \hbar_0, & 0 < \zeta < 1, \\ (c_2e^{-c_1\bar{\tau}} + c_1)T + c_2\bar{\tau}e^{-c_1\bar{\tau}} \leqslant \hbar_0, & \zeta \leqslant 0. \end{cases}$

C-2. $c_1 > 0$, (i) $(c_1 + c_2)T \leqslant \kappa$, 且 (ii) $(c_1 + c_2)T \leqslant \kappa_0$, 其中

$$c_1 = \max\left\{1 + \check{u}_1\check{\beta}_1 - 2\hat{d} + \check{\sigma}_1^2, \; \bar{\mu}_2^2\check{\sigma}_2^2 - 2\hat{\mu}_1\underline{\mu}_2, \; \bar{k}(1 - \hat{u}_2) + \check{u}_1\check{\beta}_1 - 2\hat{c} + \check{\sigma}_3^2\right\}$$

$$+ \gamma_{ii} + \sum_{j \neq i}^{m} \gamma_{ij}\check{Q}\hat{Q}^{-1},$$

$$c_2 = \max\left\{\check{y}[\bar{\beta} + \check{\beta}_1(1 - \hat{u}_1)], \quad \bar{\beta}\check{y} + \bar{k}(1 - \hat{u}_2), \check{\beta}_1\check{y}(1 - \hat{u}_1)\right\},$$

$$\check{Q} := \max_{i \in \mathbb{S}}\{Q_i\}, \quad \hat{Q} := \min_{i \in \mathbb{S}}\{Q_i\},$$

$$\hbar = \ln B_2' - \ln\left(B_1 - \frac{c_0}{c_1}e^{-c_1 T}\right), \quad \hbar_0 = \ln B_0' - \ln\left(B_1 - \frac{c_0}{c_1}e^{-c_1 T}\right),$$

$$\kappa = \ln B_2' - \ln\left(B_1 + \frac{c_0}{c_1}\right), \quad \kappa_0 = \ln B_0' - \ln\left(B_1 + \frac{c_0}{c_1}\right),$$

$$c_0 = \check{Q}\check{\lambda}^2, \quad B_2' = B_2\hat{Q}, \quad B_0' = B_0\hat{Q}.$$

证明 令

$$\sup_{-\bar{\tau} \leqslant \theta \leqslant 0}\left(x^2(\theta, \ell) + \int_0^A y^2(\cdot, \theta, \ell)da + v^2(\theta, \ell)\right) \leqslant B_1, \quad \theta \in [-\bar{\tau}, 0].$$

如果能证明对于 $t \in [0, T]$, 不等式

$$\mathbb{E}\left(x^2(t) + \int_0^A y^2(\cdot, t)da + v^2(t)\right) \leqslant B_2 \tag{4.149}$$

成立, 根据定义 4.3.1, 可以得到系统 (4.147) 是有限时间稳定的. 再根据定义 4.4.1, 需要证明对于任意 $t \in [T - \eta, T]$, 不等式

$$\mathbb{E}\left(x^2(t) + \int_0^A y^2(\cdot, t)da + v^2(t)\right) \leqslant B_0 \tag{4.150}$$

也成立, 则系统 (4.147) 的有限时间收缩稳定性得证. 取

$$\tilde{V}(w(t), i) = Q_i\left(x^2(t) + \int_0^A y^2(a, t)da + v^2(t)\right),$$

其中 $Q_i \in \mathbb{R}_+$. 对于任意 $i \in \mathbb{S}$, 利用 Itô 公式可得

$$d\tilde{V}(w(t), i)$$

$$= 2Q_i x(t) \left[\lambda(i) - d(i)x(t) - (1 - u_1(i))\beta_1(i)x(t)v(t) - x(t) \int_0^A \beta(a,i)y(a,t)da \right] dt$$

$$+ Q_i \sigma_1^2(i)x^2(t)dt + 2Q_i \int_0^A y(a,t) \left[-\frac{\partial y(a,t)}{\partial a} - \mu_1(i)\mu_2(a)y(a,t) \right] dadt$$

$$+ 2Q_i v(t) \left[(1 - u_2(i)) \int_0^A k(a,i)e^{-m_2\tau(t)}y(a,t-\tau(t))da - c(i)v(t) \right] dt$$

$$+ Q_i \sigma_3^2(i)v^2(t)dt + Q_i \int_0^A (\sigma_2(i)\mu_2(a))^2 y^2(a,t)dadt$$

$$+ \sum_{j=1}^m \gamma_{ij} Q_j \left(x^2(t) + \int_0^A y^2(a,t)da + v^2(t) \right) dt - 2Q_i \sigma_1(i)x^2(t)dB_1(t)$$

$$- 2Q_i \int_0^A \sigma_2(i)\mu_2(a)y^2(a,t)dadB_2(t) - 2Q_i \sigma_3(i)v^2(t)dB_3(t),$$

使用假设 14、假设 15 和定理 4.4.1 可知

$$d\tilde{V}(w(t),i)$$

$$\leqslant Q_i \Bigg\{ 2x(t)\lambda(i) - 2d(i)x^2(t) + 2u_1(i)\beta_1(i)x(t)v(t) + \sigma_1^2(i)x^2(t) + 2 \sup_{0 \leqslant a \leqslant A} y(a,t)$$

$$\times \int_0^A -\frac{\partial y(a,t)}{\partial a}da - 2\mu_1(i)\int_0^A \mu_2(a)y^2(a,t)da + \bar{\mu}_2^2\sigma_2^2(i)\int_0^A y^2(a,t)da$$

$$- 2c(i)v^2(t) + \sigma_3^2(i)v^2(t) + 2(1 - u_2(i))\bar{k}v(t)\int_0^A y(a,t-\tau(t))da \Bigg\} dt$$

$$+ \sum_{j=1}^m \gamma_{ij} Q_j \left(x^2(t) + \int_0^A y^2(a,t)da + v^2(t) \right) dt - 2Q_i \sigma_1(i)x^2(t)dB_1(t)$$

$$- 2Q_i \int_0^A \sigma_2(i)\mu_2(a)y^2(a,t)dadB_2(t) - 2Q_i \sigma_3(i)v^2(t)dB_3(t)$$

$$\leqslant Q_i \Bigg\{ \check{\lambda}^2 + \left(1 + u_1(i)\beta_1(i) + \sigma_1^2(i) - 2d(i) \right) x^2(t) + 2\check{y}y(0,r(t))$$

$$+ \left(\bar{\mu}_2^2\sigma_2^2(i) - 2\mu_1(i)\underline{\mu}_2 \right) \int_0^A y^2(a,t)da + (1 - u_2(i))\bar{k} \left(\int_0^A y(a,t-\tau(t))da \right)^2$$

$$+ \left((1 - u_2(i))\bar{k} + u_1(i)\beta_1(i) + \sigma_3^2(i) - 2c(i) \right) v^2(t) \Bigg\} dt$$

$$+ \left(\gamma_{ii} + \sum_{j \neq i}^{m} \gamma_{ij} \check{Q} \hat{Q}^{-1} \right) Q_i \left(x^2(t) + \int_0^A y^2(a,t)da + v^2(t) \right) dt$$

$$- 2\sigma_1(i)x^2(t)dB_1(t) - 2\int_0^A \sigma_2(i)\mu_2(a)y^2(a,t)dadB_2(t) - 2\sigma_3(i)v^2(t)dB_3(t)$$

$$\leqslant Q_i \left\{ \check{\lambda}^2 + \left[1 + \check{u}_1\check{\beta}_1 - 2\hat{d} + \check{\sigma}_1^2 \right]x^2(t) + \left[\bar{\mu}_2^2\check{\sigma}_2^2 - 2\hat{\mu}_1\underline{\mu}_2 \right] \int_0^A y^2(a,t)da \right.$$

$$+ \left[(1 - \hat{u}_2)\bar{k} + \check{u}_1\check{\beta}_1 - 2\hat{c} + \check{\sigma}_3^2 \right]v^2(t) + \check{y} \left[\bar{\beta} + (1 - \hat{u}_1)\check{\beta}_1 \right]x^2(t - \tau(t))$$

$$+ \left[\bar{\beta}\check{y} + (1 - \hat{u}_2)\bar{k} \right] \int_0^A y^2(a, t - \tau(t))da + (1 - \hat{u}_1)\check{\beta}_1\check{y}v^2(t - \tau(t)) \right\} dt$$

$$+ \left(\gamma_{ii} + \sum_{j \neq i}^{m} \gamma_{ij} \check{Q} \hat{Q}^{-1} \right) \tilde{V}(w(t), i)dt + \tilde{B}(t)$$

$$\leqslant \left[c_0 + c_1 \tilde{V}(w(t), i) + c_2 \tilde{V}(w(t - \tau(t)), i) \right] dt + \tilde{B}(t),$$

其中

$$\tilde{B}(t) = -2Q_i\sigma_1(i)x^2(t)dB_1(t)$$

$$- 2Q_i \int_0^A \sigma_2(i)\mu_2(a)y^2(a,t)dadB_2(t) - 2Q_i\sigma_3(i)v^2(t)dB_3(t).$$

令 $\tilde{Y}(t)$ 是下列随机方程的解

$$\begin{cases} d\tilde{Y}(t) = [c_0 + c_1\tilde{Y}(t) + c_2\tilde{Y}(t - \tau(t))]dt + \tilde{B}(t), \\ \tilde{Y}(\theta) = Q_\ell \left(x^2(\theta, \ell) + \int_0^A y^2(a, \theta, \ell)da + v^2(\theta, \ell) \right), \quad -\bar{\tau} \leqslant \theta \leqslant 0. \end{cases} \quad (4.151)$$

对于 $-\bar{\tau} \leqslant \theta \leqslant 0$, $\tilde{V}(\theta, \ell) = \tilde{Y}(\theta, \ell)$, 根据随机比较定理[91] 可知

$$\tilde{V}(t) \leqslant \tilde{Y}(t). \quad (4.152)$$

对系统 (4.151) 使用常数变易法可得

$$\tilde{Y}(t) = e^{c_1 t} \left[\tilde{Y}(0) + \frac{c_0}{c_1} \right] - \frac{c_0}{c_1} + c_2 \int_0^t e^{c_1(t-s)}\tilde{Y}(s - \tau(s))ds + M(s), \quad (4.153)$$

其中

$$M(s) = -2Q_i\sigma_1(i)\int_0^t e^{c_1(t-s)}x^2(s)dB_1(s) - 2Q_i\sigma_3(i)\int_0^t e^{c_1(t-s)}v^2(s)dB_3(s)$$

$$- 2Q_i\sigma_2(i)\int_0^t e^{c_1(t-s)}\int_0^A \mu_2(a)y^2(a,s)dadB_2(s).$$

分两种情形讨论.

情形 1 $c_1 \leqslant 0$. 根据 (4.153) 知

$$\mathbb{E}\left[\tilde{Y}(t)e^{-c_1 t}\right] \leqslant \left[\tilde{Y}(0) + \frac{c_0}{c_1}\right] - \frac{c_0}{c_1}e^{-c_1 t} + c_2\int_0^t \tilde{Y}(s-\tau(s))e^{-c_1 s}ds$$

$$\leqslant \left[\tilde{Y}(0) + \frac{c_0}{c_1}\right] - \frac{c_0}{c_1}e^{-c_1 t} + c_2 e^{-c_1\bar{\tau}}\int_0^t \tilde{Y}(s-\tau(s))e^{-c_1(s-\tau(s))}ds$$

$$\leqslant \left[\tilde{Y}(0) - \frac{c_0}{c_1}e^{-c_1 t}\right] + c_2 e^{-c_1\bar{\tau}}\frac{1}{1-\zeta}\int_{-\tau(s)}^{t-\tau(s)} \tilde{Y}(s)e^{-c_1 s}ds$$

$$\leqslant \left[\tilde{Y}(0) - \frac{c_0}{c_1}e^{-c_1 t}\right] + c_2 e^{-c_1\bar{\tau}}\frac{1}{1-\zeta}\int_{-\bar{\tau}}^{t} \tilde{Y}(s)e^{-c_1 s}ds.$$

使用 Gronwall 不等式可得

$$\mathbb{E}\left[\tilde{Y}(t)e^{-c_1 t}\right] \leqslant \left[\tilde{Y}(0) - \frac{c_0}{c_1}e^{-c_1 t}\right]\exp\left\{c_2 e^{-c_1\bar{\tau}}\frac{1}{1-\zeta}(t+\bar{\tau})\right\}.$$

然后得到

$$\mathbb{E}\tilde{V}(t) \leqslant \mathbb{E}\tilde{Y}(t) = \mathbb{E}\left[\tilde{Y}(t)e^{-c_1 t}\right]e^{c_1 t}$$

$$\leqslant \left[\sup_{-\bar{\tau}\leqslant\theta\leqslant 0}\tilde{Y}(\theta) - \frac{c_0}{c_1}e^{-c_1 t}\right]\exp\left\{c_2 e^{-c_1\bar{\tau}}\frac{1}{1-\zeta}(t+\bar{\tau}) + c_1 t\right\}.$$

由于

$$\exp\left\{c_2 e^{-c_1\bar{\tau}}\frac{1}{1-\zeta}(t+\bar{\tau}) + c_1 t\right\}$$

$$\leqslant \begin{cases} \exp\left\{\left(\dfrac{c_2}{1-\zeta}e^{-c_1\bar{\tau}} + c_1\right)t + \dfrac{c_2\bar{\tau}}{1-\zeta}e^{-c_1\bar{\tau}}\right\}, & 0 < \zeta < 1, \\ \exp\left\{\left(c_2 e^{-c_1\bar{\tau}} + c_1\right)t + c_2\bar{\tau}e^{-c_1\bar{\tau}}\right\}, & \zeta \leqslant 0. \end{cases} \tag{4.154}$$

从而, 根据条件 C-1 (i) 有 $\mathbb{E}\tilde{V}(t) \leqslant B_2' = B_2\hat{Q}$ 成立, 即 $\mathbb{E}\left(x^2(t) + \int_0^A y^2(a,t)da + v^2(t)\right) \leqslant B_2$. 那么, 系统 (4.147) 关于 (T, B_1, B_2) 是有限时间稳定的. 另外, 再

结合条件 C-1 (ii), 易知对于任意 $t \in [T - \eta, T]$, $\mathbb{E}\tilde{V}(t) \leqslant B_0'$ 成立, 这说明
$\mathbb{E}\left(x^2(t) + \int_0^A y^2(a, t)da + v^2(t)\right) \leqslant B_0$. 因此, 系统 (4.147) 关于 (T, B_1, B_2, B_0, η)
是有限时间收缩稳定的.

情形 2 $c_1 > 0$. 根据 (4.153) 可知

$$\mathbb{E}\tilde{Y}(t) \leqslant e^{c_1 t}\left[\sup_{-\bar{\tau} \leqslant \theta \leqslant 0} \tilde{Y}(\theta) + \frac{c_0}{c_1}\right] + c_2 \int_0^t e^{c_1(t-s)}\tilde{Y}(s - \tau(s))ds. \tag{4.155}$$

令 $\omega(t)$ 是下列方程的解

$$\begin{cases} \omega(t) = e^{c_1 t}\left[\sup_{-\bar{\tau} \leqslant \theta \leqslant 0} \omega(\theta) + \frac{c_0}{c_1}\right] + c_2 \int_0^t e^{c_1(t-s)}w(s - \tau(s))ds, & t > 0, \\ \omega(\theta) = Q_0\left(x^2(\theta) + \int_0^A y^2(a, \theta)da + v^2(\theta)\right), & -\bar{\tau} \leqslant \theta \leqslant 0. \end{cases}$$
$$\tag{4.156}$$

结合 (4.155) 和 (4.156) 可得, 对于 $t > -\bar{\tau}$, 有 $0 \leqslant \mathbb{E}\tilde{Y}(t) \leqslant \omega(t)$. 当 $0 < t \leqslant \tau(t) \leqslant \bar{\tau}$ 时,

$$\omega(t) - \omega(t - \tau(t)) \geqslant \omega(t) - \left[\sup_{-\bar{\tau} \leqslant \theta \leqslant 0} \omega(\theta) + \frac{c_0}{c_1}\right]$$

$$= \left[\sup_{-\bar{\tau} \leqslant \theta \leqslant 0} \omega(\theta) + \frac{c_0}{c_1}\right](e^{c_1 t} - 1) + c_2 \int_0^t e^{c_1(t-s)}\omega(s - \tau(s))ds$$

$$\geqslant 0.$$

当 $t > \bar{\tau} \geqslant \tau(t)$ 时, 有

$$\omega(t) - \omega(t - \tau(t)) \geqslant \left[\sup_{-\bar{\tau} \leqslant \theta \leqslant 0} \omega(\theta) + \frac{c_0}{c_1}\right](e^{c_1 t} - e^{c_1(t-\tau(t))})$$

$$+ c_2 e^{c_1(t-\tau(t))} \int_{t-\tau(t)}^t e^{-c_1 s}\omega(s - \tau(s))ds \geqslant 0.$$

这样, 对于 $t > 0$, 可知 $\omega(t) \geqslant \omega(t - \tau(t))$, 再根据 (4.156) 可得

$$\omega(t) \leqslant e^{c_1 t}\left[\sup_{-\bar{\tau} \leqslant \theta \leqslant 0} \omega(\theta) + \frac{c_0}{c_1}\right] + c_2 \int_0^t e^{c_1(t-s)}\omega(s)ds.$$

使用 Gronwall 不等式得到

$$\omega(t)e^{-c_1 t} \leqslant \left[\sup_{-\bar{\tau} \leqslant \theta \leqslant 0} \omega(\theta) + \frac{c_0}{c_1}\right]e^{c_2 t}.$$

因此,

$$\mathbb{E}\tilde{V}(t) \leqslant \mathbb{E}\tilde{Y}(t) \leqslant \omega(t) \leqslant \left[B_1 + \frac{c_0}{c_1} \right] e^{(c_1+c_2)t} \leqslant \left[B_1 + \frac{c_0}{c_1} \right] e^{(c_1+c_2)T}.$$

利用条件 C-2 (i), 可知 $\mathbb{E}\tilde{V}(t) \leqslant B_2'$, 这使得 $\mathbb{E}\left(x^2(t) + \int_0^A y^2(a,t)da + v^2(t) \right) \leqslant B_2$ 成立. 因此, 系统 (4.147) 关于 (T, B_1, B_2) 是有限时间稳定的. 此外, 使用条件 C-2 (ii) 得到对于任意 $t \in [T-\eta, T]$, $\mathbb{E}\left(x^2(t) + \int_0^A y^2(a,t)da + v^2(t) \right) \leqslant B_0$ 成立, 这意味着系统 (4.147) 关于 (T, B_1, B_2, B_0, η) 是有限时间收缩稳定的. □

附注 4.4.1　根据定理 4.4.2 可知, 如果想得到系统的有限时间收缩稳定性, 首先必须满足有限时间稳定性的条件, 这意味着有限时间收缩稳定性比有限时间稳定性要求更严格.

4.4.3　数值算例

在本小节中, 给出两个例子验证理论结果的正确性.

例 1　满足定理 4.4.2 中条件 C-2 的有限时间收缩稳定.

令生成矩阵为 $\Gamma = \begin{pmatrix} -0.7, & 0.7 \\ 0.3, & -0.3 \end{pmatrix}$ 的 Markov 过程 $r(t)$ 在状态为 $S = \{1, 2\}$ 上取值, 且系统的初始值为

$$\phi = \left(1.5\cos(1.4t), 10^{-3}\cos(0.5\pi t)\exp\left(-\frac{\pi}{6}a \right), \sin(0.2t)+1 \right), \quad t \in [-\bar{\tau}, 0], \ell = 2.$$

选取受感染细胞依赖年龄的死亡率为

$$\mu_2(a) = \begin{cases} \delta_0, & a < a^*, \\ \delta_0 + \delta^*\left(1 - e^{-\gamma^*(a-a^*)} \right), & a \geqslant a^*, \end{cases}$$

其中 δ_0, δ^*, a^* 和 γ^* 的意义见 2.5 节算例. 令 $a^* = 0.3$ day, $\delta_0 = 0.05$ day^{-1}, $\delta^* = 0.35$ day^{-1}, $\gamma^* = 0.5$. 病毒产生率为

$$k(a,1) = k(a,2) = \begin{cases} 0, & a < a_0, \\ k^*\left(1 - e^{-m^*(a-a_0)} \right), & a \geqslant a_0, \end{cases}$$

其中参数 m^*, k^* 和 a_0 的意义见 2.5 节算例. 选取 $a_0 = 0.1$ day, $k^* = 0.1$ day^{-1}, $m^* = 1$. 取 $T = 3$, $B_1 = 3.2592$, $B_2 = 8$, $B_0 = 2.6786$, $\eta = 0.5$, $A = 1$ day, $m_1 = m_2 = 0.03$, $\check{Q} = 6$, $\hat{Q} = 5.6$.

对于 $i = 1$, 选择控制变量 $u_1(1) = 0.6$, $u_2(1) = 0.8$, 其他的参数取值为: $\lambda(1) = 0.3$ ml · day^{-1}, $d(1) = 0.5$ day^{-1}, $\mu_1(1) = 0.02$ day^{-1}, $c(1) = 0.5$ day^{-1}, $\beta_1(1) = 2.4 \times 10^{-3}$ ml · day^{-1}, $\beta(a,1) = 10^{-4}$ ml · day^{-1}, $\sigma_1(1) = 0.2$, $\sigma_2(1) = 0.3$, $\sigma_3(1) = 0.4$. 对于 $i = 2$, 选取控制变量 $u_1(2) = 0.3$, $u_2(2) = 0.8$, 其他参数取值为: $\lambda(2) = 0.2$ ml · day^{-1}, $d(2) = 0.6$ day^{-1}, $\mu_1(2) = 0.03$ day^{-1}, $c(2) = 0.23$ day^{-1}, $\beta_1(2) = 2.4 \times 10^{-3}$ ml·day^{-1}, $\beta(a,2) = 10^{-3}$ ml·day^{-1}, $\sigma_1(2) = 0.5$, $\sigma_2(2) = 0.2$, $\sigma_3(2) = 0.2$.

选择变时滞函数为 $\tau(t) = 0.5(1 - \exp(-t))$ 且 $\bar{\tau} = 0.5$. 这样就能得到 $c_0 = 0.54$, $c_1 = 0.2729$, $c_2 = 0.0206$, 则 $\kappa = \ln B_2 \hat{Q} - \ln \left(B_1 + \dfrac{c_0}{c_1} \right) = 2.1463$, $\kappa_0 = \ln B_0 \hat{Q} - \ln \left(B_1 + \dfrac{c_0}{c_1} \right) = 1.0521$, 那么 $(c_1 + c_2)T = 0.8805 \leqslant \kappa$ 且 $(c_1 + c_2)T = 0.8805 \leqslant \kappa_0$. 根据定理 4.4.2 的条件 C-2 可知, 对于任意 $t \in (2.5, 3)$, 系统 (4.147) 关于 $(3, 3.2592, 8, 2.6786, 0.5)$ 是有限时间收缩稳定的. 图 4.12 给出了系统 (4.147)

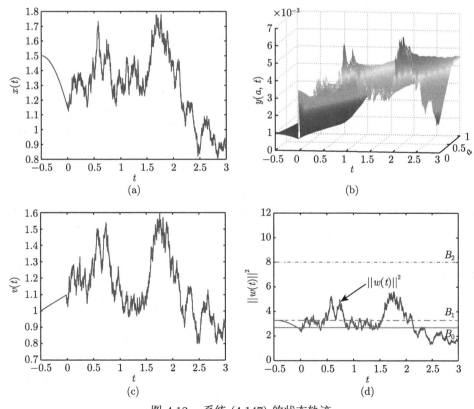

图 4.12 系统 (4.147) 的状态轨迹

的解 $x(t), y(a,t), v(t)$ 的状态轨迹和范数 $\|w(t)\|$ 的平方. 图 4.13 展示了有限时间内的收缩动力学. 即除了在有限时间 T 内, 范数 $\|w(t)\|^2$ 能保持在固定阈值 B_2 内, 它也会在到达终端时间之前不超过一个特定的界 B_0, 而 B_0 小于初始状态的边界 B_1.

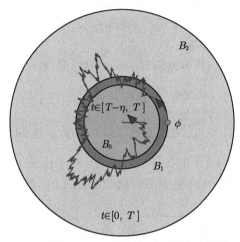

图 4.13　系统 (4.147) 的有限时间收缩稳定性图解

根据以上分析, 如果对于 $i = 1, 2$, 控制变量 $u_1(i) = u_2(i) = 0$, 则有 $c_1 = 0.2714$, $c_2 = 0.1006$, 因此 $(c_1 + c_2)T = 1.116 \leqslant \kappa$, 但是 $(c_1 + c_2)T = 1.116 > \kappa_0$. 这不满足定理 4.4.2 的条件 C-2 (ii), 也就是说, 系统 (4.147) 关于 (3, 3.2592, 8, 2.6786, 0.5) 不是有限时间稳定的, 见图 4.14.

接下来, 给出噪声对有限时间收缩稳定性的影响.

(1) 系统 (4.147) 是有限时间稳定, 但不是有限时间收缩稳定的. 选取 $\sigma_1(1) = 0.7$, $\sigma_2(1) = \sigma_3(1) = 0.5$, $\sigma_1(2) = 0.2$, $\sigma_2(2) = 0.3$, $\sigma_3(2) = 0.5$, 其他参数保持不变. 可以得到 $c_0 = 0.54$, $c_1 = 0.5129$, $c_2 = 0.0206$, 则 $(c_1 + c_2)T = 1.6005 \leqslant \kappa = 2.3408$, 但大于 $\kappa_0 = 1.2467$. 那么, 只满足定理 4.4.2 的条件 C-2 中的 (i), 不满足 C-2 的 (ii). 这说明系统 (4.147) 是有限时间稳定, 但不是有限时间收缩稳定的, 如图 4.15 所示.

(2) 系统 (4.147) 既不有限时间收缩稳定也不有限时间稳定. 选取 $\sigma_1(1) = 0.9$, $\sigma_2(1) = 0.5$, $\sigma_3(1) = 0.4$, $\sigma_1(2) = 0.6$, $\sigma_2(2) = 0.3$, $\sigma_3(2) = 0.4$, 其他参数保持不变. 因此, 有 $c_0 = 0.54$, $c_1 = 0.8329$, $c_2 = 0.0206$, 则 $(c_1 + c_2)T = 2.5605 > \kappa = 2.4393 > \kappa_0 = 1.3451$. 这样, 不满足定理 4.4.2 的条件 C-2, 故系统 (4.147) 既不有限时间收缩稳定也不有限时间稳定. 图 4.16 说明了这一现象.

例 2　满足定理 4.4.2 中条件 C-1 的有限时间收缩稳定.

在此例中, 令 $\check{Q} = \hat{Q} = 1$, 选取 $\lambda(1) = \lambda(2) = 0.1 \text{ ml} \cdot \text{day}^{-1}$, $d(1) = d(2) =$
0.6 day^{-1}, $\mu_1(1) = 1.2 \text{ day}^{-1}$, $\mu_1(2) = 1.3 \text{ day}^{-1}$, $\sigma_1(1) = \sigma_2(1) = 0.3$, $\sigma_3(1) =$
0.4, $\sigma_1(2) = 0.3$, $\sigma_2(2) = \sigma_3(2) = 0.2$. 取 $T = 3$, $B_1 = 3.2592$, $B_2 = 5$, $B_0 =$

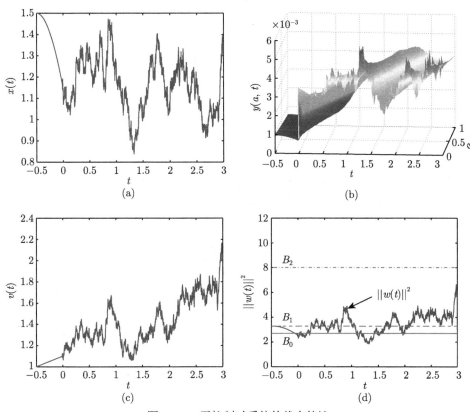

图 4.14 无控制时系统的状态轨迹

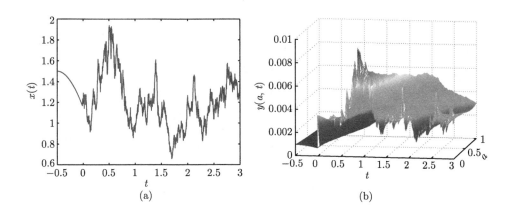

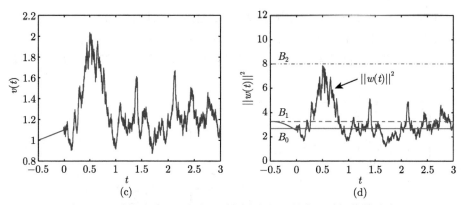

图 4.15　系统 (4.147) 是有限时间稳定但不是有限时间收缩稳定

3, $\eta = 1$, 其他参数与例 1 中的参数相同. 由于 $\tau(t) = 0.5(1 - \exp(-t))$ 且 $\bar{\tau} = 0.5$, 则 $\dot{\tau}(t) = 0.5 \exp(-t) \leqslant 0.5 = \zeta$. 通过计算可知, $c_0 = 0.01$, $c_1 = -0.1056$, $c_2 = 0.0202$, $\hbar = 0.3889$, $\hbar_0 = -0.1220$, 那么

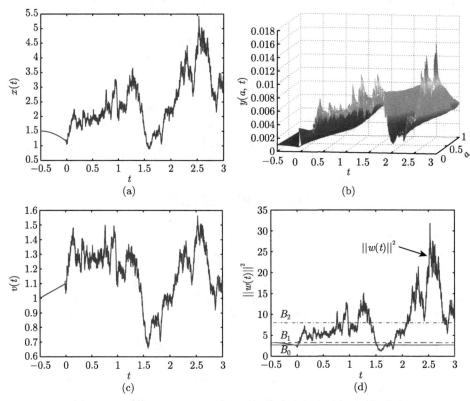

图 4.16　系统 (4.147) 既不有限时间收缩稳定也不有限时间稳定

$$\left(\frac{c_2}{1-\zeta}e^{-c_1\bar{\tau}}+c_1\right)T+\frac{c_2\bar{\tau}}{1-\zeta}e^{-c_1\bar{\tau}}=-0.1677\leqslant 0.3889=\hbar,$$

此外,

$$\left(\frac{c_2}{1-\zeta}e^{-c_1\bar{\tau}}+c_1\right)T+\frac{c_2\bar{\tau}}{1-\zeta}e^{-c_1\bar{\tau}}=-0.1677\leqslant -0.1220=\hbar_0.$$

因此, 根据定理 4.4.2 的条件 C-1, 可知对于任意 $t \in (2,3)$, 系统 (4.147) 关于 $(3, 3.2592, 5, 3, 1)$ 是有限时间收缩稳定的. 图 4.17 展示了系统 (4.147) 的解 $x(t), y(a,t), v(t)$ 的状态轨迹和范数 $\|w(t)\|$ 的平方. 有限时间内的收缩动力学如图 4.18 所示.

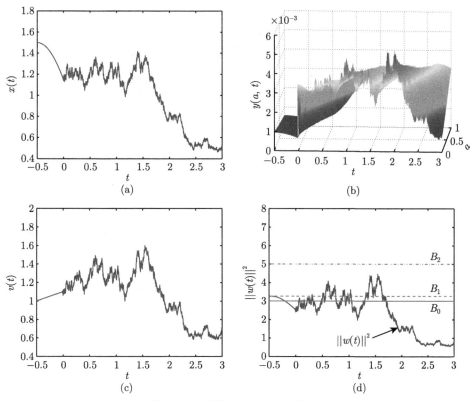

图 4.17　系统 (4.147) 的状态轨迹

同样地, 对于 $i = 1, 2$, 取控制变量 $u_1(i) = u_2(i) = 0$, 则 $c_1 = 0.1056$, $c_2 = -0.1002$, $\hbar = 0.3889$, $\hbar_0 = -0.1677$, 如此有

$$\left(\frac{c_2}{1-\zeta}e^{-c_1\bar{\tau}}+c_1\right)T+\frac{c_2\bar{\tau}}{1-\zeta}e^{-c_1\bar{\tau}}=0.4224>0.3889=\hbar>\hbar_0.$$

这说明不满足定理 4.4.2 的条件 C-1, 即系统 (4.147) 关于 $(3, 3.2592, 5, 3, 1)$ 不能有限时间稳定, 如图 4.19 所示.

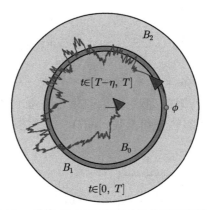

图 4.18   系统 (4.147) 有限时间收缩稳定性图解

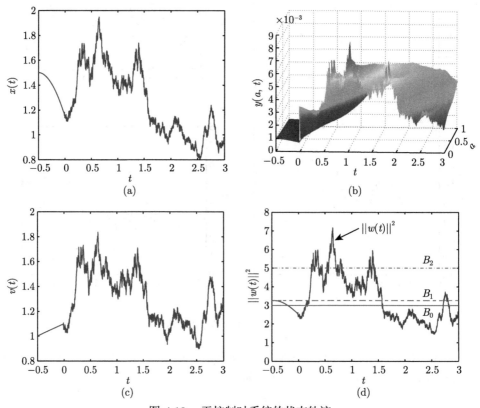

图 4.19   无控制时系统的状态轨迹

下面讨论时滞对有限时间收缩稳定性的影响.

选择时变函数 $\tau(t) = 0.9(1 - \exp(-t))$ 且 $\bar{\tau} = 0.9$, 则 $\dot{\tau}(t) = 0.9 \exp(-t) \leqslant 0.9 = \zeta$, 其他参数保持不变. 因此, 有 $c_0 = 0.01$, $c_1 = -0.1056$, $c_2 = 0.0202$, 则

$$\left(\frac{c_2}{1-\zeta}e^{-c_1\bar{\tau}} + c_1\right)T + \frac{c_2\bar{\tau}}{1-\zeta}e^{-c_1\bar{\tau}} = 0.5481 > \hbar = 0.3889 > \hbar_0 = -0.1220.$$

如此, 它不满足定理 4.4.2 的条件 C-1. 这意味着系统 (4.147) 不是有限时间收缩稳定的, 见图 4.20.

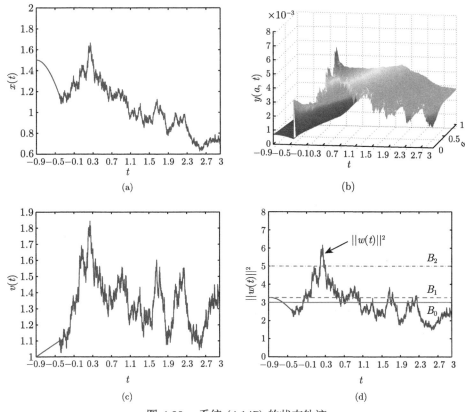

(a)

(b)

(c)

(d)

图 4.20   系统 (4.147) 的状态轨迹

4.4.4 小结

本节研究了控制策略下具有时变时滞和 Markov 切换的随机年龄结构 HIV 模型的有限时间收缩稳定性. 利用 Lyapunov 方法和随机比较定理, 得到了依赖

于控制、噪声强度和时滞的 HIV 模型在有限时间收缩稳定的充分条件. 数值算例结果表明, 在控制策略下系统可以达到有限时间收缩稳定, 并且说明适当的噪声可以使原本是有限时间收缩稳定的系统变成有限时间稳定, 或者既不是有限时间收缩稳定也不是有限时间稳定. 时滞也使有限时间内稳定的系统变得不稳定.

参 考 文 献

[1] Anderson W J. Continuous-Time Markov Chains: An Applications-Oriented Approach [M]. New York: Springer-Verlag, 1991.

[2] Bender C. An Itô's formula for generalized functionals of a fractional Brownian motion with arbitrary Hurst parameter [J]. Stochastic Processes & Their Applications, 2003, 104(1): 81-106.

[3] Yan L. Maximal inequalities for the iterated fractional integrals [J]. Statistics & Probability Letters, 2004, 69: 69-79.

[4] Mao X. Stochastic Differential Equations and Applications [M]. 2nd ed. Chichester, Horwood: Horwood Publishing, 2007.

[5] Mao X, Yuan C. Stochastic Differential Equations with Markovian Switching [M]. London: Imperial College Press, 2006.

[6] Kuczma M. An Introduction to the Theory of Functional Equations and Inequalities: Cauchy's Equation and Jensen's Inequality [M]. Basel: Birkhäuser, 2008.

[7] Hui E, Huang J, Li X, Wang G. Near-optimal control for stochastic recursive problems [J]. Systems & Control Letters, 2011, 60(3): 161-168.

[8] Adams R, Fournier J. Sobolev spaces [J]. Sobolev Spaces, 2003, 140(77): 713-734.

[9] Pardoux E. Equations aux Dérivées Partiells Stochastiques Nonliné aires Monotones [D]. Thesis, Université Paris Sud. 1975.

[10] Shu X, Lai Y, Chen Y. The existence of mild solutions for impulsive fractional partial differential equations [J]. Nonlinear Analysis, 2011, 74(5): 2003-2011.

[11] Chen L, Chai Y, Wu R, Ma T, Zhai H. Dynamic analysis of a class of fractional-order neural networks with delay [J]. Neurocomputing, 2013, 111(jul.2): 190-194.

[12] Chen J, Zeng Z, Jiang P. Global Mittag-Leffler stability and synchronization of memristor-based fractional-order neural networks [J]. Neural Networks, 2014, 51C: 1-8.

[13] Li C, Deng W. Remarks on fractional derivatives [J]. Applied Mathematics & Computation, 2007, 187(2): 777-784.

[14] Yu J, Hu C, Jiang H. α-Stability and α-synchronization for fractional-order neural networks [J]. Neural Networks, 2012, 35: 82-87.

[15] Malinowski M. On random fuzzy differential equations [J]. Fuzzy Sets and Systems, 2009, 160: 3152-3165.

[16] Malinowski M. Some properties of strong solutions to stochastic fuzzy differential equations [J]. Information Sciences, 2013, 252(23): 62-80.

[17] Lipster R, Shiryayev A. Theory of Martingales [M]. Netherlands: Springer, 1989.

[18] Shiryayev A. Probablity [M]. Berlin, Germany: Springer, 1996.

[19] Liu W, Mao X. Almost sure stability of the Euler-Maruyama method with random variable stepsize for stochastic differential equations [J]. Numerical Algorithms, 2017, 74(2): 573-592.

[20] Pal D, Mahaptra G S, Samanta G P. Optimal harvesting of prey-predator ststem with interval biological parameters: A bioeconomic model [J]. Mathematical Biosciences, 2013, 241(2): 181-187.

[21] Øksendal B, Sulem A. Applied Stochastic Control of Jump Diffusions [M]. 2nd ed. Berlin, Heidelberg, New York: Springer 2006.

[22] Rudnicki R. Long-time behaviour of a stochastic prey-predator model [J]. Stochastic Processes and Their Applications, 2003, 108(1): 93-107.

[23] Rudnicki R, Pichr K, Tyrankamiska M. Markov semigroups and their applications [J]. Lecture Notes in Physics, 2002, 597: 215-238.

[24] Pichr K, Rudnicki R. Continuous Markov semigroups and stability of transport equations [J]. Journal of Mathematical Analysis and Applications, 2000, 249: 668-685.

[25] Rudnicki R. On asymptotic stability and sweeping for Markov operators [J]. Bulletin of the Polish Academy of Sciences Mathematics, 1995, 43(3): 245-262.

[26] Pichr K, Rudnicki R. Stability of Markov semigroups and applications to parabolic systems [J]. Journal of Mathematical Analysis and Applications, 1997, 215(1): 56-74.

[27] Rudnicki R. Asymptotic properties of the Fokker-Planck equation [J]. Lecture Notes in Physics, 1995, 457: 517-521.

[28] Martin P. Statistical physics: Statics, Dynamics, and Renormalization [M]. World Scientific, 2000.

[29] 郭文娟. 随机传染病模型的动力学行为及最优控制 [D]. 银川: 北方民族大学, 2018.

[30] Lahrouz A, Omari L, Kiouach D, Belmaâtic A. Complete global stability for an SIRS epidemic model with generalized non-linear incidence and vaccination [J]. Applied Mathematics & Computation, 2012, 218(11): 6519-6525.

[31] Diekmann O, Heesterbeek J, Metz J. On the definition and the computation of he basic reproduction ratio $\mathscr{R}_0$ in models for infectious diseases in heterogeneous populations[J]. Journal of Mathematical Biology, 1990, 28(4): 365-382.

[32] Khas'Miniskii R Z. Stochastic Stability of Differential Equations [M]. Berlin, Heidelberg: Springer-Verlag, 1980.

[33] Higham D. An algorithmic introduction to numerical simulation of stochastic differential equations [J]. SIAM Review, 2001, 43(3): 525-546.

[34] Colizza V, Barrat A, Barthélemy M, et al. The modeling of global epidemics: Stochastic dynamics and predictability [J]. Bulletin of Mathematical Biology, 2006, 68(8): 1893-1921.

[35] Kermack W O, McKendric A G. Contribution to the mathematical theory of epidemics [J]. Proceedings of the Royal Society of London, 1927, 115(772): 700-721.

[36] Buonomo B, d'Onofrio A, Lacitignola D. Modeling of pseudo-rational exemption to vaccination for SEIR diseases [J]. Journal of Mathematical Analysis and Applications, 2013, 404(2): 385-398.

[37] Zhang T, Teng Z. An SIRVS epidemic model with pulse vaccination strategy [J]. Journal of Theoretical Biology, 2008, 250(2): 375-381.

[38] Sahu G P, Dhar J. Analysis of an SVEIS epidemic model with partial temporary immunity and saturation incidence rate [J]. Applied Mathematical Modelling, 2012, 36(3): 908-923.

[39] Kumar A, Srivastava P K, Takeuchi Y. Modeling the role of information and limited optimal treatment on disease prevalence [J]. Journal of Theoretical Biology, 2017, 414: 103-119.

[40] Zhu L, Hu H. A stochastic SIR epidemic model with density dependent birth rate [J]. Advances in Difference Equations, 2015: 330.

[41] Liu Q, Jiang D, Shi N, et al. Stationarity and periodicity of positive solutions to stochastic SEIR epidemic models with distributed delay [J]. Discrete & Continuous Dynamical Systems-Series B, 2017, 22(6): 2479-2500.

[42] Gray A, Greenhalgh D, Hu L, et al. A stochastic differential equation SIS epidemic model [J]. SIAM Journal on Applied Mathematics, 2011, 71(3): 876-902.

[43] Mao X, Marion G, Renshaw E. Environmental noise suppresses explosion in population dynamics [J]. Stochastic Processes and Their Applications, 2002, 97(1): 95-110.

[44] Allen L J S. An introduction to stochastic epidemic models [J]. Mathematical Epidemiology. Lecture Notes in Mathematics, 2008, 1945: 81-130.

[45] Cao B, Shan M, Zhang Q, et al. A stochastic SIS epidemic model with vaccination [J]. Physica A: Statistical Mechanics & Its Applications, 2017, 486: 127-143.

[46] Tornatore E, Buccellato S, Vetro P. Stability of a stochastic SIR system [J]. Physica A: Statistical Mechanics & Its Applications, 2005, 354: 111-126.

[47] 曹博强. 一类带信息干预的随机 SIRS 流行病模型控制研究 [D]. 银川: 宁夏大学, 2018.

[48] Bao K, Zhang Q. Stationary distribution and extinction of a stochastic SIRS epidemic model with information intervention [J]. Advances in Difference Equations, 2017: 352.

[49] Dalal N, Greenhalgh D, Mao X. A stochastic model of AIDS and condom use [J]. Journal of Mathematical Analysis and Applications, 2007, 325(1): 36-53.

[50] Zhao Y, Jiang D. The threshold of a stochastic SIS epidemic model with vaccination [J]. Applied Mathematics and Computation, 2014, 243: 718-727.

[51] Has'minskii R. Stochastic Stability of Differential Equations [M]. Netherlands: Sijthoff and Noordhoff, 1980.

[52] Gard T. Introduction to Stochastic Differential Equations [M]. New York: Marcel Dekker, 1987.

[53] Strang G. Linear Algebra and Its Applications [M]. New York: Harcourt Brace Jovanovich, 1988.

[54] Zhu C, Yin G. Asymptotic properties of hybrid diffusion systems [J]. SIAM Journal on Control and Optimization, 2007, 46(4): 1155-1179.

[55] Carletti M. Mean-square stability of a stochastic model for bacteriophage infection with time delays [J]. Mathematical Biosciences, 2007, 210(2): 395-414.

[56] Yang Q, Mao X. Extinction and recurrence of multi-group SEIR epidemic models with stochastic perturbations [J]. Nonlinear Analysis: Real World Applications, 2013, 14(3): 1434-1456.

[57] Lahrouz A, Omari L. Extinction and stationary distribution of a stochastic SIRS epidemic model with non-linear incidence [J]. Statistics & Probability Letters, 2013, 83(4): 960-968.

[58] Yang B. Stochastic dynamics of an SEIS epidemic model [J]. Advances in Difference Equations, 2016: 226.

[59] Liu Q, Chen Q. Analysis of the deterministic and stochastic SIRS epidemic models with noolinear incidence [J]. Physica A: Statistical Mechanics and its Applications, 2015, 428: 140-153.

[60] Zhang X, Jiang D, Alsaedi A, et al. Stationary distribution of stochastic SIS epidemic model with vaccination under regime switching [J]. Applied Mathematics Letters, 2016, 59: 87-93.

[61] Cai Y, Kang Y, Banerjee M, Wang W. A stochastic SIRS epidemic model with infectious force under intervention strategies [J]. Journal of Differential Equations, 2015, 259(12): 7463-7502.

[62] Li D, Cui J, Liu M, et al. The evolutionary dynamics of stochastic epidemic model with nonlinear incidence rate [J]. Bulletin of Mathematical Biology, 2015, 77(9): 1705-1743.

[63] Xu Y, Jin X, Zhang H. Parallel logic gates in synthetic gene networks induced by non-gaussian niose [J]. Physical Review E, 2013, 88: 052721.

[64] Jiang D, Yu J, Ji C, et al. Asymptotic behavior of global positive solution to a stochastic SIR model [J]. Mathematical and Computer Modelling, 2011, 54(1/2): 221-232.

[65] Applebaum D. Lévy Processes and Stochastic Calculus [M]. 2nd ed. Cambridge: Cambridge University Press, 2009.

[66] Bao J, Mao X, Yin G, et al. Competitive Lotka-Volterra population dynamics with jumps [J]. Nonlinear Analysis, 2011, 74(17): 6601-6616.

[67] Zhou Y, Zhang W. Threshold of a stochastic SIR epidemic model with Lévy jumps [J]. Physica A: Statistical Mechanics & Its Applications, 2016, 446: 204-216.

[68] Zhou Y, Yuan S, Zhao D. Threshold behavior of a stochastic SIS model with Lévy jumps [J]. Applied Mathematics and Computation, 2016, 275: 255-267.

[69] Liu Q, Jiang D, Hayat T, et al. Analysis of a delayed vaccinated SIR epidemic model with temporary immunity and Lévy jumps [J]. Nonlinear Analysis: Hybrid Systems, 2018, 27: 29-43.

[70] Zhang X, Wang K. Stochastic SEIR model with jumps [J]. Applied Mathematics and Computation, 2014, 239: 133-143.

[71] Protter P, Talay D. The Euler scheme for Lévy driven stochastic differential equations [J]. Annals of Probability, 1997, 25(1): 393-423.

[72] Khan T, Khan A, Zaman G. The extinction and persistence of the stochastic hepatitis B epidemic model [J]. Chaos, Solitons & Fractals, 2018, 108: 123-128.

[73] Diekmann O, Heesterbeek J. Mathematical Epidemiology of Infectious Diseases: Model Building, Analysis and Interpretation [M]. New York: Wiley, 2000.

[74] Baudoin F, Hairer M. A version of Hörmanders theorem for the fractional Brownian motion [J]. Probability Theory & Related Fields, 2007, 139(3/4): 373-395.

[75] Arous G, Léandre R. Décroissance exponentielle du noyau de la chaleur sur la diagonale (II) [J]. Probability Theory & Related Fields, 1991, 90(3): 377-402.

[76] Cui J, Tao X, Zhu H. An SIS infection model incorporating media coverage [J]. Rocky Mountain Journal of Mathematics, 2008, 38(5): 1323-1334.

[77] Liu Y, Cui J. The impact of media coverage on the dynamics of infectious disease [J]. International Journal of Biomathematics, 2008, 1(1): 65-74.

[78] Yang Y, Zou L, Ruan S. Global dynamics of a delayed within-host viral infection model with both virus-to-cell and cell-to-cell transmissions [J]. Mathematical Biosciences, 2015, 270: 183-191.

[79] Cohen M S, Ying Q, Mccauley M, et al. Prevention of HIV-1 infection with early antiretroviral therapy [J]. New England Journal of Medicine, 2011, 365(6): 1934-1935.

[80] Yuan Y, Allen L J S. Stochastic models for virus and immune system dynamics [J]. Mathematical Biosciences, 2011, 234(2): 84-94.

[81] Chao D, Davenport M P, Forrest S. A stochastic model of cytotoxic T cell responses [J]. Journal of Theoretical Biology, 2004, 228(2): 227-240.

[82] Tan W, Wu H. Stochastic modeling of the dynamics of $CD4^+$T-cell infection by HIV and some Monte Carlo studies [J]. Mathematical Biosciences, 1999, 147: 173-205.

[83] Lin H, Shuai J. A stochastic spatial model of HIV dynamics with an asymmetric battle between the virus and the immune system [J]. New Journal of Physics, 2010, 12: 043051.

[84] Kamina A, Makuch R W, Zhao H. A stochastic modeling of early HIV-1 population dynamics [J]. Mathematical Biosciences, 2001, 170(2): 187-198.

[85] Allen E. Environmental variability and mean-reverting processes [J]. Discrete and Continuous Dynamical System-Series B, 2016, 21: 2073-2089.

[86] Anteneodo C, Riera R. Additive-multiplicative stochastic models of financial mean-reverting processes [J]. Physical Review E, 2005, 72: 026106.

[87] Veverka P. Pricing of Real Options Based on Exponential Mean Reverting Processes [M]. Saarbrucken: LAP Lambert Academic Publishing, 2010.

[88] Nicolosi M, Angelini F, Herzel S. Portfolio management with benchmark related incentives under mean reverting processes [J]. Annals of Operations Research, 2018, 266(1/2): 1-22.

[89] Mao X. Exponential Stability of Stochastic Differential Equations [M]. New York: Marcel Dekker, 1994.

[90] Protter P E. On the existence, uniqueness, convergence and explosion of solutions of systems of stochastic integral equations [J]. Annals of Probability, 1977, 5: 243-261.

[91] Zhao S, Yuan S, Wang H. Threshold behavior in a stochastic algal growth model with stoichiometric constraints and seasonal variation [J]. Journal of Differential Equations, 2020, 268: 5113-5139.

[92] Mao X. A note on the LaSalle-Type theorems for stochastic differential delay equations [J]. Journal of Mathematical Analysis and Applications, 2002, 268(1): 125-142.

[93] Dudley R M. Real Analysis and Probability [M]. 2nd ed. Cambridge: Cambridge University Press, 2003.

[94] Parthasarathy K P. Probability Measures on Metric Spaces [M]. New York: Academic Press, 1967.

[95] Liu K. Stationary distributions of second order stochastic evolution equations with memory in Hilbert spaces [J]. Stochastic Processes and Their Applications, 2020, 130: 366-393.

[96] Xu R, Tian X, Zhang S. An age-structured within-host HIV-1 infection model with virus-to-cell and cell-to-cell transmissions [J]. Journal of Biological Dynamics, 2018, 12(1): 89-117.

[97] Nelson P W, Gilchrist M A, Coombs D, et al. An age-structured model of HIV infection that allows for variations in the production rate of viral particles and the death rate of productively infected cells [J]. Mathematical Biosciences and Engineering, 2017, 1(2): 267-288.

[98] Misra A K, Sharma A, Shukla J B. Modeling and analysis of effects of awareness programs by media on the spread of infectious diseases [J]. Mathematical and Computer Modelling, 2011, 53(5/6): 1221-1228.

[99] Driessche P, Watmough J. A simple SIS epidemic model with a backward bifurcation [J]. Journal of Mathematical Biology, 2000, 40(6): 525-540.

[100] Pan J, Gray A, Greenhalgh D, et al. Parameter estimation for the stochastic SIS epidemic model [J]. Statistical Inference for Stochastic Processes, 2014, 17(1): 75-98.

[101] Cai Y, Kang Y, Wang W. A stochastic SIRS epidemic model with nonlinear incidence rate [J]. Applied Mathematics and Computation, 2017, 305: 221-240.

[102] Kuniya T. Numerical approximation of the basic reproduction number for a class of age-structured epidemic models [J]. Applied Mathematics Letters, 2017, 73: 106-112.

[103] Busenberg S N, Iannelli M, Thieme H R. Global behavior of an age-structured epidemic model [J]. SIAM Journal on Mathematical Analysis, 1991, 22(4): 1065-1080.

[104] Cao B, Huo H, Xiang H. Global stability of an age-structure epidemic model with imperfect vaccination and relapse [J]. Physica A: Statistical Mechanics and its Applications, 2017, 486: 638-655.

[105] Inaba H. Age-structured Population Dynamics in Demography and Epidemiology [M]. Singapore: Springer, 2017.

[106] Kuniya T. Global stability analysis with a discretization approach for an age-structured multigroup SIR epidemic model [J]. Nonlinear Analysis: Real World Applications, 2011, 12(5): 2640-2655.

[107] Inaba H. Threshold and stability results for an age-structured epidemic model [J]. Physica D: Nonlinear Phenomena, 1989, 28(4): 411-434.

[108] Kuniya T, Oizumi R. Existence result for an age-structured SIS epidemic model with spatial diffusion [J]. Nonlinear Analysis: Real World Applications, 2015, 23: 196-208.

[109] Xu Z, Wu F, Huang C. Theta schemes for SDDEs with non-globally Lipschitz continuous coefficients [J]. Journal of Computational and Applied Mathematics, 2015, 278: 258-277.

[110] Mao X, Szpruch L. Strong convergence and stability of implicit numerical methods for stochastic differential equations with non-globally Lipschitz continuous coefficients [J]. Journal of Computational and Applied Mathematics, 2013, 238(1): 14-28.

[111] Chatelin F. The spectral approximation of linear operators with applications to the computation of eigenelements of differential and integral operators [J]. SIAM Review, 1981, 23: 495-522.

[112] Berman A, Plemmons R. Nonnegative Matrices in the Mathematical Sciences [M]. New York: Academic Press, 1979.

[113] Itô K, Kappel F. The Trotter-Kato theorem and approximation of PDEs [J]. Mathematics Computation, 1998, 67: 21-44.

[114] Pagter B. Irreducible compact operators [J]. Mathematische Zeitschrift, 1986, 192(1): 149-153.

[115] Krein M G, Rutman M A. Linear operators leaving invariant a cone in a Banach space [J]. Uspekhi Mathematics Nauk, 1948, 3: 3-95.

[116] Guo W, Zhang Q, Li X, et al. Dynamic behavior of a stochastic SIRS epidemic model with media coverage [J]. Mathematical Methods in the Applied sciences, 2018, 41: 5506-5525.

[117] Mills C, Robins J, Lipsitch M. Transmissibility of 1918 pandemic influenza [J]. Nature, 2004, 432: 904-906.

[118] Xu Y, He Z. Stability of impulsive stochastic differential equations with Markovian switching [J]. Applied Mathematics Letters, 2014, 35(1): 35-40.

[119] Wang B, Zhu Q. Stability analysis of semi-Markov switched stochastic systems [J]. Automatica, 2018, 94: 72-80.

[120] Xie W, Zhu Q. Self-triggered state-feedback control for stochastic nonlinear systems with Markovian switching [J]. IEEE Transactions on Systems, Man and Cybernetics, 2020, 50: 3200-3209.

[121] Li D, Liu S, Cui J. Threshold dynamics and ergodicity of an SIRS epidemic model with Markovian switching [J]. Journal of Differential Equations, 2017, 263: 8873-8915.

[122] Liang Y, Mao X, Greenhalgh D. Modelling the effect of telegraph noise in the SIRS epidemic model using Markovian switching [J]. Physica A: Statistical Mechanics and Its Applications, 2016, 462: 684-704.

[123] Yan P. Impulsive SUI epidemic model for HIV/AIDS with chronological age and infection age [J]. Journal of Theoretical Biology, 2010, 265(2): 177-184.

[124] Liu H, Yu J, Zhu G. Global behaviour of an age-infection-structured HIV model with impulsive drug-treatment strategy [J]. Journal of Theoretical Biology, 2008, 253(4): 749-754.

[125] Sabanis S. A note on tamed Euler approximations [J]. Electronic Communications in Probability, 2013, 18(13): 1-10.

[126] Wang X, Gan S. The tamed Milstein method for commutative stochastic differential equations with non-globally Lipschitz continuous coefficients [J]. Journal of Difference Equations and Applications, 2013, 19(3): 466-490.

[127] Mao X. The truncated Euler-Maruyama method for stochastic differential equations [J]. Journal of Computational and Applied Mathematics, 2015, 290: 370-384.

[128] Li X, Mao X, Yin G. Explicit numerical approximations for stochastic differential equations in finite and infinite horizons: Truncation methods, convergence in pth moment and stability [J]. IMA Journal of Numerical Analysis, 2018, 39: 847-892.

[129] Yang H, Li X. Explicit approximations for nonlinear switching diffusion systems in finite and infinite horizons [J]. Journal of Differential Equations, 2018, 265: 2921-2967.

[130] Cai Y, Jiao J, Gui Z, Liu Y, Wang W. Environmental variability in a stochastic epidemic model [J]. Appled Mathematics and Computation, 2018, 329: 210-226.

[131] Zhu Q, Cao J. Stability of Markovian jump neural networks with impulse control and time varying delays [J]. Nonlinear Analysis: Real World Applications, 2012, 13(5): 2259-2270.

[132] Pei Y, Chen L, Zhang Q. Extinction and permanence of one-prey multi-predators of Holling type II function response system with impulsive biological control [J]. Journal of Theoretical Biology, 2005, 235(4): 495-503.

[133] Zhang W, Tang Y, Fang J. Exponential cluster synchronization of impulsive delayed genetic oscillators with external disturbances [J]. Chaos, 2011, 21(4): 37-43.

[134] Hu W, Zhu Q, Karimi H R. Some improved razumikhin stability criteria for impulsive stochastic delay differential systems [J]. IEEE Transactions on Automatic Control, 2019, 64(12): 5207-5213.

[135] Mao X, Shen Y, Gray A. Almost sure exponential stability of backward Euler-Maruyama discretizations for hybrid stochastic differential equations [J]. Journal of Computational and Applied Mathematics, 2011, 235(5): 1213-1226.

[136] Guo W, Zhang Q, Rong L. A stochastic epidemic model with nonmonotone incidence rate: Sufficient and necessary conditions for near-optionality [J]. Information Sciences, 2018, 467: 670-684.

[137] Zaman G, Yong H, Jung I. Stability analysis and optimal vaccination of an SIR epidemic model [J]. Biosystems, 2008, 93(3): 240-249.

[138] Liu H, Xu H, Yu J, Zhu G. Stability on coupling SIR epidemic model with vaccination [J]. Journal of Applied Mathematics, 2015, 2005(4): 301-319.

[139] Guo S, Yao F. Analysis of a homogeneous SIR epidemic model with vaccination [J]. Journal of Xinyang Teachers College, 2005, 35(4): 211-219.

[140] Kar T, Batabyal A. Stability analysis and optimal control of an SIR epidemic model with vaccination [J]. Bio Systems, 2011, 104(2): 127-135.

[141] Wang Q, Liu Z, Zhang X, Cheke R. Incorporating prey refuge into a predator-prey system with imprecise parameter estimates [J]. Computational & Applied Mathematics, 2015, 36(2): 1-18.

[142] Das A, Pal M. A mathematical study of an imprecise SIR epidemic model with treatment control [J]. Journal of Applied Mathematics & Computing, 2017, 56(1/2): 1-24.

[143] Huang J, Li X, Wang G. Near-optimal control problems for linear forward-backward stochastic systems [J]. Automatica, 2010, 46(2): 397-404.

[144] Antczak T. A sufficient condition for optimality in nondifferentiable invex programming [J]. Control & Cybernetics, 2001, 30(4): 97-104.

[145] Clarke F. Optimization and nonsmooth analysis [M]. New York: John Wiley & Sons, Inc., 1983.

[146] Yong J, Zhou X. Stochastic controls: Hamiltonian Systems and HJB Equations [M]. New York: Springer-Verlag, 1999.

[147] Zhang X, Jiang D, Hayat T, Ahmad B. Dynamics of a stochastic SIS model with double epidemic diseases driven by Lévy jumps [J]. Physica A Statistical Mechanics & Its Applications, 2017, 471: 767-777.

[148] Chen Y, Bi K, Zhao S, Arieh D. Modeling individual fear factor with optimal control in a disease-dynamic system [J]. Chaos Solitons & Fractals, 2017, 104(4): 531-545.

[149] Zaman G, Kang Y, Cho G. Optimal strategy of vaccination and treatment in an SIR epidemic model[J]. Mathematics and Computers in Simulation, 2016, 136(2): 63-77.

[150] Huo H, Huang S, Wang X, Xiang H. Optimal control of a social epidemic model with media coverage [J]. Journal of Biological Dynamics, 2017, 11(1): 226-243.

[151] Uzunca M, Kkseyhan T, Ycel H, Uzunca M. Optimal control of convective FitzHugh-Nagumo equation [J]. Computers & Mathematics with Applications, 2017, 73(9): 2151-2169.

[152] Hager W, Zhang H. A survey of nonlinear conjugate gradient methods [J]. Pacific Journal of Optimization, 2006, 2(1): 35-58.

[153] Hager W, Zhang H. Algorithm 851: CG_DESCENT, a conjugate gradient method with guaranteed descent [J]. ACM Transactions on Mathematical Software, 2006, 32(1): 113-137.

[154] Buchholz R, Engel H, Kammann E. Erratum to: On the optimal control of the Schlögl-model [J]. Computational Optimization & Applications, 2013, 56(1): 187-188.

[155] Rong L, Feng Z, Perelson A S. Mathematical analysis of age-structured HIV-1 dynamics with combination antiretroviral therapy [J]. SIAM Journal on Applied Mathematics, 2007, 67: 731-756.

[156] Herz V, Bonhoeffer S, Anderson R, et al. Viral dynamics in vivo: Limitations on estimations on intracellular delay and virus delay [J]. Proceedings of the National Academy of Sciences, 1996, 93(14): 7247-7251.

[157] Mittler J E, Sulzer B, Neumann A U, et al. Influence of delayed virus production on viral dynamics in HIV-1 infected patients [J]. Mathematical Biosciences, 1998, 152(2): 143-163.

[158] Liu S, Wang L. Global stability of an HIV-1 model with distributed intracellular delays and a combination therapy [J]. Mathematical Biosciences and Engineering, 2017, 7(3): 675-685.

[159] Nelson P W, Perelson A S. Mathematical analysis of delay differential equation models of HIV-1 infection [J]. Mathematical Biosciences, 2002, 179(1): 73-94.

[160] Kwon H D. Optimal treatment strategies derived from a HIV model with drug-resistant mutants [J]. Applied Mathematics and Computation, 2007, 188(2): 1193-1204.

[161] Piunovskiy A, Plakhov A, Tumanov M. Optimal impulse control of a SIR epidemic [J]. Optimal Control Applications and Methods, 2019, 41(3): 448-468.

[162] Ma W, Luo X, Zhu Q. Practical exponential stability of stochastic age-dependent capital system with Lévy noise [J]. Systems & Control Letters, 2020, 144: 104759.

[163] Wu K, Na M, Wang L, et al. Finite-time stability of impulsive reaction-diffusion systems with and without time delay [J]. Applied Mathematics and Computation, 2019, 363: 124591.

[164] Yang Z, Xu D. Stability analysis and design of impulsive control systems with time delay [J]. IEEE Transactions on Automatic Control, 2007, 52(8): 1448-1454.

[165] Karrakchou J, Rachik M, Gourari S. Optimal control and infectiology: Application to an HIV/AIDS model [J]. Applied Mathematics and Computation, 2006, 177(2): 807-818.

[166] Kutch J.J, Gurfil P. Optimal control of HIV infection with a continuously-mutating viral population [C]. American Control Conference, IEEE, 2002.

[167] Leander R, Lenhart S, Protopopescu V. Optimal control of continuous systems with impulse controls [J]. Optimal Control Applications and Methods, 2014, 36(4): 535-549.

[168] Lin J, Xu R, Tian X. Transmission dynamics of cholera with hyperinfectious and hypoinfectious vibrios: mathematical modelling and control strategies [J]. Mathematical Biosciences and Engineering, 2019, 16(5): 4339-4358.

[169] Fleming W H, Rishel R W. Deterministic and Stochastic Optimal Control [M]. New York: Springer-Verlag, 1975.

[170] Haadem S, Øksendal B, Proske F. Maximum principles for jump diffusion processes with infinite horizon [J]. Automatica, 2013, 49(7): 2267-2275.

[171] Blaquiere A. Necessary and Sufficient Conditions for Optimal Strategies in Impulsive Control and Application [M]. New York: Academic Press, 1977: 183-213.

[172] Blaquiere A. Impulsive optimal control with finite or infinite time horizon [J]. Journal of Optimization Theory and Applications, 1985, 46: 431-439.

[173] Banas J F, Vacroux A G. Optimal piecewise constant control of continuous time systems with time-varying delay [J]. Automatica, 1970, 6(6): 809-811.

[174] Kort H P M. A tutorial on the deterministic Impulse Control Maximum Principle: Necessary and sufficient optimality conditions [J]. European Journal of Operational Research, 2012, 219(1): 18-26.

[175] Weiss L, Infante E. Finite time stability under perturbing forces and on product spaces [J]. IEEE Transactions on Automatic Control, 1967, 12(1): 54-59.

[176] Li X, Yang X, Song S. Lyapunov conditions for finite-time stability of time-varying time-delay systems [J]. Automatica, 2019, 103: 135-140.

[177] Onori S, Dorato P, Galeani S, et al. Finite time stability design via feedback linearization [C]. IEEE Conference on Decision and Control, 2005.

[178] Cheng J, Xiang H, Wang H, et al. Finite-time stochastic contractive boundedness of Markovian jump systems subject to input constraints [J]. ISA Transactions, 2016, 60: 74-81.

[179] Guo W, Zhang Q. Explicit numerical approximation for an impulsive stochastic age-structured HIV infection model with Markovian switching [J]. Mathematics and Computers in Simulation, 2021, 182: 86-115.

附　录

一、验证 3.2 节中的假设 5 和假设 6

由于 $Z = (x, y, v)^\top$, $|Z|^2 = \text{tr}(Z^\top Z) = x^2 + y^2 + v^2$,

$$f(Z, 1) = (f_1(x, 1), f_2(y, 1), f_3(v, 1))^\top$$

$$= \begin{pmatrix} 10^4 - 0.01x - (0.001 - 0.01)e^{-0.3t}x - 2.4 \times 10^{-8}xv - 10^{-6}x \int_0^A y(a, t)da \\ -0.02y - (0.01 - 0.2) \times 0.1e^{-0.3t}y \\ 6.4201 \times 10^3 \int_0^A \left(1 - e^{-(a-0.25)}\right)y(a, t)da - 2.4v - (0.001 - 2.4)e^{-0.3t}v \end{pmatrix},$$

$$g(Z, 1) = \begin{pmatrix} g_1(x, 1) \\ g_2(y, 1) \\ g_3(v, 1) \end{pmatrix} = \begin{pmatrix} -\dfrac{0.02}{\sqrt{0.6}}\sqrt{1 - e^{-0.6t}}x \\ -\dfrac{0.05}{\sqrt{0.6}}\sqrt{1 - e^{-0.6t}}y \\ -\dfrac{0.08}{\sqrt{0.6}}\sqrt{1 - e^{-0.6t}}v \end{pmatrix},$$

则有

$$(1 + |Z|^2)\left[2Z^\top f(Z, 1) + |g(Z, 1)|^2\right] + (p - 2)|Z^\top g(Z, 1)|^2$$

$$= \left[1 + (x^2 + y^2 + v^2)\right]\left\{2\left[10^4 x - 0.01x^2 + 0.009e^{-0.3t}x^2 - 2.4 \times 10^{-8}x^2 v\right.\right.$$

$$- 10^{-6}x^2 \int_0^A y(a, t)da - 0.02^2 y^2 + 6.4201 \times 10^3 v \int_0^A \left(1 - e^{-(a-0.25)}\right)y(a, t)da$$

$$\left. + 0.019e^{-0.3t}y^2 - 2.4v^2 + 2.399e^{-0.3t}v^2\right] + 4 \times 10^{-4}x^2$$

$$\left. + 2.5 \times 10^{-3}y^2 + 6.4 \times 10^{-3}v^2\right\}$$

$$+ (p - 2)\frac{1 - e^{-0.6t}}{0.6}(0.02^2 x^4 + 0.05^2 y^4 + 0.08^2 v^4)$$

$$\leqslant \left[1 + (x^2 + y^2 + v^2)\right] \left\{ \left(-0.0196 + 0.018 e^{-0.3t}\right) x^2 + \left(0.038 e^{-0.3t} - 0.0375\right) y^2 \right.$$

$$+ \left(4.798 e^{-0.3t} - 3.7936\right) v^2 + 2 \times 10^4 K$$

$$\left. + 0.0128402 K^2 \int_0^{100} \left(1 - e^{-(a-0.25)}\right) da \right\}$$

$$+ \frac{p-2}{0.6}\left(0.02^2 x^4 + 0.05^2 y^4 + 0.08^2 v^4\right)$$

$$\leqslant \left[1 + (x^2 + y^2 + v^2)\right]\left(\alpha_1 + \alpha_2 (x^2 + y^2 + v^2)\right),$$

其中 $\alpha_1 = 2 \times 10^4 K + 1.28402 \times 10^{-2} K^2 \int_0^{100} \left(1 - e^{-(a-0.25)}\right) da$, $\alpha_2 = \max\{-0.0196 + 0.018 e^{-0.3t}, -0.0375 + 0.038 e^{-0.3t}, -3.7936 + 4.798 e^{-0.3t}\} \leqslant 1.0044$, $0 < p \leqslant 2$. 令 $\alpha_i = \max\{\alpha_1, \alpha_2\}$, 则有

$$(1 + |Z|^2)\left[2Z^\top f(Z,1) + |g(Z,1)|^2\right] + (p-2)|Z^\top g(Z,1)|^2$$

$$\leqslant \alpha_i \left(1 + (x^2 + y^2 + v^2)\right)^2$$

$$= \alpha_i (1 + |Z|^2)^2,$$

且

$$f(Z,2) = (f_1(x,2), f_2(y,2), f_3(v,2))^\top$$

$$= \begin{pmatrix} 10^4 - 0.01x - (0.001 - 0.01)e^{-0.3t}x - 2 \times 10^{-4}xv - 3 \times 10^{-4}x \int_0^A y(a,t)da \\ -0.02y - (0.01 - 0.2) \times 0.1 e^{-0.3t} y \\ 6.4201 \times 10^3 \int_0^A \left(1 - e^{-(a-0.25)}\right) y(a,t)da - 2.4v - (0.001 - 2.4)e^{-0.3t}v \end{pmatrix},$$

$$g(Z,2) = \begin{pmatrix} g_1(x,2) \\ g_2(y,2) \\ g_3(v,2) \end{pmatrix} = \begin{pmatrix} -\dfrac{0.1}{\sqrt{0.6}}\sqrt{1 - e^{-0.6t}}\,x \\ -\dfrac{0.2}{\sqrt{0.6}}\sqrt{1 - e^{-0.6t}}\,y \\ -\dfrac{0.3}{\sqrt{0.6}}\sqrt{1 - e^{-0.6t}}\,v \end{pmatrix},$$

那么

$$(1 + |Z|^2)\left[2Z^\top f(Z,2) + |g(Z,2)|^2\right] + (p-2)|Z^\top g(Z,2)|^2$$

$$= \Big[1 + (x^2 + y^2 + v^2)\Big] \bigg\{ 2\Big[10^4 x - 0.01x^2 + 0.009e^{-0.3t}x^2 - 2 \times 10^{-4}x^2 v$$

$$- 3 \times 10^{-4}x^2 \int_0^A y(a,t)da - 0.02y^2$$

$$+ 6.4201 \times 10^3 v \int_0^A \big(1 - e^{-(a-0.25)}\big)y(a,t)da$$

$$+ 0.019e^{-0.3t}y^2 - 2.4v^2 + 2.399e^{-0.3t}v^2\Big] + 0.01x^2 + 0.04y^2 + 0.09v^2 \bigg\}$$

$$+ (p-2)\frac{1-e^{-0.6t}}{0.6}\big(0.01x^4 + 0.04y^4 + 0.09v^4\big)$$

$$\leqslant \Big[1 + (x^2 + y^2 + v^2)\Big] \bigg\{ \big(-0.01 + 0.018e^{-0.3t}\big)x^2 + 0.038e^{-0.3t}y^2$$

$$+ \big(4.798e^{-0.3t} - 4.71\big)v^2 + 2 \times 10^4 K + 0.0128402K^2 \int_0^{100} \big(1 - e^{-(a-0.25)}\big)da \bigg\}$$

$$+ \frac{p-2}{0.6}\big(0.01x^4 + 0.04y^4 + 0.09v^4\big)$$

$$\leqslant \Big[1 + (x^2 + y^2 + v^2)\Big]\Big(\alpha_1 + \alpha_3(x^2 + y^2 + v^2)\Big),$$

其中 $\alpha_3 = \max\{-0.01 + 0.018e^{-0.3t}, 0.038e^{-0.3t}, -4.71 + 4.798e^{-0.3t}\} \leqslant 0.088$, $0 < p \leqslant 2$. 令 $\alpha_i = \max\{\alpha_1, \alpha_3\}$, 有

$$(1 + |Z|^2)\Big[2Z^\top f(Z,2) + |g(Z,2)|^2\Big] + (p-2)|Z^\top g(Z,2)|^2 \leqslant \alpha_i(1 + |Z|^2)^2,$$

这表明假设 5 成立. 下面验证假设 6. 对任意 $Z' = (x', y', v')^\top \in \mathscr{X}$, 有

$$2(Z - Z')^\top \big(f(Z,1) - f(Z',1)\big) + (\bar{p}-1)|g(Z,1) - g(Z',1)|^2$$

$$= -0.02(x - x')^2 + 0.018e^{-0.3t}(x - x')^2 - 4.8 \times 10^{-8}(xv - x'v')(x - x')$$

$$- 2 \times 10^{-6}\bigg(x\int_0^A y(a,t)da - x'\int_0^A y'(a,t)da\bigg)(x - x') + \big(0.038e^{-0.3t}$$

$$- 0.04\big)(y - y')^2 + 1.28402 \times 10^4\bigg(v\int_0^A \big(1 - e^{-(a-0.25)}\big)y(a,t)da - v'\int_0^A \big(1$$

$$- e^{-(a-0.25)}\big)y'(a,t)da\bigg)(v - v') - 4.8(v - v')^2 + 4.798e^{-0.3t}(v - v')^2$$

$$+ (\bar{p}-1)\frac{1-e^{-0.6t}}{0.6}\big(0.0004(x - x')^2 + 0.0025(y - y')^2 + 0.0064(v - v')^2\big)$$

$$\leqslant \left[0.018e^{-0.3t} - 0.02 - 4.8 \times 10^{-8}\hat{v} - 2 \times 10^{-6}\hat{y} + \frac{0.0004}{0.6}(\bar{p}-1)\right](x - x')^2$$

$$+ \left[0.038e^{-0.3t} - 0.04 + \frac{0.0025}{0.6}(\bar{p}-1)\right](y - y')^2 + \left[1.28402 \times 10^4 \check{y} \int_0^A\right.$$

$$\left(1 - e^{-(a-0.25)}\right)da - 4.8 + 4.798e^{-0.3t} + \frac{0.0064}{0.6}(\bar{p}-1)\right](v - v')^2$$

$$\leqslant L_i((x - x')^2 + (y - y')^2 + (v - v')^2) = L_i|Z - Z'|^2,$$

其中

$$\hat{v} = \min\{v, v'\}, \quad \hat{y} = \min\left\{\int_0^A y(a,t)da, \int_0^A y'(a,t)da\right\},$$

$$\check{y} = \max\left\{\int_0^A y(a,t)da, \int_0^A y'(a,t)da\right\},$$

并且

$$L_i = \max\left\{-0.02 + 0.018e^{-0.3t} - 4.8 \times 10^{-8}\hat{v} - 2 \times 10^{-6}\hat{y} + \frac{0.0004}{0.6}(\bar{p}-1),\right.$$

$$-0.04 + 0.038e^{-0.3t} + \frac{0.0025}{0.6}(\bar{p}-1),$$

$$1.28402 \times 10^4 \check{y} \int_0^A \left(1 - e^{-(a-0.25)}\right)da - 4.8 + 4.798e^{-0.3t}$$

$$\left. + \frac{0.0064}{0.6}(\bar{p}-1)\right\}.$$

二、数 值 算 法

1. 稳态分布数值算法

　　2.5 节数值分析中提到的数值算法如下表所示.
　　其中

$$\text{Term}_1 = \left[\lambda - u_e x_j - (u_0 - u_e)e^{-\eta_1(j\Delta t)}x_j - \beta_1 x_j v_j - x_j \sum_{i=1}^{A/\Delta a} \beta(i\Delta a)y_{i,j}\Delta a\right]\Delta t$$

$$- \frac{\xi_1}{\sqrt{2\eta_1}}\sqrt{1 - e^{-2\eta_1(j\Delta t)}}x_j\Delta B_j,$$

$$\text{Term}_2 = \left[-\mu_e\mu_2(i\Delta a)y_{i,j} - (\mu_0 - \mu_e)e^{-\eta_2 j\Delta t}\mu_2(i\Delta a)y_{i,j}\right]\Delta t$$

$$- \frac{\xi_2}{\sqrt{2\eta_2}} \sqrt{1 - e^{-2\eta_2(j\Delta t)}} \mu_2(i\Delta a) y_{i,j} \Delta B_j,$$

$$\text{Term}_3 = \left[\sum_{i=1}^{A/\Delta a} k(i\Delta a) y_{i,j} \Delta a - c_e v_j - (c_0 - c_e) e^{-\eta_3(j\Delta t)} v_j \right] \Delta t$$

$$- \frac{\xi_3}{\sqrt{2\eta_3}} \sqrt{1 - e^{-2\eta_3(j\Delta t)}} v_j \Delta B_j,$$

且 $\Delta B_j = B(t_{j+1}) - B(t_j)$.

数值算法 1

Step 1: **for** $j = 1, 2, \cdots, m$ **do:**

$\quad\quad x_j = x(\theta); \quad v_j = v(\theta);$

$\quad\quad$ **for** $i = 1, 2, \cdots, N$ **do:**

$\quad\quad y_{i,j} = y(\cdot, \theta);$

$\quad\quad$ **end for**

$\quad$ **end for**

Step 2: **for** $j = m+1, m+2, \cdots, M$ **do:**

$\quad\quad x_{j+1} = x_j + \text{Term}_1;$

$\quad\quad v_{j+1} = v_j + \text{Term}_3;$

$\quad\quad$ **for** $i = 2, 3, \cdots, N$ **do:**

$\quad\quad y_{i,j+1} = y_{i,j} - (y_{i,j} - y_{i-1,j})\Delta t/\Delta a + \text{Term}_2;$

$\quad\quad$ **end for**

$\quad$ Computing the boundary values:

$$y_{1,j+1} = \beta_1 x_{j-m} v_{j-m} + x_{j-m} \sum_{i=1}^{N} \beta(i\Delta a) y_{i,j-m} \Delta a;$$

$\quad$ **end for**

---

2. 最优控制数值算法

4.3 节数值分析中提到的数值算法如下表所示. 在下表中, 令 $\alpha \in (0, 2)$, $\{V_k\}_{k \geqslant 1}$ 是独立同分布随机序列, $\mathbb{P}(V_k = \pm 1) = \frac{1}{2}$ 独立于随机序列 $\{\Gamma_k\}_{k \geqslant 1}$.

数值算法 2

Step 1: **for** $j = -m, -(m-1), \cdots, 0$ **do:**

$\quad\quad x_j = x(\theta); \quad v_j = v(\theta);$

$\quad\quad$ **for** $i = 2, 3, \cdots, N$ **do:**

$\quad\quad\quad y_{i,j} = y(\cdot, \theta);$

$\quad\quad$ **end for**

$$y_{1,j} = \beta_1 x_j v_j + x_j \sum_{i=1}^{N} \beta(i\Delta a)y_{i,j}\Delta a;$$

  end for

  for $j = M, M+1, \cdots, M+m$ **do**:

   $(p_1)_j = 0; \quad (p_3)_j = 0;$

   for $i = 1, 2, \cdots, N$ **do**:

    $(p_2)_{i,j} = 0;$

   end for

  end for

Step 2: **Set impulse point:**

  impu=[0.05T, 0.11T, 0.18T, 0.25T, 0.31T, 0.39T,

    0.46T, 0.54T, 0.58T, 0.65T, 0.72T, 0.79T];

Step 3: **for** $j = m+1, m+2, \cdots, M$ **do**:

  $n = M - j + 1;$

  $x_{j+1} = x_j + \text{Term}_1; \qquad\qquad v_{j+1} = v_j + \text{Term}_3;$

  $(p_1)_n = (p_1)_{n+1} + \text{Project}_1; \qquad (p_3)_n = (p_3)_{n+1} + \text{Project}_3;$

  for $i = 2, 3, \cdots, N$ **do**:

   $y_{i,j+1} = y_{i,j} - (y_{i,j} - y_{i-1,j})\Delta t/\Delta a + \text{Term}_2;$

   $(p_2)_{i,n} = (p_2)_{i,n+1} - [(p_2)_{i,n+1} - (p_2)_{i-1,n+1}]\Delta t/\Delta a + \text{Project}_2;$

  end for

  $y_{1,j+1} = [1 - (u_1)_j]\beta_1 \exp(-m_1\tau)x_{j-m}v_{j-m}$

    $+x_{j-m}\exp(-m_1\tau)\sum_{i=1}^{N}\beta(i\Delta a)y_{i,j-m}\Delta a;$

  $(p_2)_{N,n} = 0;$

  for $k = 1 : \text{length(impu)}$ **do**:

   if $j + 1 = \text{impu}(k)$ **then**

    $x_{j+1} = [1 + (\tilde{u}_1)_{j+1}I_{1k}]x_{j+1}; \qquad v_{j+1} = [1 + (\tilde{u}_3)_{j+1}I_{3k}]v_{j+1};$

    for $i = 2, 3, \cdots, N$ **do**:

     $y_{i,j+1} = [1 + (\tilde{u}_2)_{i,j+1}I_{2k}]y_{i,j+1};$

    end for

   else

    $x_{j+1} = x_{j+1}; \quad v_{j+1} = v_{j+1};$

    for $i = 1, 2, \cdots, N$ **do**:

     $y_{i,j+1} = y_{i,j+1};$

    end for

   end if

   if $n = \text{impu}(k)$ **then**

    $(p_1)_n = [1 - (\tilde{u}_1)_{j+1}I_{1k}](p_1)_n + G_1;$

    $(p_3)_n = [1 - (\tilde{u}_3)_{j+1}I_{3k}](p_3)_n - G_2;$

    for $i = 1, 2, \cdots, N$ **do**:

$$(p_2)_{i,n} = [1 - (\tilde{u}_2)_{i,j+1} I_{2k}](p_2)_{i,j+1};$$

    end for

  else

$$(p_1)_n = (p_1)_n; \qquad (p_3)_n = (p_3)_n;$$

    for $i = 1, 2, \cdots, N$ **do:**

$$(p_2)_{i,n} = (p_2)_{i,n};$$

    end for

  end if

end for

$$(u_1)_{j+1} = \max\{0, \min\{[(p_2)_{1,n}\beta_1 \exp(-m_1\tau)x_{j-m}v_{j-m} - (p_1)_n\beta_1 x_{j+1}v_{j+1}]/$$
$$A_1, 1\}\};$$

$$(\tilde{u}_1)_{j+1} = \max\{0, \min\{-(p_1)_n I_{1k} x_{j+1}/D_1, 2\}\};$$

$$(\tilde{u}_3)_{j+1} = \max\{0, \min\{-(p_3)_n I_{3k} v_{j+1}/D_3, 2\}\};$$

for $i = 1, 2, \cdots, N$ **do:**

$$(u_2)_{i,j+1} = \max\{0, \min\{(p_3)_n \sum_{i=1}^{N} k(i\Delta a) \exp(-m_2\tau)y_{i,j-m}\Delta a/A_2, 1\}\};$$

$$(\tilde{u}_2)_{i,j+1} = \max\{0, \min\{-(p_2)_{i,n} I_{2k} y_{i,j+1}/D_2, 2\}\};$$

end for

end for

其中

$$\text{Term}_1 = \left[\lambda - d'x_j - (1 - u_{1j})\beta_1 x_j v_j - x_j \sum_{i=1}^{A/\Delta a} \beta(i\Delta a)y_{i,j}\Delta a\right]\Delta t$$

$$- \sigma_1' x_j \sqrt{\Delta t}\xi_j - \frac{\sigma_1'^2}{2} x_j(\xi_j^2 - 1)\Delta t - \gamma_1 x_j \sum_{k=1}^{\infty} V_k \Gamma_k^{-\frac{1}{\alpha}},$$

$$\text{Term}_2 = \left[-\mu_1' \mu_2(i\Delta a)y_{i,j}\right]\Delta t - \sigma_2' \mu_2(i\Delta a)y_{i,j}\sqrt{\Delta t}\xi_j$$

$$- \frac{\sigma_2'^2 \mu_2^2(i\Delta a)}{2} y_{i,j}(\xi_j^2 - 1)\Delta t - \gamma_2 \mu_2(i\Delta a)y_{i,j} \sum_{k=1}^{\infty} V_k \Gamma_k^{-\frac{1}{\alpha}},$$

$$\text{Term}_3 = \left[(1 - u_{2j}) \sum_{i=1}^{N} k(i\Delta a)e^{-m\tau(j\Delta t)}y_{i,j-\tau(j\Delta t)/\Delta t}\Delta a - c'v_j\right]\Delta t$$

$$- \sigma_3' v_j \sqrt{\Delta t}\xi_j - \frac{\sigma_3'^2}{2} v_j(\xi_j^2 - 1)\Delta t - \gamma_3 v_j \sum_{k=1}^{\infty} V_k \Gamma_k^{-\frac{1}{\alpha}},$$

$$\text{Project}_1 = \left[p_{1n}\left(d' + (1 - u_{1j})\beta_1 v_j + \sum_{i=1}^{A/\Delta a} \beta(i\Delta a)y_{i,j}\right) + \gamma_1 r_1 + q_1\sigma_1' + F_1\right.$$

$$- \chi_{[0,T-\tau]}\left((1-u_{1j})\beta_1 v_{j-m} + \sum_{i=1}^{N}\beta(i\Delta a)y_{i,j-m}\Delta a\right)e^{-m_1\tau}p_{21,j+m}\right]\Delta t$$

$$+ q_1\sqrt{\Delta t}\xi_j + r_1\sum_{k=1}^{\infty}V_k\Gamma_k^{-\frac{1}{\alpha}},$$

$$\text{Project}_2 = \left[-\chi_{[0,T-\tau]}x_{j-m}e^{-m_1\tau}\beta(i\Delta a)p_{21,j+m} + p_{1j}x_j\beta(i\Delta a) + p_{2i,j}\mu_1'\mu_2(i\Delta a) \right.$$

$$+ \mu_2(i\Delta a)\gamma_2 r_2 + q_{2i,j}\sigma_2'\mu_2(i\Delta a)$$

$$\left. - \chi_{[0,T-\tau]}(1-u_{2j})e^{-m_2\tau}p_{3j+m}k(i\Delta a) \right]\Delta t$$

$$+ q_{2j}\sqrt{\Delta t}\xi_j + r_2\sum_{k=1}^{\infty}V_k\Gamma_k^{-\frac{1}{\alpha}},$$

$$\text{Project}_3 = \left[p_{1j}(1-u_{1j})\beta_1 x_j + c'p_{3j} - \chi_{[0,T-\tau]}(1-u_{1j})\beta_1 x_{j-m}e^{-m_1\tau}p_{21j+m} \right.$$

$$\left. + q_{3j}\sigma_3' + \gamma_3 r_3 - F_2 \right]\Delta t + q_3\sqrt{\Delta t}\xi_j + r_3\sum_{k=1}^{\infty}V_k\Gamma_k^{-\frac{1}{\alpha}}.$$

索　引

《生物数学丛书》已出版书目

1. 单种群生物动力系统. 唐三一, 肖艳妮著. 2008. 7

2. 生物数学前沿. 陆征一, 王稳地主编. 2008. 7

3. 竞争数学模型的理论基础. 陆志奇著. 2008.8

4. 计算生物学导论. [美]M.S.Waterman 著. 黄国泰, 王天明译. 2009.7

5. 非线性生物动力系统. 陈兰荪著. 2009.7

6. 阶段结构种群生物学模型与研究. 刘胜强, 陈兰荪著. 2010.7

7. 随机生物数学模型. 王克著. 2010.7

8. 脉冲微分方程理论及其应用. 宋新宇, 郭红建, 师向云编著. 2012.5

9. 数学生态学导引. 林支桂编著. 2013.5

10. 时滞微分方程——泛函微分方程引论. [日]内藤敏机, 原惟行, 日野义之, 宫崎伦子著. 马万彪, 陆征一译. 2013.7

11. 生物控制系统的分析与综合. 张庆灵, 赵立纯, 张翼著. 2013.9

12. 生命科学中的动力学模型. 张春蕊, 郑宝东著. 2013.9

13. Stochastic Age-Structured Population Systems(随机年龄结构种群系统). Zhang Qimin, Li Xining, Yue Hongge. 2013.10

14. 病虫害防治的数学理论与计算. 桂占吉, 王凯华, 陈兰荪著. 2014.3

15. 网络传染病动力学建模与分析. 靳祯, 孙桂全, 刘茂省著. 2014.6

16. 合作种群模型动力学研究. 陈凤德, 谢向东著. 2014.6

17. 时滞神经网络的稳定性与同步控制. 甘勤涛, 徐瑞著. 2016.2

18. Continuous-time and Discrete-time Structured Malaria Models and their Dynamics(连续时间和离散时间结构疟疾模型及其动力学分析). Junliang Lu(吕军亮). 2016.5

19. 数学生态学模型与研究方法(第二版). 陈兰荪著. 2017. 9

20. 恒化器动力学模型的数学研究方法. 孙树林著. 2017. 9

21. 几类生物数学模型的理论和数值方法. 张启敏, 杨洪福, 李西宁著. 2018. 2

22. 基因表达调控系统的定量分析. 周天寿著. 2019.3

23. 传染病动力学建模与分析. 徐瑞, 田晓红, 甘勤涛著. 2019.7